中华护理学会专科护士培训教材

肿瘤专科护理

总主编　李秀华

主　编　徐　波　陆宇晗

副主编　陆箴琦　谌永毅　强万敏　覃惠英

U0207906

人民卫生出版社

图书在版编目（CIP）数据

肿瘤专科护理 / 徐波，陆宇晗主编 . —北京：人民卫生出版社，2018

中华护理学会专科护士培训教材

ISBN 978-7-117-26703-8

Ⅰ. ①肿… Ⅱ. ①徐… ②陆… Ⅲ. ①肿瘤学 - 护理学 - 岗位培训 - 教材 Ⅳ. ①R473.73

中国版本图书馆 CIP 数据核字（2018）第 133187 号

人卫智网	www.ipmph.com	医学教育、学术、考试、健康，购书智慧智能综合服务平台
人卫官网	www.pmph.com	人卫官方资讯发布平台

中华护理学会专科护士培训教材
——肿瘤专科护理

主　　编：徐　波　陆宇晗
出版发行：人民卫生出版社（中继线 010-59780011）
地　　址：北京市朝阳区潘家园南里 19 号
邮　　编：100021
E - mail：pmph @ pmph.com
购书热线：010-59787592　010-59787584　010-65264830
印　　刷：河北新华第一印刷有限责任公司
经　　销：新华书店
开　　本：787×1092　1/16　印张：29　插页：1
字　　数：706 千字
版　　次：2018 年 8 月第 1 版　2025 年 4 月第 1 版第 7 次印刷
标准书号：ISBN 978-7-117-26703-8
定　　价：85.00 元

打击盗版举报电话：010-59787491　E-mail：WQ @ pmph.com
（凡属印装质量问题请与本社市场营销中心联系退换）

编　者

（按姓氏笔画排列）

王　云（北京大学肿瘤医院）

王　蕾（北京医院）

王玉花（湖南省肿瘤医院）

王佳玉（中国医学科学院肿瘤医院）

王晓雷（中国医学科学院肿瘤医院）

尤渺宁（北京大学肿瘤医院）

文翠菊（北京大学肿瘤医院）

邢秀亚（首都医科大学附属北京佑安
医院）

朱小妹（湖南省肿瘤医院）

任　晖（北京大学肿瘤医院）

刘　鹏（中国医学科学院肿瘤医院）

刘明慧（中山大学附属肿瘤医院）

刘晓红（北京大学肿瘤医院）

孙文彦（北京协和医院）

苏伟才（中国医学科学院肿瘤医院）

李旭英（湖南省肿瘤医院）

李金花（湖南省肿瘤医院）

杨　红（北京大学肿瘤医院）

杨　茉（中国中医科学院广安门中医院）

吴晓丹（中山大学附属肿瘤医院）

邹小农（中国医学科学院肿瘤医院）

张　凯（中国医学科学院肿瘤医院）

张　彦（北京大学肿瘤医院）

张丽燕（北京大学肿瘤医院）

张晓菊（复旦大学附属肿瘤医院）

张淑香（中国医学科学院肿瘤医院）

陆宇晗（北京大学肿瘤医院）

陆海燕（复旦大学附属肿瘤医院）

陆箴琦（复旦大学附属肿瘤医院）

陈凤珍（复旦大学附属肿瘤医院）

范育英（中山大学附属肿瘤医院）

国仁秀（北京大学肿瘤医院）

罗京伟（中国医学科学院肿瘤医院）

赵京文（中国医学科学院肿瘤医院）

侯兵兵（中山大学附属肿瘤医院）

秦　燕（中国医学科学院肿瘤医院）

顾玲俐（复旦大学附属肿瘤医院）

徐　波（中国医学科学院肿瘤医院）

郭　敬（中国中医科学院广安门中医院）

梁雅楠（中国医学科学院肿瘤医院）

谌永毅（湖南省肿瘤医院）

董凤齐（天津医科大学肿瘤医院）

葛瑞彬（北京协和医院）

覃惠英（中山大学附属肿瘤医院）

强万敏（天津医科大学肿瘤医院）

路　虹（中国医学科学院肿瘤医院）

颜　霞（北京大学人民医院）

薛　嵋（复旦大学附属肿瘤医院）

序 言

　　护理工作是卫生与健康事业的重要组成部分，广大护理人员在呵护生命、治疗疾病、维护人民群众健康等方面发挥着不可替代的作用。在持续深化医药卫生体制改革进程中，护理人员在改善护理服务、增强群众获得感等方面做出了突出的贡献，护理队伍建设和护理事业发展也取得了显著成效。护理队伍不断壮大，截至 2016 年底，我国注册护士总数达到 350.7 万，与 2010 年相比，每千人口护士数从 1.52 人提高到 2.54 人，全国医院医护比从 1∶1.16 提高到 1∶1.45，长期以来医护比例倒置问题得到根本性扭转。护理人员专业素质和服务能力逐步提高，经过十几年的探索，各级机构在几十个专科领域开展了不同规模的专科护士培养工作，专科护士已经在临床专科护理工作中发挥了重要作用。

　　"十三五"时期，全面建成小康社会的新任务对护理事业提出了新的要求，为满足人民群众日益多样化、多层次的健康需求，要不断拓展护理服务的领域，丰富护理服务的内涵，提升护理的专业化水平。专科人才培养是护理专业化发展的基础，教材体系建设则是专科人才培养的关键，为此，中华护理学会根据《"健康中国 2030"规划纲要》《全国医疗卫生服务体系规划纲要（2015—2020 年）》和《全国护理事业发展规划（2016—2020 年）》，组织有关专家编写了中华护理学会专科护士培训系列教材。这套教材结合我国国情，根据医疗卫生和护理专业发展的实际需要，内容不仅涵盖了专科知识与技能，还融合了学科最新的研究热点与前沿信息，相信这套教材一定会在专科护士培养工作中发挥积极的作用。

　　希望广大护理人员，要树立大卫生、大健康的观念，以"人民健康为中心"，关注生命全周期、健康全过程，在深化医药卫生体制改革、改善人民群众就医体验及促进社会和谐方面发挥更大作用，为推进健康中国的建设做出更大贡献！

中华护理学会第 26 届理事长

2017 年 10 月

前　言

　　原卫生部于 2005 年 7 月颁布了《中国护理事业发展规划纲要（2005—2010 年）》，明确提出"十一五"期间要分步骤在重点临床护理领域开展专业护士培训，有计划培养临床专业化护理骨干队伍，肿瘤护理被列为五年内优先发展的学科之一。2007 年原卫生部医政司组织制定了《专科护理领域护士培训大纲》，以指导各地规范开展专科护理领域的培训工作，同时出版了全国专科护理领域岗位规范化培训教材。2009 年开始，中华护理学会开展肿瘤专业护士的培训，至今已经培训了全国各地 1300 余名肿瘤护理人员，她们在各自的岗位上扮演了重要的角色、发挥了重要的价值。

　　自《专科护理领域护士培训大纲》发布后，专科护理已经发生了很大的变化。因此，2014 年中华护理学会受原国家卫生和计划生育委员会的委托完善了《专科护理领域护士培训大纲》，2017 年 2 月中华护理学会着手组织编写中华护理学会专科护士培训教材。

　　本书由来自 10 余家医院的多名医疗和护理专家共同编写，我们力求满足培养对象的理论知识和实践指导需求，以为临床提供导向和服务为目的，内容充分体现与肿瘤学科新发展相融合，使本书能达到先进性、科学性、适用性及实用性。本书包含的内容和信息是依据肿瘤诊治的新观点和新手段，肿瘤护理的新理念和新技能，借鉴国外相关护理指南与标准，结合中国国情和临床实践，重点突出了肿瘤患者和照顾者全方位需求的特点，更新了化学治疗安全管理、患者症状管理、心理管理与社会支持、姑息照护等有关内容，增加了靶向治疗护理、康复护理、照顾者支持、护士职业压力管理以及肿瘤护理研究方向等。本书符合目前我国肿瘤专科护士定位与功能，适用于肿瘤专科护士的课程培训，对肿瘤专科护士队伍规范化培养提供指导作用，对提升肿瘤专科护理发展也起到了促进作用。

　　我们衷心地感谢对本书的编写作出贡献的所有人员。由于编写时间有限，本书难免存有疏漏之处，恳请读者惠予指正。

肿瘤护理专业委员会

徐　波　陆宇晗

2017 年 12 月

目 录

第一篇 总 论

第二篇　临床理论与实践

第三篇　专科技能与操作

第四篇　专科管理与教育

第一篇

总　论

第一章　临床肿瘤学概论

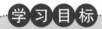

完成本章内容学习后,学生将能:
1. 复述中国肿瘤流行病学的特点。
2. 列出肿瘤三级预防的内容。
3. 描述肿瘤的诊断与分期;肿瘤治疗的原则和进展。

第一节　肿瘤流行病学特点

一、全球肿瘤流行病学特点

(一)肿瘤发病情况

据国际癌症研究中心公布的数字,2012年全球共有1407万例恶性肿瘤新病例,包括肺癌182.5万例(占13.0%),乳腺癌167.1万例(占11.9%),结直肠癌136.1万例(占9.7%),前列腺癌109.5万例(占7.9%),胃癌95.2万例(占6.8%),肝癌78.2万例(占5.6%),宫颈癌52.7万例(占3.8%),食管癌45.6万例(占3.2%),膀胱癌43.0万例(占3.1%),非霍奇金淋巴瘤38.6万(占2.7%)和其他部位恶性肿瘤(表1-1-1)。

恶性肿瘤的发病率(本章发病均为世界人口年龄结构标化,有标注处除外)在不同人群和地区有不同特点。全球恶性肿瘤发病率为182.0/10万,其中男性205.4/10万,女性165.3/10万;发达地区267.2/10万,发展中地区147.7/10万。

全球男性恶性肿瘤发病率居前10位的依次是肺癌(34.2/10万)、前列腺癌(31.1/10万)、结直肠癌(20.6/10万)、胃癌(17.4/10万)、肝癌(15.3/10万)、膀胱癌(9.0/10万)、食管癌(9.0/10万)、肾癌(5.9/10万)、非霍奇金淋巴瘤(5.9/10万)、白血病(5.6/10万),占全部恶性肿瘤的74.9%。发达地区男性肿瘤发病率为308.7/10万,最常见的是前列腺癌(69.5/10万),其次是肺癌(44.7/10万)和结直肠癌(36.3/10万),第4、第5和第6位依次是膀胱癌(16.9/10万)、胃癌(15.6/10万)和肾癌(12.6/10万)。发展中地区男性恶性肿瘤发病率为163.0/10万,最常见的是肺癌,发病率30.0/10万,其次是胃癌(18.1/10万)、肝癌(17.8/10万),第4、5、6位依次是前列腺癌(14.5/10万)、结直肠癌(13.6/10万)和食管癌(10.1/10万)。

全球女性恶性肿瘤的发病率居前10位的依次是乳腺癌(43.3/10万)、结直肠癌(14.3/10万)、宫颈癌(14.0/10万)、肺癌(13.6/10万)、子宫内膜癌(8.3/10万)、胃癌

表 1-1-1　全球前 10 位恶性肿瘤发病情况

顺位	合计				发达地区				发展中地区			
	部位	人数(万)	(%)	发病率(1/10万)	部位	人数(万)	(%)	发病率(1/10万)	部位	人数(万)	(%)	发病率(1/10万)
	恶性肿瘤	1406.8	100.0	182.0	恶性肿瘤	605.4	100.0	267.2	恶性肿瘤	801.4	100.0	147.7
1	肺	182.5	13.0	23.1	乳腺	78.8	13.0	73.4	肺	106.6	13.3	20.0
2	乳腺	167.1	11.9	43.1	肺	75.8	12.5	30.8	乳腺	88.3	11.0	31.3
3	结直肠	136.1	9.7	17.2	前列腺	74.2	12.3	68.0	胃	67.7	8.4	12.7
4	前列腺	109.5	7.8	30.6	结直肠	73.7	12.2	29.2	肝	64.8	8.1	12.0
5	胃	95.2	6.8	12.1	胃	27.5	4.5	10.6	结直肠	62.4	7.8	11.7
6	肝	78.2	5.6	10.1	膀胱	25.4	4.2	9.5	子宫颈	44.5	5.5	15.7
7	子宫颈	52.7	3.8	14.0	肾	20.0	3.3	9.2	食管	37.0	4.6	7.0
8	食管	45.6	3.2	5.9	皮肤恶性黑色素瘤	19.1	3.2	9.6	前列腺	35.3	4.4	14.5
9	膀胱	43.0	3.1	5.3	非霍奇金淋巴瘤	19.0	3.1	8.6	白血病	21.1	2.6	3.8
10	非霍奇金淋巴瘤	38.6	2.7	5.0	胰腺	18.7	3.1	7.2	唇和口腔	20.0	2.5	3.7

（7.5/10万）、卵巢癌（6.1/10万）、甲状腺癌（6.1/10万）、肝癌（5.3/10万）和白血病（3.9/10万）。发达地区女性恶性肿瘤发病率为240.6/10万，最常见的是乳腺癌（74.1/10万），其次是结直肠癌（23.6/10万）、肺癌（19.6/10万），子宫内膜癌（14.7/10万），第5和第6位为甲状腺癌（11.1/10万）和宫颈癌（9.9/10万）。发展中地区女性恶性肿瘤的发病率为135.8/10万，最常见的是乳腺癌（31.3/10万），其次是宫颈癌（15.7/10万），第3、4、5、6位依次是肺癌（11.1/10万）、结直肠癌（9.8/10万）、胃癌（7.8/10万）和肝癌（6.6/10万）。

（二）肿瘤死亡情况

2012年全球约有820.2万人死于恶性肿瘤，包括肺癌158.9万（占19.4%），肝癌74.6万（占9.1%），胃癌72.3万（占8.8%），结直肠癌69.4万（占8.5%），乳腺癌52.2万（占6.4%），食管癌40.0万（占4.9%），胰腺癌33.0万（占4.0%），前列腺癌30.7万（占3.7%），宫颈癌26.6万（占3.2%），白血病26.5万（占3.2%）及其他部位恶性肿瘤。

恶性肿瘤的死亡率（世界人口年龄结构标化，有标注处除外）在全球不同人群和地区也有不同特点。全球恶性肿瘤死亡率为102.4/10万，其中男性126.3/10万，女性82.9/10万；发达地区108.5/10万，发展中地区98.4/10万（表1-1-2）。

全球男性恶性肿瘤的死亡率为126.3/10万，死亡率居前10位的依次是肺癌（23.6/10万）、肝癌（14.3/10万）、胃癌（12.8/10万）、结直肠癌（10.0/10万）、前列腺癌（7.8/10万）、食管癌（7.7/10万）、胰腺癌（4.8/10万）、白血病（4.2/10万）、膀胱癌（3.2/10万）、非霍奇金淋巴瘤（3.1/10万）。发达地区男性恶性肿瘤死亡率为138.07/10万，最常见的是肺癌（36.8/10万），其次是结直肠癌（14.7/10万）和前列腺癌（10.0/10万），第4、第5和第6位依次是胃癌（9.1/10万）、胰腺癌（8.3/10万）和肝癌（7.1/10万）。发展中地区男性恶性肿瘤死亡率为120.1/10万，最常见的是肺癌（27.2/10万），其次是肝癌（17.0/10万）、胃癌（14.4/10万），第4、5、6位依次是食管癌（9.0/10万）、结直肠癌（7.8/10万）和前列腺癌（6.6/10万）。

全球女性恶性肿瘤的死亡率为82.9/10万，死亡率居前10位的依次是乳腺癌（12.9/10万）、肺癌（11.1/10万）、结直肠癌（6.9/10万）、宫颈癌（6.8/10万）、胃癌（5.7/10万）、肝癌（5.1/10万）、卵巢癌（3.8/10万）、胰腺癌（3.4/10万）、白血病（2.8/10万）和食管癌（2.7/10万）。发达地区女性恶性肿瘤死亡率为86.2/10万，最常见的是肺癌（14.3/10万），其次为乳腺癌（14.9/10万）、结直肠癌（9.3/10万）、胰腺癌（5.5/10万），第5和第6位为胃癌（4.2/10万）和卵巢癌（5.0/10万）。发展中地区女性恶性肿瘤死亡率为79.8/10万，最常见的是乳腺癌（11.5/10万），其次是肺癌（9.8/10万），第3、4、5、6位依次是宫颈癌（8.3/10万）、胃癌（6.5/10万）、肝癌（6.4/10万）和结直肠癌（5.6/10万）。

（三）肿瘤流行的地区差异和变化趋势

全球恶性肿瘤发病率、死亡率的水平和部位构成均存在明显的地区差异。澳大利亚、新西兰男性发病率最高，为365/10万，是全球发病率最低地区西部非洲（79/10万）的约4.6倍。其次为北美洲和欧洲西部。女性恶性肿瘤发病率，北美洲最高（295/10万），亚洲中南部最低（103/10万）。发达地区男性和女性恶性肿瘤发病率平均水平高于发展中地区的男性和女性的平均水平。

男性人群中，发达地区恶性肿瘤死亡率比发展中地区高15%；欧洲中东部最高（173/10万），非洲西部（69/10万）最低。

表 1-1-2 全球前 10 位恶性肿瘤死亡情况及构成

顺位	合计				发达地区				发展中地区			
	部位	例数（万）	（%）	死亡率（1/10万）	部位	例数（万）	（%）	死亡率（1/10万）	部位	例数（万）	（%）	死亡率（1/10万）
合计	合计	820.2	100.0	102.4	合计	287.8	100.0	108.5	合计	532.3	100.0	98.4
1	肺	158.9	19.4	19.7	肺	62.7	21.8	24.2	肺	96.3	18.1	18.0
2	肝	74.6	9.1	9.5	结直肠	33.3	11.6	11.6	肝	62.2	11.7	11.5
3	胃	72.3	8.8	8.9	乳腺	19.8	6.9	14.9	胃	54.8	10.3	10.2
4	结直肠	69.4	8.5	8.3	胰腺	18.4	6.4	6.8	结直肠	36.1	6.8	6.6
5	乳腺	52.2	6.4	12.9	胃	17.5	6.1	6.4	食管	32.9	6.2	6.2
6	食管	40.0	4.9	5.0	前列腺	14.2	4.9	10.0	乳腺	32.4	6.1	11.5
7	胰腺	33.0	4.0	4.0	肝	12.3	4.3	4.6	子宫颈	23.0	4.3	8.3
8	前列腺	30.7	3.7	7.8	白血病	9.2	3.2	3.6	白血病	17.4	3.3	3.1
9	子宫颈	26.6	3.2	6.8	膀胱	8.0	2.8	2.5	前列腺	16.5	3.1	6.6
10	白血病	26.5	3.2	3.4	非霍奇金淋巴瘤	7.5	2.6	2.7	胰腺	14.6	2.7	2.7

女性人群中,发达地区恶性肿瘤死亡率比发展中地区高 8%;死亡率最高的地区为美拉尼西亚(119/10 万)和非洲东部(111/10 万),最低为中美洲(72/10 万)和亚洲中南部(65/10 万)。

20 世纪 50 年代至 90 年代期间,全球发达地区,如美国、英国、加拿大和日本等国,男性恶性肿瘤死亡率上升明显,在 90 年代初期达到高峰后呈下降趋势。上述国家男性恶性肿瘤发病率的变化趋于一致。全球发展中地区,如巴西,男性恶性肿瘤死亡率的变化较平缓;菲律宾男性恶性肿瘤死亡率先上升后下降。女性人群的恶性肿瘤死亡率普遍低于男性人群。发达地区中,如英国、加拿大、美国,女性恶性肿瘤死亡率在 20 世纪 50 年代至 90 年代初期期间的变化较为平缓,之后呈现下降趋势。日本女性恶性肿瘤死亡率从 1950 年(92.7/10 万)至 2013 年(63.4/10 万),下降 31.6%。发展中地区,如巴西、菲律宾,女性恶性肿瘤死亡率则呈上升趋势。

二、中国肿瘤流行病学特点

《2013 年中国卫生统计年鉴》的数字显示,我国恶性肿瘤死亡在城市居民全部死因中占 26.81%,在农村居民全部死因中占 22.96%,均居首位。

(一)肿瘤发病情况

国家癌症中心报告,2013 年,我国有恶性肿瘤新病例 368.2 万例(男性 204.9 万例,女性 163.3 万例),发病率为 186.2/10 万(表 1-1-3)。城市地区恶性肿瘤新病例数(207.5 万)高于农村地区(160.7 万),城市男性和女性恶性肿瘤新病例数(111.8 万和 95.7 万)分别高于农村男性和女性(93.1 万和 67.6 万),城市和农村的恶性肿瘤发病率(188.9/10 万和 182.4/10 万)的差异较小。

表 1-1-3　2013 年我国恶性肿瘤发病情况

地区	性别	人数(万)	发病率(1/10 万)	累积发病率0~74岁,(%)
合计	合计	368.2	186.2	21.6
	男性	204.9	210.7	25.0
	女性	163.3	163.9	18.3
城市	合计	207.5	188.9	21.7
	男性	111.8	207.9	24.5
	女性	95.7	172.5	19.1
农村	合计	160.7	182.4	21.4
	男性	93.1	213.9	25.6
	女性	67.6	152.7	17.2

恶性肿瘤的年龄别发病率随年龄升高,城市和农村、男性和女性的总体趋势相似:在 0~39 岁组处于较低水平,40 岁以后开始快速升高,80 岁年龄组时达到高峰。男性恶性肿瘤年龄别发病率在 50 岁前低于女性,50 岁以后则高于女性。无论男性和女性,城市恶性肿瘤

发病率在同一年龄组中基本上均为高于农村,在 80 岁组达到高峰。

按部位统计,肺癌病例数 73.3 万,发病率为 36.1/10 万,占全部恶性肿瘤发病的第一位(表 1-1-4)。其次为胃癌、肝癌、结直肠癌、乳腺癌、食管癌、甲状腺癌、宫颈癌、脑和中枢神经系统肿瘤、胰腺癌,前 10 个部位病例数占全部恶性肿瘤的 77.5%。男性恶性肿瘤新病例中,肺癌 48.9 万,发病率 49.6/10 万,居男性恶性肿瘤第一位,之后依次分别为胃癌、肝癌、结直肠癌、食管癌、前列腺癌、膀胱癌、胰腺癌、淋巴瘤、脑和中枢神经系统部位肿瘤,前 10 个部位病例数占全部恶性肿瘤的 83.6%。女性恶性肿瘤中,乳腺癌 27.9 万,发病率 28.4/10 万,居女性恶性肿瘤第一位;之后依次分别为肺癌、结直肠癌、胃癌、甲状腺癌、宫颈癌、肝癌、食管癌、子宫体癌、卵巢癌。前 10 位占全部恶性肿瘤的 79.4%。

表 1-1-4　2013 年我国前 10 位恶性肿瘤发病统计情况

合计			男性			女性		
部位	人数（万）	发病率（1/10万）	部位	人数（万）	发病率（1/10万）	部位	人数（万）	发病率（1/10万）
合计	368.2	186.2	合计	204.9	210.74	合计	163.3	163.9
肺	73.3	36.1	肺	48.9	49.62	乳腺	27.9	28.4
胃	42.7	21.3	胃	29.9	30.58	肺	24.4	23.2
肝	36.2	18.2	肝	26.8	27.15	结直肠	14.8	14.3
结直肠	34.8	17.2	结直肠	20.0	20.22	胃	12.8	12.4
乳腺	27.9	28.4	食管	19.6	20.14	甲状腺	10.8	11.7
食管	27.7	13.8	前列腺	6.0	5.87	宫颈	10.1	10.3
甲状腺	14.4	7.7	膀胱	5.9	5.85	肝	9.5	9.2
宫颈	10.1	10.3	胰腺	5.0	5.09	食管	8.1	7.6
脑,中枢神经系统	9.6	5.3	淋巴瘤	4.7	5.03	子宫体	6.2	6.3
胰腺	8.8	4.3	脑,中枢神经系统	4.6	5.20	卵巢	5	5.3

城市地区恶性肿瘤发病总数为 207.5 万,发病率 188.9/10 万。发病率居第 1 位的是肺癌(表 1-1-5),每年新病例数约 39.9 万,其次为结直肠癌、胃癌、女性乳腺癌、肝癌、甲状腺癌、食管癌、宫颈癌、胰腺癌、脑和中枢神经系统肿瘤。城市男性恶性肿瘤发病率居第 1 位的是肺癌,其次为胃癌、肝癌、结直肠癌和食管癌;城市女性恶性肿瘤发病率居第 1 位的是乳腺癌,其次为肺癌、结直肠癌、甲状腺癌和胃癌。

农村地区男性和女性恶性肿瘤发病率首位均为肺癌,其次为胃癌、肝癌、食管癌和结直肠癌、乳腺癌、宫颈癌、脑和中枢神经系统肿瘤、白血病、甲状腺癌。男性人群中,恶性肿瘤发病率居前 5 位的是肺癌、胃癌、肝癌、食管癌和结直肠癌;女性人群中,发病率居前 5 位的恶性肿瘤分别是肺癌、乳腺癌、胃癌、食管癌和结直肠癌。

表 1-1-5 2013 年我国城市和农村前 10 位恶性肿瘤发病情况

男女合计			男性			女性		
部位	人数（万）	发病率（1/10万）	部位	人数（万）	发病率（1/10万）	部位	人数（万）	发病率（1/10万）
城市地区								
恶性肿瘤	207.5	188.9	恶性肿瘤	111.8	207.9	恶性肿瘤	95.7	172.5
肺	39.9	35.5	肺	26.4	48.6	乳腺	18.5	33.4
结直肠	22.6	20.1	胃	14.2	26.3	肺	13.5	23.0
胃	20.3	18.4	肝	13.3	24.2	结直肠	9.6	16.7
乳腺	18.5	33.4	结直肠	13	23.8	甲状腺	8.2	15.8
肝	17.9	16.0	食管	7.3	13.7	胃	6.2	10.7
甲状腺	11	10.4	前列腺	4.4	7.9	宫颈	5.6	10.1
食管	9.8	8.9	膀胱	3.7	6.7	肝	4.5	7.8
宫颈	5.6	10.1	胰腺	3.1	5.6	子宫体	3.7	6.7
胰腺	5.4	4.8	肾	3.1	5.6	卵巢	3.0	5.8
脑,中枢神经系统	5.3	5.3	淋巴瘤	3.0	5.7	脑,中枢神经系统	2.8	5.5
农村地区								
恶性肿瘤	160.7	182.4	恶性肿瘤	93.1	214.0	恶性肿瘤	67.6	152.7
肺	33.4	36.8	肺	22.5	50.9	肺	10.9	23.4
胃	22.4	24.9	胃	15.7	35.8	乳腺	9.4	22.1
肝	18.4	20.8	肝	13.4	30.8	胃	6.7	14.3
食管	17.9	19.8	食管	12.3	27.9	食管	5.6	11.9
结直肠	12.2	13.6	结直肠	7.0	15.9	结直肠	5.2	11.4
乳腺	9.4	22.1	脑,中枢神经系统	2.2	5.4	肝	5.0	10.8
宫颈	4.5	10.5	膀胱	2.2	4.8	宫颈	4.5	10.5
脑,中枢神经系统	4.3	5.3	胰腺	2.0	4.4	甲状腺	2.6	6.5
白血病	3.4	4.8	白血病	1.9	5.4	子宫体	2.5	5.9
甲状腺	3.4	4.2	淋巴瘤	1.8	4.2	脑,中枢神经系统	2.1	5.2

（二）肿瘤死亡情况

我国每年约 222.9 万死于恶性肿瘤（2013 年），死亡率为 108.9/10 万，0~74 岁累积死亡率为 12.3%（表 1-1-6）。城市地区死亡人数为 118.1 万（男性 73.6 万，女性 44.5 万），高于农村 104.9 万（男性 67.0 万，女性 37.8 万），死亡率（103.6/10 万）低于农村（115.2/10 万）。

表 1-1-6 2013 年中国恶性肿瘤死亡率

地区	性别	人数（万）	死亡率（1/10 万）	累积死亡率 0~74 岁（%）
合计	合计	222.9	108.9	12.3
	男	140.6	142.4	16.2
	女	82.3	77.4	8.5
城市	合计	118.1	103.6	11.4
	男	73.6	134.3	15.0
	女	44.5	74.8	8.0
农村	合计	104.9	115.2	13.4
	男	67.0	151.9	17.6
	女	37.8	80.4	9.1

中国城乡恶性肿瘤年龄别死亡率变化相似：45 岁前处于较低水平，45 岁组开始快速升高，80 岁组左右达到高峰。城市地区男性各年龄组恶性肿瘤死亡率低于农村地区，女性则比较接近。至 75 岁年龄组之后，城市地区恶性肿瘤年龄别死亡率高于农村地区。

按部位统计，我国恶性肿瘤死因第一位是肺癌，死亡人数为 59.1 万人，死亡率为 28.4/10 万，居城乡恶性肿瘤首位。其次为肝癌、胃癌、食管癌、结直肠癌、胰腺癌、乳腺癌、脑和中枢神经系统肿瘤、白血病、淋巴瘤。前十位恶性肿瘤死亡占全部恶性肿瘤的 84.1%。城市地区肺癌死亡率（40.3/10 万）高于农村地区（17.2/10 万）。城市地区恶性肿瘤死亡前 5 位分别为肺、肝、胃、食管、结直肠部位肿瘤。农村地区前 5 位分别为肺癌、胃癌、肝癌、结直肠癌和乳腺癌（表 1-1-7）。

表 1-1-7 中国前十位恶性肿瘤死亡情况，2013

城乡合计			城市			农村		
部位	人数（万）	死亡率（1/10万）	部位	人数（万）	死亡率（1/10万）	部位	人数（万）	死亡率（1/10万）
合计	222.9	108.9	合计	140.6	142.4	合计	82.3	77.4
肺	59.1	28.4	肺	40.2	40.3	肺	18.9	17.2
肝	31.6	15.6	肝	23.4	23.6	胃	9.3	8.5
胃	30.1	14.5	胃	20.8	21.0	肝	8.2	7.7
食管	20.6	10.0	食管	14.5	14.7	结直肠	7.1	6.3
结直肠	16.5	7.8	结直肠	9.4	9.3	乳腺	6.5	6.3
胰腺	8.0	3.8	胰腺	4.5	4.6	食管	6.1	5.4
乳腺	6.5	6.3	脑,中枢神经系统	3.1	3.4	胰腺	3.4	3.1
脑,中枢神经系统	5.5	3.0	白血病	3.0	3.6	宫颈	2.6	2.6
白血病	5.2	3.1	淋巴瘤	2.6	2.7	脑,中枢神经系统	2.4	2.6
淋巴瘤	4.3	2.2	前列腺	2.5	2.4	白血病	2.2	2.6

（三）肿瘤流行的变化趋势

1. 全国肿瘤死亡率变化趋势 全国三次死因调查显示，1973—1975 年至 2004—2005 年期间，我国恶性肿瘤死亡率从 75.6/10 万变化至 91.2/10 万，呈总体上升趋势。按部位统计，呈上升趋势的有：肺癌，从 5.6/10 万上升至 20.2/10 万；肝癌，从 11.0/10 万上升至 17.9/10 万；结直肠癌，从 4.2/10 万上升至 4.7/10 万；白血病，从 2.5/10 万变化至 3.4/10 万；乳腺癌，从 1.5/10 万上升至 2.0/10 万，等。呈下降趋势的有：食管癌，从 17.1/10 万下降至 10.0/10 万；鼻咽癌，从 2.0/10 万下降至 1.0/10 万（表 1-1-8）。

表 1-1-8 1973 年至 2005 年我国常见恶性肿瘤死亡率变化[*]

部位	1973—1975 年	1990—1992 年	2004—2005 年
胃	17.7	21.8	17.9
食管	17.1	15.0	10.0
肝	11.0	17.8	17.9
宫颈	5.7	3.2	0.9
肺	5.6	15.2	20.2
结直肠	4.2	4.5	4.7
白血病	2.5	3.5	3.4
鼻咽	2.0	1.5	1.0
乳腺	1.5	1.5	2.0
所有部位	75.6	94.4	91.2

[*] 以 10 万人口计，中国人口年龄结构标化

2. 肿瘤登记地区发病率和死亡率变化趋势 据国家癌症中心和原卫生部疾病预防控制局公布的《中国癌症发病与死亡》数字，2003 年至 2007 年期间，全国 32 个肿瘤登记地区恶性肿瘤发病率（中国人口年龄结构标化）从 138.2/10 万变动到 146.8/10 万，上升 8.6%；恶性肿瘤死亡率（中国人口年龄标化）从 85.1/10 万变动到 86.4/10 万，呈波动式变化（表 1-1-9、表 1-1-10）。

表 1-1-9 2003 年至 2007 年我国恶性肿瘤发病率[*]（1/10 万）

地区	2003 年	2004 年	2005 年	2006 年	2007 年
城市和农村					
合计	138.2	142.9	144.8	147.1	146.8
男性	160.3	163.5	164.0	166.3	164.3
女性	118.8	125.0	127.9	130.4	131.5
城市					
合计	136.0	140.7	143.5	145.3	144.6
男性	152.0	154.5	156.7	158.8	156.4
女性	122.4	129.4	132.6	134.2	135.0

地区	2003 年	2004 年	2005 年	2006 年	2007 年
农村					
合计	147.2	152.9	151.8	156.1	158.5
男性	189.7	198.5	194.9	198.2	198.9
女性	108.0	110.8	112.5	117.7	120.7

*中国人口年龄结构标化

表 1-1-10　2003 年至 2007 年我国恶性肿瘤死亡率*（1/10 万）

地区	2003 年	2004 年	2005 年	2006 年	2007 年
城市和农村					
合计	85.1	86.3	87.2	87.7	86.4
男性	109.9	112.1	112.9	114.2	112.9
女性	62.3	62.6	63.4	63.2	61.6
城市					
合计	77.8	79.3	80.0	80.9	79.4
男性	98.7	101.0	102.1	104.2	102.4
女性	58.6	59.3	59.5	59.4	58.0
农村					
合计	110.8	113.2	116.0	115.1	116.1
男性	149.4	154.5	156.3	155.0	157.4
女性	75.5	75.4	79.1	78.8	77.5

*中国人口年龄结构标化

城市肿瘤登记地区恶性肿瘤的发病率呈明显上升趋势，2007 年发病率（144.6/10 万）比 2003 年（136.0/10 万）上升 8.6%，女性的变化更明显（从 122.4/10 万 ~135.0/10 万）；死亡率总体为波动性变化（77.8/10 万 ~79.4/10 万），男性和女性恶性肿瘤死亡率均为波动变化（男性 98.7/10 万 ~104.2/10 万，女性 58.0/10 万 ~59.4/10 万）。

农村肿瘤登记地区恶性肿瘤的发病率也有明显上升趋势，2007 年发病率（158.5/10 万）比 2003 年（147.2/10 万）上升 11.3%，女性的变化更明显（从 108.0/10 万 ~120.7/10 万）；死亡率总体为上升趋势（110.8/10 万 ~116.1/10 万），男性恶性肿瘤的上升趋势更为明显（男性 149.4/10 万 ~157.4/10 万，女性 75.5/10 万 ~77.5/10 万）。

（邹小农）

第二节　肿瘤的预防与控制

　　癌症的预防分病因学预防即一级预防和发病学预防即二级预防。在临床上治疗癌症时,设法预防癌症的复发和转移,称癌症三级预防。因此肿瘤的预防与控制主要与一级预防和二级预防有关,前者是对病因的预防,后者是强调了早期发现。因为绝大多数肿瘤的发生是多因素综合作用的结果,因此一级预防往往讲求综合防治。而二级预防讲求确切早诊手段和合理筛查间隔。

一、一级预防

　　一般说来,在人体暴露致癌因素后,经过一年、数年或几十年的诱发期(潜伏期)后,才可能发生癌症。癌症的发生可以是单因素的,但大多是多因素综合作用产生。癌症的形成经过启动、促进和发展等阶段。在这几年至几十年(通常 20~30 年)的诱发期,是进行病因学预防的时间。因此进行一级预防的时间是足够的。一级预防的方法包括避免和预防危险因素,例如戒烟或接种疫苗和增加保护性因素,如健康饮食及锻炼。

(一)肿瘤病因及危险因素

　　1883 年 Sir Percival Potts 在伦敦指出,做烟囱清洁工的年轻男孩患阴囊癌比其他年轻男孩概率高。这是第一份把环境暴露与肿瘤联系在一起的文献报告。一个多世纪以后,人们确定或怀疑环境中的许多因素会导致癌症。人们认为大约 65%~80% 的肿瘤是由于非遗传因素导致的,如生活方式、医疗条件、职业暴露、种族和地理区域(表 1-2-1)。

表 1-2-1　主要的可改变风险因素和不可改变风险因素

不可改变的风险因素	可改变的风险因素
年龄	吸烟
种族或民族	饮酒
遗传	不健康饮食
性别	肥胖
长期以来的身体状况	缺乏锻炼
染色体异常	传染性病原体
	紫外线辐射
	电离辐射
	职业暴露
	环境污染
	治疗用药
	食物污染

1. 不可更改的风险因素　一生之中,每个人在某个时刻都有罹患肿瘤的风险,而大多数最重要的风险因素,都是无法控制的。主要为不可改变风险因素。

（1）年龄:年龄可能是最重要的预测肿瘤的危险因素,65 岁以上的人患肿瘤的风险最高。这可能是由于衰老会增加细胞有丝分裂的错误,并减少有效的免疫应答。

（2）遗传及基因病:据估计,5%~10% 的肿瘤是由于遗传基因突变或删除引起,这称之为遗传性肿瘤综合征。然而,适度渗透的肿瘤易感基因联合接触致癌物质导致肿瘤的比例更高（可能 30%~40%）。患有唐氏综合征（称 21 三体综合征）、克氏综合征、特纳综合征的人某些特定的肿瘤风险会增加。如:唐氏综合征儿童患急性淋巴细胞白血病（ALL）、急性髓系白血病和急性巨核细胞白血病这种罕见的白血病风险是其他儿童的 10~20 倍。

（3）性别:男性患肿瘤的风险比女性要高许多。甲状腺癌和胆囊癌例外,这两种肿瘤女性患者更多,可能是激素引发的。

（4）慢性病:随着时间的推移,一些慢性疾病或躯体疾病会导致某类型肿瘤。结肠炎便是其中的一个例子,有过结肠炎史的人一生中患结肠直肠癌的概率是 30%。慢性疾病也会引发与其发病机制相同的恶性肿瘤,如家族中糖尿病发病率越多,胰腺癌发病率也会增加。

2. 可改变的危险因素　致癌物是在流行病学研究的基础上或动物实验中发现的,指接触该物后能增加恶性肿瘤发病率的物质。但患肿瘤的风险大小取决于接触致癌物的强度及其持续时间。不同的人对致癌物的敏感性可能也不同,这使某种肿瘤的特定致癌物更难确定。世界卫生组织癌症研究署（IARC）发布年度已知人类致癌物和可疑人类致癌物清单。主要致癌因素包括:

（1）吸烟:据估计,五分之一的肿瘤死亡是由香烟,雪茄和无烟烟草（咀嚼烟草和鼻烟）导致的。烟草烟雾含有大约 4000 种物质,其中 50 多种是已知或可疑的致癌物。二手烟,称为被动吸烟,也确定是致癌物。吸烟对人的危害是十分肯定的,美国 1965 年成年人的吸烟率为 42.2%,到 1990 年已下降到 25.5%。到 90 年代后期开始,美国的肺癌等发病率已呈现下降的趋势。

（2）饮酒:大量饮酒会增加口腔、食管、结肠、肝脏和上呼吸道肿瘤的风险。中度饮酒会增加患乳腺癌的风险。

（3）不健康的饮食:据估计,发达国家的肿瘤有 30% 由于"西方饮食",即高饱和脂肪低水果蔬菜饮食造成。西方饮食会增加乳腺癌、结肠癌、前列腺癌和食管癌的风险,尤其是"红肉及加工肉类"因其在结直肠癌中的促进作用,成为 IARC 公布的明确致癌物。在发展中国家,盐腌制的食物会引起胃癌,中国式咸鱼可引起鼻咽肿瘤,长期摄入非常热的饮料和食物则会引起口腔癌、咽癌和食管癌。另外,长期摄入含外源性雌激素的食品及保健品会成为乳腺癌和子宫癌的高危人群。

（4）肥胖:肥胖和不健康的饮食及缺乏锻炼有关,是发达国家中重要的致癌风险因素。肥胖会增加子宫内膜癌、胰腺癌、肾癌、胆囊癌的风险,绝经后肥胖会增加乳腺癌的风险。

（5）缺乏锻炼:久坐不动的生活方式会增加结肠癌的风险。缺乏锻炼也会增加女性患乳腺癌的风险。

（6）传染性病原体:大约 18% 的肿瘤是由传染性病病原体引起的。最重要的传染性病原体是幽门螺杆菌（胃癌）,人乳头瘤病毒（宫颈癌）,及乙肝和丙肝病毒（肝癌）。例如:人乳头瘤病毒疫苗对阻止癌前病变发展为宫颈癌、阴道癌和肛周癌均有效。

（7）辐射：紫外线辐射主要来源于阳光。长期暴露在阳光下及其他形式的紫外线辐射（包括使用日光灯和日光浴床）会增加皮肤癌、嘴唇癌和肺癌的风险。另外一个来源是氡，是肺癌的致病因素。氡是铀衰变产生的气体，在自然界的岩石和土壤中散发，其分布全球差异很大。对城市居民来说，通风不良的地下室是氡水平最高地方。另外，过度暴露于电离辐射，如重复接触 X 射线和放射治疗，会增加白血病、骨癌和其他实体肿瘤的概率。

（8）职业暴露：2%~4% 的肿瘤病例是由于职业暴露导致的。暴露于致癌粒子和气体中会导致多种肿瘤，肺癌是最常见的。许多致癌物需要一定时间暴露，从 X 射线技术人员到干洗店，各种各样的工作都暴露于致癌物中。患癌风险最高的两个职业是制造业和采矿业：①制造业：制造工厂的工人可以接触到各种各样致癌物，常常是气体致癌物。例如，染料行业的工人暴露在芳香胺，联苯胺和甲萘胺中，因此有较高的间皮瘤、肺癌、鼻腔癌和鼻窦癌的患病风险。职业接触主要包括：石棉与肺癌和间皮瘤；联苯胺与膀胱癌；苯与白血病；氯甲醚与肺癌；砷与肺癌和皮肤癌；炼焦与肺癌；铬酸盐制造业与肺癌。②采矿业：矿工长期暴露在富含矿物质和灰尘的空气中。这些空气中含砷、多环芳烃和赤铁矿，这会增加矿工们患淋巴瘤以及皮肤癌、肺癌、肝癌和鼻窦癌的风险。

（9）环境污染：约 1%~4% 的肿瘤病例是由于空气、水和土壤污染。

（10）药物：在 20 世纪 50 年代有一种新药名为己烯雌酚（DES）用来给孕妇防止流产。二十年后，发现胎儿时代母亲用过该药的女性患阴道癌和宫颈癌的机会更大。雌激素是避孕药和激素替代疗法的主要成分，但会增加子宫内膜癌和乳腺癌的风险。某些药物也可能致癌，例如用于化疗的烷基化剂可以增加白血病的风险。

（11）食品污染：肿瘤中的一小部分是由食品污染物造成的。这些污染物有些是自然产生的如黄曲霉毒素，有些是人为产生的如多氯联苯（PCBs）。黄曲霉毒素是曲霉属真菌的副产品，通常是由谷物和豆类产生，可能导致肝癌。多氯联苯是商业化生产的化学混合物，人类摄入大量的多氯联苯可以导致包括肝癌在内的多种问题。其他食品污染物则来源于农药喷洒、细菌和食品添加剂。

（二）肿瘤的保护性因素

1. 健康饮食　膳食纤维能预防结肠癌、直肠癌等，因此提倡多吃糙米、粗面和杂粮、甚至吃些麦麸和糠。植物纤维可形成大体积的肠内容物和粪便，减少了致癌物同肠黏膜接触的机会，植物纤维促进肠蠕动，加工愈精细植物纤维和维生素损失愈多。茶叶有抗癌作用。绿茶中抗氧化剂的主要成分是儿茶素化合物。原卫生部发布《中国居民膳食指南 2007》为平衡膳食提供 10 条指导性意见，适合于 6 岁以上的正常人群。指导意见如下：

（1）食物多样，谷类为主，粗细搭配；

（2）多吃蔬菜水果和薯类；

（3）每天吃奶类、大豆或其制品；

（4）常吃适量的鱼、禽、蛋和瘦肉；

（5）减少烹调油用量，吃清淡少盐膳食；

（6）食不过量，天天运动，保持健康体重；

（7）每天足量饮水，合理选择饮料；

（8）如果饮酒应当限量；

（9）三餐分配要合理,零食要适当;

（10）吃卫生新鲜的食物。

2. 锻炼身体 坚持每天 30 分钟以上的锻炼可以减少结直肠癌和胰腺癌的发生。

（三）肿瘤的化学预防

肿瘤的化学预防是指用化学药物预防肿瘤的发生,或使肿瘤分化逆转,从而达到预防恶性肿瘤的目的。肿瘤化学预防研究已发现不少可防止实验性癌发生的化合物,主要如下。

1. 完全致癌剂的抑制物

（1）抑制由前体化合物转变为致癌物,如维生素 C 抑制亚硝胺的内合成;

（2）使致癌剂不能达到靶组织或不能与靶组织发生反应,又称为致癌的阻断剂,如半胱氨酸,甲硫氨酸等可抑制 FAA 致癌;

（3）第 3 类抑制物在暴露于致癌剂后起作用,它们通过抑制癌的表达作用,如维生素 A 类化合物。硒盐、蛋白酶抑制剂等也有致癌抑制作用。

2. 抗促癌剂 已知苄基过氧化合物的促癌作用可为酚性抗氧化物所抑制,蛋白酶抑制剂也可抑制 TPA 引起的氧游离基的形成,这类物质不只影响始发,也抑制促癌。α- 二氟甲基鸟氨酸可明显抑制促癌。

3. 兼有抗致癌及抗促癌两种作用的癌化学预防剂 维甲类化合物、蛋白酶抑制剂及花生四烯酸代谢抑制物具有这两种作用。

4. 目前已证实可应用于临床的预防药物包括以下四种,它们分别预防乳腺癌、头颈肿瘤、结直肠癌及肝癌。

（1）三苯氧胺（tamoxifen）;

（2）维 A 酸类（retinoids）;

（3）环氧酶（COX-2）抑制剂（inhibitors of cyclooxygenasees）;

（4）无环维 A 酸（Ployprenoic acid）。

二、二级预防

二级预防是指在特定的高风险人群筛查癌前病变或早期肿瘤病例,从而进行早期发现,早期诊断和早期治疗。其实,对于防控肿瘤来讲,二级预防是目前切实有效的方法,可以确切地降低癌症的死亡率,对部分癌症（如结直肠癌和宫颈癌）筛查治疗癌前期疾病可以做到癌前阻断,也能减少癌症的发生率。20 世纪 70 年代至 21 世纪初,美国主要的肿瘤 5 年生存率提高主要归功于早期诊断和早期治疗的效果。如果排除早诊早治的效果,30 多年来尽管投资巨大,但主要肿瘤的生存率并没有多大的改善。因此通过大规模的筛查而早期发现肿瘤的患者,在肿瘤控制方面具有重要的公共卫生意义。

二级预防主要措施包括基于人群的筛查和基于门诊的机会性筛查或防癌体检。

（一）基于人群的大规模筛查

WHO 早在 1968 年就提出了制定筛查计划的一些原则和条件:筛查的疾病应该是当地重要的健康问题,疾病后果严重;筛查的疾病自然史清楚,具有可识别的临床前期;具有合乎伦理、顺应性好、安全有效的筛查方法,可发现病变于足够早的阶段,以便于干预;对早期病变有行之有效的治疗手段;具有行政主管部门强有力的支持,能获得足够的资源进行以人群为基础的筛查、诊断及治疗;开展筛查、诊断与治疗应促进卫生系统及整个社会的发展,应用初级卫生保健的原则相一致；筛查、诊断及治疗的成本应符合成本效益原则；疾病的筛查应该是一个持续性的过程。适合于人群筛查的肿瘤有以下几种：

1. 子宫颈癌的筛查　宫颈癌是全球女性第二大恶性肿瘤。我国每年约有 13.8 万新发病例，5 万死亡病例。我国宫颈癌的病死率由 20 世纪 70 年代的 11.35/10 万下降至 90 年代的 3.09/10 万再到本世纪初的 2.86/10 万，但中西部地区宫颈癌的病死率仍居高不下。

子宫颈癌的筛查技术包括阴道及宫颈脱落细胞涂片（PAP）、薄层液基细胞学技术（TCT）、醋酸染色后肉眼观察（VIA）和碘染色后肉眼观察（VILI）以及 HPV 检测。自 1941 年 Pa-Panicolaou 发明阴道及宫颈脱落细菌涂片，世界各国都将该法作为子宫颈癌筛查的常规筛查项目。欧美发达国家中，约 50% 的妇女至少 5 年做 1 次巴氏涂片检查，这些国家子宫颈癌的发病率和病死率均已明显下降。薄层液基细胞学技术（TCT）于 1996 年获得美国 FDA 批准进入临床使用。与传统巴氏涂片相比，薄层液基细胞学技术提高了样本保存和满意率，并提高了发现宫颈病变的灵敏度。

根据资源条件个人患病风险度，我国专家推荐以下 3 种初筛方案：最佳筛查方案采用高危型 HPV 检测 + 薄层液基细胞学。HPV 检查阴性同时细胞学正常或者非典型鳞状细胞（ASC-US）的发病风险很低，筛查间隔可延长至 3~5 年；一般筛查方案采用传统巴氏涂片或 TCT。欠发达地区选用的初级筛查方案仅用肉眼观察法来筛查，即先行 VIA 检查。

2. 乳腺癌的筛查　乳腺癌是严重威胁女性健康的最常见恶性肿瘤之一。在发达国家，乳腺癌筛查早在 20 世纪 60 年代便已广泛开展。美国妇女自 2001 年开始乳腺癌死亡率逐渐下降的趋势主要归功于早期癌症的筛查和治疗。7 项随机对照试验（总数超过 50 万）结果也显示，对 50 岁以上女性进行筛查可使乳腺癌病死率降低 20%~30%。众多国际组织（WTO、UICC、ACS 等）的评价结果都认为乳腺癌筛查计划是有效的，值得各国家推行。目前，美国、澳大利亚等国家已将乳腺癌筛查作为一项国民政策并持续发展。

乳腺癌筛查技术包括乳房自我检查（BSE）、临床乳房检查（CBE）、乳腺 X 线钼靶射片（MAM）和乳腺超声检查。BSE 因其无创性、易操作、低费用等特点较受推崇。但目前已有大规模随机对照试验发现 BSE 对降低 10 年后的乳腺癌死亡率没有益处，并且会因为假阳性发现而实施的活检增加近 1 倍，甚至发生过度诊断，造成过多的乳房良性病变被手术切除。ACS 已不建议妇女每月 1 次乳腺自我检查，但强调告知妇女 BSE 的优缺点和及时向健康专家报告任何新的乳腺状况的重要性，至于是否定期做 BSE，由妇女自主决定。

作为乳腺癌筛查方法，MAM 已被推荐数十年，10 个国家乳腺癌筛查数据进行的 Meta 分析显示，采用 MAM 进行乳腺癌筛查可使乳腺癌死亡率下降 24%~48%。MAM 筛查对降低乳腺癌病死率的作用已得到广泛认可。而乳腺超声检查通常用于 MAM 发现乳腺组织致密的女性或乳腺癌高危人群。

中国抗癌协会 2008 版的《乳腺癌诊治指南与规范》结合我国女性乳腺癌发病特点，对于一般妇女，协会的推荐意见如下：①40~60 岁妇女，每年 1 次 MAM 和 CBE；②60~69 岁妇女，每 1~2 年 1 次 MAM 和 CBE；③40 岁以下者，每 1~3 年 1 次 CBE；④鼓励向妇女传授每月一次 BSE；⑤推荐乳腺 X 线检查和 B 超检查联合。

WHO 已经确认，乳腺癌是继子宫颈癌之后，可通过筛查降低死亡率的肿瘤。从 2008 年起，我国已经开始采用中央财政转移支付的项目形式，在城乡不同地区开展妇女乳腺筛查试点工作，以降低其对我国广大妇女的危害。

3. 食管癌的筛查 食管癌是常见的恶性肿瘤之一,中国是世界上食管癌发病率和病死率最高的国家,特别在农村地区。目前,国际上尚无成型的食管癌筛查和早诊早治技术规范或推荐方案。我国高发区大量的筛查实践及临床观察都支持在食管癌高发区及高危人群中开展食管癌的筛查。

20 世纪 70 年代起,我国就在高发现场开展食管癌的筛查等综合防治研究,在世界上有很大的影响。20 世纪 80 年代以后逐渐发现内镜下碘染色及多点活检能明显提高食管癌筛查的灵敏度和特异度,可以作为食管癌高发区筛查的首选方案之一。根据食管癌高发现场多年综合防治研究的实践,筛查工作适宜在农村食管癌高发区和城市的高危人群中进行。

4. 胃癌的筛查 胃癌的分布具有明显的地区差异,日本的胃癌发病率居世界之首;我国是仅次于日本的胃癌高发国家,全球 42% 的胃癌病例发生在我国。近年来,我国胃癌的病死率虽略有下降,但仍居恶性肿瘤死因第 3 位。

胃癌早诊筛查技术包括 X 线上消化道造影、气钡双重对比造影、血清学检查,以及胃镜 – 活检确诊。我国的胃癌筛查主要采用序贯筛查,直接胃镜检查和 PG I /II/ 胃泌素 17 三项血清学检测 – 胃镜检查方案是目前的推荐方案。

5. 肝癌的筛查 原发性肝癌(简称肝癌)是世界第 6 位常见恶性肿瘤,其中 55% 的肝癌病例发生在我国,病死率居我国恶性肿瘤死因第 2 位。

目前世界上尚无成熟的筛查方案。我国现行的筛查方案包括血清甲胎蛋白(AFP)检查和超声检查:对 35~64 岁的男性居民和 45~64 岁女性居民,采用血清 HBsAg 做初筛阳性者联合应用血清 AFP 和 B 超做进一步检查。单独采用超声进行肝癌筛查的灵敏度为 84%,特异度为 97.1%,阳性预测值为 6.6%;联合血清 AFP 检查和超声显像,筛查的灵敏度提高到 92%,特异度为 92.5%,阳性预测值为 3%。

上海的一项随机对照试验结果发现肝癌筛查组的生存率明显高于对照组,并可使肝癌的病死率下降 37%。但另一项启动的随机对照试验发现,筛查能发现早期肝癌患者,但由于缺乏有效的治疗手段,筛查对生存率基本没有影响。筛查对人群肝癌病死率及生存率的影响有待长期观察。

6. 鼻咽癌的筛查 鼻咽癌是世界上发病率相对较低的恶性肿瘤之一,全世界约 80% 的鼻咽癌发生在中国南方,以广东和广西两省为最高。鼻咽腔位置隐蔽且鼻咽癌症状无特异性,超过 2/3 的患者确诊时已属晚期,其 5 年生存率仅为 11%,而早期鼻咽癌患者的 5 年生存率可超过 75%。筛查及早诊早治是目前防治鼻咽癌的最主要措施。

常见的鼻咽癌筛查方法主要有颈部淋巴结触诊、血清 EB 病毒抗体检测、唾液 EB 病毒 IgA 抗体检测、间接鼻咽镜检查、血浆或血清 EB 病毒 DNA 检测、鼻咽纤维镜检查、鼻咽活体组织检查等。

鼻咽癌颈部淋巴结转移率高且出现较早,在高发区,颈部淋巴结大者约 51% 为鼻咽癌。颈部淋巴结触诊,方法简便有效,能为诊断提供重要的信息,因而在筛查中应对每个筛查对象进行此项检查。

血清 EB 病毒抗体检测是目前应用最为广泛的鼻咽癌筛查方法,被筛查人群的依从性和复查率较高,其灵敏度和特异度分别为 41.0% 和 90.8%,推荐作为经济欠发达地区的人群初筛方法。

间接鼻咽镜检查有费用低、操作简便、无创性的特点,已备受人群接受,且可以直接窥视鼻咽腔,对诊断鼻咽癌和发现早期黏膜病变具有重要意义。

在过去的 30 多年里,我国开展了大量鼻咽癌现场筛查工作,取得了较好的效果,鼻咽癌的生存率明显提高而死亡率明显下降。

（二）基于门诊及体检的机会性筛查 – 防癌体检

随着国民健康意识的不断提高,越来越多的单位和个人选择定期进行健康体检,其中针对常见癌症检查的体检项目越来越受到民众的重视。防癌体检的目的是在常见癌症的高风险人群中发现早期的恶性肿瘤或部分常见恶性肿瘤的癌前病变,并对常见恶性肿瘤的高风险人群进行有效管理的体检方式。

1. 防癌体检的原则

（1）防癌体检要涵盖的癌症首先是发病率较高的常见癌症,并且具有国际公认的早诊手段。建议防癌体检应涵盖处于国内恶性肿瘤发病率前六位的肺癌、肝癌、胃癌、食管癌、结直肠癌、乳腺癌,根据国家肿瘤登记中心的数据,这六种恶性肿瘤占所有新发癌症病例的 60% 以上,并且都具备比较成熟的早诊手段。其中处于男性发病率第一位的肺癌（占男性癌症发病率的 21.9%）,女性发病率第一位的乳腺癌（占女性癌症发病率的 17.6%）及消化道肿瘤应成为防癌体检的重点。

（2）防癌体检应针对高风险人群开展:通过防癌体检调查问卷,在充分了解体检人群的自然资料、既往病史、既往体检情况、生育史、家族史和自觉症状的基础上,确定各类癌症高风险人群。例如乳腺癌和结直肠癌家族史,乙型肝炎和丙型肝炎病毒感染,女性人乳头瘤病毒（HPV）感染等。

（3）防癌体检应采用确切的检查手段:对于符合年龄标准的癌症高风险人群,应采用有效的癌症检查手段。如符合年龄标准的肺癌高风险人群的筛查应采用低剂量螺旋 CT 检查。

（4）防癌体检应尽可能选择安全微创的检查项目:防癌体检针对的对象是具有癌症高危因素的健康人群,并且可能需要长期重复,因此检查手段安全微创是重要原则,要避免过度检查,尽可能减少对受检者健康的影响。

（5）防癌体检应有合理的时间间隔:防癌体检应根据本次体检发现问题的严重程度,确定后期检查的时间间隔,而非统一的一年一检。如乙型肝炎患者的肝癌筛查的时间间隔为半年,结肠癌高风险人群肠镜检查阴性者可以 5~10 年复查。另外,根据检查的结果,存在异常的人员需要缩短检查间隔。

（6）防癌体检应对癌症高风险人群进行干预与管理。

（7）从事防癌体检的机构应配备专业医生:从事防癌体检的医生应具有一定的肿瘤专科医生的临床经验或者曾经过专业的肿瘤疾病方面培训。如参加国家癌症中心城市癌症早诊早治项目需要具有专业筛查能力的医生。

（8）参加防癌体检的受检者应签署知情同意书:鉴于部分防癌体检检查项目对身体有一定的伤害（如辐射）和身体上的不适,而且常见癌症的检查项目存在一定的漏诊率,仍有部分检查人员在两次筛查间期被诊断为癌症,参加防癌体检的受检者应充分知晓并签署防癌体检知情同意书。

2. 常见癌症高风险人群的界定

（1）防癌体检调查问卷:对参加防癌体检的受检者应首先进行防癌体检问卷调查,充分了解受检者自然资料、既往病史、既往体检情况、家族史、生育史、自觉症状等信息,根据六种恶性肿瘤的高危因素标准,确定受检者是否属于某种或某几种恶性肿瘤的高风险人群,并对其自身存在的高危因素进行识别和记录。

（2）肺癌的高危因素:①吸烟≥20包/年,包括曾经吸烟,但戒烟不足15年者;②长期被动吸烟者;③有（石棉、铍、铀、氡等接触的）执业暴露史者;④有肺癌家族史者;⑤有COPD或慢性非纤维化病史者。

（3）乳腺癌的高危因素:①月经初潮时间早、绝经年龄晚者;②未婚、未育、未哺乳者;③绝经后肥胖者;④长期精神压抑、心情郁闷者;⑤足月产年龄超过35岁者;⑥雌激素替代治疗者;⑦乳腺手术或胸部放疗者;⑧有乳腺癌家族史者;⑨乳腺肿物或乳头溢液者;⑩有乳腺导管或小叶中、重度不典型增生病史者。

（4）肝癌的高危因素:①中度脂肪肝、酒精或非酒精性肝病者;②原发性胆汁性肝硬化者;③乙肝及丙肝现患或携带者。

（5）上消化道肿瘤（食管癌和胃癌）的高危因素:①喜食高盐、烟熏食品者;②患胃息肉、萎缩性胃炎、胃溃疡等胃病者;③有食管癌、胃癌家族史者;④恶性贫血者;⑤来自食管癌、胃癌高发区者。

（6）结直肠癌的高危因素:①年龄在56~75岁;②超重或肥胖;③患结肠息肉者;④膳食习惯不良者;⑤消化系统肿瘤家族史者;⑥患慢性结肠炎者。

3. 常见癌症的体检筛查方案　常见癌症高风险人群的筛查技术和方法:依据各学科防治指南和专家共识推荐以下常见癌症高风险人群的筛查技术和方法（表1-2-2）。

表 1-2-2　常见癌症高风险人群的筛查技术和方法表

常见癌症	筛查技术和方法	备注
肺癌	胸部低剂量螺旋CT（胸部LDCT）	16层或以上多层螺旋CT
乳腺癌	乳腺彩超、X线摄片（钼靶）	45岁以上女性（建议X线摄片时辅以手诊）
	乳腺彩超、外科触诊	45岁以下女性（如可疑或阳性结果,加用X线摄片）
肝癌	甲胎蛋白（AFP）、腹部超声	建议同时做乙肝病毒表面抗原（HBsAg）、丙肝抗体检测
食管癌	胃镜	建议采用内镜下碘染色及指示性活检技术
胃癌	胃镜	
	血清胃蛋白酶原、胃泌素17检测	
结直肠癌	结肠镜	结肠镜禁忌者需行直肠指诊,并根据情况考虑行乙状结肠镜或气钡双重肠道造影检查。
	便潜血	阳性者建议行结肠镜检查

4. 常见癌症高风险人群的干预和管理　不同癌种高危人群体检后可根据结果制定相应的干预管理方案。例如生活方式管理,对高危人群自身存在的吸烟、饮食、体力活动、精神压力、作息习惯等进行健康教育,并建议其修正不健康的生活习惯;慢病控制干预,对未及筛查年龄的患有肥胖、糖尿病、脂肪肝等慢病的癌症高风险人群,应进行体重控制、血糖控制等

专项管理,从而降低其癌症风险;感染治疗和预防干预,对未及筛查年龄的患有乙型肝炎、丙型肝炎、人乳头瘤病毒、幽门螺杆菌感染的癌症高风险人群,应建议其取得临床治疗的帮助。

另外,对体检发现的非癌阳性发现进行追踪随访,避免其发展成为中晚期肿瘤。例如对肺癌高风险人群筛查来讲,通常可以将低剂量螺旋 CT 筛查发现的结节分为 2 类:

(1)肯定良性结节或钙化结节;

(2)性质不确定结节,包括实性结节、部分实性和非实性结节。对于此类结节随访至少需要 2 年,对非实性钙化结节的随访时间需要更长。不同阳性发现都有比较详细的随访方案。

(张 凯)

第三节　肿瘤的诊断及分期

一、肿瘤诊断的特点

1. 肿瘤的早期症状常不明显,不能单靠症状进行诊断,它的特异性很差,和很多疾病有相似的表现,体检往往可以为早期发现肿瘤提供资料和数据。

2. 影像学检查不但对肿瘤的诊断提供重要的依据,而且为制订治疗方案和观察疗效提供依据。

3. 细胞学和组织学证据仍然是肿瘤确定诊断的主要依据,被公认为是肿瘤诊断的金标准。

4. 有些肿瘤具有生物学和免疫学方面的标志物,对明确诊断、疗效观察、复发监测以及预后评价发挥重要作用,目前肿瘤标志物愈来愈多地应用于临床(表 1-3-1)。

表 1-3-1　常见肿瘤标志物列表

标志物分类	标志物名称	肿瘤组织类型
肿瘤胚胎抗原	AFP	肝癌、生殖细胞癌(非精原细胞瘤)
	CEA	结直肠癌、胃肠道癌、胰腺癌、肺癌、乳腺癌
糖类标志物	CA125	卵巢癌
	CA15-3	乳腺癌、卵巢癌
	CA19-9	胰腺癌、肝癌、胃肠道癌
	CA72-4	胃肠道癌、胰腺癌、卵巢癌
	CA242	胃肠道癌、胰腺癌
酶类标志物	PSA	前列腺
	NSE	肺(小细胞)癌、成神经细胞瘤、黑色素瘤、嗜铬细胞瘤、胰腺癌
激素类标志物	HCG	胚胎性癌、绒毛膜癌、睾丸癌(非精原细胞瘤)
	降钙素	甲状腺髓样癌
蛋白质类标志物	SCC	子宫颈癌、肺癌(非小细胞癌)、皮肤癌、头颈癌、消化道癌、卵巢癌、泌尿道肿瘤

肿瘤标记物按其性质,分为:肿瘤胚胎抗原、糖类标志物、酶类标志物、激素类标志物、蛋白质类标志物等。表中所列为各类标志物中临床常用、临床价值比较肯定的标志物。

5. 由于内镜技术迅速的发展,内镜检查在肿瘤诊断方面趋于广泛,尤其可以作为诊断消化道肿瘤的首选检查方法。

二、TNM 分期的原则

肿瘤临床分期的目的是反映疾病的发展阶段,为制定治疗计划和评估预后提供依据。目前临床常用的主要是 TNM 分期。T 代表原发肿瘤,根据肿瘤大小和局部范围用 T1~T4 表示,Tis 代表原位癌;N 表示区域淋巴结的情况,按淋巴结受累范围可分为四级(N0、N1、N2、N3),N0 表示淋巴结未受累;M 表明远处转移,M0 为无远处转移,M1 则为有远处转移。在此基础上,用 TNM 三个指标的组合划定肿瘤分期。肿瘤分期的判定对于临床肿瘤治疗方案的选择和评估预后有着十分重要的意义。

（张淑香　徐　波）

第四节　肿瘤治疗的原则及进展

随着全球恶性肿瘤发病率的上升,肿瘤的防治已经越来越受到临床医护人员、预防医学学者及社会各界的重视。突破传统治疗模式,多学科合作的综合治疗、精准医疗概念引导下的免疫治疗及生物靶向治疗等模式和理念的发展,为降低恶性肿瘤死亡率,改善肿瘤预后创造了条件。

一、综合治疗

恶性肿瘤的综合治疗(multimodality therapy)是根据患者的机体情况、肿瘤的病理类型、侵犯范围(病期)和发展趋势,有计划地、合理地应用现有的治疗手段,以期较大幅度地提高肿瘤治愈率、延长生存期、提高患者生活质量。对肿瘤综合治疗的概念及其科学内涵的正确理解具有重要的临床实践意义,其目的是为患者制订合理的个体化综合治疗方案,并取得最佳疗效。肿瘤综合治疗的内涵包括以下几方面内容:

1. 综合治疗不是手术、化疗、放疗、生物靶向治疗和中医药治疗等多种方法的简单组合和堆砌,而是一个有计划、有步骤、有顺序的个体化治疗集合,是系统的治疗过程,需要内、外、放疗等多学科有效协作才能顺利完成。综合治疗方案制订后不是一个机械不变的固定治疗模式,在具体诊治过程中可能会随着诊断的逐步完善和疗效的差异以及肿瘤病程的变化等予以适当调整,当然每次综合治疗方案的调整都应有充分的科学依据。

2. 综合分析患者全身情况、基础疾病和肿瘤特征,平衡利弊、避免片面认识、减少决策失误。这就要求临床医生在选择和制订综合治疗模式及方案时不要只关注杀灭肿瘤细胞、缩小肿瘤体积的近期疗效,而不重视患者的全身情况和远期疗效,不注意保护患者的免疫功能。避免出现肿瘤是"缩小了"或"消失了",但患者身体也"垮了",甚至因严重不良反应而"牺牲了"。另一方面,在肿瘤的治疗过程中,也不要过分顾虑治疗的毒副反应,而不重视肿瘤的种类、发展趋势和生物学行为等特点,在肿瘤细胞生长旺盛、肿瘤情况快速进展的情况下,不敢及时采取正确的治疗方法有效地控制肿瘤生长,使本来有可能治愈的肿瘤丧失治愈的机会。

3. 综合治疗的目的既有根治性治疗,也包括姑息性治疗。患者经全面的辅助检查确诊后,应先依据肿瘤的病理类型和分期,初步评估该肿瘤的经验疗效和预后。如果是可治愈性的,就应以根治为目的,综合采用各种有效治疗方法予以积极治疗,争取最大可能达到治愈。但对于许多晚期肿瘤来说,患者需要接受以延长生存、提高生活质量为目标的姑息治疗。这种情况下,在制订综合治疗方案时不仅要关注近期疗效,还应该考虑到远期疗效和生活质量。

4. 并不是所有的肿瘤都需要综合治疗,有些没有播散的早期肿瘤和复发转移风险较低的局限期肿瘤,单一局部治疗或化疗的方法就能取得很好的疗效,不需要综合治疗。如皮肤基底细胞癌、胃黏膜内癌等的复发转移风险很低,单一手术治疗就常能治愈,术后就不必选用放疗、化疗等进行综合治疗。

二、多学科综合治疗

多学科综合治疗(multi-disciplinary team, MDT)模式,指由内科、外科、放疗科、诊断科、病理科等多学科专家围绕某一病例进行讨论,在综合各学科意见的基础上为患者制订出最佳的治疗方案。继而由相关学科单独或多学科联合执行该治疗方案。MDT 模式具有以患者为中心、个体化治疗的特点,这一肿瘤治疗模式已经在国内外临床广泛普及。不是一种药,也不是某种治疗手段或医疗设备,而是一种组织医生诊治病情的形式,治疗团队通过这种形式,利用现有治疗手段为患者选择最合适的治疗方案。

MDT 模式与传统的专家会诊模式不同:MDT 模式是一种制度,时间固定、地点固定,参与人员也相对稳定,专家会诊并不具有这些特征;MDT 是多学科一起协作诊疗,各方意见都要综合考虑,而专家会诊由主管医师组织,参与会诊的专家只是给出意见,不干涉最终的诊疗。

通过 MDT,可以有效提高肿瘤治疗效果,减少患者等候和治疗时间,降低费用,改善晚期肿瘤患者的生存质量。目前,诸如乳腺癌、大肠癌、胃癌、肺癌、卵巢癌、肾癌、淋巴瘤、骨及软组织肉瘤等常见肿瘤治愈率的提高,多数是通过多学科诊疗实现的。

三、免疫治疗

肿瘤免疫治疗是应用免疫学原理和方法,提高肿瘤细胞的免疫原性和对效应细胞杀伤的敏感性,激发和增强机体抗肿瘤免疫应答,或应用免疫细胞和效应分子输注宿主体内,协同机体免疫系统杀伤肿瘤、抑制肿瘤生长。肿瘤免疫治疗近来备受关注,是肿瘤治疗领域的焦点和研究热点,已在黑色素瘤、非小细胞肺癌等的治疗中展示出了强大的抗肿瘤活性。近期,已有经过临床验证的肿瘤免疫治疗药物获得美国 FDA(Food and Drug Administration, FDA)批准上市。肿瘤免疫治疗是新时期最重要的科学突破,有望继手术、化疗、放疗、靶向治疗后成为肿瘤治疗领域的一场革新。

近代免疫治疗的发展始于 20 世纪 50 年代"免疫监视"理论的提出——机体中经常会出现的突变的肿瘤细胞可被免疫系统识别并清除。该理论为肿瘤免疫治疗奠定了理论基础。2003 年发现,肿瘤浸润 T 细胞数量与宫颈癌患者生存相关,证实了肿瘤特异性 T 细胞的存在,表明免疫系统是可以识别肿瘤并试图控制其生长的。随后,各种肿瘤免疫疗法(包括细胞因子疗法、过继免疫疗法)的研究相继开展。这些方法在治疗晚期血液肿瘤的临床研究中已展示了显著疗效,并且正在尝试用于实体瘤。但应当看到,细胞疗法还有许多方面有待研究,如独特的副作用,细胞因子释放综合征等。因此,现有临床证据上不支持细胞免疫疗法在实体瘤的临床应用。2010 年美国 FDA 批准了人类历史上第一支用于治疗前列腺癌的肿瘤疫苗 sipuleucel-T(商品名:PROVENGE),其原理是将基因工程改造的溶瘤病毒注射入肿瘤内,溶瘤病毒感染肿瘤细胞,病毒不断复制导致肿瘤细胞溶解,同时释放增强免疫反应的细胞因子,从而"一箭双雕",杀伤肿瘤。2011 年,第一支用于免疫检查点抑制的单抗(anti-CTLA-4 单抗,Ipilimumab)被美国 FDA 批准用于晚期黑色素瘤的二线治疗,近年来,Ipilimumab(商品名:YERVOY),Pembrolizumab(anti-PD-1 单抗,商品名:KEYTRUDA),Nivolumab(anti-PD-1 单抗,OPDIVOÔ)等多个肿瘤免疫治疗药物获美国 FDA 批准上市,用于治疗黑色素瘤及非小细胞肺癌。

目前被临床认可或经 FDA 批准上市的免疫治疗药物的作用原理主要包括如下及方面:

1. 单克隆抗体类免疫检查点抑制——Anti-CTLA-4 单抗　细胞毒性 T 淋巴细胞抗原 4(cytotoxic T-lymphocyte antigen 4,CTLA-4)又名 CD152,是由 CTLA-4 基因编码的一种跨膜蛋白,表达于活化的 CD4 和 CD8 T 细胞。CTLA-4 和 CD28 均为免疫球蛋白超家族成员,具有高度同源性,二者与相同的配体 B7-2(CD86)和 B7-1(CD80)结合。与 CD28 功能相反,CTLA-4 与其配体 B7 分子结合后产生抑制性信号,抑制 T 细胞激活,是免疫系统一个至关重要的"刹车"。CTLA-4 是使肿瘤细胞免受 T 细胞攻击的一个重要机制。因此阻断 CTLA-4 的免疫效应可刺激免疫细胞活化,大量增殖,从而诱导或增强抗肿瘤免疫反应。

目前两种靶向 CTLA-4 的抗体 Ipilimumab 和 Tremelimumab 在黑色素瘤、肾癌、前列腺癌、肺癌等的临床研究已广泛开展。Ipilimumab 是全人源化单抗,已被美国 FDA 批准用于晚期黑色素瘤。在肺癌治疗中的 Ⅱ / Ⅲ 期临床试验也迅速开展。Tremelimumab 也是一种人源化 CTLA-4 单抗,是一种 IgG_2 抗体,目前在多种肿瘤中的临床试验正在进行中。

2. Anti-PD-1/PD-L1 单抗　程序性死亡受体 1(programmed death 1,PD-1)为 CD28 超家族成员。PD-1 表达于活化的 T 细胞,B 细胞及髓系细胞,其有两个配体,即程序性死亡配体 -1(programmed death ligand 1,PD-L1)和 PD-L2。PD-L1/L2 在抗原递呈细胞都表达,PD-L1 在多种组织也有表达。PD-1 与 PD-L1 的结合介导 T 细胞活化的共抑制信号,调节 T 细胞活化和增殖,起到类似于 CTLA-4 的负调节作用。基础研究发现 PD-L1 在肿瘤组织高表达,而且调节肿瘤浸润 CD8 T 细胞的功能。因此,以 PD-1/PD-L1 为靶点的免疫调节对抗肿瘤有重要的意义。近年来,已有多种 Anti-PD-1/PD-L1 抗体在肿瘤免疫治疗的临床研究迅速开展。目前 Pembrolizumab 和 Nivolumab 已被 FDA 批准用于晚期黑色素瘤,最近 Nivolumab 也已被美国 FDA 批准用于晚期鳞状非小细胞肺癌的治疗。另外,MPDL3280A(anti-PD-L1 单抗),Avelumab(anti-PD-L1 单抗)等也进入多个晚期临床研究中,覆盖非小细胞癌,黑色素瘤,膀胱癌等多个瘤种。

四、精准医疗

精准医疗(Precision Medicine)是以个体化医疗为基础、随着基因组测序技术快速进步以及生物信息与大数据科学的交叉应用而发展起来的医学概念与医疗模式。其本质是通过基因组、蛋白质组等组学技术和医学前沿技术,对于大样本人群与特定疾病类型进行生物标记物的分析、鉴定、验证和应用,从而精确寻找到疾病的原因和治疗的靶点,并对一种疾病不同状态和过程进行精细分类,最终实现对于疾病和特定患者进行个性化治疗的目的,提高疾病诊治效果。与个体化医疗相比,精准医疗更重视"病"的精细特征和"药"的准确性;是在深化对人、病、药认识基础上,形成的高水平诊疗模式。

精准医疗的实质包括两方面,即精准诊断和精准治疗。在精准诊断方面,对人的了解需要深入到基因多态性的层面,而对病的了解则必须深入到体细胞突变,现有的测序方法已经能够满足这种基因层面的诊断要求。与此同时,由于药物遗传学/药物基因组学在化疗药物作用机制等方面研究的突破进展,人们发现某种化疗药物或方案对肿瘤细胞的杀伤效应与特定的一种(或一组)基因的表达和(或)多态性显著相关。通过相关基因的检测,预测化疗药物的疗效,选择合适的药物进行精准的个体化治疗,可以最大程度提高治疗效率。

相比传统诊疗手段,精准医疗更具精准性和便捷性,一方面通过基因测序可以找出癌症的突变基因,从而迅速确定对症药物,省去患者尝试各种治疗方法的时间,提升治疗效果;另一方面,基因测序只需要患者的血液甚至唾液,无需传统的病理切片,可以减少诊断过程中对患者身体的损伤。因此,精准医疗很大程度上改善了肿瘤患者的诊疗体验,也相应提升了诊疗效果,极具发展空间。

五、靶向治疗

靶向药物(Targeted Medicine)是目前最先进的用于治疗癌症的药物,它通过与癌症发生、肿瘤生长所必需的特定分子靶点的作用来阻止癌细胞的生长。分子靶向药物的作用靶点可以是基因突变及染色体易位产物、生长因子及其受体、调控肿瘤生长、进展和存活分子通路、控制肿瘤血管生成及微环境的因子、异常表达的蛋白分子、DNA损伤修复机制及遗传表观遗传机制。

与传统细胞毒类化疗药物相比,分子靶向药物治疗因其具有高度选择性地杀死肿瘤细胞而不杀伤或仅很少损伤正常细胞的特点,毒副作用相对较小,有效地改善了患者的生活品质和治疗效果。随着高效、低毒的靶向药物的陆续问市,促进了对恶性肿瘤的治疗朝着慢性疾病的治疗模式的改变,使肿瘤的根治出现了新的曙光(表1-4-1)。

表1-4-1 目前已被FDA批准上市的靶向治疗药物相应作用靶点及适应证

药品名	商品名	批准适应证	靶向
trastuzumab	Kadcyla	HER2过表达的乳腺癌	HER2蛋白细胞外段
阿莱珠单抗 Alemtuzumab	Campath	B-细胞慢性淋巴细胞白血病	B细胞和T细胞上的 CD52蛋白
贝伐珠单抗 Bevacizumab	安维汀, Avastin	转移性结直肠癌,肾癌以及非小细胞肺癌;铂类耐药的复发性上皮细胞卵巢癌,输卵管癌,或者原发性腹膜后肿瘤;宫颈癌;脑胶质瘤	VEGF

药品名	商品名	批准适应证	靶向
Blinatumomab	Blincyto	费城染色体阴性的复发难治性 B 细胞前体急性淋巴细胞白血病（B-cell ALL）	双特异性——B 细胞上的 CD19、T 细胞上的 CD3
Brentuximab vedotin	Adcetris	复发难治性的霍奇金淋巴瘤,复发难治性的未分化大 T 细胞淋巴瘤（ALTL）	CD30,共轭的细胞毒性药物 MMAE 结合细胞微管
西妥昔单抗 Cetuximab	爱必妥, Erbitux	转移性 KRAS 阴性的结直肠癌,头颈部鳞癌	EGFR
Denosumab	Xgeva	手术不能切除的骨巨细胞瘤	RANKL
Ibritumomab tiuxetan	Zevalin	复发难治性非霍奇金淋巴瘤（NHL）	CD20。Tiuxetan 是一个钇金属螯合剂
伊匹单抗 Ipilimumab	Yervoy	不可切除或转移性恶性黑色素瘤	CTLA4
Nivolumab	Opdivo	不可切除或转移性恶性黑色素瘤,且对其他治疗药物反应不佳,转移性鳞状非小细胞肺癌	PD-1
Obinutuzumab	Gazyva	未经治疗的 CLL（需与苯丁酸氮芥联用）	CD20
奥法木单抗 Ofatimumab	Arzerra	难治性 CLL,未经前线治疗的 CLL（需与苯丁酸氮芥联用）	CD20
帕尼单抗 Panitumumab	Vectibix	表达 EGFR 的结直肠癌	EGFR
帕托珠单抗 Pertuzumab	Perjeta	转移性 Her2 阳性乳腺癌,需与曲妥珠单抗和多西他赛联用	HER2 蛋白细胞外段二聚化过程
Ramucirumab	Cyramza	进展 / 转移性胃癌或胃食管交界癌,转移性非小细胞肺癌（经铂类联合多西他赛治疗期间或治疗后疾病仍然进展的患者）,转移性结直肠癌（需与 FOLFIRI 化疗方案联用）	VEGFR-2
利妥昔单抗 Rituxumab	美罗华 Rituxan	B 细胞非霍奇金淋巴瘤,CLL	CD20
Siltuximab	Sylvant	HIV 和 HHV-8 阴性的多灶性 Castleman's 病	可溶性和细胞膜上的白介素 -6（IL-6）
Tositimumab	Bexxar	CD20 阳性的非霍奇金淋巴瘤	先给予 CD20 "裸" 抗体,在给予放射性碘 131 结合的抗体

续表

药品名	商品名	批准适应证	靶向
曲妥珠单抗	赫赛汀	Her2/neu 过表达的乳腺癌，一部分胃腺癌	HER2 蛋白的细胞外段
阿法替尼 Afatinib	Gilotrif	含有 EGFR19 外显子确实或 21 外显子（L858R）突变的转移性非小细胞肺癌	EGFR，EGFR1/2，HER2 和 HER4
阿昔替尼 Axitinib	Inlyta	肾细胞癌	VEGFR-1，VEGFR-2，VEGFR-3，PDGFR，c-KIT
Bosutinib	Bosulif	费城染色体阳性的 CML	Bcr-Abl 激酶和 Src- 家族激酶
Cabozantinib	Cometriq	转移性甲状腺髓样癌	c-MET，VEGFR-2，FLT-3，c-KIT，RET
Ceritinib	Zykadia	转移性 ALK- 阳性非小细胞肺癌，且对克唑替尼耐药者	ALK，IGF1R，胰岛素受体
克唑替尼 Crizotinib	Zykadia	转移性 ALK- 阳性非小细胞肺癌	ALK，c-MET
达拉非尼 Dabrafenib	Tafinlar	转移性或不可切除恶性黑色素瘤，且含有 BRAF V600E 或则 V600K 突变	BRAF V600E，V600K 和 V600D 激酶，野生型 BRAF 和 CRAF 激酶，MEK
达沙替尼 Dasatinib	Spycel	费城染色体阳性的 CML，费城染色体阳性的 ALL	Bcr-Abl 激酶和 Src 家族激酶
厄洛替尼	特罗凯 Tarceva	转移性或局部进展性非小细胞肺癌，且携带 EGFR19 外显子确实或 L858R 突变，转移性或进展性胰腺癌（需与吉西他滨联用）	EGFR，PDGFR，c-Kit
吉非替尼	易瑞沙 Iressa	转移性非小细胞肺癌，且携带 EGFR19 外显子确实或 L858R	EGFR
Ibrutinib	Imbruvica	套细胞淋巴瘤，至少接受过一次化疗的 CLL，或者携带 17p 缺失的 CLL，Waldenstroem's 巨球蛋白血症	BTK
Idelalisib	Zydelig	复发性 CLL，复发性滤泡状 B 细胞 - 非霍奇金淋巴瘤，SLL	PI3K delta
伊马替尼	格列卫	费城染色体阳性的 ALL 和 CLL；MDS；慢性嗜酸细胞性白血病；高嗜酸细胞血症；GIST；皮肤纤维化	Bcr-Abl 激酶

药品名	商品名	批准适应证	靶向
拉帕替尼 Lapatinib	Tykerb	HER-2 过表达的乳腺癌	EGFR，HER1，HER2
Lenvatinib	Lenvima	局部复发或转移的、放射性碘治疗抵抗的、分化型甲状腺癌	VEGFR-1，VEGFR-2，VEGFR-3 以及其他血管生成肿瘤生长相关的激酶
Nilotinib	Tasigna	费城染色体阳性的 CML	Bcr-Abl，PDGFR，c-KIT
Palbociclib	Ibrance	转移性 HER2 阴性 ER 阳性的绝经后乳腺癌患者,需与来曲唑联合用药	CDK4/6
Pazopanib	Votrient	进展期肾细胞癌,进展期软组织肉瘤	VEGFR-1，-2，-3，PDGFR，FGFR，c-KIT 和其他激酶
Ponatinib	Iclusig	CML,费城染色体阳性的 ALL	Bcr-Abl 激酶
Regorafenib	Stivarga	转移性结直肠癌,GIST	多种激酶,包括 VEGFR-2 和 TIE2
Ruxolitinib	Jakafi	骨髓纤维变性,对羟基脲耐药的性红细胞增多症	JAK1，JAK2
索拉非尼 Sorafeinib	多吉美，Nexavar	进展期肾细胞癌,不可切除的肝癌,局部进展或者转移、对放射性碘剂耐药的甲状腺癌	多种激酶,包括 VEGFR，PDGFR 和 Raf 激酶
舒尼替尼 Sunitinib	索坦，Sutent	进展期肾细胞癌,GIST,不可切除或进展期胰腺神经内分泌肿瘤	多种激酶,VEGFR，PDGFR 和 KIT
Trametinib	Mekinist	不可切除的恶性黑色素瘤(需携带 BRAF V600E 或 V600K 突变)	MEK-1 和 MEK-2
Vandetanib	Caprelsa	甲状腺髓样癌	EGFR，VEGF
Vemurafenib	Zelboraf	不可切除或转移性恶性黑色素瘤(需携带 V600E 突变)	BRAF V600E

（王佳玉）

第二章 肿瘤护理学概论

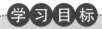

完成本章内容学习后,学生将能:

1. 复述肿瘤护理学概念;肿瘤护士的角色与职责。
2. 列出肿瘤专科护理特点。
3. 描述肿瘤个案管理师的概念与角色;肿瘤护理相关的法律问题。
4. 应用医学伦理原则解决相关伦理问题。

第一节　肿瘤护理学的概念

肿瘤护理学作为护理学的一个专门学科被世界所公认已有 40 余年的历史。它是一门具有专业性和实践性的专科护理学科,在肿瘤的预防、诊断、治疗及康复过程中起着无可替代的重要作用。随着现代医学科学的发展和医学护理模式的转变,肿瘤专科护理职能及实践范围也随之不断拓展及延伸,促进了以"疾病为中心"转向"以患者为中心"的肿瘤护理向着专业化的方向发展。过去几个世纪以来肿瘤治疗取得了飞速的发展、新药物的涌出、诊断技术的更新、人文关怀的推广以及延续护理的发展从根本上改变了肿瘤护理的面貌。

最初,肿瘤科护士的职责仅限于癌症治疗、预防并发症、减轻治疗导致的毒副反应。如今,面对肿瘤患者治疗过程的时间较长,并且更多患者的生存期在不断延长,肿瘤科护士除了在完成以往工作的同时,还要关注肿瘤患者及家属的心理、社会、精神的需求,帮助他们度过人生最困难的时刻,不断地提高肿瘤患者的生活质量。因此,社会 – 心理照护、康复护理、姑息护理以及幸存者照护等逐渐渗透到肿瘤科护士的职责范畴中。肿瘤护理学作为一门集肿瘤预防、护理、康复为一体的专科护理,在实践、管理、教育和研究等方面精益求精,其亚专科发展也逐步标准化。

(梁雅楠　徐　波)

第二节　肿瘤专科护理的特点与发展

一、肿瘤专科护理的特点

（一）肿瘤护理是一门内涵丰富的专科

随着现代医学科学技术的发展,护理模式的转变,肿瘤护理实践范围和内涵在不断扩展及延伸,肿瘤患者心理-社会支持、功能康复、幸存者照顾和姑息护理等也逐渐融入于肿瘤护理专业中。同时肿瘤可发生于人的各年龄段,并可累及各组织器官,因此肿瘤护理内容除涉及各有关学科基础知识、各专科护理理论及护理技能外,还与社会学、心理学、伦理学、营养学、老年护理学等多种学科密切相关。

（二）肿瘤治疗多样化复杂化对肿瘤护理的挑战

在过去几个世纪以来,化疗新药物的研发、新诊疗系统的出现从根本上改变了癌症的诊断与治疗,癌症的治疗趋于多样化复杂化。这些变化给肿瘤专科护理的发展带来了机遇与挑战,亚专科护理发展日益深入,如癌痛护理、症状管理、舒缓照护、造口护理、功能康复等越发精益求精,化疗静脉给药途径从外周静脉输注到中心静脉导管的应用,极大地提高了患者安全与护理质量。因此,肿瘤护士需要不断学习,不断创新,才能更好地满足患者的需求。

（三）重视心理、社会、精神因素对癌症患者的影响

心理、社会、精神因素与癌症发生、发展和转归有着非常重要的影响。人们往往谈癌色变,其给患者和家庭带来的精神痛苦及各方面压力是其他疾病无法比拟的。癌症不仅破坏机体正常功能,也给患者在家庭、社会中的角色带来巨大转变。例如乳腺癌患者及妇科肿瘤患者,往往因为治疗影响其形象及第二性征的存在。使患者缺乏自信,并有一定病耻感,对患者夫妻关系存在很大影响。此外,由于癌症治疗带来的经济负担也使患者对家庭怀有内疚感,影响家庭成员和睦相处。这些不良影响加重了患者恐惧、焦虑、绝望的情绪反应,直接影响患者预后。因此,癌症患者及其家属特别需要医护人员的关怀与理解。

（四）关注肿瘤患者的生活质量和治疗的后延续照顾

癌症治疗具有病程长,易复发的特点。面对癌症患者患病后漫长的治疗过程,要求肿瘤专业护士格外注重患者治疗后生活质量及延续护理。通过健康宣教与指导,帮助患者进行术后功能康复,恢复自理能力,提高生活质量。此外,随着医学科技的不断发展,更多患者逐渐地从"带癌生存"迈向"带癌生活"。护士还应帮助患者重新适应在家庭及社会中的角色,回归社会。如果癌症发展至终末期,应为患者改善环境,减轻痛苦,维护其尊严,帮助他们平静、无痛苦地走完生命的最后旅程,同时帮助其家庭平稳度过居丧期,协助家属重新开始生活。

（五）拓展肿瘤护理服务范畴,为照顾者提供帮助与支持

随着医疗模式的改变,现代护理的服务对象已从疾病转向患者甚至其家属。癌症患者患病后,影响的不只是个人,还有整个家庭。家属作为照顾者同样遭受着巨大的精神压力,同样也需要经过一个危机应对与调试的过程。因此,肿瘤护理除了需要对患者的身心进行照护外,还需扩展至对照顾者的支持与帮助。此外,肿瘤护理的范畴不仅对患者进行全程全面的护理,还要延伸至患者过世后居丧期家属的辅导。

(六)开展健康教育,积极参与肿瘤预防工作

随着癌症发病率及死亡率的逐年上升且日趋年轻化,越来越多的人开始关注饮食、锻炼、环境及工作压力。与此同时,护理服务对象也从患者扩展到健康人群。因此,为了维护人类健康,肿瘤护理已从治疗提前到预防。越来越多的护士加入到肿瘤三级预防的工作中,开展防癌普查,进行科普宣传及咨询讲座,向社会大众普及防癌知识,协助健康人群改变不利于健康的行为习惯,建立科学的生活方式及自我保健意识,提高人们的健康水平。

二、肿瘤专科护理的发展

随着医学科学和诊疗技术的飞速发展以及患者对护理服务需求的不断提高,护理工作的职责范围与功能已经远远超过了传统领域的内容。护理专科化发展已成为许多国家临床护理实践发展的策略和方向。随着近年来恶性肿瘤发病率和死亡率的迅速增高,肿瘤学科不断发展,新理论、新技术和新理念的出现,促进了以"疾病为中心"转向"以患者为中心"的肿瘤护理向着专科化的方向发展。

(一)我国肿瘤护理发展

早在 30 年代,北京协和医院已设有肿瘤科。我国最早专治肿瘤的医院是上海中比镭锭治疗院,是上海复旦大学附属肿瘤医院的前身。1958 年中国医学科学院建成我国第一所肿瘤专科医院(原日坛医院),1961 年改为肿瘤研究所、肿瘤医院。此后,全国各省、市及一些肿瘤高发区相继建立肿瘤医院或研究所,一些综合性医院相继成立肿瘤科,从而推动了肿瘤专科护理的发展。

1987 年中华护理学会外科护理专业委员会成立了肿瘤护理专业组,并组织召开首届全国肿瘤护理会议。1989 年,经全国科学技术协会批准,中华护理学会正式成立肿瘤护理专业委员会。1991 年在第十届亚太国际肿瘤会议上专委会组织了肿瘤护理专题会议和中日双边肿瘤护理讨论会。自肿瘤护理专业委员会成立以来,委员会不断促进我国与国际肿瘤护理的联系,做到与国际接轨,对推动中国肿瘤护理迈向国际舞台起着巨大的作用。每年专委会组织肿瘤护理高峰论坛及全国肿瘤护理学术交流年会,邀请国内外知名的专家学者作专题报告,介绍肿瘤护理的新理论、新观点、新技术,使会议成为我国肿瘤护理领域相互交流和共同分享的平台。2009 年起中华护理学会开展了肿瘤专科护士的培训,并带动各省、市、自治区护理学会相继也举办了肿瘤专科护士的培训。近年来,肿瘤护理专业委员会组织编写肿瘤护理专著,带领中国肿瘤护士代表团参加国际学术会议,不断推动肿瘤护理专业化的发展。

(二)国外肿瘤护理概况

二十世纪以前,癌症患者的存活率很低,对癌症患者仅能提供一些安慰。从二十世纪初到四十年代,外科手术是治疗癌症的主要方法,这时的肿瘤护理主要是照顾住院的手术患者。在五六十年代使用了单剂量化疗与放疗,在此期间护士所起的作用很小,由于缺乏对癌症的认知,因而不能为患者提供支持与教育。在二十世纪七十年代,国际抗癌联盟(UICC)和美国癌症协会(ACS)合作,为不少国家培训肿瘤专科护士,以鼓励更多的护士从事肿瘤护理工作。1974 年,美国癌症护理协会(ONS)正式成立,1976 年英国 Royal Marsden 医院

和美国 Memorial Sloan Kettering 癌症中心（国际上两所最早的肿瘤专科医院）在伦敦聚会，决定召开国际肿瘤护理会议，出版刊物，以加强国际肿瘤专科护士的协作。1978 年《癌症护理》杂志出刊，同年在伦敦召开第一届国际肿瘤护理会议，推动了全球肿瘤护理事业的发展。此后不少国家相继建立了肿瘤护理组织。UICC 每四年举行的世界肿瘤大会，原来并没有护士参加，1978 年第 12 届世界肿瘤大会宣布在布宜诺斯艾利斯召开，此次会议第一次邀请护士代表参加。1980 年，在第 13 届大会上，护士代表第一次报告论文，阐明对癌症患者实施"整体护理"的发展方向。1978 年和 1980 年的这两次会议，研究制定肿瘤护理教育计划，明确肿瘤护士在肿瘤防治中的作用。1984 年，国际肿瘤护理协会（International Society of Nurses in Cancer Care，ISNCC）成立。它的基本任务是：推动和发展国际肿瘤护理事业，传播肿瘤护理理论知识，协助世界各国建立肿瘤护理组织，召开国际肿瘤护理会议（ICCN），出刊《癌症护理》杂志和《通讯》，促进交流；与其他国际组织协作，提供咨询。国际肿瘤护理协会每两年举行一次会议，自第一届会议以来，国际肿瘤护理事业有了很大的发展，其中重视提高肿瘤患者的生活质量是历届会议的重要议题。该组织着力于对肿瘤患者常见症状和放化疗反应等开展临床观察，并通过临床科研阐明其机制，其指导思想是：即使患者不能治愈，也要减轻他们的痛苦，提高生活质量，帮助他们重返社会。如今，ISNCC 已成为联合国（UN）、WHO、UICC、国际护士学会（ICN）的非政府团体成员。近年来 WHO 和 ONS 合作，建立国际癌症护理奖学金（IONF）为发展中国家肿瘤专科护士提供出国进修的机会。

1986 年我国首次派代表参加在纽约召开的第四届 ICCN。1988 年在伦敦召开的第五届会议改选理事，我国著名肿瘤护理专家张惠兰教授被推选为国际肿瘤护理协会理事，1990 年中华护理学会成为国际肿瘤护理协会团体会员。

三、肿瘤专科护士的培养

专科护士在发达国家已逐步健全了教育、考核和认证体系，且越来越严格地实行专科准入制度。

（一）美国肿瘤专科护士的培养与认证

肿瘤专科护士（oncology nurse specialist）在美国也称为肿瘤科高级实践护师（oncology advanced practice nurse，OAPN），是专科护士的专科领域之一。美国肿瘤护理协会（Oncology Nurse Society，ONS）对 OAPN 的定义是：在肿瘤护理领域的高级注册实践护士（advanced practice registered nurse，APRN），包括临床护理专家、开业护士（nurse practitioner）以及两种角色的结合体。其必须具备硕士及以上水平，接受过专科教育，并具备专科临床经验。

1. 美国肿瘤专科护士的认证 1984 年美国肿瘤护理认证机构（Oncology Nursing Certification Corporation，ONCC）成立，有 3 种形式初级肿瘤专科护士认证，即肿瘤专科认证护士（oncology certified nurse，OCN）、儿科肿瘤认证护士（certified pediatric oncology nurse，CPON）和乳腺专科认证护士（certified breast care nurse，CBCN）。据美国癌症协会的资料显示，美国在癌症专科护理的研究、教育、管理和临床等方面已形成一定规模，对于癌症患者及其家属作出准确评估后能提供一系列的医疗、营养、心理、适应及健康教育等方面的服务。肿瘤专科护士被认为是为肿瘤患者提供照顾支持的多专业团队中最核心的成员。

2. 美国肿瘤专科护士的培养　在美国,专科护士的教育分为初、高级专科护士培养,是通过护理继续教育和护理研究生教育两种途径完成的。美国加州大学旧金山护理学院开设的肿瘤专科护士培养项目,以2年制脱产硕士教育为主。其课程由核心课程和肿瘤专科课程组成:核心课程包括护理伦理与理论、病理学、健康评估、研究方法及应用、临床药理学、卫生保健政策和经济学,程序发展及管理、结果测量和高级护理实践;肿瘤专科课程包括癌症预防和早期检测、高级癌症护理、肿瘤化疗研讨会、癌症护理常见问题以及高级护理实践临床实习。高级执业护士课程作为硕士学位研究生的护理教育内容,着重于护理概念和理论、研究应用,参与实践研究、制定政策和职业道德规范等方面。专业课程内容含有大量的临床实践,包括角色完成和多学科协作。

（二）日本肿瘤专科护士的培养与认证

1. 日本肿瘤专科护士的认证　1993年起,日本护理协会引进了美国的专科护士培养制度,开始了专科护士的培养。1996年开始肿瘤专科护士的认证,其认证机构是日本护理协会（JNS）。培训对护士资质、学历、工作背景都有明确要求:申请者必须具备护士执照（公共卫生护士或者助产士）、硕士学位、5年及以上工作经验。经过1年以上的培训并通过日本护理协会的认证考试才能取得由日本护理协会颁发的肿瘤专科护士证书。

2. 日本肿瘤专科护士的培养　日本肿瘤专科护士培训过程中理论部分包括护理理论、护理研究、护理伦理、护理教育和护理管理;专科部分包括肿瘤的病理生理和疾病处理、肿瘤护理健康评估进展、肿瘤护理临床实践观念进展、疾病症状和处理以及临床常见问题。临床实践为期1年,内容主要包括和主任医师一起参与患者的诊断、治疗;直接参与护理实践;完成咨询、协调、伦理调整、教育等;通过设置特殊护理情境,培养肿瘤专科护士解决临床疑难护理问题的能力。

（三）我国肿瘤专科护士的培养与认证

1. 我国肿瘤专科护士培养的政策支持　与发达国家相比,国内对于肿瘤专科护士培养尚处于初级的阶段。为促进护士的专业化发展,提高专科领域护士的技术水平,2007年5月原卫生部颁布了《中国护理事业发展规划纲要（2005—2010年）》,将护理专业化培养列入工作重点,有重点地提出专科护理领域护士的培养计划,逐步建立专科护士人才培养制度。肿瘤护理被列为五年优先开展培训的专科护理领域,为肿瘤护理专业化发展提供了难得的契机。同年12月又发布了《专科护理领域护士培训大纲》以指导各地规范开展专科护理领域护士的培训工作,其中对肿瘤专科护士的培养对象、培训目标、培训时间和培训内容做了详细规定。在2016年原卫计委颁布的《全国护理事业发展规划（2016—2020年）》中提及要加大专科护士培训力度,发展专科护士队伍,不断提高专科护理水平,建立专科护士管理制度,明确专科护士准入条件、培训要求、工作职责及服务范畴等,对进一步发展专科护士队伍提出了更高的目标和要求。

2. 我国肿瘤专科护士的培养现状　自2009年开始,中华护理学会开展肿瘤专科护士培训工作,截止至2017年5月已在肿瘤护理领域培养了1300余名具有专业的理论知识和实践能力的专科护士。全国各省护理学会也培养了一大批肿瘤专科护士。她们在工作中积累了丰富经验,拥有独特的专业知识和专业技能,为开展肿瘤专科护理工作提供了人力资源保障。

目前,我国肿瘤专科护士的主要培训模式,通过2~3个月理论授课与临床实践相结合的脱产学习,使受训学员具有扎实的专业知识与娴熟的实践技能。在未来,将逐步建立健全以硕士教育为主,以培养临床型护理高级人才为目标,由专科医院和高等院校合作培养的模式,为肿瘤专科护理领域培养一批具有卓越护理实践能力的人才,以适应临床护理对高学历专科人才的需求。此外,医疗机构也要完善相应临床岗位设置,根据肿瘤专科护士的不同角色及功能设置不同岗位,为肿瘤专科护士提供"用武之地"。

（梁雅楠　徐　波）

第三节　肿瘤专业护士的角色与作用

肿瘤科护士的实践范围涉及很多方面,具有多种的角色和职责,负责肿瘤患者从诊断开始到治疗结束,包括了检查诊断、治疗选择、多学科会诊、随访计划、康复指导及出院后延续护理等。

一、开展肿瘤防治健康教育

目前,我国恶性肿瘤的发病率和死亡率呈现逐年上升趋势,积极开展全民健康教育及倡导全民健康生活方式,强化早诊早治工作是降低肿瘤发病率和控制死亡率的重要手段。肿瘤科护士应利用专业护理领域的知识和技能为患者和广大群众提供护理服务,承担起对公众肿瘤预防和早期发现的健康教育责任,并为患者提供疾病相关知识的教育,提升公众对肿瘤知识的知晓率,普及科学防癌的理念,提高患者及家属对疾病自我照顾的能力。肿瘤科护士的教育对象涉及患者、家属、其他医务工作者等。教育方式多种多样,包括,开展肿瘤咨询、健康大讲堂及病友联谊等活动,制作相关知识教育手册与指南等,使公众从中获得必需的信息和知识。

二、为肿瘤患者提供专业护理

肿瘤护理的重要职责是为患者提供专业护理。在整个肿瘤治疗的复杂过程中,肿瘤护士承担着患者危险因素的评估,不良反应预防及症状全程管理,护理计划与效果评价等工作,对患者实施个体化的专业护理方案,能够最大程度地减轻疾病和治疗对患者的身心损伤。

目前在英国,肿瘤专科护士通过病房护理、护理诊所的形式,积极实施临床护理路径以监控化疗服务,保障化疗的有效性及安全性;美国肿瘤专科护士除了管理抗肿瘤药物,负责药物安全的处理,静脉输注或接入中心静脉设备,持续定期监测不良反应外,还可根据体表面积计算药物剂量,协助医生制订治疗方案;日本一些医院出现,由医师、药剂师、肿瘤专科护士、精神护理专家组成的团队,对住院癌症患者的疼痛缓解实施专家式的护理及治疗,而护士在这一团队中发挥着不可替代的作用。

此外,长期以来肿瘤护理一直关注患者的心理和精神支持上,由于肿瘤疾病的特殊性及治疗方案的复杂性会给患者及家属带来诸多的不良影响。肿瘤科护士应具备相关专业知识和技能,全面、综合地评估和管理患者健康,及时发现患者心理变化,预期性地对患者及家属提供支持,帮助他们处理危机,改善心理及社会状况。

三、开展对肿瘤患者的延续照护

癌症是一个长期、迁延性的疾病。随着延续护理的不断深入与发展,对肿瘤出院患者开展延续性护理干预,可以提高患者及其照顾者自我管理能力,改善医患/护患关系,提高患者的生活质量。肿瘤专科护士应积极参与到患者出院后随访的工作,定期随访患者以充分了解其康复情况及面临的问题;或协助患者预约及安排复查与咨询;评估治疗的疗效或肿瘤复发情况等。有研究表明,患者更愿意接受护士的随访,更愿意向护士倾诉;同时医疗工作人员也十分认可专科护士参与随访。

四、为肿瘤患者照顾者提供关心与支持

肿瘤患者的照顾者,尤其是家属在患者患病后同样面临着巨大的心理压力。他们不仅需要照顾患者的生活起居,对患者进行心理安慰与保护,同时可能还要照顾其他家庭成员。面对患者情绪反应,他们不知道如何应对,自己的压力无从释放。因此,长期照护给其带来一系列的负面影响。肿瘤科护士还应将对患者的照护延伸至照顾者,及时评估他们的身心状况,在给予其同情、理解的同时,向照顾者提供支持与帮助。在美国 M.D. Anderson 癌症中心,医院向肿瘤患者照顾者开放了休息室,并准备了相关辅助课程,印制了宣传手册,使照顾者可以拥有休息的空间,并在其遇到困难时提供相应帮助。

五、为肿瘤生存者提供照护

肿瘤生存者(或幸存者)是指已完成抗肿瘤治疗的潜在治愈者、带癌生存者、处于疾病缓解期或观察期不需治疗的患者。随着肿瘤发病率的增高,治疗水平的提高,肿瘤生存者的数量也不断增加。依据 NCCN 指南,肿瘤专科护士应定期对肿瘤生存者进行随访和评估,及时发现病情变化,积极处理症状,制定基本医疗服务计划,减轻他们的心理负担,协助增进医患沟通,加强健康宣教,帮助生存者回归社会。

六、为肿瘤患者选择最佳治疗决策做好协调

由于肿瘤治疗常涉及多学科之间的合作,肿瘤科护士需要对患者、家属、护士、医生及其他人员或部门进行协调。作为顾问,肿瘤科护士协助肿瘤患者进行临床决策指导及支持。作为医生与患者之间重要的调节者,当患者意见与医生建议相冲突时,肿瘤专科护士应协助患者及家属作出合适的决策。目前,英、美等国家设置了导航护士(navigator nurse)协助患者解决跨学科难题。此外,作为多学科合作小组的主要成员,肿瘤专科护士还应为小组提供患者及家属的动态情况,共同以循证原则进行证据的探索与使用。

七、推动肿瘤护理的研究与进展

护理科研是推动护理学科发展的重要手段,培养护理人员的科研意识,提高发现和解决问题的能力,能提升肿瘤护理专业水平的质量。肿瘤科护士应关注科学发展的前沿信息,及时发现临床现存或潜在的问题,突破常规思维,寻找专业发展的空隙,扩大护理在医疗体系中的贡献,促进患者快速康复。欧美国家十分重视护理研究,甚至形成了专门的临床试验护

士（clinical trials nurse, CTN）角色，或组建了医院内护理研究体系。欧美国家肿瘤专科护士在研究方面的职责是以提升专科护理水平为宗旨，主动结合临床问题寻求最佳证据，参与制定专科护理指南，促进研究成果的临床运用，最终规范专业人员的能力与素质。

（徐　波　梁雅楠）

第四节　肿瘤个案管理师的角色职能

随着医学模式的不断改进，"以患者为中心"的照护理念已成为整体护理工作模式的核心，对肿瘤患者尤为重要。近年我国大力发展肿瘤专科护理，培养了大批肿瘤专科护士，大幅提升了临床护理质量，但肿瘤专科护士局限于院内的角色定位仍不能为患者提供全程、连续、个体化的管理服务。肿瘤个案管理模式是由一批具有高质量照护水平、取得合格资质的个案管理师，提供其特定工作模式，能真正实现肿瘤患者无缝隙"全程管理"的服务。近年，我们积累了护理专科人才培养的丰富经验，为肿瘤个案管理师的培养提供了基础。学习肿瘤个案管理及肿瘤个案管理师角色与功能的相关知识，可使护士初步认识肿瘤个案管理，为进阶为肿瘤个案管理师打下基础，为肿瘤个案管理模式的开展提供人才保障。

一、肿瘤个案管理现状

（一）发展肿瘤个案管理的迫切性和必要性

我国恶性肿瘤的发病率持续上升，严重加重社会负担并威胁国人健康。肿瘤早期诊断和治疗技术的不断创新与改进，使患者的生存率逐年提高。但很多患者面临疾病本身与治疗带来的生理和心理症状，导致其生存质量下降，急需得到更多连续性、整体性的医疗护理服务。而我国现行的医疗体制远远不能满足患者及其家庭的这种需求，致使患者的既定治疗计划完成率低（如术后辅助化疗完成率仅69.69%）、生存质量差、患者满意度低、患者投诉及医患纠纷频发等。因此，迫切需要构建一种适合我国国情，以患者及其家庭为中心，能有效整合各专业人员与患者个体化的管理模式。个案管理是一个充分合作、共同参与的过程，通过有效地沟通交流促进个体对医疗护理服务的选择，以满足个体的健康需求从而合理选择可用资源，提高服务质量。该模式通过肿瘤个案管理师，依托专科医生、专科护士及其他医疗成员组成的多学科团队，对患者进行个体化、全程专业指导与咨询，能在有限医疗成本及资源应用下，确保个案接受完整的治疗与照护，并改善医患关系。国外及我国台湾地区临床实践已证明个案管理是一种成功的模式，能提高患者的既定计划治疗完成率（从84.8%提高至93.8%）、改善患者生存质量、减少非计划性再入院率、促进患者选择更佳医疗资源并降低医疗费用、提升医疗团队的满意度及患者满意度。个案管理师可以由医生、护理人员或其他医疗成员担任，但实践证明，由专科护士进阶取得个案管理合格资质者担任最有效。

（二）个案管理的概念

个案管理是20世纪70年代由保险产业中产生，欧美国家于90年代将其引入医疗行业并迅速发展起来，不同机构和国家对个案管理的定义有所差异，美国个案管理协会（Case Management Society of America, CMSA）将其定义为：一个通过倡导、交流、教育和明确各类医疗机构的服务内容,从而保障患者从患病到康复全部过程中的利益和自主权。其最主要的目的是保证有限的医疗资源的最大化利用,达到较好的成本效率。在实践过程中,有偏重成本控制和偏重患者利益最大化两种倾向。我国台湾地区在 1996 年开始将个案管理应用在癌症患者中,该模式被定义为:个案管理是临床医疗管理系统之一,以病患为中心、多学科参与的照护方法,通过团队合作的模式对患者实行评估、规划、执行、协调、监测及评价一些列程序,为治疗费用高、疗程长、治疗方式复杂、高变异性疾病患者提供整体、连续、协调的照护服务。这是一个资源重组与协调的过程,整合个案实际情况,以实现对资源的个体化应用、完成对患者的持续性照护计划和不断监测以达到预期结果。虽然定义的内容有所区别但对个案管理本质的定义都是采用连续整体管理患者的方式而实现患者康复和利益的最大化。

（三）美国及中国台湾地区肿瘤个案管理开展现状

美国作为最早提出个案管理的国家,目前应用个案管理最广泛,这与其医院和医生是分开的背景密不可分,医疗和护理之间的断层会导致医疗成本的升高,员工满意度降低。因此其个案管理的重点是控制医疗和护理的成本效益并保证患者得到高质量的服务和治疗效果。在个案管理中,根据入院前、住院期间、出院后三个阶段患者的需求而制定治疗护理计划,治疗计划和护理服务需有机结合,社区和家庭的护理也需结合,减少服务的重复。其中,在慢性病患者中,保健合作模式应用更为普遍。

我国台湾地区卫生署发布的"慢性病患者出院准备服务推展计划"的政策中提出个案管理制度,加之全民保健政策后政府医疗成本急剧提高、医院财政紧缩,个案管理模式在医院照护模式转型中得到推广。目前,个案管理在中国台湾地区已经得以广泛实践,尤其在肿瘤领域中发展最为迅速。2005 年中国台湾地区就有 27 家医院开展"癌症防治中心—全面提升癌症诊疗品质计划",希望多学科合作的照护团队,能改善癌症患者的照护品质。目前根据癌症部位设立肿瘤个案管理,主要有肺、肝、乳腺、大肠、口腔及子宫宫颈等肿瘤个案管理。

欧美和中国台湾地区的个案管理成效评价全面。如中国台湾地区的肿瘤个案管理成效指标涵盖了结构面、过程面和结果面等指标,结构面包括个案管理师本身、合作度、自主性和决策参与度等;过程面包括健康照护过程、信息分享、协调和出院准备过程等指标;结果面则包括住院天数、满意度、并发症、生活质量和存活率等指标。其成效评价指标既全面,又能与个案管理密切相关,且评价及时准确,为适时调整干预计划提供依据。

（四）中国大陆地区肿瘤个案管理开展现状

我国大陆地区个案管理模式的开展尚处起步阶段,近年来,上海、深圳、广州等地有些医院在乳腺癌患者中尝试个案管理模式的实践,广东中山大学附属肿瘤医院还开展了结直肠癌患者的个案管理模式。但是我们缺乏对个案管理师的专业培训和资质准入,也没有专职岗位设置和管理,随访方式单一、时间持续短,成效评价随意等。广东中山大学于 2015 年开始举办了肿瘤个案管理师的培训,并对个案管理模式的构建、个案管理师的工作职责和管理进行了初步的探讨。

二、肿瘤个案管理师的角色与职能

肿瘤个案管理师(case manager,简称"个管师")即肿瘤个案管理的实施者,是在肿瘤个案管理过程中固定的全权负责人员,协调医疗各专科团队及患者之间的复杂关系,并帮助患者认识自己的健康现状、了解适合他们的治疗护理措施以及告知治疗护理措施的重要性。个管师是促进者,通过指导患者以及为其提供可选择的专业健康照护机构,让患者高效地达到健康目标。个管师可以由具有一定学历和临床经验的专业人员如医生、护士等担任,但实践证明,由专科护士进阶取得个案管理合格资质者担任最有效。不同国家地区根据自身医护人员构成特点设定了个管师应具有的资质,但均为高学历、高年资、接受过相应专门训练的人员担任。如美国护士协会建议个管师应至少拥有注册护士证书,并以拥有硕士学位或先进临床管理技能的人员最佳。个管师通过协调联系多学科医疗团队,对患者进行个体化、全程专业指导与咨询,能在有限医疗成本及资源下,确保患者接受完整治疗护理,改善患者的就医过程及治疗护理结局,改善医患关系。这就决定个管师具有多种角色功能。

国内学者覃惠英、蒋向玲等对个管师的角色职能进行系统构建研究,最终确立了个管师的角色职能指标体系,共包括七个方面:咨询者、协调者、教育者、管理与领导者、临床实践者、研究者、变革者。

(一)咨询者

"咨询者"作为个管师最重要的角色职能,主要包括四个方面:①接受患者咨询,为患者及家属提供疾病、治疗及护理等专业知识支持;②为临床工作团队提供专家意见和支持;③了解医疗保险制度,为患者和医院提供医保权益咨询;④为医疗保障体系人员制定政策提供建议。

咨询者是指胜任提供专业建议和服务的人,咨询者角色的体现离不开临床实践和管理的实施。"咨询者"角色的重要性,客观反映了目前肿瘤领域最需解决的患者管理问题,本模式相对于目前临床护理模式的最大不同之处是避免患者接受片段式治疗和护理。现实中,医生的看诊时间已达最大利用度,但许多患者仍表示无法得到满意的疾病咨询,此时,需要一个拥有丰富临床经验及知识的专业人员完成此任务,而作为监控患者整个治疗护理过程的个管师,在整合患者资料的过程中,对患者的情况最了解。因此,"为患者及家属提供疾病咨询"也被认为是最重要的二级指标,这不仅是个管师主要的工作职责,也体现了以患者为中心的工作理念。作为患者的"代言人",个管师是患者在遇到问题时首先联系的专业人员。因此,个管师承担着为患者提供专业知识、技能以及心理支持等责任。

(二)协调者

"协调者"是个管师的重要角色职能之一,主要包括五个方面:①负责团队与患者之间的沟通;②协调医疗各团队之间的合作;③协助并执行患者的院内、院外转介服务;④组织肿瘤患者之间的交流(如病友会);⑤指导临床护士对专业知识的掌握和更新。

协调者的目的是正确处理组织内外各种关系,为组织正常运转创造良好的条件和环境,促进组织目标的实现。据报道,大多数慢性病患者受益于护士的协调工作,并强调慢性病领域护士应该重视协调角色。肿瘤患者的治疗时间长、手段复杂,参与的医疗专科部门多,纵观肿瘤临床工作模式的发展,团队合作是未来发展趋势;此外,患者对肿瘤的认识不足,对整个治疗过程不熟悉。因此,医疗团队与患者都需要一个"协调者",既能协调不同专业不同学科的医疗成员为某一患者解决问题,也能在患者与医疗团队间进行信息交流,并能为患者提供可利用的医疗资源。此时,个管师秉承着以患者为中心的工作理念,与医疗团队各成员进行直接交流,并协助为患者协调医疗资源的应用,不仅提高了信息利用率,更促进医患关系和谐发展。研究实证,肿瘤个案管理可在保证医疗品质的同时降低医疗成本,其部分归功于医疗团队间有效地交流及合理的资源分配,而负责这些工作的核心人物正是个管师。

（三）教育者

"教育者"作为个管师的角色职能之一,主要包括:①向患者和家属进行相关疾病的健康教育;②在专业团队中推行以患者为中心的工作理念;③负责个管师的培训教育;④协助发展并修订患者临床路径的准则及内容。

"教育者"承担教育活动,也是教育活动的发起者和实施者。健康教育能力是每个临床护士应具备的基本能力,而个管师作为与患者关系最紧密的医疗成员,教育能力尤为重要。"向患者和家属进行相关疾病的健康教育"是个管师作为"教育者"角色的首位任务。肿瘤患者存在治疗时间长、治疗间歇期无专业人员指导、预后生存质量较差等特点,生理、心理均会出现相应问题,需要相应健康教育,减缓患者的不良症状及情绪。个管师的教育活动对象除了患者及其家属,还包括医疗团队成员,达到为患者服务的最终目的。因此,在肿瘤个案管理模式的实施过程中,不仅要提升个管师自身的职业道德,贯彻正确的工作理念,也须将此理念推广到整个团队,凝结整个医疗团队的力量为患者服务。

（四）管理与领导者

"管理与领导者"角色职能包括:①监督患者的诊疗护理过程及效果;②制定包括评估家庭资源在内的出院计划;③不良事件的监控、分析及预防;④定期组织多专科团队会议;⑤负责院内疾病个案管理工作的年度报告;⑥为肿瘤个案管理信息系统的升级改造提供意见;⑦评价医疗护理团队的工作质量。

"管理与领导者"是管理行为过程的主体,管理者一般由拥有相应的权利和责任,具有一定管理能力从事管理活动的人或人群组成,主要负责制订计划、组织工作、整合资源、衡量成本与效益等。本角色职能中,最重要的是"监督患者的诊疗护理过程及效果"。个管师在宏观层面上负责监督提供给个案的服务质量,包括计划、目标的制定以及延续性照护管理,而评价个案管理实施成效的指标之一是患者的治疗护理效果。因此,"监督患者的诊疗护理过程及效果"成为个管师"管理与领导者"角色的重要任务。其次,个案管理模式具有系统性和整体性,肿瘤患者的治疗及护理地点往往不仅局限于医院,同时也需要社区资源的辅助及家庭成员参与。因此,个管师在整合患者院内片段治疗的同时,还要负责患者的出院计划,关注其延续照护。

（五）临床实践者

"临床实践者"即临床护理专家,作为个管师的基本角色,主要包括:①制定个体化个案管理计划并协助解决问题;②全面评估患者的健康状况和健康需求;③对诊疗护理计划进行持续改进;④系统整理肿瘤患者的治疗计划及进度;⑤联合医生护士向患者解释诊疗护理计划并反馈效果;⑥参与制定肿瘤患者的治疗、护理计划;⑦与肿瘤科医疗及护理查房;⑧为本专科护士提供改善护理效果的建议;向有关部门反馈个案管理所用工具(临床护理指引、临床路径、标准流程)的利弊。

临床实践者主要从事相关疾病的直接和间接护理。虽然个管师与专科护士不同,并不直接给患者提供具体护理措施,主要负责个案的整个治疗过程的全程管理,包括检查、诊断、治疗、护理、饮食及心理等,帮助其解决问题。但在为患者提供高质量护理服务的目标上,个管师与专科护士的角色一样,临床实践者角色仍是个管师的重要角色。原因在于:个管师负责计划和监控患者的整个治疗护理过程,只有具有丰富的临床经验,承担好临床实践者的角色,才能达到个案管理应有的实施效果,这是个管师最适合由专科护士进阶担任的内在要求原因之一,同时也是其他专业成员担任个管师与临床护士进阶担任个管师相比较所存在的角色差异要求。作为"临床实践者",个管师最重要的任务是"制定个体化的个案管理计划并协助解决问题"。

（六）研究者

"研究者"也是肿瘤个案管理师不可或缺的角色职能,包括:①应用研究结果;②对个案管理进行科学研究并撰写论文;③申报科研项目。

研究者包括研究思维的培训、养成和应用等方面,个管师作为临床一线专家,"研究者"角色中最重要的任务是"应用研究结果",成为实践性较强的高素质护理专家。个管师应从患者的实际利益出发,应用研究结果为患者服务。而申报科研项目是作为解决问题的途径之一,其最终目的是为患者提供更高质量的服务,这也体现了以患者为中心的工作理念。此外,不断改善肿瘤个案管理模式,以改善对患者的全程管理效果,也是"研究者"角色职能才能实现的。

（七）变革者

"变革者"是个管师得以不断发展、成熟的角色职能,包括:①发展和改进个案评估及管理工具;②发现并完善可改进的个案管理流程;③面对及妥善处理来自各方（医疗团队、患者及家属、政策）对个案管理的阻力。

"变革"是指在环境不适应组织发展时,建立新制度以维持自身成长的需要,以顺利发展,变革者是变革的发起者。在"变革者"角色中,个管师的第一位任务是"发展和改进肿瘤个案评估及管理工具",在个案管理的实施及不断发展中,具有丰富经验的个管师应该敏锐地发现不适宜的应用工具,并可进行合理改善,使其更适合当前医疗系统。"改革并完善肿瘤个案管理流程"也是个管师的使命。该模式尚未在我国广泛应用,目前仍处于摸索阶段,个管师主要借鉴国外及中国台湾地区等先进的经验进行相关工作。因此,在初期阶段建立的工作流程、标准或制度,会随着肿瘤个案管理模式的实施和发展而需要不断改革,以适应我国国情。

> **知识拓展**
>
> ### 肿瘤个案管理师应具备的资历
>
> ①取得护士执业证书;②肿瘤专科工作 3 年及以上;③完成个案管理师培训内容,全脱产培训不少于 3 个月;④职称为主管护师及以上;⑤全日制本科学历者工作年限 5 年及以上,全日制硕士学历以上者工作年限 3 年及以上;⑥学历为全日制本科及以上;⑦已完成省级及以上肿瘤专科护士培训。

（覃惠英　吴晓丹）

第五节　肿瘤新药临床试验中研究护士的角色与功能

肿瘤内科治疗从化疗时代发展到靶向治疗时代,再到免疫治疗时代,临床试验是必经之路。随着临床试验的飞速发展及监管机构对临床试验质量要求的不断提高,临床研究护士逐渐成为临床试验的核心。临床研究护理在英美国家已经成为护理的一个专科实践领域。2012年美国国家临床研究护士联合会定义了临床研究护理实践包括临床实践(照护受试者,管理研究药物,执行试验程序)、研究管理、协调照护和提供连续性护理、受试者保护和贡献于科学5个领域,52项活动。结合我国的发展现状,目前临床研究护士主要承担的以下角色。

一、具有评判性思维能力的学习者

研究护士上岗前要学习药物临床试验质量管理规范(Good Clinical Practice, GCP),学习标准操作规程(Standard Operating Procedure, SOP)。在试验中心启动前召开研究者会时,研究护士必须参加,学习临床试验设计及疾病诊断、治疗等相关知识。同时可以根据以往临床试验的经验对新试验方案的可操作性以及实施过程中可能出现的问题和如何在方案中规避这些问题提出自己的见解。

临床试验启动后,研究护士必须认真阅读研究者手册和试验方案,了解试验的背景及研究目的,熟悉试验方案受试者的入组和排除条件,掌握试验药物的药理作用、药物的特殊性质及保存条件,掌握药物已知的毒理作用和不良反应,学习识别不良事件,掌握标本的采集方法,熟练掌握各种抢救仪器操作程序,以应对可能发生的紧急情况,保护受试者的安全。

二、执行者

研究护士首先要严格执行药物临床试验质量管理规范和标准操作规程。其次是严格按照试验方案进行操作和管理。如若试验方案有新的修改,需经过伦理委员会审批后,才能依照执行。

三、教育者

(一)受试者及家属

临床实验过程中,研究护士要对受试者及家属进行健康教育。向其说明试验的目的、过程、疗程与各项检查的配合注意事项、受试者的收益和可能发生的风险与不便,使受试者及家属对药物临床试验有一定的认识,能够在临床试验过程中给予较好的配合。

(二)临床护士

研究护士需要对临床护士进行临床试验相关知识和新药相关知识的培训,以保证治疗、护理过程符合法规及方案要求。

(三)临床研究协调员

临床研究协调员(CRC)主要是指协助研究者或临床研究护士完成各个不同试验的非

医学判断相关工作的人员,可以来自合同研究组织或者医院聘用,但不一定是在本单位注册的护士,可以是医学、药学或者护理学背景的人员。临床研究护士需要对 CRC 进行法规、疾病知识和临床试验实操知识及技能的培训、教育工作。

四、管理者

(一)药品管理

随着临床试验药品中心化管理的发展,临床研究护士药品管理的职责部分转给专职药师。

1. 取药 研究护士凭研究医生的专用处方向专职试验药师取药。核对试验信息、受试者信息、所取药品名称或者药品编号、剂量、生产日期、失效期,确认无误后签字。取回的试验药品包装需记录受试者的入组编号及给药日期。

2. 配药 如试验药品为非化疗药则研究护士指导临床护士或者自己按照方案规定的配制方法进行配制。若为化疗药物则由化疗配液室经过培训的人员按照方案要求进行配制。

3. 给药 静脉或者注射给药时研究护士和临床护士要仔细核对医嘱,确保其剂量与用法符合试验方案,按要求控制给药时间,并严密监测是否有药物输注出现的不良反应。口服给药时,研究护士应协助患者吞服试验药物,避免患者可能出现的作弊。如患者出现呕吐,应及时报告医生,判断是否需要补服药物,保证剂量准确。给药时准确记录给药表格。

4. 回收 静脉或者注射给药的药品空包装及时回收、清点、记录。细胞毒性药物按医院特殊医疗废弃物处理流程执行。口服药品要根据方案要求和受试者服药日记卡计数实际服用量和剩余药量,保证受试者的用药依从性和安全。

另外,定期与临床试验药师清点试验药品,以保证有足够的储备量,及时将过期、剩余药品回收、归还申办方销毁。

(二)受试者的管理

根据不同的试验方案,对受试者进行住院管理和门诊管理。住院期间跟主治医生就受试者治疗时间和治疗剂量进行计算和协调。受试者一旦治疗完成,则出院进行门诊访视。这时需要将受试者的访视时间安排好,交给患者写有详细访视计划和安排的便签,以便于患者的配合。对于门诊口服药物治疗的患者,根据治疗周期情况,一次制定一个周期或两个周期的访视计划和安排,包括相应检查的预约时间一起写在便签上,方便患者就诊,减少就诊挂号次数,减轻受试者及家属的负担。

(三)设备管理

1. 病房必备的急救设备按照医院统一规定进行管理。

2. 临床试验专用设备,例如离心机、冰箱、申办方提供的输液泵、心电图,需要按要求进行定期检查、登记、维护、维修、年检。

(四)文件管理

临床试验的文件管理贯穿于整个临床试验的始终,包括准备阶段、进行阶段和试验完成后,《药物临床试验质量管理规范》中有明确要求,内容纷繁复杂。目前 CRC 承担了其中大部分整理工作。

以上仅是研究者文件夹中需要保存的文件,资料收集过程中还要对受试者的各种源文件进行管理,这是目前临床试验质量核查的重点。

（五）财务管理

1. 研究护士在试验准备阶段需要根据研究方案进行财务合同的拟定、修改和最终签订。

2. 试验过程中,需要根据签订的合同对受试者的相关费用进行减免或报销,发放交通和营养补贴,及时根据入组情况与申办方联系后续研究经费的补充。

3. 试验结束时要跟药物临床试验机构和申办方一起将所有的经费结清,以便完成最终的总结报告。

（六）人员管理

研究护士主要负责每个项目 CRC 的管理,包括考勤、工作内容、工作态度和工作能力的考核。

五、资料收集者

研究护士是受试者每次随访第一个接触对象,并且护士更容易沟通和交流,所以可以获得很多受试者的相关资料。从生命体征的测量,到所有的检验报告、检查报告、生活质量问卷或疼痛问卷、服药日记、疗效评价表的收集,再到血标本、病理标本的采集,医嘱单或输液单、外院诊断或治疗病历复印件的收集等。同时协助研究医生了解和评估药物不良反应的严重程度、不良事件的起始时间及相应的合并用药,以及受试者的主观感受,以便根据具体情况进行相应的健康宣教和心理干预。对于出组的受试者仍然需要随访其后续治疗情况和生存情况。因此,研究护士资料收集者的角色也是贯穿于临床试验的始终。

六、数据录入者

数据录入是研究护士工作中技术含量最低,但又最耗时的一项工作。目前已由 CRC 或者专职文员来完成,研究护士可以专心完成总体的管理工作。

七、协调者

在临床试验过程中,研究护士始终在协调各个方面的关系。首先协调临床药理基地、伦理委员会、主要研究者和申办方各方的关系,从而顺利完成临床试验的审批、启动工作。试验启动后,为了完成各项随访工作,需要进一步协调医院相关科室的工作,包括病理科、检验科、影像科、财务、住院处和急诊等。同时要协调受试者和主要研究者、研究医生、住院总医师以及临床护士等的关系。

临床研究护士是整个临床试验的核心,对于受试者来说研究护士是他的照顾者、辩护者、教育者、伙伴;对于研究团队来说研究护士是不同专业科室的联络者、纽带和桥梁;对于临床试验的过程及质量来说研究护士是管理和把控者;对于临床实践来说研究护士是先行者和技术顾问。因此临床研究护士无疑是临床试验成败的关键。

（刘晓红）

第六节　肿瘤护理中的伦理与法律问题

一、医学伦理学的概念与内涵

伦理学是研究社会道德现象的科学,是关于道德的学说和理论体系。伦理学以人们的道德意识、道德关系、道德行为为对象,研究优良道德品质的培养与形成,探索社会道德现象的内在本质和规律。医学伦理学是伦理学的一个分支,是研究医学实践中道德问题的科学。公元前四世纪的《希波克拉底誓言》是医学伦理学的最早文献,其要旨是医生应根据自己的"能力和判断"采取有利于患者的措施,保持患者的秘密。随着生命伦理学的发展,医护人员的责任和义务以及患者的权利和义务越来越受到人们的重视。世界医学联合会通过的两个伦理学法典,即1948年的《日内瓦宣言》和1949年的《医学伦理学法典》,都发展了《希波克拉底誓言》的精神,明确指出患者的健康是医务人员要首先关心、具有头等重要地位的问题,医务人员应无例外地保守患者的秘密,坚持医业的光荣而崇高的传统。20世纪60年代,生命伦理学在美国发展,它是运用伦理学的理论和方法在跨学科跨文化的情境中对生命科学和医疗保健的伦理学方面进行研究,包括决定、行动、政策及法律。它的兴起和发展,改变了传统的医学道德观念。其追求的价值目标不再仅仅是生命的生理价值,而是以人的价值和社会的价值为前提的生理价值和医学价值,把生命的尊重和神圣性与生命价值和生活质量结合起来。护理伦理学作为医学伦理学的一个分支,是研究护理道德的一门科学。护理伦理学以贯穿在护理人员职业活动中的特殊道德行为为研究对象。

二、医学伦理学的基本原则

在医学伦理学中有四个基本原则:不伤害原则、有利原则、尊重原则及公正原则。

(一)不伤害原则

不伤害原则指在诊治过程中不使患者的身心受到损伤,这是医务工作者应遵循的基本原则。一般地说,凡是医疗上必需的,属于医疗的适应证,所实施的诊治手段是符合不伤害原则的。相反,如果诊治手段对患者是无益的、不必要的或者禁忌的,而有意或无意的强迫实施,使患者受到伤害,就违背了不伤害原则。不伤害原则不是绝对的,临床上的许多诊断治疗具有双重效应,即使符合适应证,也会给患者带来生理上或心理上的伤害。如肿瘤的化疗,虽能抑制肿瘤,但对造血和免疫系统会产生不良影响。临床上可能对患者造成伤害的情况有:对患者的呼叫或提问置之不理;强迫患者接受某项检查或治疗措施;施行不必要的检查或治疗;医务人员的行为疏忽、粗枝大叶;不适当地限制约束患者的自由;拒绝对某些患者提供医疗照护活动,如艾滋病患者等;拖拉或拒绝对急诊患者的抢救等。对此,医务人员负有道德责任,应该避免发生。

(二)有利原则

有利原则是指医务人员的诊治行为以保护患者的利益、促进患者健康、增进其幸福为目的。其要求医务人员的行为对患者确有助益,必须符合以下条件:患者的确患有疾病;医务人员的行动与解除患者的疾苦有关;医务人员的行动可能解除患者的疾苦;患者受益不会给别人带来太大的损害。有利原则可能与其他原则发生冲突。医务人员的行为往往不单纯给患者带来益处且常常伴有副作用,此时有利原则要求医务人员权衡利害,使医疗行为能够得到最大可能的益处,而带来最小可能的危害。在人体实验中,受试者可能并不得益,而且很可能受到伤害,然而这种实验对其他大量的患者、对社会、乃至下一代有好处,即有利于社会大多数人。

（三）尊重原则

尊重原则是指医务人员要尊重患者及其做出的理性决定。医务人员尊重患者的自主性绝不意味着放弃自己的责任,必须处理好患者自主与医生之间的关系。在临床中,尊重患者的自主权利主要包括以下几个方面:告知患者有权知道的信息;对患者说明将要进行的医疗护理行为的目的和内容;尊重和保护患者的隐私;医疗护理行为能否实施以患者的决策为准。医生要帮助患者选择诊治方案,必须向患者提供正确,易于理解,适量,有利于增强患者信心的信息。当患者充分了解和理解了自己病情的信息后,患者的选择和医生的建议往往是一致的。当患者的自主选择有可能危及其生命时,医生应积极劝导患者做出最佳选择。当患者（或家属）的自主选择与他人或社会的利益发生冲突时,医生既要履行对他人、社会的责任,也要使患者的损失降低到最低限度。对于缺乏或丧失选择能力的患者,其自主选择权由家属或监护人代理。

（四）公正原则

公正原则是指社会上的每一个人都具有平等合理享受卫生资源或享有公平分配的权利,享有参与卫生资源的分配和使用的权利。在医疗实践中,公正不仅指形式上的公正,更强调公正的内容。如在稀有卫生资源分配上,必须以每个人的实际需要、能力和对社会的贡献为依据,不受性别、年龄、肤色、身体情况、经济状况或地位高低的影响。

三、常见伦理问题与处理原则

肿瘤诊疗模式由以从"疾病"为中心转向以"人"为中心的诊疗方向发展。肿瘤患者作为一个特殊的疾病群体,由于人类对肿瘤认识的局限性,导致临床治疗充满困难与矛盾。肿瘤诊治问题影响的不仅是患者个人,还涉及其家庭、单位甚至社会。因此,肿瘤科护士如何遵循相关伦理道德原则解决在肿瘤预防与诊治过程中诸多伦理问题是需要关注的重点工作。

（一）保密原则与知情权

由于癌症病情发展快、疗效差、预后差,严重摧残着患者及家属的身心健康,以至于大多数人谈"癌"色变,尤其得知自己患有恶性肿瘤时往往情绪低落,意志消沉,不能积极配合临床诊治工作。家属要求医护人员不告知癌症患者诊断和预后是非常普遍的现象。

社会文化传统很大程度上影响着护理人员对告知癌症患者病情的态度。美国的一项研究显示,所有受访护士都认为医生应该把诊断告诉患者;而在以家庭为本的国家,例如日本、中国等,大多数医护人员倾向于将癌症患者的诊断和预后告知家属而不是患者。在中国传统文化和保护性医疗制度的大环境下,医生对患者疾病的诊断、治疗和预后等有关信息,是否向患者告知真相,视患者的病情和心理状态,以及家属的意愿而定。中华人民共和国执业医师法第26条规定:"医师应当如实向患者或其家属介绍病情,但应避免对患者产生不利后果。"无论患者的情况如何,医生必须如实详细地告知患者家属,由家属决定是否告知患者本人。

这样的做法虽然得到中国传统文化的认同、法律的支持及伦理的辩护。但是,由于对患者隐瞒病情,护士在用药指导、疾病知识、出院辅导等方面的教育工作几乎无法正常开展,影响医疗护理质量。对于患者在治疗期间身体出现由疾病引起的症状,护理人员无法与之解释,进行针对性教育,护士要回避的事实通常是患者最需要的信息。此时,护理人员应该洞悉、领悟和认识不告知患者病情对患者权益的损害,然后和家属、医生互助合作,分析和认定患者的承受力、告知后可能的反应及利弊,确定患者的根本利益所在,思考并运用适当的伦理原则,采用有效的沟通方式,采取负责任的伦理行动,关怀照顾患者的身体和情绪反应,支持维护患者的根本利益。

（二）尊重患者的自主权和决策能力

医护人员应做到尊重患者的自主权,准确及时地告知希望知道的信息。让他们理解目前的疾病状况,如果疾病不能治愈,终末期的治疗目的是为了保持患者的舒适和尊严,而不是一味地遵循传统医疗方案,需要强调治疗多于支持性护理。患者有民事行为能力,放弃治疗必须由患者本人决定。在患者完全知情后,对于治疗检查等医疗措施有选择权、决定权,包括"放弃治疗""放弃检查""拒绝治疗方案"等。与家属或主要照顾者及时沟通,鼓励他们考虑患者的意愿,支持他们做出符合他们价值观的决策。医护人员应尽可能提前讨论关于濒死期抢救措施实施的问题,根据具体情况向患者和家属讲解生命支持措施对于晚期癌症患者身体恢复的意义,对患者及家属提供支持,帮助其提高决策能力。

1976 年 8 月美国加州首先通过了"自然死亡法",也就是允许患者依照自己的意愿自然死亡。此后,美国又建立了预立医疗照护计划（advance directives, ADS）,是指有决定能力的患者对自身将来丧失表示意愿能力时怎样选择医疗护理的计划,它包含生前预嘱（living will）和预立医疗代理人（durable power of attorney）2 个层面。设立生前预嘱对患者有如下好处:自己决定什么样的生命和死亡;给患者、家属和医护人员提供了一个更利于交流的机会,使家属和医护人员更可能遵照患者的愿望;患者可以避免接受如心肺复苏、呼吸机维持呼吸等自己不想要的过程等。我国大陆地区尚未开展预立医疗照护计划及有关的立法,但正在探索对生前预嘱的推广。

（三）充分理解患者及家属并给予支持系统

肿瘤患者及其照顾者在患病过程中都会存在心理问题,在医疗工作中,护士与患者及家属接触最多,关系最为密切。因此肿瘤科护士应尊重患者,同情患者,体贴患者,一切从患者利益出发,维护患者权益;主动了解患者的心理反应及心理需求,尽量创造条件满足患者,为患者树立信心、早日康复提供最佳服务。同时,面对患者因心理问题造成情绪上的波动,应以宽容心和高尚的情操给予理解,爱护患者,及时为患者提供相应信息与知识,鼓励患者与疾病抗争。

此外,由于长期遭受癌症残酷折磨,患者常以自我为中心,对家属或照顾者百般挑剔,甚至粗暴蛮横,向其发泄情绪。家属在承受着与患者同样的悲痛、经济压力及照顾其他家人的重担之时还要无端受责,深感委屈。又怕与患者争辩会影响患者情绪,加速病情恶化,只好委曲求全。因此,护士应随时关注患者家属或照顾者的心理动态,为其提供心理支持与相关帮助,积极协调患者及家属间的关系。例如,美国 MD Anderson 癌症中心就为患者家属开辟了单独区域,供其休息放松,并特别建立相关部门帮助家属或照顾者开导心理问题,提供相关帮助。在病房,定期会有社工、牧师或其他宗教人士及心理专家为患者及家属提供心理及灵性支持。

(四)具备强烈的责任感及精湛的护理技术

面对肿瘤患者,护理人员更应高度负责,做到慎独。如果没有对患者高度的责任意识,就很难有对患者高度负责的护理行为。现代医学模式要求将照护对象看作"人",而非只是"病",因此,护理人员更应掌握患者的生理变化、家庭情况、经济情况、宗教信仰、社会背景等,全面了解患者及家属的心理变化,及时帮助他们调整心态,配合治疗与护理,克服困难完成肿瘤治疗和康复过程。护士强烈的责任感不仅可以提升患者就医满意度,还可取得患者及家属的信任,提高患者依从性,调动和培养患者战胜疾病的信心和勇气,使之更好地与疾病作斗争。

此外,由于肿瘤治疗对患者机体造成了一定的损伤,护理人员需要具备扎实的理论知识及高超的护理技能,才能更好地保护患者。例如,抗肿瘤药物对外周血管刺激性较大,护理人员在进行静脉穿刺时应特别谨慎,并密切观察,防止药物外渗的发生,否则会对患者的组织和皮肤造成很大损伤。因此,严谨工作,精练技术是肿瘤专科护理职业道德的重点之一。

(五)体现人道主义精神

护理人员在面对肿瘤患者,尤其是临终患者时,在提供基础护理及专科护理的同时,更要体现人道主义精神,追踪患者及家属的动态需求,为患者及家属提供相应照护。现如今,人道主义精神的体现已不止于临终关怀阶段。自上世纪 80 年代姑息照顾概念的建立以来,越来越多的医务人员意识到这种人道主义精神及姑息照顾应从患者的疾病早期开始,贯穿疾病始终,到了临终阶段可通过临终关怀模式或项目得到加强。2010 年 WHO 修订了姑息照顾的定义,更强调了生活质量,同时肯定死亡是生命周期的正常组成部分。2015 年 WHO 提及姑息治疗能够提高那些面临危及生命疾病造成问题的患者及其家属的生活质量,同时确认了姑息治疗是人类健康权的一部分,应通过以人为本的综合卫生服务提供姑息治疗,其中应特别重视个人的需求和偏好。因此,在肿瘤患者治疗过程中,我们应以患者和家属为中心提供照顾;缓解其痛苦,关注其生活质量。

四、常见法律问题

随着我国法制建设的不断完善,人们的法律观念、自我保护意识日益增强,尤其是肿瘤患者面临着生存时限的局限,反复漫长的治疗造成精神、体力及经济长期耗费,容易产生悲观、失望等复杂的心理状态,更易引发医患、护患矛盾。长期以来,护士更多的考虑是如何减轻肿瘤患者的痛苦、延长患者的生命,提高生存质量,有时却忽视了工作中潜在的法律隐患。在肿瘤护士的工作实践过程中,较为常见的法律问题包括用药差错、护理文件记录差错及与护理相关的知情同意相关问题。

(一)治疗相关法律问题

肿瘤治疗与护理在帮助患者恢复健康的同时,也可能对患者带来痛苦。肿瘤治疗的复杂性、双重性、特殊性决定了肿瘤护理的高风险性。

1. 化疗药物外渗　是肿瘤科护理工作较常见的安全问题,也是易引起纠纷的问题。治疗过程中若药物不慎发生外渗,即使及时发现并给予妥善处理,一旦发生皮肤或组织损伤仍存在护理纠纷。深静脉置管虽能减少局部组织损伤,但是也可能出现意外和严重的并发症。而这些意外有时很难预料,并伴随在每一次的医疗、护理行为中。

2. 给药差错　护士是给药过程中的最后关卡,因此有关用药差错的法律问题常常与护士相关。美国医学研究所报告表明3.7%的住院患者经历过与用药失误有关的不良事件。另外一项研究指出63%的肿瘤科护士在其工作机构内发生过化疗药物差错。对于肿瘤护士来说,静脉给予抗肿瘤药物存在着的高风险性,应避免发生剂量错误、时间/间隔错误、用药错误、输液速度错误、配制错误、给药途径错误或遗漏给药等差错,任何一个差错都可能导致严重后果,甚至危及患者生命。因此,肿瘤科护士在给药过程中应遵循相应标准与流程,最大化地保证患者的用药安全。例如,确保实施抗肿瘤药物的护士准入;在最小干扰的环境中核对医嘱;用药前核对患者的相关信息;避免使用简称或其他模棱两可的方法交流药物信息;持续向患者及家属提供用药宣教等。

（二）护理记录相关法律问题

护士依法执业的一种重要体现,是有关护理文件书写的问题。《医疗事故处理条例》第八条规定,医疗机构应当按照国务院卫生行政部门规定的要求,书写并妥善保管病历资料。及时准确地完成护理记录是护士的基本法律义务。在诉讼中审核医疗文件,其可反映是否提供了医疗护理。它不仅是衡量护理质量高低的标志,也是医生观察诊疗效果,调整治疗方案的主要依据,在法律上有其不容忽视的重要性。不认真记录、漏记、错记、任意涂改等均可能造成对纠纷形成原因真实性的错误认识,成为日后承担侵权责任的风险。

常见的护理记录错误包括遗漏重要的临床表现观察记录;给予干预后未记录患者的反应;未记录对患者健康教育的内容和患者理解情况。如药物外渗后,虽给予及时处理但未记录,一旦患者发生皮肤损伤请求法律援助时,护士则会由于缺乏相关记录导致无法承担举证的责任。一些患者化疗后不愿在病房住宿,往往会外出回家,由于未履行请假制度或没有及时记录患者外出等情况,在此期间患者一旦发生意外,由于护理记录的不完善会引发纠纷。

（三）患者自杀相关法律问题

一些晚期肿瘤患者由于疾病的煎熬,生活质量差,经济压力大,丧失对生活的信心,不愿成为家庭的负担,易产生自杀行为。有报道表明癌症患者自杀死亡率从1%~25%不等。由于患者自杀多发生在夜间,护士如不能及时巡视病房,或未能及时掌握患者的心理变化并未采取必要的防范措施,亦容易引起纠纷。

护士应认识到肿瘤患者的特殊性,善于与患者及家属沟通,及时掌握患者心理动态,根据患者不同的心理,将保密性护理与公开性护理相结合。为患者实施整体护理,加强患者战胜疾病的信心,将自杀、自伤等恶性事件遏制在萌芽状态。同时,对于自杀倾向较高的患者,应及时采取防范措施,必要时联系心理专家,为其提供心理援助;并要求家属或配备专人陪同照顾,避免患者自杀、自残的情况发生,降低纠纷出现的风险。

（徐　波　梁雅楠）

第七节　肿瘤护理的研究方向

近年来护理研究的重要性日益突显,护理研究者在行业规范、标准、指南及政策制定中的角色也越来越受到重视,越来越多的政府部门及研究机构开始认识到护理研究的重要性及特殊性。肿瘤护理作为一门多学科领域的专科,应有本专业的系统理论和发展方向,运用循证护理将理论与实践相结合,有效地促进肿瘤专科护理实践的进步。肿瘤专科护士不仅仅只是临床实践者,更应成为学者和研究者,具备一定的科研能力,为成为临床护理专家打下坚实基础,掌握相关专业的发展动态,努力开展本专业的研究,指导临床护理实践。近年来,肿瘤护理研究仍然在持续快速的发展,并根据社会和健康需求的特点,研究的方向、重点以及成果推广等方面不断地创新。

一、经验性研究向循证护理转化

近年来肿瘤护理研究已逐步引起护理人员的重视,相关研究文献数量呈逐步上升趋势,但其中应用体会类文献过多,规范的描述、分析或实验性研究并不多见。国外学者在2006年发表的文章中亦提及通过对世界范围的肿瘤护理文献十年系统回顾发现,在所检索的文献中有2/3的文献为定量研究,且大多数是描述性的,文献质量并不高。我国学者对1998—2007年间的中文文献进行回顾,发现66.28%的文献为临床体会类,仅有11.73%的文献为肿瘤护理实验性研究。

但通过对近10年的核心期刊文献检索可以发现,有近20%的肿瘤护理研究文章是通过其严谨的科研设计并得到基金资助而撰写的。这类研究不再只是进行经验研究,而是基于循证的护理方式,在计划护理活动过程中,审慎地、明确地、明智地将科研结论与临床经验相结合,提高了护理研究的质量,为临床护理实践和决策提供科学的依据,并为护理理论和护理技能的发展和完善提供具体而有实证的依据。此外,肿瘤护理已不单注重护理技能的研究,更注重生物学及生理学的研究。越来越多的肿瘤护理研究已经进入临床护理试验性研究阶段,甚至基因研究层面,为护理科研活动提供科学的基础,提高护理研究的价值。

二、研究内容倾向于症状管理

随着医学模式转变,肿瘤患者症状管理在国内外已成为重要的发展趋势,使得当前症状管理研究正在发生较大变化,包括从单一症状到症状群,从横断面研究到症状的纵向变化,从常规肿瘤护理到以“症状”为关注点的症状干预。由于肿瘤治疗不良反应严重,患者在接受治疗过程中需要忍受着巨大的痛苦。作为与患者接触时间长、接触机会多的医务工作者,护士能够第一时间观察到患者的不良反应体征和症状,以及缓解不良反应的疗效。因此,症状全程管理的研究结果能帮助临床护士预防和控制不良反应的发生,并将“以患者为中心”的护理理念和人文关怀融入到护理服务中,在提供基础护理服务和专业技术服务的同时,加强与患者的沟通与交流,为患者提供人性化护理服务。

在症状管理中较多关注的热点为肿瘤放化疗不良反应及并发症的研究,且主要集中于口腔黏膜炎、恶心呕吐、静脉炎、皮疹、感染的预防及护理;以及患者的焦虑、抑郁、疼痛、疲乏等症状的调查及干预。但我们也应注意到,我国大部分文献还是以经验为主,缺乏循证学依据。

三、研究领域更加多样化

随着护理模式的转变,护理工作的范围已经从单纯的护理疾病扩展到护理社会的人,从生理护理扩展至生理、心理、精神、社会的全人护理,从以治疗为主的护理扩展为预防、康复及延续护理。我国学者 2009 年数据显示,当时的中文文献研究对象以住院患者为主,社区护理方向文献仅查及 7 篇,对社区肿瘤患者及不同人群的个性化护理也关注度不够,人群覆盖面狭窄。现如今,肿瘤护理的研究内容已从症状护理延伸至姑息护理,且愈发关注患者心理、生活质量上的影响,揭示了社会支持对于提高肿瘤患者生活质量的重大意义。随着肿瘤患者生存率的提升,研究领域也扩展至延续护理及癌症幸存者照护。研究对象从患者扩展至家属或照顾者,近 10 年来仅肿瘤照护者相关中文文献就有逾 200 篇。除了对患者及照顾者的研究领域不断拓展外,肿瘤护理也日益关注对于肿瘤科护士自身安全防护的研究。这些数据均表明我国肿瘤护理研究领域的日趋多样化。

四、研究方法更加多样化

随着护理教育的不断发展,护理人员的科研能力日益提升。肿瘤护理研究也从单一的量性研究扩展到质性研究或混合法研究。

我国学者对美国肿瘤护理协会(Oncology Nursing Society, ONS)创办的期刊 Oncology Nursing Forum 进行文献检索发现,2008—2012 这 5 年来干预性研究占 20.50%,其中随机对照试验 29 篇;质性研究 56 篇(20.14%);剩余 39 篇(14.03%)为系统评价或 Meta 分析。在综述方面,PubMed 数据库每年都有相当数量综述类护理理论研究文献,几乎占全年护理理论研究文献的 1/5~1/2。反观我国,研究人员针对 1998—2007 年中文文献进行检索发现使用质性研究方法的肿瘤护理文献仅有 5 篇,综述类文献也仅有 25 篇,约占文献总量的 1/30 左右,与国际水平存在着一定差距。此外,我国护理研究多为现状讨论,缺乏循证医学的支持和严密的统计学方法分析,其质量与数量都有待提高。但我们也看到,对近十年肿瘤护理中文文献进行检索发现,越来越多的质性研究不断呈现,且荟萃分析等严谨的综述文献数量也日益提升。

此外,实验性研究逐渐增加,肿瘤护理研究的趋势更趋向于多中心、大样本、临床试验性质的探讨。许多肿瘤护理研究者走出单一的研究领域,迈向跨学科或者多学科的合作性研究,并突出了护理研究者在健康中国建设中的贡献。

(徐　波　梁雅楠)

第二篇

临床理论与实践

第三章　肿瘤治疗方法及护理

第一节　肿瘤的外科治疗与护理

学习目标

完成本节内容学习后,学生将能:
1. 复述肿瘤外科治疗的原则。
2. 列出外科手术治疗的方式。
3. 描述外科围手术期的要点。
4. 应用加速康复外科的措施促进患者的康复。

一、外科手术治疗的特点与原则

手术治疗是肿瘤治疗中最古老的方法之一,然而肿瘤外科的发展只有在麻醉、消炎药物、输血等技术建立后才得到发展的。1890 年 Halsted 创立了乳腺癌的根治手术,对肿瘤外科的发展起了很大的促进作用。Halsted 原则就是:在手术治疗恶性肿瘤时,要广泛整块切除肿瘤,同时完整切除区域性引流淋巴结。这一手术原则在 20 世纪上半期为外科医师所应用,发展了各部位肿瘤的根治术,如宫颈癌根治术(1905,Wertheim);颈淋巴结根治性切除术(1906,Crile);直肠癌腹会阴联合根治术(1908,Miles);支气管肺癌全肺切除术(1933,Graham);胰腺癌根治术(1935,Whipple)等。这些手术的创始解决了一些恶性肿瘤的根治问题,提高了生存率。近年来,肿瘤的外科治疗又有了很大的发展,主要在手术前的各种检查、手术器械、麻醉、抗生素外,开展了激光手术、内镜下手术、加热及冷冻等治疗方法。显微外科的技术以及器官移植等先进治疗方法,使肿瘤手术后的并发症大大减少。外科医师也能开展一些新的手术,使患者能得到较好的治疗效果。

手术不仅是重要的肿瘤治疗手段,同时也是肿瘤为诊断及分期的主要工具。手术切除肿瘤不受生物学特性的限制,既无潜在的致癌危险,对大部分尚未播散的肿瘤常可用手术治愈,同时术后亦可了解肿瘤的正确部位,得到正确分期。但手术亦有一定缺点,如需同时切除一定的正常组织,术后有一定的后遗症及功能障碍。手术也有一定的危险性,同时肿瘤如果超越局部及区域淋巴结时不能用手术治愈。

(一)综合治疗的原则

外科只是肿瘤综合治疗的一部分,而不是全部。肿瘤外科手术是肿瘤综合治疗中的一个重要手段,但不是唯一的。对于某些局限性肿瘤,单用手术方法即可治愈。但很多患者单靠手术治疗不能防止肿瘤复发和远处转移;有些患者即使用了"超根治术",也不能取得根治性疗效。肿瘤外科医师应当明白：外科手术仅仅是肿瘤综合治疗的一部分,除了掌握肿瘤外科的理论及操作外,还应熟悉其他的肿瘤治疗方法如放射治疗、化学治疗、生物治疗及内分泌治疗等方法,将各种不同的治疗手段,进行有计划的组合,以图发扬长处,克服短处,有针对性的制服肿瘤。综合设计每个患者的具体治疗方案,以达到最佳效果。在每个肿瘤患者治疗前,外科医师应与放射治疗科及化疗科医生密切配合,制订合理的综合治疗方案。综合治疗方案的制订必须根据肿瘤的病理类型、恶性程度、播散情况以及其生物学特性而定,外科医师应该正确地估计外科在综合治疗中的地位,正确估计手术适应证、手术切除的可能性、手术范围,作好手术前、后的充分准备。首次治疗是提高疗效的关键,首次治疗的正确与否,常影响手术后的疗效。首次治疗的正确与彻底常能使患者得到根治的机会。反之。如果首次治疗不彻底,未按肿瘤手术的原则操作,则复发机会增多。复发后再次手术时,不仅手术的范围必须扩大,而且亦大大减少了术后根治的机会。

（二）无瘤的原则

任何检查或手术的操作不当,都可以造成肿瘤的播散。术前皮肤准备时的摩擦、手术时的挤压、触摸肿瘤均可使肿瘤细胞转移或污染手术创面。因而,在肿瘤的诊治过程中要防止癌细胞的播散,预防和减少医源性播散。

1. **防止肿瘤细胞的播散** 检查肿瘤和手术操作时应轻巧,以防止瘤细胞的播散。为此,应注意到以下事项：

（1）术前检查应轻柔,防止粗暴的检查。亦应减少检查次数。

（2）术前皮肤准备时应轻巧,减少局部摩擦,以防止癌细胞进入血管。

（3）尽量不用局部麻醉,因为局部麻醉后可使组织水肿,造成解剖困难。同时局部麻醉使得局部压力增高,容易造成肿瘤细胞播散。除了抗癌药物以外,不应在肿瘤内注射任何药物。

（4）手术时的切口充分,暴露清楚,便于操作。

（5）应用锐性分离,少用钝性分离。手术时采用电刀切割,不仅可以减少出血,同时由于小血管及淋巴管的被封闭,且高频电刀亦有杀灭癌细胞的功能,因而可以减少血道播散及局部种植。

（6）手术时先结扎静脉,再结扎动脉,可以减少癌细胞的播散。

（7）先处理手术切除的周围部分,再处理肿瘤邻近部位,一般与原发灶作整块的清除。

2. **防止癌细胞的局部种植** 脱落的肿瘤组织易在有外伤的组织创面上种植,手术时应采用以下措施：

（1）创面及切缘应用纱布垫保护。

（2）肿瘤如果有溃疡或菜花样外翻时,可用手术巾保护,或用塑料布或纱布将其包扎,使其与正常组织及创面隔离。

（3）切除的范围要充分,包括病变周围一定的正常组织。

（4）勤更换手术器械,用过的器械应用蒸馏水或1:1000升汞液冲洗后再用。

（5）手术者的手套不直接接触肿瘤。

（6）结、直肠癌术后局部复发,常在吻合口部及切口附近。因而,手术时在搬动肿瘤前先用纱条结扎肿瘤的上、下端肠管,防止瘤细胞种植于创面及沿结肠管播散。在吻合前先用 1:2500 升汞冲洗两端肠腔。

（7）手术结束,可用抗癌药物如氮芥、塞替派、顺铂等冲洗创面,然后再依层缝合。

（三）全面术前评估的原则

肿瘤外科治疗要从原发灶控制、转移淋巴结的处理、远地转移的防止与治疗这三方面进行考虑。了解肿瘤和患者的全身情况,选择正确的综合治疗方法和手术术式。外科医生在治疗实体瘤患者时,应明确:①患者可以用局部手术治疗方法来治愈;②选择的治疗手段应该为患者提供最好的治愈率、最少的手术创伤及功能损害;③为保证局部、区域和可能存在的远地转移的控制,考虑配合应用其他辅助治疗方案。

1. 肿瘤分期的评估 对肿瘤作手术治疗前必须对病变作出正确的分期,以选择恰当的治疗方法。目前常用的肿瘤分期方法是国际抗癌联盟制订的 TNM 国际分期法。其中 T 代表原发病灶,可以根据病灶大小分为 T0、TX、Tis、T1、T2、T3、T4 等;N 代表区域淋巴结,根据淋巴结的大小及侵犯程度分为 N0、N1、N2、N3 等;M 代表远处转移,根据有无远处转移分为 M0 及 M1 等。有些肿瘤还有一些特殊的分类方法,如直肠癌的 Duke 分期、乳腺癌有时用 Columbia 分期等。

2. 患者全身情况的评估

（1）正确估计患者是否有其他严重的疾病,如心、肺、肝、肾等的功能,是否耐受手术治疗。

（2）手术对正常生理功能的扰乱的程度及患者是否能够耐受。还须要考虑到手术后患者的生活质量。

（3）手术的复杂程度及手术本身的死亡率。疑难复杂的手术常有较多的并发症及较高的死亡率。

（4）麻醉的选择。如果患者一般情况较弱,近期曾有心脏疾病、肺水肿等情况,选择麻醉时均应慎重考虑。

（四）功能保全性治疗的原则

器官功能保全性肿瘤根治手术,绝不是姑息手术,而是在保证肿瘤根治的前提下,尽可能保留患者的器官功能,提高患者的生活质量,减少病废率。功能保全性治疗是建立在多方面发展的基础上的,包括:对外科解剖学有深一步认识;对癌症的生物学行为有深入研究;现代影像诊断学的发展;多学科多手段综合治疗的应用;手术技术改进(腔镜下手术、机器人手术);修复手段多样化;围手术期医护质量的提高;手术后康复治疗的应用等。

二、外科手术治疗的方式

外科应用于肿瘤的治疗有以下几个方面:预防、诊断、根治性手术、姑息性手术、重建或康复手术等。

（一）肿瘤外科用于肿瘤的预防

有些良性病变或疾病有发展成恶性肿瘤的危险性,手术能及时解决这些病变,以防止其向恶性的发展。

先天性多发性结肠息肉病,如不做手术,则在 40 岁以后有 50% 的患者可发展成癌,

70 岁以后几乎所有患者全有恶变倾向,因而有此病征的患者最好在 20~30 岁之前作手术治疗。

先天性睾丸未降,常有发展成睾丸癌的危险,因而应及早作睾丸复位术,防止发展成癌症。

溃疡性结肠炎亦有较高的癌变机会,有 40% 的溃疡性结肠炎最终可发展成结肠癌。儿童的溃疡性结肠炎在 10 岁时有 3% 可发展成癌,到 20 岁时则有 20% 可发展成癌,因而当诊断确立后应及时治疗进行手术。

多发性内分泌增生症,常伴有发生甲状腺髓样癌的危险。对这些患者应定期检测血清降钙素,如降钙素水平增高,应预防性甲状腺切除术,以防止发展成甲状腺髓样癌。

白斑常伴随发生鳞状细胞癌的可能,因此对口咽部及外阴的白斑应及时处理,必要时应作手术切除。

在经常易受摩擦部位的黑痣,或位于指甲下、足底、外阴等部位的黑痣应考虑手术切除。

（二）肿瘤外科用于肿瘤的诊断

肿瘤的诊断和治疗通常需要了解两部分的内容:定性诊断和定位诊断。定位诊断是通过体格检查及影像学的方法了解肿瘤的部位及侵犯的范围。定性诊断则是对肿瘤的良、恶性、病理类型以及分化程度的诊断。常用的定性诊断方法有细针吸取、针吸活组织检查、切取活检及切除活检。

1. 细针穿刺细胞学检查　通过用细针头,对怀疑的肿块进行穿刺做细胞学检查。其优点是方法简便,缺点是有一定的假阳性及假阴性。因而不能以此作为根治性手术的指征。

2. 针吸活组织检查　用一些特殊的针头如 Core-cuhum-cut、Vim-silwrIElan 等针头,穿刺肿瘤,取得组织块送病理检查。优点是可以取得病理学诊断,其缺点是对某些软组织及骨肿瘤,由于针吸的组织较少,使诊断较困难;同时穿刺活检亦有可能促进肿瘤细胞的播散。因而要严格掌握指征。

3. 切取活检　常在局部麻醉下,切取一小块肿瘤组织作组织学检查以明确诊断。可用于浅表肿瘤,亦可用于深部肿瘤。如果肿瘤较大时不能作全部切除,可以采用切取活检。活组织检查与第 2 次手术间隔的时间越短越好,最好是在有冷冻切片的条件下进行手术,以防止肿瘤的播散。

4. 切除活检　切除整个肿瘤送病理检查以明确诊断。其优点是可以作正确的组织学诊断,如果是良性肿瘤时也不必再进一步处理。而恶性肿瘤在切除活检后所引起的损伤较少,从而可减少医源性的播散,因而是一般肿瘤活检的首选方式。常用于较小的肿瘤以及怀疑为恶性黑色素瘤的活检。可用于浅表肿瘤,亦可用于深部肿瘤,尤其是骨与软组织肿瘤,为了决定肿瘤的切除范围,必须先作活检才能决定;有些内脏肿瘤在治疗前也必须有病理组织学的证实。如果肿瘤较大时不能作全部切除,可以采用切取活检。

采用以上方法进行诊断时应注意以下原则:①针吸的腔道及瘢痕必须注意要在以后手术时能一并切除;②肢体肿瘤活检时的手术切口必须沿肢体的长轴,一般不作横切口;③在切取活检时必须轻柔,避免机械性的挤压减少肿瘤的播散,以及造成组织学诊断的困难;④切取活检与第 2 次手术间隔的时间越短越好,最好是在有冷冻切片的条件下进行手术,以防止肿瘤的播散;⑤操作时注意止血,防止由于局部血肿造成的肿瘤胞播散和以后手术困难。

（三）肿瘤外科用于根治性手术

1. 原发灶的切除　恶性肿瘤可以自局部向周围组织浸润及扩散,因此手术治疗的原则是切除原发灶及其可能受累及的周围组织。如果肿瘤在某一器官或组织则要将该器官全部或大部作切除,如胃癌手术时应作全胃或胃大部切除,连同大网膜、胃大弯、胃小弯、肝门及胃左动脉旁淋巴结一并切除。肢体的软组织肉瘤如横纹肌肉瘤等需要将受累及的肌肉自起止点作整块的切除。如果原发灶已与邻近脏器有粘连或侵犯时,必要时可将邻近脏器一并切除。如胃癌侵犯肝左叶时可连同肝左叶一并切除。当然手术切除的范围还应根据不同的肿瘤的生物学特性而定,同时也需要熟悉肿瘤病理的知识,作出对具体肿瘤手术切除的恰当范围。如皮肤的基底细胞癌为局部浸润性生长,很少有淋巴道的转移,因而其手术的切除范围可以较一般鳞癌为小,同时也不必作区域淋巴结的清除。而皮肤的恶性黑色素瘤则需要作局部的广泛切除,连同周围淋巴结一并作清除,以免引起局部的播散。

根治性手术时对原发灶应尽可能作彻底的切除。然而手术切除范围的大小并不一定影响术后生存率,因为很多肿瘤在治疗时可能已有亚临床期的转移灶存在,然而局部病灶的控制将有助减少局部复发及远处转移,也有助于提高机体的免疫功能及综合治疗的应用。

2. 淋巴结的清扫　根治性手术中对区域淋巴结应连同原发肿块作整块切除或分段切除。临床已有明确转移的淋巴结,除了对放疗敏感的肿瘤(如鼻咽癌、睾丸精原细胞瘤)一般均要做手术清扫,如胃癌、结肠癌及宫颈癌等手术,在脏器切除的同时连同周围淋巴结一并清扫已成为常规,然而对有些肿瘤如乳腺癌、四肢和躯干的皮肤癌、软组织肉瘤、睾丸癌、阴茎癌等肿瘤,如临床上未扪及肿大的淋巴结,是否需作淋巴结清扫术尚有争议。对临床淋巴结未有明确转移时是否需要作清扫,则应该根据原发肿瘤的生物学特性、肿瘤部位和肿瘤的扩展情况而定。如一般面部的高分化鳞癌、基底细胞癌等无必要行预防性淋巴结的清扫。黑色素瘤的转移情况与肿瘤的浸润深度有关,如肿瘤已浸润到真皮层以下,临床上已有较高的淋巴结转移率,因而黑色素瘤属于 Clark 分级二级以上者,应作区域淋巴结的清扫。

淋巴结清扫原则上应和受累及的器官作连接整块的切除。但对于在某些口腔或肢体远端的肿瘤,如皮肤鳞癌或恶性黑色素瘤,如原发灶邻近区域淋巴结者可作整块的切除,而原发灶与区域淋巴结相隔较远时可以作分段手术,在原发灶控制或治疗后行二期淋巴结清扫术。分段手术的两次手术之间的间隔时间以 2~6 周为宜。

上世纪 50~60 年代外科治疗恶性肿瘤的适应证不断扩大,发展了一些超根治手术,手术创伤很大。但是肿瘤不是局部疾病,肿瘤一旦生长发展,早期病变也可能有转移。外科可以局部切除大块肿瘤,但不可能切除每一个肿瘤细胞,解决不了远地转移问题。实践证明超根治手术并未能提高根治率。目前对于如何提高手术的疗效,已从单纯扩大手术范围,转为恰当的手术范围,同时如何保护、提高机体的免疫功能,重视肿瘤的生物学特点,加强全身的综合治疗等方面。早期局部性的病变,手术治疗可以达到较好的效果,如甲状腺癌、唾液腺癌、乳腺癌、宫颈癌、大肠癌等的早期病例,手术后的 5 年生存率均可达到 80% 以上,其他如胃癌、食管癌等也可以获得较好的治疗效果。然而,目前临床所治疗的病例,大多已超过了局限性的范围,而治疗失败的原因主要是由于癌细胞的血道播散,因而加强综合治疗,是提高治疗效果的关键。

（四）肿瘤的姑息性手术

1. 原发灶的姑息性切除　姑息性手术是指对原发病灶或其转移性病灶的切除达不到根治的目的,而切除肿瘤的目的是防止危害生命及对机体功能的影响,消除某些不能耐受的症状;或用一些简单的手术,防止和解除一些可能发生的症状,目的是提高生存质量。如消化道肿瘤的姑息性切除或改道手术,可以解除肿瘤的出血,防止空腔脏器的穿孔,防止消化道的梗阻及以后肿瘤引起的疼痛。已不能作根治性切除的巨大肿瘤有出血和溃疡的情况下,为了解决出血和溃疡时,也可作姑息性切除。消化道肿瘤不能进食时可作胃造瘘或空肠造瘘等以维持营养,为进一步治疗创造条件。

有时肿瘤的体积较大,手术治疗已不能达到根治目的,但将原发病灶作大部分切除便于用其他治疗方法控制手术后所残存的瘤细胞,称为减瘤手术。这种减瘤手术仅适合于原发病灶的大部用手术切除后,残留的肿瘤能用其他治疗方法,如放射治疗或化学药物治疗等有效地控制。因而除某些为了姑息性的解除症状的目的外,如果对残留的肿瘤组织无特殊有效的治疗方法者,一般并不适合于作减瘤手术。临床上适合于作减积手术的肿瘤常有卵巢肿瘤、软组织肉瘤及 Burkitt 淋巴瘤等。在此种情况下,外科是作为减少细胞的量、减少肿瘤体积的方法,也是其他治疗方法的补充手段。

2. 转移性肿瘤的手术治疗　一般讲,转移性肿瘤的手术切除适合于原发灶已能得到较好的控制,而有单个转移性病灶,无其他远处转移者;同时考虑手术切除亦无严重并发症者。

对肺孤立性转移病灶应用手术治疗的效果是可以肯定的。对肺部多发性转移性病灶经严格选择的病例也有一定的效果。肺转移性癌的切除手术指征是:①原发病灶已经控制;②除肺部外无其他肺外的转移灶;③无其他手术的禁忌证;④除外科手术外无其他可取的有效治疗方法。当然在选择病例时,从手术到复发时间间隔长者效果好,一般以间隔时间在1年以上者的疗效最好。其次肿瘤生长缓慢,倍增时间越长其疗效亦越好。

结肠癌、直肠癌、胃痛、黑色素瘤、肾癌、乳腺癌、胰腺癌及妇科肿瘤等易发生肝脏转移。肝脏转移性癌有两种情况,一种是肝脏转移癌与原发癌同时发现,一种是原发癌治疗后出现肝脏转移。同时发现的病例大都是原发灶手术时发现肝脏有转移性瘤,如果肝脏有小孤立性病灶,则在原发灶手术的同时作肝脏局部或楔形切除。结肠、直肠癌于术后肝脏转移,如为单个性转移灶,或多个转移灶局限于一叶者也可以作手术切除。如手术探查两叶均有病变而不宜手术切除者,可作肝动脉插管注射抗癌药物,而有一定的缓解作用。

常见脑转移的原发癌有肺癌、结肠癌、黑色素瘤、乳腺癌等。脑转移癌亦是严重威胁生命的,脑的单个性转移病灶常是手术的指征。术前经 CT 等方法明确除脑单个转移外无其他部位转移时,可以考虑作手术切除,术后常需配合放疗或化学药物治疗。

3. 切除内分泌腺体治疗激素依赖性肿瘤　通过切除内分泌腺体,使肿瘤得到退缩缓解。前列腺癌的生长发展同样与内分泌有密切的关系,对晚期的前列腺癌已不能手术切除或年老体弱不适合做根治性手术病例,可施行双侧睾丸切除术,同时配以放射及药物治疗,常可达到较满意的姑息疗效。晚期男性乳腺癌应用双侧睾丸切除常可获得较好的效果。

4. 肿瘤外科的急症处理　肿瘤亦常有一些急症情况,需要应用外科方法予以解决。这些急症情况常见的如呼吸困难、出血、空腔脏器的穿孔、肿瘤引起的继发感染以及有些重要器官受到累及而需要急症手术。

　　喉癌、甲状腺癌压迫气管时有气急,常须作气管切开手术,以解除气道梗阻现象。肿瘤患者常有白细胞及血小板降低,易引起出血、感染及水肿等,要急症引流。出血需要急症手术切除肿瘤或结扎通向肿瘤的血管,如贲门癌或胃癌引起出血,必要时需手术治疗,如果肿瘤有切除可能时可作手术切除。直肠、宫体肿瘤出血手术不能切除肿瘤时可作髂内动脉结扎,鼻咽癌出血用填塞法不能止血时,可以做颈外动脉结扎以达到止血的目的。胃肠道肿瘤穿孔常可由肿瘤直接侵犯所引起,亦可在全身性治疗后肿瘤本身溶解、坏死造成。常见的如胃肠道的恶性淋巴瘤在全身化疗或局部放疗后,引起小肠穿孔。但在此情况下很难做到根治性切除,往往仅能姑息性切除,甚至仅能作修补术或引流术等。肿瘤累及中枢神经系统而造成患者瘫痪或昏迷等,有时需要作急症手术如颅内减压、椎板减压等以维持生命。

　　这些急症情况都是需要用外科手术加以解除的。当然大多数的急症情况可能是晚期病变的象征,但有些急症情况在手术后配合其他治疗或在症状解除后再施以根治性手术,有时仍可取得较好的疗效。

　　（五）重建与康复手术

　　外科手术亦可用于肿瘤患者手术后的重建及康复手术。肿瘤患者的生存质量亦是非常重要的,外科医生应设法为患者进行重建或康复,使患者的外形和功能有改善。如乳腺癌根治手术后应用腹直肌皮瓣重建乳房,或用硅胶人工乳房填充于胸大肌后,使胸部的外形趋向完美。应用肌皮瓣进行头、面部肿瘤切除后的重建,如全舌切除术后的舌再造。近年来还应用游离肌皮瓣、微血管吻合技术进行缺损部位的修补,如对肢体软组织肿瘤或腹壁肿瘤广泛切除术后的修补,亦使外科医师能进行更广泛的手术。

三、外科围手术期的护理

　　（一）手术前护理

　　1. 护理评估

　　（1）基本情况:家庭情况、职业状况、工作种类、经济状况、自我护理能力、有效的家庭及社会支持、人格类型、学习与认知能力等。

　　（2）健康状况:

　　1）肿瘤情况:了解肿瘤的范围、性质、肿瘤周围的淋巴结情况、是否存在远处转移以及对周围脏器的侵袭程度。掌握肿瘤所引起的各个器官功能的变化。

　　2）进行心血管、呼吸、泌尿、神经、血液各系统功能及营养状态评估,特别关注增加手术危险性的因素。详细收集既往病史,考虑既往疾病在围手术期可能带来的风险。进行患者安全评估,降低围手术期跌倒、压疮的风险。

　　（3）心理评估:围手术期肿瘤患者手术前面临着癌症的诊断和手术未知的恐惧;手术中麻醉的风险、形象的改变;手术后面对疼痛的干扰、癌症的确诊,担心预后,以及来自家庭和社会各方面的压力等,使其处于强烈的心理应激状态,从而导致一系列的神经内分泌功能紊乱,免疫功能下降。目前国内外较多采用抑郁、焦虑、症状、生活质量等自评量表对肿瘤患者进行心理评估,以便为患者提供个性化的心理干预和人文关怀,帮助肿瘤患者及家人在心理上做好手术准备。

（4）疼痛评估：疼痛与癌细胞浸润、肿瘤压迫或转移有关。疼痛是人的主观感受，每个人对疼痛的表述方式不尽相同，为了使评估者和被评估者对疼痛的程度有一致的理解，可以采用评估工具对疼痛进行评估。常用的评估工具有数字评分法、文字描述法和视觉模拟评分法。

2. 术前准备

（1）心理支持：建立良好的护患关系，通过教育性干预让患者了解自己心理障碍的状况，认识自己的情绪体验，了解心理障碍与自身疾病的关系及对康复的影响。采用情感宣泄法，让患者充分表达与疾病相关的恐惧、愤怒等消极情绪，并给予一定的情感支持及应对指导。教导患者进行冥想放松训练、意念引导训练、代替疗法等积极的行为干预做好手术前的心理调适。必要时请心理医生干预。

（2）补充营养：肿瘤患者由于情绪激动、疾病消耗，常合并不同程度的营养不良、慢性失血所致的贫血以及由于消化道梗阻引起水、电解质紊乱。要结合体检及化验结果，于术前补充不足，纠正失调，必要时可输液、输血，鼓励患者增加蛋白质、糖类和维生素的摄入。严重营养不良者，常需给予口服要素饮食或肠外营养，以保证手术安全进行，缩短疗程。

（3）皮肤准备：手术前皮肤准备的目的是降低术后切口感染率，关键是术前必须清洁皮肤，洗澡可减少暂住细菌，清除常驻细菌，以降低手术后切口感染率。与以往常规备皮相比，更多的研究显示：在不影响手术操作的情况下，毛发较短的躯干部位尽量不剃毛，毛发较多的部位进行小范围备皮，以避免损伤皮肤，腹腔镜手术需注意脐部皮肤的清洁。备皮用具使用一次性物品，备皮时间离手术时间越近越好，可选择抗菌效果好、组织反应小的消毒液作为润滑剂。

（4）不同手术部位的特殊准备：

1）食管癌患者：对有明显食管梗阻的食管癌患者，自术前 3 日起每晚用温生理盐水冲洗食管，清除积存的食物，减轻黏膜感染及水肿，以利于吻合口愈合。严重者禁食、水，行肠外营养支持。

2）胃癌合并幽门梗阻的患者：自术前 3 日起每天用温生理盐水洗胃，以减轻胃黏膜水肿，便于术后切口愈合。

3）涉及阴道的妇科手术于术前 3 日每天进行阴道冲洗或擦洗，以减少术后并发症。

4）甲状腺术前应指导患者进行头颈过伸位训练，以适应术中操作。术后床旁常规准备无菌气管切开包、拆线包、吸引器及抢救药物等。口咽部肿瘤患者最好在术前洁牙，拔除虫牙，利于术后感染的预防。

5）颅内动脉瘤患者术前应行颈内动脉压迫训练，以建立有效充分的侧支循环。在患者能够耐受 20~30 分钟，且不出现头晕、眼黑、失语及对侧肢体麻木的情况下，才可实施手术治疗。

6）肠道手术的肠道准备：术前 1 日早餐进流食，之后禁食，晚 12 点以后禁水，下午口服缓泻液 3000ml，直至排出水样便为止。对完全梗阻患者，术前 1 日晚清洁灌肠时，选用较细的肛管，轻轻地将肛管插入肛门 7~10cm，进行低压灌肠，尽量使溶液在肠内保留 10 分钟，至排出澄清液为止，避免多次灌肠，增加患者痛苦。

（5）术前健康教育：为保证手术的顺利进行及术后的快速康复，可采用口头健康教育、集中授课、平面教材和多媒体教材等形式宣教。健康教育主要包括告知患者手术时以及手术后会面临的一些困难,这些困难都是很常见的,专业人员会帮助患者解决这些困难并预防并发症的发生;告知可能的身体形象改变,生理功能和社会功能的变化;饮食、皮肤、用药准备;手术当日的流程以及患者家属的教育。并对患者进行术前器官功能锻炼,对于有口腔、消化道及呼吸道疾患的患者指导早、午、晚漱口刷牙;有牙龈炎或龋齿者应劝其戒烟限酒,并说明吸烟饮酒的危害及对手术的影响。

（二）手术后护理

1. 全麻后苏醒期护理　病室有条件者应设术后观察室,专人守护直至患者完全清醒。当麻醉作用尚未完全消失时,机体保护性反射尚未完全恢复,呼吸、循环还受麻醉因素的影响,由于可能引起舌根后坠、喉头水肿、呕吐误吸、心律失常及躁动等并发症,因此术后回病房到意识完全恢复前的严密观察和正确处理十分重要。

2. 病情观察

（1）生命体征评估:密切监测体温、脉搏、呼吸、血压、血氧饱和度,有条件时可在患者回病房 30 分钟后检测动脉血气分析,以调节吸氧流量。

（2）意识恢复评估:术后患者意识恢复较慢时,注意有无因肝功能损害、低血糖、脑缺氧、休克等原因所致的意识障碍。

（3）颅内肿瘤术后要密切观察患者神志、瞳孔、生命体征的变化,头痛的性质、部位、强度以及持续时间,呕吐的性质和量,肢体的活动情况,以便早期发现有无颅内出血及颅内压增高的症状。

3. 疼痛管理　良好的疼痛管理是保证睡眠、舒适、消除恐惧、增加活动量,减少并发症的重要保证。护理工作中要重视合理评估、疼痛宣教、关注特殊人群。

（1）评估可能引起疼痛的原因,收集资料包括:疼痛部位、疼痛的强度和性质、患者的主观感受,注意患者的脸部表情、身体位置、活动、肌肉强硬情况和脉率。

（2）护理:指导患者正确使用术后自控止疼泵或遵医嘱给止痛药,并观察记录止痛效果和药物的副作用,预防药物不良反应的发生。可采用超前镇痛、多模式镇痛及个性化镇痛的原则,向患者灌输无需忍痛的理念。在护理过程中也要注意细节,减少护理操作给患者带来的疼痛。也可通过情感支持、分散注意力、放松疗法、催眠暗示法等解除焦虑不安情绪,以减轻疼痛。

4. 引流管护理　外科引流管种类很多,包括脑腔、胸腔、腹腔、胃肠道、阴道、伤口等引流管。引流的目的是将人体组织间和体腔中积聚的脓、血、体液导引到体外,防止术后感染及影响伤口愈合。

（1）妥善固定引流管,各种引流装置固定和放置位置均应低于引流口,以免引流液倒流造成切口感染,脑室引流除外。引流管远端应留出足够长度以便在患者活动时减少牵拉,并防止脱出。患者改变体位时,注意避免压迫扭曲引流管,保持引流管通畅。

（2）保证引流管正常功能,注意观察引流液的性质及量,及时判断出血或其他并发症倾向。

（3）全肺切除术后胸腔闭式引流管应夹闭,使患侧胸腔内保留适量气体及液体,维持两侧胸腔内压力平衡。应密切观察患者气管位置是否居中,如发现气管明显向健侧偏移,应立即告知医师根据病情开放引流管,排出部分气体及液体。

（4）手术患者只有在必要时采取导尿,除了因其他适应证需要持续导尿时,最好在术后

24 小时内尽快拔除导尿管。集尿袋始终低于膀胱水平,避免接触地面。依据临床指征进行导尿管、集尿袋的更换,例如发生感染、梗阻或密闭的引流装置开放。拔除留置导尿管前无需夹闭导尿管。

5. 营养管理

(1)输液原则:手术当日补液的目的是维持内环境稳定,包括:有效血容量稳定、电解质稳定、血浆渗透压稳定、酸碱平衡稳定、凝血状态稳定。术后第一天及以后补液则在考虑上述问题的基础上,还要考虑营养问题、既往疾病及各器官功能。

(2)营养问题:根据手术部位、方式、患者的病情选择肠外营养、肠内营养或两者互相补充的营养途径。术后禁食期间多经静脉补充营养。能经口进食者,要多鼓励早进食,给予易消化且富含营养的饮食,消化功能差的可少量多餐。结肠造瘘口开放后即可进半流质饮食或少渣饮食,应避免过多的纤维素和导泻的食物如芹菜、韭菜、油炸食品等,少食易产味和易产气的食物如葱、牛奶、豆浆等,同时要协助患者总结饮食规律,养成定时排便的习惯。使用营养泵确保肠内营养液滴注的浓度、温度和滴注速度,以免引起腹泻或其他不适反应。

6. 体位与活动

(1)术后体位的选择与麻醉方式、手术部位、患者病情有关。全麻患者术后生命体征平稳,在没有气道风险、呼吸抑制、神志不清的情况下可采取带枕平卧位、斜卧位或侧卧位。颈、胸部术后采取半坐卧位,腹部术后采取半卧位,颅脑手术后采取头高足低位。

(2)鼓励患者早期床上运动,进行下肢功能体操锻炼,以促进下肢静脉血液循环。术后 24~48 小时后开始下床活动,早期活动可以防止术后并发症的发生,同时促进机体恢复。

7. 并发症的预防与护理 由于手术、营养、既往疾病、术后功能障碍及感染等原因可以引发术后多种并发症,严重的并发症甚至造成手术失败或患者死亡,因此要求护士掌握各种手术相应并发症的症状与预防,做到早发现、早诊断、早治疗。

(1)常见并发症:出血、伤口感染、肺部感染、肺不张、吻合口漏、乳糜漏、吻合口梗阻、皮瓣坏死、尿潴留等。甲状腺癌术后还应观察患者有无呛咳或声音嘶哑,手足抽搐,以判断有无喉上及喉返神经或甲状旁腺损伤。肝癌术后应关注肝功能衰竭的特征性表现,初期有行为与性格的改变,辨向力、计算力下降,逐渐发展为兴奋或嗜睡,出现扑击样震颤,终至昏迷。胃和胰腺手术后要关注胃肠功能恢复程度,及早发现功能性胃排空障碍。颅内肿瘤术后由于脑水肿、脑积水、脑出血等原因引起颅内压增高,主要表现为头痛、呕吐、视盘水肿等症状,应密切观察意识状态、瞳孔变化,有条件可作颅内压监测。

(2)腔镜技术具有创伤小、疼痛轻、恢复快、住院时间短等特点,但也存在一些特有的并发症,腔镜手术的围术期护理基本同传统手术,术后除了加强生命体征监测以及出血、疼痛、吻合口瘘等并发症的观察和护理外,还需要注意一些特殊护理。

1)皮下气肿:体腔压力过高使腔内气体进入皮下组织,形成皮下气肿,局部有握雪感、捻发音。腹腔镜术后的气肿也可导致肩、背痛,胸腹胀痛等,轻者可自行吸收,严重者需要做穿刺抽气以降低气腹压力或行皮下切开引流,促进气体排出。

2)出血:腔镜手术与传统手术相比,视野较小,手术时易损伤脏器或血管,诱发出血。

3)高碳酸血症:腔镜手术中需建立二氧化碳气腹,若气腹压力过高,使二氧化碳经腹膜大量吸收,加之二氧化碳气腹在腹腔中的高度可溶性,可形成高碳酸血症,引起心率加快、血压升高,患者出现烦躁、呼吸浅慢、肌肉震颤等症状,重者可发生呼吸性酸中毒、低氧血症等。一旦发现高碳酸血症,尽快改善呼吸功能,必要时使用呼吸机辅助呼吸。同时维持有效循环血量及电解质平衡。

（三）术后康复指导

1. 功能康复

（1）乳腺癌术后肢体功能康复

1）术后1~2天,术侧肢体内收进行手部、腕部运动。①手部运动:手持软球,挤压,放松;②腕部运动:半握拳,沿顺时针、逆时针方向旋转手腕。

2）术后3~4天,术侧肢体内收进行肘部运动:屈肘、伸直。

3）术后1周且无并发症后可进行肩部运动。①推肘运动:术侧手臂放于对侧肩上,健侧手向内上方推动肘部;②拉肘运动:双手交叉放于颈后,打开手肘拉向前直至互相碰触;③手臂摇摆:身体前倾,术侧手臂自然下垂,肩部发力使其向前、后、两旁绕圈,并逐渐增加摇摆的幅度和绕圈的范围;④绳索运动:将绳系于门把柄上,手执尾端纵向顺时针、逆时针摆动手臂,并逐渐增加摆动范围;⑤手臂后举:双手背后握毛巾两端,健侧手臂向上拉动术侧手臂;⑥爬墙运动:双手扶墙,手指向上做爬行运动,直至伤口拉紧或感到轻微疼痛为止,在墙上做记号,以便检查进度;⑦摸耳运动:术侧手臂过头顶,摸对侧耳朵。

（2）造口术后指导

1）患者术后饮食非常重要,正确的饮食有助于患者尽早建立有规律的排便习惯。手术近期要遵循少食多餐的原则,吃易消化、软烂的食物,禁吃高纤维的食物。术后2个月,可正常饮食。在尝试某种新食物时,不要一次进食过多,如果未出现不适,可以逐渐增加。日常应多吃新鲜蔬菜及水果,多喝水以保持大便通畅。避免进食易产生气体或气味大的食物,如洋葱、红薯、蒜、芹菜、椰菜、豆类、芝士、鸡蛋、啤酒、汽水及香料太浓的食物等。

2）观察患者的排便情况,如果患者发生持续腹泻或便秘,应咨询医生和造口治疗师,讨论饮食计划和药物治疗。造口患者要均衡的饮食并摄入足够的流质食物,以保证正常的排便。

3）指导患者正确的使用造口底盘和造口袋,有利于减少患者对医护人员和家属的依赖,以便重新建立自信和独立的生活方式。

4）清洁造口及周围皮肤并待其干燥后,根据患者具体情况及造口大小选择适宜的造口袋。当造口袋内充满三分之一的排泄物时,须及时更换排放。

5）泌尿造口患者应注意观察造口感染征象,如造口流出的尿液变浑浊,而且不断产生异味,或尿液量减少,色素加深甚至有血色。除多饮水外,应尽快就医检查。

6）已恢复健康的患者,在医生允许的情况下,可继续参加工作和运动。进行增加腹压的运动时,如咳嗽、打喷嚏、大笑等,需要用手保护造口;不得提超过10 kg的重物,以防止造口疝和造口脱垂。普通运动对造口不会有影响,如散步、慢跑、游泳等。禁止剧烈、碰撞的运动,如打拳、篮球等;如无法避免时,需佩戴造口护理罩来保护造口。人多拥挤的场所应注意保护造口,防止碰撞。

7）着装时应避免过紧、过窄的衣服,腰带不宜扎在造口位置,以免造口受压,引起局部肠黏膜坏死。

8）手术切口完全愈合后，便可沐浴。沐浴时，可佩戴或取下造口袋，中性肥皂或浴液不会刺激造口，也不会流入造口。

9）外出旅游前应做好准备，逐渐从短途旅行过渡到长途旅行；同时准备充足的造口护理用品，注意饮食卫生，尽量不改变饮食习惯。

10）手术初期身体及心理未完全康复适应，应给予自己及伴侣一些时间逐渐适应，性生活前可先将造口袋排空，或更换上迷你造口袋。

（3）其他手术肢体功能锻炼

1）传统开胸手术切口长，创伤大，患者因害怕疼痛不敢活动患侧上肢，以致肩关节活动受限，影响肢体功能。术后应指导患者进行患侧上肢功能锻炼，主要包括上举、外展、爬墙及肩关节向前、向后旋转等活动。

2）人工关节置换术后，指导患者进行早期功能锻炼，可防止肌肉萎缩和关节僵直，促进关节功能早日康复。术后如病情允许，应尽早开始肌肉的等长收缩及固定范围外关节的主动屈伸活动。另外，应根据不同部位的关节置换进行相应的康复指导。如髋关节置换术后行屈髋和髋外展训练；膝关节置换术后行伸膝抬高，屈膝锻炼等。截肢术后应加强健肢的锻炼，尤其是下肢截肢术后应积极锻炼上肢及健侧下肢，增强肌力，以利于以后使用拐杖行走，同时为安装义肢做准备。

（4）宫颈癌术后性生活指导

1）术后3个月复查阴道残端愈合良好，即可恢复性生活，以性生活不感到勉强，并在次日不感到疲惫为宜。

2）性生活的频度，有时与病前性生活的频度及患者年龄、体质、康复程度有关。即使术后恢复较好，初期也应适当低于病前性生活的频度，以免体力过分消耗，影响身体健康。

3）手术治疗破坏了阴道解剖的完整性，致使阴道长度缩短，阴道的弹性由于瘢痕而进一步降低，卵巢切除也使雌激素分泌明显减少。这些因素有可能会导致性交困难或疼痛。对此，可采取一些特殊体位，如女上位、后进位等方式，由女方掌握阴茎的插入深度，同时合理使用润滑剂，有助于避免疼痛。

4）可逐步尝试多种性生活方式，如语言及接吻，特意的举止打扮，抚摸与自慰等。癌症患者由于各种原因不想性交或者性交困难时，完全可以通过性的其他表达方式来获得愉悦。

（5）全喉切除及喉成型术后指导

1）发音指导：全喉切除术患者，发音功能丧失，语言交流障碍。患者可购买写字板或学习手语，也可选择使用人工喉或电子喉；参加食管发音学习班，掌握食管发音技巧，以达到有效沟通的目的。

2）气管造口的管理：注意套管带的松紧度，以能容纳1指为宜，谨防脱管。保持造口周围皮肤清洁，每日更换2次喉垫。保持气管套管通畅。可在气管套管处放置一块湿纱布，防止灰尘、异物落入，同时可起到湿润空气的作用。观察造瘘口是否狭窄，造瘘口直径不能小于1cm，如发现造瘘口缩小，应立即带全喉套管。由于气管套管压迫气管前壁，以及胃酸反流等因素的影响，长期带管的患者应注意观察有无出血现象。谨防洗头、沐浴时气管套管内进水；天气寒冷时，减少外出活动以避免冷空气刺激。

（四）出院指导

出院指导是患者在出院时获得的一份重要的健康教育内容,对患者出院后的康复起着重要指导作用。在制订出院指导时,要熟悉各种疾病手术后存在的问题,制订切实可行的指导计划,通过院外随访,获得患者的康复状况,进一步跟进、完善指导计划,以促进患者的健康。出院指导多以口头宣教、宣传手册和多媒体的形式进行,包括内容:

1. 指导伤口护理　保持伤口清洁、干燥,拆线一周内不可淋浴,告知感染的症状和体征,以利于患者及时就医。

2. 休息与活动　适当活动的重要性,鼓励进行可耐受的活动。生活规律,劳逸结合,避免劳累。盆腹腔淋巴结清扫的患者不宜站立过久,休息时可适当抬高下肢以促进下肢淋巴回流。

3. 饮食合理　摄入均衡饮食,禁烟酒,禁暴饮暴食,加强营养,进食高蛋白、富含维生素类食物。根据不同病种进行相应的饮食指导,特别注意消化道手术后饮食规律及个性化特点,强调既往疾病饮食需求。

4. 用药　对出院带药的患者应指导其正确服用药物,告知药物的作用以提高服药依从性,教会患者了解用药注意事项及副作用的观察。

5. 定期随诊　肿瘤患者应终身随访,在手术治疗后最初 3 年内至少每 3 个月随访一次,之后每半年复查一次、5 年后每年复查一次。随访可早期发现复发或转移征象,如遇紧急情况及时与医院联系。

6. 寻求家庭及社会支持　家庭是社会支持系统中最基本的形式,动员患者家属及朋友给予患者更多的关心和照顾,提供精神及物质支持,增强患者的自信心,使患者更好更快地适应家庭和社会角色。

知识拓展

加速康复外科

快速康复外科(fast-track surgery, FTS)最早由丹麦学者 Kehlet(1997 年)提出。2010 年后,多数学者称之 ERAS(Enhanced Recovery After Surgery),我们译之为"加速康复外科"。ERAS 是指为促进患者快速康复,在围手术期整合一系列经循证医学证据证实有效的优化处理措施,从而减轻患者心理、生理创伤应激反应,减少能量损耗,改善器官功能紊乱,减少术后并发症,促进术后早期康复,缩短住院时间,减少医疗费用的目标。加速康复外科必须是一个多学科协作的过程,包括外科医生、麻醉师、康复治疗师、护士、患者及家属的共同参与。

加速康复外科的重要组成内容:

患者的教育:详细告知康复各阶段的时间;对促进康复的各种建议及措施;鼓励包括早期口服进食及下床活动。

术前肠道准备:不主张常规行术前肠道准备,口服大量液体或泻药引起的脱水,可引起生理环境的改变,增加围手术期应激反应。

术前禁食水时间：术前 2 小时进水或碳水化合物有利于患者的康复；缩短禁饮时间可以增加患者舒适，减少低血糖等不良反应的发生。美国麻醉医师协会于 1999 年重新修订了术前禁食指南，指南规定，任何年龄患者术前 2 小时可以进不含乙醇、含少量糖的透明液体，如清水、茶、咖啡、果汁等。

优化麻醉方法：在全麻时使用起效快、作用时间短的麻醉剂，以及短效的阿片类药，从而保证患者在麻醉后能快速清醒，有利于术后早期活动。

预防性抗生素的使用：术前 0.5~1 小时给予抗生素，如手术时间 >3 小时或超过抗生素半衰期的 2 倍，或成年患者术中出血量 >1500ml，术中应追加单次剂量。

避免术中低体温，具有减少术中出血、术后感染、心脏并发症，以及降低分解代谢的作用。应监测体温 >36℃ 及采取必要的保温措施，如：覆盖加温毯、加热输液及冲洗液等。

液体治疗：控制手术当日及术后液体输入有利于减少术后并发症的发生并缩短术后住院时间。

术后镇痛：是 ERAS 的核心内容。充分的术后镇痛可以减少应激，有利于患者康复。提倡多模式镇痛方案，非甾体类抗感染镇痛药为基础用药，尽量减少阿片类药物的应用。

恶心呕吐的治疗：应避免使用可能引起呕吐的药物，如：新斯的明或阿片类药物等。有呕吐风险的患者，应预防性的使用止吐药，如昂丹斯琼或地塞米松等。

预防肠麻痹：术后胃肠功能恢复时间是决定患者术后住院时间的主要因素之一。预防术后肠麻痹的措施包括：多模式镇痛、减少阿片类药物用量、控制液体入量、微创手术、早期进食、早期下床活动等。

早期经口进食：消化道手术后早期肠内营养可促进肠道功能恢复，维持肠黏膜功能，防止细菌移位。推荐术后清醒即可少量饮水，术后第一天口服清流质 500~1000ml，以后每天逐渐增量。恢复排气可由流失改为半流食。进食量根据胃肠耐受情况逐渐增加。

合理使用鼻胃管、引流管和尿管：在腹部择期手术时不需要常规使用鼻胃管减压引流。各类导管的使用不但会增加并发症的风险，而且明显的影响患者术后的活动，因此，应选择性地使用各类导管，而不是作为常规使用。术后第一天应考虑拔出尿管，直肠经腹低位前切除时，放置 2 天左右。

早期下床活动：长期卧床会使肌肉强度降低，损害肺功能及组织氧化能力，加重静脉淤滞及血栓形成。术后第一天下床活动 1~2 小时，以后逐渐增加活动时间。

出院计划与标准：口服止痛药控制疼痛良好，进食半流食，体温正常，无需静脉补液；可自由活动；患者愿意回家。详细制定出院计划及定期随访计划，以满足患者的继续治疗及支持服务。

（王晓雷　路　虹）

第二节 肿瘤的放射治疗及护理

学习目标

完成本节内容学习后,学生将能:

1. 复述放射治疗的概念。
2. 列出放射治疗的分类。
3. 描述常见放疗反应的分级和表现。
4. 应用专科护理预防或减轻放疗反应。

一、放射治疗概述

放射治疗在肿瘤临床中占有举足轻重的地位,是继手术之后的第二大治疗手段。约 70% 的肿瘤患者在治疗过程中需要放射治疗的参与。对早期肿瘤如鼻咽癌、喉癌、下咽癌、淋巴瘤、前列腺癌、宫颈癌等,单独的放射治疗可取得和根治性手术一样的结果,同时又完整地保留了患者组织、器官解剖结构的完整性,提高了患者的生活质量;对多数的中晚期肿瘤患者,通过术前放疗、术后放疗,或与化疗的合理配合,可以明显降低肿瘤的局部复发机会,提高肿瘤的局部控制率,改善生存。

(一)放射治疗的历史

自从 1895 年伦琴发现了 X 射线,1896 年居里夫人、贝克勒尔发现了镭,从而为肿瘤放射治疗学的兴起和发展奠定了基础。1898 年已经开始利用镭射线来治疗人体浅表肿瘤的尝试,但一直到 1922 才确定了放射治疗的临床地位。早年由于医疗技术及设备的限制,多是利用深部 X 线来治疗人体肿瘤,尽管对浅表肿瘤获得了较为满意的疗效,但对于深部肿瘤的疗效有限、而且并发症明显。20 世纪 50 年代初随着 ^{60} 钴治疗机的成功研制与开发,明显提高了肿瘤的放射治疗疗效,而且放疗的并发症明显减轻。以后随着各种不同能量的加速器问世,并逐步成为放射治疗的主流设备。20 世纪末,由于影像技术、放射物理、特别是电子计算机技术的发展,使得放射治疗的发展达到了空前飞跃;再者立体定向放射技术(如 X 刀、γ 刀、赛博刀)也得到了飞速发展。CT 模拟定位机、核磁模拟定位机以及逆向治疗计划设计系统,保证了上述治疗的实施。目前放射治疗已经由常规的两维照射阶段步入三维照射年代(彩图 3-2-1),从而达到精确定位、精确设计治疗计划及精确治疗。这些技术的实施,保证了肿瘤区得到高剂量均匀照射的同时、明显降低肿瘤周围正常组织的受量,从而在降低正常组织损伤的前提下,由于提高了肿瘤靶区的剂量而增加肿瘤局部控制率,从而提高生存率。

(二)放射治疗肿瘤的生物学原理

放射线对机体的作用很复杂,一般认为,放射线作用于生物体,能引起组织细胞发生电离作用,从而导致细胞死亡。

电离作用又分为以下两种:

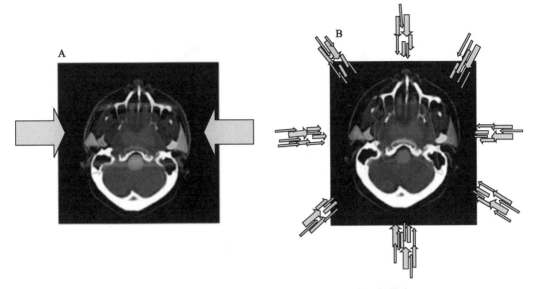

图 3-2-1 以鼻咽癌为例显示两维照射与三维照射技术

注:A. 常规两维照射技术显示鼻咽肿瘤得到根治剂量的同时周围正常组织器官如腮腺、颞颌关节也得到近似根治剂量的照射。B. 三维照射技术显示鼻咽肿瘤得到根治剂量的照射,而周围正常组织器官如腮腺、颞颌关节照射剂量明显下降。

直接作用:是指射线直接作用于组织和细胞中的生物大分子 DNA 链,使之发生损伤、断裂而导致细胞死亡。

间接作用:是指射线与生物组织内水分子作用产生自由基,这些自由基再与生物大分子作用使其损伤。

不同性质的射线所起的作用是不同的:高能量直线传递(LET)射线如质子、负 π 离子等以直接作用为主,而放射治疗常用的射线如各种不同能量加速器产生的 X 线、^{60} 钴产生的 γ 线等属于低能量直线传递(LET)射线,间接作用是其主要损伤形式。

因为放射线对机体组织的作用有一定的选择性:对于越是生长旺盛、分化越差、越幼稚的细胞,放射线照射后受到的损伤就越大。

正是由于正常组织和肿瘤细胞在分化程度、生长特性的不同,因此在放射线作用下,正常组织和肿瘤细胞所受损伤的程度不同:肿瘤细胞受放射的损伤破坏大,不易修复,而正常组织所受损伤较轻,并且容易修复,能继续生存并保持其功能。这种对放射线引起的损伤程度、修复程度的差别正是利用放疗治疗肿瘤的生物学依据。

(三)放射治疗分类

放射治疗的种类众多,按照治疗方式分为外照射、内照射,按照治疗目的又分为根治性放疗、姑息性放疗以及与其他治疗手段相配合的综合治疗。

1. 按照治疗方式分类

(1)外照射:又称为远距离放疗,治疗时放射源距离人体有一定的距离,是放射治疗的主要设备,如常用的深部 X 线治疗机、^{60} 钴、以及各种不同能量的加速器等均为完成体外照射的工具。目前临床实施外照射的主流设备为直线加速器,可产生不同能量的高能 X 线、电子线、质子、重离子等,但常用的治疗射线以高能 X 线为主(图 3-2-2)。

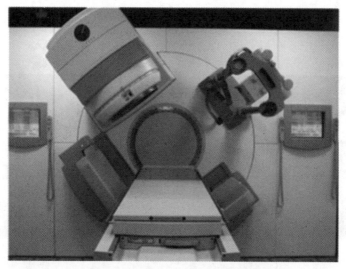

图 3-2-2　临床上常用的直线加速器

（2）内照射：又称为近距离放疗，按留置方式可分为暂时性留置或永久性置入两种。治疗时放射源通过特殊的设备置于患者瘤体内或紧贴瘤体表的照射，其特点是照射部位的剂量大小与距放射源距离的平方成反比，故照射区内剂量分布不均匀：距离放射源近的部位受量高，远隔部位的剂量明显下降（图 3-2-3），临床上多用作体外照射间或体外照射后的补充手段，较少单独使用。

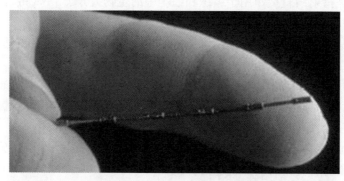

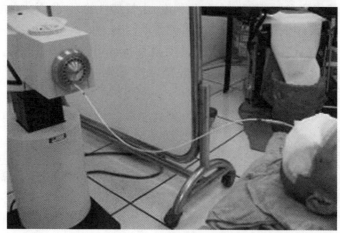

图 3-2-3　临床上常用的内照射、近距离放疗设备

目前临床上常用的插值技术,即通过插值将放射源直接植入肿瘤体内、也是一种内照射技术(图 3-2-4)。

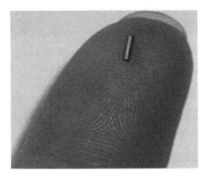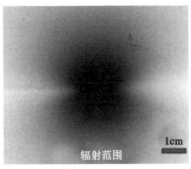

图 3-2-4　临床上常用的粒子植入技术 – 碘 125 粒子

2. 按照治疗目的分为

(1)根治性放疗:是希望通过放疗达到彻底消灭肿瘤,使患者得到治愈的一种放疗。特点是照射范围较大,如同根治性手术一样,治疗时需要包括全部临床病灶、亚临床病灶及区域性引流病灶,并给予根治性剂量。

(2)姑息性放疗:对于病期较晚、病变范围较广泛、肿瘤对放射线不敏感,患者症状明显如出血、疼痛,以及年老体弱者,采用放疗的目的主要是控制肿瘤的生长、有效地缓解肿瘤引起的症状,延长生存期,提高患者的生存质量。其特点为放疗技术较为简单、照射野较小,放疗剂量较低。

(3)综合性放疗:是肿瘤综合治疗中的一种重要的治疗手段,主要用于局部区域晚期的肿瘤患者。放疗可与手术、化疗、热疗等治疗手段综合应用,可明显提高肿瘤的局部控制率,改善预后。其中与手术的配合又分为以下几种治疗手段:

1)术前放疗:术前放疗主要用于非早期的肿瘤患者,患者有手术指征,但估计手术切除困难者。

一般而言,术前放疗可以提高手术切除率,提高肿瘤局部控制率,从而可望提高生存率。合适剂量的术前放疗如 40~50Gy/4~5 周并不明显增加手术的困难。但如果患者同时合并了同步化疗、靶向治疗,或采用的为同步加量的调强放疗技术,则与常规单纯放疗技术相比,手术难度要增加,手术并发症也较为严重。

术前放疗的优点为:①术前放疗可使瘤体缩小、粘连松解,减少手术困难、增加手术切除率,使原本不能手术的变得可以手术切除,或原本可以手术的如肿瘤缩小明显而可行较为保守的手术;②术前放疗可使肿瘤周围小的血管、淋巴管闭塞,从而减少术中医源性播散的机会;③合适的术前放疗剂量如 40Gy~50Gy 并不增加术后吻合口漏及手术切口不愈合等并发症的发生率。

2)术中放疗:是在手术过程中通过体外照射或插植内照射给了一次大剂量照射,使肿瘤区域内有较高的放射剂量而又对正常组织的损伤降低到最低程度,一般用于肿瘤较大、手术切缘不净、术后估计容易出现局部复发的患者。但因为此项技术的开展受到某些条件的限制,因此在多数医疗机构不能作为一种常规治疗技术。

3)术后放疗:术后放疗主要用于局部区域晚期病变,或手术切缘不净或安全界不够,或多发淋巴结转移,或术后局部复发率高的肿瘤。

术后放疗的优点为：①术后放疗不耽搁手术时间；②术后放疗可根据术中具体所见、手术切除情况、术后病理检查结果等，更精确地制定放疗的靶区；③术后放疗可较术前放疗给予较高剂量的放疗，从而有效地控制肿瘤；④临床研究已经证实术后放疗并不影响手术切口的愈合。

术后放疗的时间间隔由于肿瘤部位的不同而有不同的限定，在胸部、腹部肿瘤中如乳腺癌、食管癌、肺癌、直肠癌等，术后放疗的时间可在术后化疗 3 周期（如果有化疗指征）后进行，一般不超过术后半年的时间，如此对肿瘤的局部控制率无太大的影响。但在头颈部的肿瘤中，术后放疗的时间间隔应尽可能地缩短：术后放疗一般在术后 2~4 周开始，最迟不得超过 6 周。否则因为以下原因而导致术后放疗的局部控制率下降：一方面随着术后放疗与手术间隔时间的延长，由于手术区域内纤维瘢痕的形成造成局部血运变差，从而导致放射敏感性降低；另一方面随着时间的延长，残存的肿瘤细胞出现快速再增殖，引起肿瘤负荷增加，从而影响术后放疗的疗效。

（四）放射治疗在全身肿瘤治疗中的作用

放射治疗主要用于恶性肿瘤的治疗，它和手术、化疗共同组成肿瘤的三大治疗手段。

国内外的统计数字表明，70% 左右的癌症患者在治疗过程中需要放疗的参与（单独放射治疗或与其他治疗手段的综合治疗），在目前恶性肿瘤（实体肿瘤）治愈率为 55% 的前提下，手术治疗贡献 27%、放射治疗贡献 22%、内科贡献 6%，因此放射治疗和手术治疗一样，尽管属于局部治疗手段，但在肿瘤的治疗中占有重要的地位。放射治疗除用于恶性肿瘤外，还用于治疗一些良性肿瘤如垂体肿瘤、以及其他多种良性疾病。

放疗的适应范围：

（1）单纯根治的肿瘤：鼻咽癌、口咽癌、早期喉癌、下咽癌、淋巴瘤、髓母细胞瘤、基底细胞癌、不适合手术的早期肺癌、食管癌，以及早期前列腺癌、宫颈癌等。

（2）与手术综合治疗：主要用于局部区域晚期肿瘤，采用术前、术中、术后放疗，可以明显改善提高手术的局部区域控制率、改善预后，如中晚期鼻腔、鼻窦癌、肺癌、食管癌、胃肠道癌、软组织肉瘤等。

（3）与化疗合并治疗肿瘤：小细胞肺癌、中晚期恶性淋巴瘤、高度恶性肉瘤等。

（4）姑息性放疗：主要用于晚期肿瘤患者的姑息减症放疗，可以有效缓解症状、改善患者的生存质量，如骨转移灶的止痛放疗、脑转移病灶的放疗控制、肿瘤慢性出血的止血作用。

放射治疗不仅可以治愈肿瘤，而且还可以保护正常组织功能，如面部皮肤癌、舌癌、喉癌等，治疗后可以保留容貌，并保持进食、发声等功能。这是其他疗法不易达到的。

放射治疗多年以来一直为常规分割方式，即每周放疗 5 次，一天一次，每次 1.8Gy~2Gy，连续照射。总的治疗剂量根据肿瘤发生的具体部位、病理类型、临床分期、放射敏感性等多种因素而决定，一般在 60~70Gy/30~35 次的范围内；而术前放疗剂量 40~50Gy/20~25 次，术后放疗剂量 50~60Gy/25~30 次。

二、放射治疗的方法及选择

（一）体外照射

是临床上常用的主流技术，设备为不同性能的直线加速器，可产生高能 X 线及各种不同能量的电子线，几乎可以满足全身所有肿瘤的治疗。

目前临床上常用的外照射技术主要包括：

1. 三维适形放疗（3-Dimensional Conformal Radiotherapy，3DCRT）　是现代放疗技术的一大进步，是从三维空间通过多野、多方向对肿瘤进行照射，每个照射野的形状与肿瘤靶区形状相似，因此称之为三维适形放疗。适形放疗技术的实施可以给予肿瘤较高的剂量，同时又使肿瘤周围的正常组织器官得到很好的保护，因此已经成为目前临床上的主流放疗技术。

2. 调强放疗（Intensity Modulated Radiation Therapy，IMRT）　根据照射部位（靶区）的三维形状，射线从多个不同的角度进行照射，每个角度的射线强度和射束形状都相应调整，使射束形状与肿瘤形状高度匹配，同时使得靶区内剂量均匀（彩图3-2-5）。

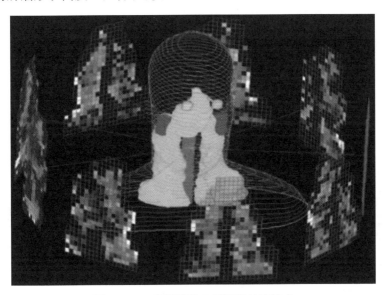

图 3-2-5　鼻咽癌的 7 野调强放疗技术

3. 容积调强放射治疗（Volumetric-Modulated Arc Radiotherapy，VAMT）　机架在 360° 范围内单弧或多弧旋转进行治疗。通过加速器机架非匀速旋转，剂量率动态变化，电动多叶准直器（MLC）不断运动，以生成高质量的剂量分布。在传统的调强放疗（IMRT）治疗过程中，机器需围绕患者旋转到固定的角度上，重复停止和启动，以从多个不同的角度治疗肿瘤，而容积调强放射治疗（VMAT）与其不同，能够在一次 360° 旋转过程中将剂量投照到整个肿瘤，极大地缩短了治疗时间，整个过程只需要数分钟，进而可能减少因治疗期间患者体位移动造成的治疗偏差。

4. 图像引导放疗（Image Guided Radiotherapy，IGRT）　在影像引导下进行的放疗，可以纠正放疗期间摆位、器官运动、肿瘤体积变化带来的误差，实现精准放疗（图3-2-6）。

5. 4D 放疗技术　在三维的基础上加入了时间这个维度，通过动态捕捉呼吸运动引起的器官移动来进行影像重建，可以避免受呼吸运动影响大的胸腹部肿瘤（如胃癌，肺癌等）在放疗中出现漏照，同时又更好地保护了周围的正常组织。

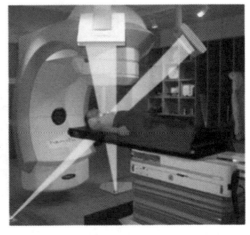

图 3-2-6　胸部肿瘤的 IGRT 放疗技术

6. 立体定向放射治疗（Stereotactic Body Radiation Therapy, SBRT） 又称立体定向消融放疗（Stereotactic Ablative Radiotherapy, SABR）。其特征是三维、小野、集束、分次、或单次大剂量致死性地摧毁靶点内的组织，而射线在病变周围正常组织中的剂量锐减，因此其治疗照射范围与正常组织界限非常明显，边缘如刀割一样，人们形象的称之为"刀"，包括临床上常用的 X 刀（X-knife）、伽马刀（γ 刀）和赛博刀（Cyber Knife）等设备（图 3-2-7）。

立体定向放疗临床应用指征：

（1）适合治疗小体积肿瘤，一般肿瘤的直径不超过 3~5cm；

（2）肿瘤的形状比较规则如为圆形、或类圆形；

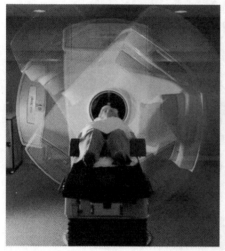
X 刀

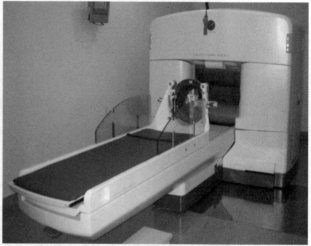
伽马刀

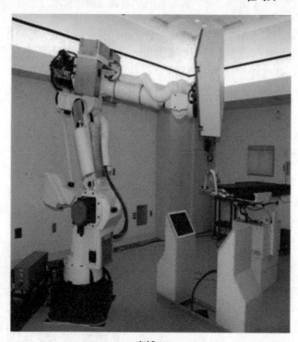
赛博刀

图 3-2-7 立体定向放射治疗设备

（3）同一器官的病灶一般不超过 3 个,如脑转移、肺转移病灶;

（4）适合指征的肿瘤,无论原发、还是转移性肿瘤都可以考虑立体定向放疗。

该技术采用单次大剂量(通常每次 5~20Gy),一般治疗 1~5 次,每日一次或隔日一次,整个治疗可在 1 到 2 周内完成。

其实以上的各种现代放疗技术都可以归类为三维适形放疗技术。

（二）内照射

内照射是将放射源通过后装技术置于人体自然管腔(口腔、鼻咽腔、食管、肠道等)、或插植方式将放射源置入肿瘤组织内的照射技术,除低危早期前列腺癌可以考虑根治性插值放射源内照射外,对其他肿瘤多是作为体外照射的一种有效补充,或是常规治疗手段治疗失败的一种挽救治疗手段来使用。

三、放射治疗的效果及评价

对肿瘤治疗效果的判定,不同学科采用的标准有所不同,如内科常用 RECIST 标准,而放疗常用的为 WHO 延续至今的传统标准,临床应用过程中注意甄别。两者的区别为:

疗效	WHO （病灶的两个最大垂直径乘积的变化）	RECIST （病灶单一最长径总和的变化）
CR （完全缓解）	全部病灶消失并维持 4 周	全部病灶消失并维持 4 周
PR （部分缓解）	病灶缩小≥50% 并维持 4 周	病灶缩小≥30% 并维持 4 周
SD （稳定）	病灶变化在 PR、PD 之间	病灶变化在 PR、PD 之间
PD （进展）	病灶变大≥25%	病灶变大≥20%

尽管标准不一,但主要是根据肿瘤变化的程度进行评判,且不同的时间评判会有不同的结果。如放疗结束、放疗结束 1 月、3 月评判可能会有不同的结果:对放射治疗敏感的肿瘤放疗结束肿瘤即有可能完全消失,即达到 CR 标准;但相当一部分肿瘤是放疗结束以后肿瘤缓慢消退,因此部分患者是在放疗结束 1~3 月才达到肿瘤的完全消失。

四、放射治疗的常见并发症及处理

在肿瘤的放射治疗过程中、或放射治疗后正常组织和器官出现的任何暂时性或永久性的异常改变,并伴有相应的症状,称之为放射治疗的不良反应、即放射治疗并发症。

临床上,放疗的不良反应被分为急性放疗反应和远期放疗反应。一般将放疗开始后的 90 天内出现的放疗反应定义为急性放疗反应,而放疗开始 90 天后出现的任何异常定义为远期放疗反应。大部分放疗急性反应如皮肤、黏膜反应在治疗结束后的几周内基本消失。而晚期副作用在治疗后会持续几个月或几年,甚至是永久性的。

放疗不良反应的发生及严重程度因人而异,与多种因素有关,包括患者全身情况的好坏、有无并发症如糖尿病、甲亢等代谢性疾病、女性是否为妊娠期、以及照射部位、分次剂量、总剂量、采用的放疗技术等多种因素有关。

放射治疗不良反应多发生于照射范围内的相应的组织器官,主要表现为局部放疗反应,但部分患者疗中会出现乏力、血象下降等全身反应,应注意是否由其他因素引起,如肿瘤本身、心理因素、全身化疗、营养摄入不足等引起的全身反应,这种全身反应主要表现在:

（一）乏力

肿瘤本身会造成疲乏,放疗可能会加重这一症状,并可能会在放疗结束后持续数月。这是因为在此期间患者身体需要更多的能量来处理癌症和治疗;同时,疾病压力、日常治疗的奔波以及辐射对正常细胞的影响也会导致疲倦乏力。

（二）外周血象下降

单纯放疗一般不会引起明显的血象下降,下降的多少与患者的全身情况、是否接受过化疗、以及照射野大小、部位等因素有关。

从单纯放疗角度而言,如果照射较大范围的扁骨、骨髓、脾等造血器官、以及大面积放疗,如全肺放疗、全骨盆放疗、全腹放疗时,造血系统会受影响而导致全血细胞下降,如白细胞、红细胞和血小板的下降。

（三）局部反应

多数放疗不良反应多表现为局部反应,即照射野内的局部组织器官出现的反应,包括:

1. 放射性皮肤反应　主要分为干性皮肤反应和湿性皮肤反应,好发于颈部、腋下及腹股沟等皮肤薄嫩、多皱褶、易出汗的部位。

出现干性皮肤反应的患者会感觉皮肤有些干燥,甚至瘙痒,一些患者会出现脱皮等,一般不影响放疗的正常进行。

湿性皮肤反应表现为局部出现水泡、渗液,类似浅2度烧伤,如果较为严重需要暂停放疗。处理原则同烧伤(彩图3-2-8)。

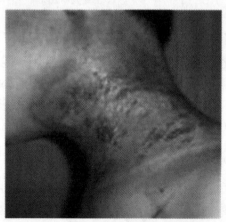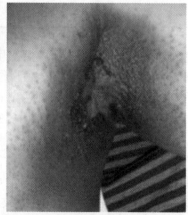

左侧颈部皮肤湿性反应　　　　　　左侧腋窝皮肤湿性反应

图3-2-8　放射性皮肤湿性反应

2. 放射性黏膜反应　急性黏膜反应一般于放疗的第二周末或第三周初出现,也就是放疗剂量至20~30Gy时开始出现肉眼的改变,主要表现为红斑样改变;30~40Gy时开始出现斑片状黏膜炎的改变；以后随着放疗的继续进行，斑片状黏膜炎可相互融合。

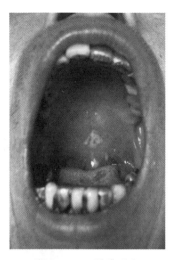

图 3-2-9　黏膜反应

黏膜炎由于发生部位的不同而有不同的临床症状，如口腔黏膜炎表现为口腔充血、糜烂、溃疡等，患者局部疼痛明显（彩图 3-2-9）；食管黏膜炎则表现为咽下不利、疼痛等，影响进食等。

临床上多为对症处理，对严重黏膜炎影响全身情况者应注意加强支持疗法。一般而言，黏膜炎会在放射治疗结束 2 周后恢复。

3. 味觉嗅觉的改变　头颈部肿瘤放疗期间，如果照射野包括到了鼻腔颅底的嗅觉细胞、口腔中的味觉细胞，则一些患者会出现味觉和嗅觉的改变，这种改变一般是可逆的，治疗后基本可以完全恢复，但恢复时间长短因人而异。

4. 脱发　只有在特定的部位进行放射治疗会引起脱发。毛发部位受到放疗会导致不同程度的脱发。治疗后头发是否再生，取决于毛发部位接受的剂量和射线能量有关，如脑瘤放疗，深部剂量较高而头皮剂量较低，因此脱发区仅限在治疗区域，而且治疗后 3~6 个月后会逐步长出，但对头皮发生的皮肤癌，因为表浅剂量较高，因此治愈后局部脱发可能是是永久性的。

5. 口干　正常人的唾液由腮腺、颌下腺、舌下腺、尤其是腮腺分泌为主，以保持口腔湿润，帮助食物消化，如头颈部肿瘤放射治疗时，而以上腺体接受了不同剂量放疗，则影响相关唾液的分泌，唾液变得少而黏稠，因此患者会口干的症状。如果采用调强放疗技术，而唾液腺又得到很好保护的前提下，则多数患者的口干会有一定程度的恢复，但一般不会恢复至正常水平。对于肿瘤靶区和以上腺密不可分时，为了充分控制肿瘤，当肿瘤高剂量照射时其邻近的腺体尤其是腮腺受到较高剂量照射，则口干比较明显而且是不可逆的。

6. 放射性颌骨坏死　头颈部肿瘤进行放疗时，下颌骨受到过高剂量的照射有发生下颌骨坏死的风险，属于较为严重的晚期损伤。牙源性感染、拔牙手术，会增加发生放射性颌骨坏死的风险。

颌骨坏死者表现为颌骨局部红肿、疼痛、溢脓、创口不愈、死骨暴露、张口困难等（图 3-2-10）。

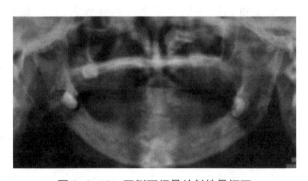

图 3-2-10　双侧下颌骨放射性骨坏死

多数患者的病情迁延不愈，严重影响进食和言语，治疗上可考虑手术介入去除坏死骨，但关键在于预防。

7. 放射性肺炎　放射性肺炎发生于接受胸部放疗的肿瘤患者,如肺癌、乳腺癌、食管癌、恶性胸膜间皮瘤患者放疗后,定义为凡肺部一年内接受过放疗的患者,出现持续 2 周以上咳嗽、呼吸困难等肺部症状,同时肺部影像学示与照射野一致的片状或条索状阴影(图 3-2-11)。

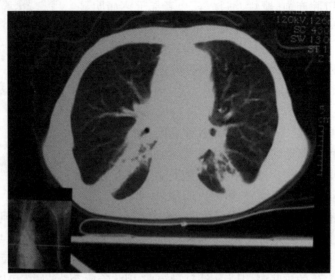

图 3-2-11　食管癌三野等中心照射后半年出现的
放射性肺炎,范围与两个后斜野吻合

急性放射性肺炎通常发生在放疗后 1~3 个月,化疗后放疗、或同步放化疗的患者可发生在放疗中或即将结束的时候。

肺的后期放射性损伤主要表现为肺组织纤维化,多发生于照射后 6 个月左右。

治疗效果有限,预防为主。一旦发生放射性肺炎,首选激素治疗,原则为即时、足量、足够时间的激素使用,并辅以对症治疗,包括吸氧、祛痰和支气管扩张剂,保持呼吸道通畅,结合抗生素预防治疗。如处理不当、或进展,有危及生命的风险。

8. 消化道反应　接受腹部放疗的患者可出现厌食、恶心、呕吐、腹泻等消化道症状。临床处理以对症处理、加强支持疗法为主,必要时鼻饲胃管以保证每日的基本营养。

9. 放射性直肠炎　放射性直肠炎是盆腔恶性肿瘤放射治疗,如女性宫颈癌、男性前列腺癌放射治疗的主要并发症,疗中表现为腹泻、血样变、里急后重,甚至腹痛,疗后一定时间内多可自愈,但个别患者可迁延不愈,最后发展至直肠狭窄、影响排便功能。

10. 放射性脑病　放射性脑病是指脑组织受到一定剂量的射线照射时所导致的神经元发生变性、坏死的结局,如脑瘤、鼻咽癌放疗,尤其是较高剂量的放疗则发生放射性脑病的可能性明显增加(图 3-2-12)。

放射性脑病的发生与单次剂量、总剂量、脑组织受照射体积的大小等多种因素有关。轻者可无明显表现,仅在复查脑 MRI 时发现,或表现为记忆力下降、头晕、乏力,严重者表现为痴呆、抑郁等症状,甚或死亡。这种损伤可静止一段时间,但一般认为最终为进展性、且为不可逆的过程。急性期可用糖皮质激素的治疗,对减轻脑水肿引起的相关症状效果较好,但是不宜长期应用。高压氧、血管神经营养药物等对减轻症状有一定疗效,个别患者应用神经营养药物可以将脑坏死的强化病灶完全消失。

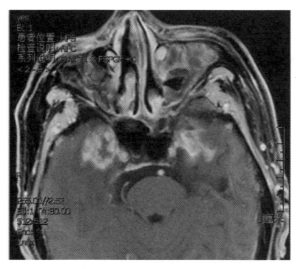

图 3-2-12 鼻咽癌放疗后发生的双侧颞叶放射性脑病

11. 放射性脊髓炎 正常组织器官都有一定的放射安全耐受剂量,在这个安全范围内一般不会发生放疗并发症,当有时需要较高剂量的放疗来控制肿瘤时、或患者对辐射的耐受剂量因并发症的影响而较差时,有可能发生脊髓的放射性损伤。

五、放射治疗的护理

放射治疗是恶性肿瘤治疗的主要手段之一,约有 50%~70% 的肿瘤患者在病程中需要做放射治疗。随着科学的发展和放疗技术的进步,使得放射治疗在肿瘤治疗中的作用和地位更加显著。放射线在治疗肿瘤的同时,对正常组织也有一定损伤,从而出现一些放疗毒性反应。科学有效的护理,对于接受放疗的患者尤为重要。作为肿瘤放射治疗的临床护理人员,应具备放疗相关的护理知识和技能,通过专业的护理干预,减轻患者放疗期间的不适症状,预防严重反应的发生或减轻反应程度,从而提高患者对治疗的耐受性,顺利完成治疗。

(一)放疗前期准备

1. 摘除金属物 在放射治疗前的准备阶段,应摘除照射野内的金属物质,避免与金属物质相邻的组织受量增加而造成损伤。比如:头颈部放疗的患者,放疗前应摘除金属牙套,气管切开的患者将金属套管换成塑料或硅胶材质的套管。

2. 口腔处理 头颈部放疗患者在放疗前应做好口腔的预处理,保守治疗照射范围内的患齿,拔除短期内难以治愈的患牙和残根,避免引起放疗并发症。

3. 评估全身状况 处理严重的内科并发症,控制感染和出血,如有伤口应妥善处理,一般待伤口愈合后开始放疗。纠正贫血和营养不良状态,针对高危营养风险的患者,可以置鼻饲管或行胃造瘘,做好营养支持。对患者生活自理能力、跌倒风险进行评估,识别跌倒高风险患者并重点防控。

4. 教育指导 介绍放疗相关知识及治疗程序,放疗期间可能出现的不良反应以及预防措施,使患者心中有数,消除焦虑情绪和恐惧,积极配合治疗。备有放疗知识的宣教手册,方便患者阅读参考。

（二）放疗期间护理

1. 照射野皮肤护理　在放疗期间中,照射野区域皮肤出现一定的放疗毒性反应是不可避免的,其反应的程度与放射源种类、照射剂量、照射野的面积、照射部位及患者体质等因素有关。护士指导患者皮肤保护的方法,避免人为因素加重皮肤反应程度,同时要评估患者皮肤反应程度,采取相应的预防和护理措施。

护理目标:维持清洁与舒适、预防感染,维持皮肤完整促进愈合。

（1）皮肤反应的分级和表现:根据美国放射肿瘤协作组（RTOG）急性放射反应评价标准,将急性皮肤毒性反应分为Ⅳ级。

0级:无变化。

Ⅰ级:轻微红斑,轻度皮肤干性反应。

Ⅱ级:散在红斑,因皮肤皱褶而导致的皮肤湿性反应或中度水肿。

Ⅲ级:融合的皮肤湿性反应,凹陷性水肿,直径≥1.5cm。

Ⅳ级:皮肤溃疡、坏死或出血。

（2）预防措施和健康指导:①建议患者穿柔软宽松、吸湿性强的纯棉材质内衣,颈部有放疗的患者最好穿无领的开衫,便于穿脱,减少颈部摩擦刺激。②保持照射野皮肤的清洁干燥,特别是多汗区皮肤,如腋窝、腹股沟、外阴等处。放疗期间可以洗澡,照射野区域皮肤可以用温水软毛巾的清洗,禁止使用碱性强的肥皂、粗糙的毛巾搓洗;局部不可涂乙醇、碘酒以及对皮肤有刺激性的药物、化妆品。③照射野局部用药后,宜充分暴露、切勿覆盖或包扎。避免冷热刺激,不可使用冰袋和暖水袋等。冬季外出注意防寒保暖,夏季避免长时间暴露在强烈日光下。④避免照射野皮肤损伤。切勿粘贴胶布,剃毛发时宜用电动剃须刀,皮肤出现脱皮或结痂时,忌用手撕剥,以免损伤皮肤增加感染风险而导致伤口不愈合。⑤接受放疗范围内的毛发会有脱落,通常在治疗开始1~2周后逐渐出现,大部分只是暂时的,一般治疗结束后毛发会逐渐生长出来。皮肤色素沉着不必进行特殊处理,放疗结束后逐渐恢复。

（3）皮肤毒性反应的处理:

Ⅰ级:局部外用薄荷淀粉、氢地油等药物,可起到清凉止痒作用,芦荟软膏可以使皮肤湿润舒适。勿用手抓挠,造成皮肤损伤,减少局部皮肤摩擦刺激,保护照射野皮肤清洁干燥。

Ⅱ级:局部外用氢地油、金因肽或湿润烫伤膏等,可减轻局部炎症反应、促进皮肤愈合。照射区域皮肤充分暴露,切勿覆盖或包扎。避免外伤和感染。

Ⅲ级:当皮肤湿性反应面积较大,患者出现发热等全身中毒症状时,密切观察皮肤局部反应的发展,积极对症处理,预防感染,调整全身营养状况,促进损伤皮肤修复。疼痛较重的患者遵医嘱应用镇痛药物缓解症状,注意观察用药后效果和反应。必要时可暂停放疗,避免损害继续加重。

Ⅳ级:停止放疗,积极对症处理,预防感染,营养支持,促进损伤修复。临床上较少见,应避免此类反应的发生。

2. 口腔黏膜反应护理　放射性口腔黏膜炎是头颈部放疗患者常见毒副反应,主要症状表现为疼痛和进食困难,严重影响患者生活质量。同步放化疗的患者,口腔黏膜反应发生率及其程度显著高于单纯放疗患者。同步放化疗合并糖尿病更容易发生严重的口腔黏膜炎,应引起更多关注。

护理目标:维持清洁,预防感染,促进愈合与舒适,维持最佳营养状态。

（1）黏膜反应的分级和表现：根据美国放射肿瘤协作组（RTOG）急性放射反应评价标准，将放疗急性黏膜反应分为Ⅳ级。

0级：无变化。

Ⅰ级：出现黏膜红斑。

Ⅱ级：散在的假膜反应（直径≤1.5cm）。

Ⅲ级：融合的假膜反应（直径>1.5cm）。

Ⅳ级：黏膜坏死或深度溃疡，包括出血。

（2）预防措施和健康指导：①保持良好的口腔卫生，养成餐后睡前漱口的好习惯。使用软毛牙刷清除食物残渣，保持口腔清洁。使用不含乙醇的漱口液含漱。②放疗开始的第一周，不要吃引起唾液分泌增加（酸、高甜度）的食物和饮料、水果等，以免引起腮腺区域肿胀、疼痛。③禁烟、戒酒；不吃刺激性食物（酸、辣、烫、过硬食物）。放疗期间不戴义齿，减少刺激避免损伤。④经常用清水、茶水含漱，湿润口腔减轻口干症状，保持居室空气湿度在70%左右。⑤加强健康宣教，让患者了解口腔卫生的重要性，提高其依从性。

（3）口腔黏膜炎的处理：

Ⅰ级：口腔黏膜稍有红、肿、红斑、充血、唾液分泌减少、口干、稍有疼痛进食略少。此期护理是保持口腔清洁，每日用软毛牙刷刷牙，用含氟牙膏。每次进食后漱口，清除食物残渣。经常清水含漱保持口腔湿润。红肿红斑处勿用硬物刺激以免黏膜受损。用口泰漱口水或朵贝尔漱口液含漱每日至少4次。

Ⅱ级：口咽部明显充血水肿，斑点状白膜、溃疡形成，口干加重，有明显疼痛，进食困难。此期根据患者口腔pH选择适宜的漱口液如：1%碳酸氢钠、0.5%过氧化氢溶液、口泰、淡盐水等。局部用药：氯酮液或金喉键、金因肽等药物喷口腔，也可用口腔溃疡陈涂口腔溃疡面，这些药物可起到保护口咽黏膜、消炎止痛、清咽利喉、促进创面愈合的作用。利多卡因稀释液含漱或丁卡因糖块于餐前含服，可改善疼痛症状。雾化吸入可以起到湿润口腔，减轻黏膜充血水肿，缓解疼痛促进愈合作用。此期患者饮食以半流或流食为主。建议患者鼻饲或胃造瘘肠内营养。

Ⅲ级：融合的成片状黏膜炎，伴剧痛不能进食并可伴发热。此期应禁食，给予静脉营养或鼻饲/造瘘营养支持。积极对症处理。黏膜表面麻醉剂（生理盐水+利多卡因）含漱缓解疼痛；疼痛严重可使用芬太尼贴剂。口腔自洁困难者，由护士完成口腔护理，观察溃疡进展情况，合理用药预防感染。经处理症状缓解不明显，或患者无法耐受继续放疗者，可暂停放疗，积极营养支持治疗。

Ⅳ级：临床上较少见，应立即停止放疗，对症处理应用抗生素，积极营养支持治疗。应避免此类反应发生。

3. 骨髓抑制的护理 放疗期间，特别是同步放化疗的患者，均有不同程度骨髓抑制，表现为白细胞，血小板减少，血红蛋白降低等。当白细胞低于$3×10^9$/L，血小板低于$70×10^9$/L时，应暂停放疗。同时积极进行升血治疗，保证放疗顺利进行。护理要点为：

（1）每周查验一次血象，及时监测血细胞的变化，发现异常后，遵医嘱应用升血药物，注意观察用药后效果。

（2）血小板降低的患者，注意观察有无出血倾向，避免诱因和可能造成的伤害。尽量减少创伤性操作。

（3）贫血的患者，有眩晕、乏力虚弱症状应卧床休息，谨防跌倒发生。合理调整饮食，多吃一些动物肝脏、动物脊髓、瘦肉、豆制品、红枣、花生、菠菜等，有助于血象的恢复。

（4）血象降低时，抵抗力随之下降，容易发生感染，注意体温监测，保持口腔清洁，避免暴露在易受感染的环境中如：减少探视，患者避免去公共场所，避免接触传染患者，避免接触动物及其排泄物等。

（5）经常开窗通风，保持室内空气清新。

4. 头颈部放疗护理要点

（1）脑瘤患者放疗期间，注意观察有无脑水肿颅压高的症状，预防癫痫发作。

（2）气管切开患者放疗开始前，将金属套管更换成塑料或硅胶材质套管，以免放疗引起金属套管周围组织受量增加；放疗期间注意保持气道通畅，观察有无喉水肿症状，备齐急救物品。气管套管内可以滴入鱼肝油滴剂，润滑气道缓解干燥症状。气管造口处局部皮肤可以涂抹红霉素眼膏或金霉素眼膏，套管固定带保持清洁，避免过硬摩擦损伤颈部皮肤，加重局部反应。

（3）眼、鼻、耳可使用眼药水、滴鼻剂预防感染，保持照射部位清洁舒适。

（4）指导头颈部放疗患者进行功能锻炼，预防张口受限。研究结果显示：鼻咽癌放疗患者，积极采取张口锻炼，可以有效预防放射性张口困难的发生率并减轻其程度，有助于恢复和保持正常的张口度，提高患者生活质量。张口锻炼方法为：①大幅度张口锻炼：口腔逐渐张开到最大程度，然后闭合，张口幅度以可以忍受为限，2~3 分钟 / 次，3~4 次 / 日。②支撑锻炼：根据门齿距选择不同大小的软木塞或木质开口器（直径 2.5~4.5cm），置于上、下门齿或双侧磨牙区交替支撑锻炼，10~20 分钟 / 次，2~3 次 / 日。张口强度以能忍受为限，保持或恢复理想开口度（>3cm）。③搓齿及咬合锻炼：活动颞颌关节，锻炼咀嚼肌，每日数次。④放疗期间即开始张口锻炼，长期坚持，作为永久性功能锻炼。

5. 胸腹部放疗护理要点

（1）胸部放疗护理要点：放射性食管黏膜炎是放疗期间比较常见的反应，患者出现吞咽疼痛，进食困难等症状，只能进半流或流食，严重时滴水不入。护理上给予饮食指导，保护食管黏膜完整，避免加重损伤。止痛药物应用可减轻不适症状。注意营养支持。

放射性肺炎主要表现咳嗽、气急、发热等症状，处理以抗感染、激素治疗为主，止咳化痰。密切观察病情变化，吸氧对症处理。放疗前宣教预防感冒受凉，以免诱发放射性肺炎发生。

（2）腹部盆腔放疗护理要点：放疗期间每日多饮水增加排尿，减轻膀胱刺激症状。放射性直肠炎表现为里急后重，肛门坠胀感。注意保持会阴皮肤清洁，每日温水坐浴，使用痔疮膏等，可以应用药物保留灌肠缓解疼痛不适症状。

腹部放疗应空腹，最好在放疗前 3 小时禁食。前列腺放疗前排空直肠，最好充盈膀胱。注意做好相关知识宣教指导。

6. 全身反应护理

（1）放疗期间，部分患者出现疲劳、虚弱，食欲下降，睡眠障碍等全身症状，在对症处理的同时，注意提供安静的修养环境，睡眠不好及时应用睡眠药物，保证充足休息睡眠。同时给予精神上的安慰鼓励，加强饮食营养，提高机体免疫力。

（2）机体免疫力下降时易引起病毒感染，如带状疱疹沿神经分布，多见胸背部肋间神经与下肢,其次是三叉神经。疱疹呈串珠状大小不一,伴有疼痛。严重时可累及全身,剧痛伴发热。处理以抗病毒、神经营养、增强免疫力为主,对症处理保持皮肤清洁,防止感染。

7. 心理护理 由于急性放疗反应的出现,往往会加重患者心理负担。要加强护患之间沟通,及时发现患者的心理问题,采取个别和集体宣教结合的形式,选择适合的时机,有针对性的适时宣教;通过板报宣传肿瘤放射治疗的知识,定期组织小讲课、座谈会,增加护－患、患－患交流的机会,介绍成功病例,鼓励患者增强战胜疾病信心。

8. 饮食指导 患者在放疗期间,由于疾病本身原因,以及肿瘤治疗使机体消耗更多的能量,容易导致营养不良。所以加强营养支持重要性的教育,提高患者自身营养意识,使患者在放疗期间保证充足的营养供给,以便更好的耐受治疗。

(1)饮食搭配合理,保证高蛋白、高热量、高维生素、低脂饮食。瘦肉、海产品和新鲜果蔬。不要盲目忌口。

(2)禁烟戒酒,忌过冷、过硬、过热食物,忌油腻、辛辣食品。饮食以清淡、细软易消化为主,多吃煮炖蒸等易消化的食物。

(3)根据放疗反应进行饮食调整。在总热量不减少的前提下,分多次进食。①头颈部放疗患者在放疗开始的第一周,不要吃引起唾液分泌增加(酸、高甜度)的食物和饮料、水果等,以免引起腮腺区域肿胀、疼痛。②口干味觉改变,咽痛等症状出现时,饮食应以清淡、无刺激易咀嚼的半流和软食为主,含水量高的食物利于吞咽、减少损伤,维持口腔黏膜完整。多饮水,增加维生素的供给。多吃生津止渴、养阴清热食品。配合中药如:胖大海、菊花、麦冬、洋参片等泡水饮用。③口咽、食管放疗患者,餐前饮少量温开水润滑口咽食管,细嚼慢咽,避免吃糯米团等黏性食物,以免粘滞在咽部或食管表面形成梗阻。④口腔反应引起进食疼痛,可将新鲜水果或蔬菜榨汁后饮用,可将肉松或鱼、肉等切碎放入粥或面片中食用,以保证足够的营养。⑤气管切开患者饮水或进稀流食注意小口慢咽,避免引起呛咳。对于饮水呛咳较重的患者,用藕粉、糊状食物饮入可以减轻呛咳症状。

(4)有助于升血象的食物:动物肝脏、鸡、鸭、鱼、瘦肉、奶制品、大枣等。

(5)鼓励患者多饮水,以增加尿量,促进体内毒素排出,减轻全身放疗反应。

(6)口咽、下咽、食管黏膜反应较重者,建议尽早采用鼻饲或胃造瘘饮食营养。维持营养和体力,保证治疗的连续性,达到预期治疗效果。

有研究证实头颈部放疗患者放疗期间,经鼻饲或胃造瘘进行肠内营养,在维持体重、KPS评分、营养指标方面均显著优于经口进食患者,对于改善患者整体健康状况效果显著。

(三)放疗急症的抢救及护理

鼻咽大出血表现为大量血液从口鼻涌出。出血迅速、反复、量大、不易控制,患者可迅速即发生失血性休克,血液阻塞气道而窒息。护理人员要熟悉患者病情,对有出血倾向者应高度警惕,备齐急救物品,随时准备抢救。

1. 鼻咽大出血抢救 后鼻孔填塞方法为:①分别在鼻腔、咽部喷1%麻黄素和1%丁卡因;②戴手套,将细导尿管从前鼻孔插入鼻腔达咽部,将导尿管头端牵出口腔,用填塞枕两端的引线缚于导尿管头端;③自鼻腔向外抽出导尿管尾端,将填塞枕两端的引线从鼻孔牵出、拉紧,在鼻小柱前打结固定,使填塞枕经口腔进入到鼻咽部,起压迫止血作用;④填塞枕中间的引线留在口腔外;⑤填塞枕于48~72小时取出。

2. 止血抢救护理要点 ①保持呼吸道通畅:清醒的患者取坐位,体质虚弱的患者协助侧卧或平卧,头偏向一侧,防止误吸。及时清除口腔、鼻腔内血液,防止窒息。②迅速建立静脉通道:扩充血容量维持有效循环,配合医生止血。③观察生命体征变化,正确估计出血量,准确记录。根据病情需要做好配血、输血准备。④清醒患者做好安慰解释,消除紧张恐惧心理。⑤止血后协助患者漱口,及时清除污血,开窗通风,保持室内空气新鲜。⑥填塞止血48~72小时填塞物取出后,受损部位血管尚未完全修复,嘱患者卧床休息减少活动。剧烈咳嗽、用力排便可诱发再次出血。密切观察有无渗血和活动性出血,近期不做鼻腔冲洗。

（四）放疗后的护理

1. 注意照射野皮肤的保护,因放疗后照射区域组织抵抗力会有不同程度下降,避免感染和损伤,外出时注意防寒保暖,夏季避免阳光暴晒。

2. 保持口腔清洁,预防龋齿。头颈部放疗后2~3年内尽量不拔牙,如需拔牙,向牙科医生提供头颈部放疗史,谨慎拔牙,以免诱发颌骨坏死。

3. 预防着凉感冒,防止诱发头颈部蜂窝织炎和放射性肺炎。胸部放疗后的患者出院后有发热、咳嗽胸闷等症状应及时就诊。

4. 掌握正确方法坚持功能锻炼,提高生存质量。

5. 气切出院的患者,指导患者和家属掌握套管清洗和自我护理的方法。喉癌放疗后喉水肿持续3~6个月,建议放疗结束6个月以后,颈部放疗水肿期过后再考虑拔除套管。是否可以拔管要听从医生的建议。

6. 禁烟戒酒,合理膳食,注意劳逸结合生活有规律。

7. 育龄期女性患者,在放疗期间和放疗结束后2~3年内避免妊娠。

8. 定期复查 出院后1个月复查,以后按照医生建议门诊复查。一般情况下,放疗2年内每3个月来院复查1次,3~5年每6个月复查。5年以后每半年或1年复查一次。病情变化及时就诊。

（赵京文 罗京伟）

第三节 肿瘤的化学治疗及护理

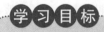

完成本节内容学习后,学生将能:
1. 复述化学治疗的指征及给药原则。
2. 列出化学治疗常见不良反应的临床表现。
3. 描述化学治疗不良反应的预防及护理。
4. 应用护理要点为患者提供个体化的护理。

一、化学治疗的基本概念

化疗是化学药物治疗的简称,在恶性肿瘤临床治疗实践中,特指通过使用化学治疗药物杀灭癌细胞,以实现治疗目的。与手术、放疗、射频、介入治疗等恶性肿瘤局部治疗手段不同,化疗主要针对已经出现广泛转移的晚期恶性肿瘤,及存在潜在的转移病灶(癌细胞实际已经发生转移,但受限于当前的技术能力,在临床上尚不能检测到)的恶性肿瘤。作为全身治疗手段,无论采用什么途径给药(口服、静脉和体腔给药等),化疗药物都会随着血液循环分布到全身的绝大部分器官和组织。

20世纪40年代,化疗药物中的细胞毒类药物—烷化剂氮芥,在淋巴瘤临床治疗中的应用,被认为是现代肿瘤内科治疗的开端。叶酸类似物甲氨蝶呤成功治疗儿童急性淋巴细胞白血病、人工合成抗肿瘤药物环磷酰胺和氟尿嘧啶,至今在临床上被广泛应用的广谱抗肿瘤药物顺铂和蒽环类药物多柔比星的问世,被认为是现代肿瘤内科治疗发展进程中的三大里程碑式的标志。

20世纪80~90年代以来,以人工合成长春碱类药物长春瑞滨、紫杉类药物紫杉醇和多西他赛、拓扑异构酶1抑制剂拓扑替康和伊立替康等为代表的抗肿瘤新药,不但极大丰富了化疗药物的种类,更为实现晚期肿瘤患者长期生存、降低手术患者术后复发提供了更为有效的选择。另外,自体造血干细胞移植支持下的高剂量化疗技术的日臻成熟,使部分化疗敏感,而通过常规化疗手段难以治愈的恶性肿瘤患者,获得了治愈的机会。

虽然,近10年来,基于肿瘤细胞特定分子特征(如基因突变、易位或蛋白表达等)而发挥作用的分子靶向治疗、生物免疫治疗,日益影响到肿瘤内科治疗的进展,化疗依然是临床治疗中实现肿瘤缓解、患者生存延长,乃至实现根治的重要组成部分。

二、化学治疗的指征

随着肿瘤内科治疗水平的提高,其适应证也在拓宽,可以归纳为以下几个方面:

1. 根治性治疗　对于化疗药物高度敏感的恶性肿瘤,如淋巴造血系统恶性肿瘤和生殖细胞系统肿瘤,相当部分可以通过化疗获得根治。如果不接受化疗,这些肿瘤往往进展迅速,患者的自然生存周期极短,化疗在这些类型肿瘤的综合治疗中占据主导地位;同时,高剂量化疗联合自体造血干细胞移植治疗,往往可以进一步提高这些肿瘤的治愈率。

2. 姑息性治疗　对于化疗无法根治的部分晚期恶性肿瘤,如晚期的乳腺癌、肺癌、结直肠癌、胰腺癌、恶性黑色素瘤等,化疗 +/- 靶向治疗有助于延长患者的生存期和(或)改善生活质量;如基于化疗敏感的晚期非鳞癌非小细胞肺癌患者,接受培美曲塞单药维持治疗,1年生存率较安慰剂组明显延长(58% vs 45%),2年生存率亦明显延长(32% vs 21%)。

3. 辅助治疗　根治性手术后的化疗。对于术后高危复发、转移的恶性肿瘤,辅助化疗有助于减少或清除潜在转移的肿瘤细胞,降低术后复发率,提高患者治愈率;如对于Ⅱ期以上的非小细胞肺癌术后患者,选择双药含铂方案4周期辅助化疗,其总体生存率提高5.4%。

4. 新辅助治疗　手术前的化疗。通过敏感化疗达到:①降低临床分期,提高手术切除率、减少手术对正常器官、组织的损伤;②减少手术过程中肿瘤细胞播散的机会;③了解机体对于化疗药物的敏感度,为术后进一步治疗提供指导。

5. 同步化放疗　指同时进行的化疗和放疗。一方面可以实现化疗药物对于放疗的增敏作用,提高放疗对肿瘤的局部控制效果,另一方面可以发挥化疗的全身治疗作用,减少远处转移的发生率。

三、影响化学治疗的因素

充分明确化疗药物的作用机制和药物代谢特点,合理组成化疗方案,给予患者最适宜的个体化治疗,被认为是肿瘤临床化疗的基本原则之一。同时,临床治疗中,应充分重视对化疗预期疗效具有影响作用的如下因素:

(一)合理的化疗方案、药物剂量强度与给药途径

临床实践中需要根据化疗药物的作用机制不同,化疗方案的构成需兼顾细胞周期非特异性药物与周期特异性药物;根据药物代谢特点的区别,选择不良反应不叠加的药物组合;根据肿瘤病理特点,进行合理的化疗剂量强度设定;以及根据药物在体内不同分布特点,选择不同的给药方式(如静脉冲击给药、持续静脉滴注或口服、肌内注射等)。

(二)充分考虑宿主因素

需要根据患者的年龄、性别、体重或体表面积、营养状况、精神及体力状况(ECOG 评分)、重要脏器功能,以及合并疾病的严重程度与服药情况等,进行综合判断,对化疗方案的选择与药物剂量强度进行必要的调整,实现化疗的个体化给药。

(三)充分考虑化疗药物的不良反应对患者生活质量及远期生存的影响

如蒽环类药物需充分考虑迟发性心脏毒性的可能性,博来霉素需考虑其对肺功能的影响等。同时,大量临床研究显示:化疗中存在药物基因组学上的差异性,如 UGT1A1 基因多态性可引起 UGT1A1 基因功能缺陷,UGT1A1 基因功能缺陷可导致活性代谢产物 SN-38 的显著增加,从而发生腹泻/中性粒细胞减少的概率显著增加。在接受以 CPT-11 为基础的联合化疗方案时,约 20% 患者出现严重的中性粒细胞减少和(或)腹泻,即与此相关。

(四)肿瘤细胞的异质性与耐药机制

由于恶性肿瘤的遗传不稳定性,而且即使敏感肿瘤细胞也会发生变异,在化疗中往往难以实现肿瘤细胞的完全去除。同时,无论是原发性耐药,还是获得性耐药,都严重影响了化疗药物对于肿瘤的杀伤,导致肿瘤化疗后的复发或转移。

四、化学药物的分类及作用机制

目前国际上临床常用的化疗药物约 80 余种。传统上,按照药物来源和作用机制分为烷化剂、抗代谢药物、抗肿瘤抗生素、植物药、激素和杂类(包括铂类、门冬酰胺酶等)五大类。

另外,根据化疗药物作用的分子靶点不同,分为:

1. 作用于 DNA 化学结构的药物(包括烷化剂、蒽环类和铂类化合物);

2. 影响核酸合成的药物(主要是抗代谢药物);

3. 作用于 DNA 模板,影响 DNA 转录或抑制 DNA 依赖 RNA 聚合酶,而抑制 RNA 合成的药物(如抗肿瘤抗生素中的放线菌素 D);

4. 影响蛋白质合成的药物(如植物药中的高三尖杉酯碱、紫杉类、长春碱和鬼臼碱类等);

5. 其他类型的药物(如激素)。

根据对肿瘤细胞增殖周期及其各时相的作用不同,化疗药物可以分为:细胞周期非特异性药物和细胞周期特异性与时相特异性药物。

细胞周期非特异性药物通过在大分子水平上直接破坏 DNA 双链,并与之结合形成复合物,从而影响 RNA 转录与蛋白质的合成;可杀伤包括休止期(G0 期)细胞在内的各种增殖状态的细胞。包括烷化剂和抗肿瘤抗生素和杂类中的铂类药物等。

细胞周期特异性与时相特异性药物通过在小分子水平上阻断 DNA 的合成,从而影响 RNA 转录与蛋白质的合成;只针对杀伤处于增殖周期中特定的某个或某几个时相的细胞。

一般来说,细胞周期非特异性药物对癌细胞的作用较强而快,能迅速杀伤癌细胞;细胞周期特异性药物作用较弱而慢,需要一定时间才能发挥其杀伤作用(表 3-3-1)。

表 3-3-1　常用细胞周期特异性药物

作用细胞周期	类别及作用机制	药物种类
M 期(有丝分裂期)	植物药:抑制微管蛋白聚合	长春碱类(如长春碱、长春新碱、长春瑞滨等)
	植物药:促进微管形成,抑制微管解聚	紫杉类(如紫杉醇、多烯紫杉醇)
G1 期(有丝分裂前期)	杂类:	门冬酰胺酶、肾上腺皮质激素
G2 期(有丝分裂后期)	抗肿瘤抗生素:	博来霉素、平阳霉素
S 期(DNA 合成期)	植物药:拓扑异构酶 1 抑制剂	喜树碱类(如伊立替康、拓扑替康)
	植物药:拓扑异构酶 2 抑制剂	鬼臼毒类(如鬼臼甲叉甙、足叶乙甙)
	抗代谢药物:胸苷酸合成酶抑制剂	氟尿嘧啶
	抗代谢药物:二氢叶酸还原酶抑制剂	甲氨蝶呤
	抗代谢药物:DNA 多聚酶抑制剂	阿糖胞苷、吉西他滨

五、化学治疗给药的基本原则

化学治疗是应用药物进行肿瘤的防治的过程。随着化学治疗水平的提高,其适应证也在拓宽。目前,肿瘤的化学治疗对于血液、淋巴和生殖细胞系统的肿瘤可以起到根治治疗的目的;对于一些药物治疗无法根治的部分晚期肿瘤,如晚期乳腺癌、肺癌等,化疗可以改善其生活质量或延长生存期;同时化疗还可以作为手术前的新辅助化疗和手术后的辅助治疗;除此之外,同步化放疗也在很大长度上提高了放疗对肿瘤控制的效果。但与此同时,我们也看到了化疗药物具有明显的毒性,因此,肿瘤化疗给药应该遵循以下原则。

(一)全面评估肿瘤情况和患者身体状况

充分了解患者的病情、各种检查,了解是否存在重要脏器功能损害,同时对患者的一般情况进行正确的评估,明确基础疾病及其严重程度,预测患者对治疗的耐受性。

(二)充分与患者及家属沟通

向患者及家属充分交代肿瘤的预后、不同治疗方法可能达到的疗效和可能引起的不良反应或风险,了解患者及家属的心理状况、经济承受能力以及治疗意愿等。

(三)制订治疗计划

综合以上因素,权衡利弊,明确治疗目的,制订综合的治疗方案。

（四）做好化疗前的准备

向患者及家属交代具体治疗方案,请患者或家属签署化疗知情同意书。

（五）实施治疗方案

开具化疗处方及用药医嘱,护士严格执行医嘱。

（六）监测毒副作用

医务人员必须熟悉治疗方案的不良反应及其处理。做好化疗药物毒副作用的监测。

（七）评价疗效

对于晚期肿瘤患者,反映疗效的指标包括患者的症状、肿瘤缩小的情况、血清肿瘤标志物的变化、生存期等。辅助治疗的患者评价疗效可以通过随访得到的生存时间来判断。

（八）治疗后的随访

肿瘤患者治疗后的随访对评价疗效是非常重要的,随访时除确定肿瘤是否复发外,还应关注治疗的远期毒性及患者的生活质量。

六、化学治疗的不良反应及护理

（一）局部毒性反应

静脉化疗是肿瘤化学治疗最常见的给药途径。在静脉化疗中,由于化疗药物的刺激或渗出,会导致局部皮肤组织的毒性反应,轻者引起局部肿胀、疼痛,严重者引起周围组织坏死,甚至造成功能障碍。根据化疗药物渗出后对组织的损伤程度,可以将化疗药物分为两类:发疱性药物和非发疱性药物。

1. 发病机制　发疱性药物外渗后通过以下两种主要作用机制之一造成继发性组织损伤。

（1）发疱性药物与组织中正常细胞的 DNA 结合,导致细胞死亡。结合后的复合物又从死亡细胞中释放出来,再次被附近的健康细胞吸收。结合 DNA 的发疱性药物在组织中持续存在,不断重复摄取与释放,造成了组织长期的损害。此类药物包括多柔比星、表柔比星。

（2）当发疱性药物不与 DNA 结合,更多的是通过间接作用来影响正常组织细胞,最终会被组织代谢。这类药物包括紫杉醇和植物碱类药物。

2. 常见药物

（1）发疱性药物:能够引起皮肤或者黏膜起疱的化学药物,如阿霉素、表柔比星、长春新碱、多西他赛、紫杉醇、顺铂（>0.5mg/ml）等。

（2）非发疱性药物

1）刺激性药物:指能够引起刺激性或炎性反应的药物。如顺铂（<0.5mg/ml）、足叶乙甙、多柔比星脂质体、伊立替康、米托蒽醌、奥沙利铂等。

2）无明显刺激性药物:环磷酰胺、甲氨蝶呤、博来霉素、吉西他滨、利妥昔单抗、曲妥珠单抗等。

3. 外渗的症状

（1）局部皮肤组织出现红、肿、热、痛等表现。

（2）注射部位发生渗漏、肿胀或硬结。

（3）发疱性药物外渗后 1~2 周会出现起疱,皮肤剥脱或崩落,外渗 2~3 周后会出现组织坏死。

（4）有时会出现给药部位针刺感、烧灼感、疼痛感。

4. 预防及处理原则

（1）外渗虽然不能完全避免，但是通过有效的干预措施能降低外渗发生的风险。

1）护士培训：从事静脉化疗的护士应进行规范化的专业培训，主要内容包括：系统化操作流程以及外渗管理的标准化程序。输注化疗药物前确认回血，药物输注后充分冲洗静脉通路。输注期间严密观察穿刺部位有无异常状况。

2）合理选择静脉通路：静脉通路的选择应基于患者血管情况、化学治疗方案和药物的性质等。

3）确定给药顺序：按照药物之间的相互作用，合理确定给药顺序。做到既不增加药物的不良反应，又减少药物外渗发生的可能性。

4）合理选择穿刺部位：外周静脉应选择前臂粗、直、弹性好的血管，上腔静脉综合征患者应选择下肢静脉穿刺。每名护士每次不得超过 2 次穿刺，避免反复穿刺造成血管内膜的损伤。

（2）不同发疱药的解毒剂和治疗见表 3-3-2。

表 3-3-2　发疱性药物外渗处理

外渗药物	解毒剂	紧急	使用指导
氮芥	硫代硫酸钠	应用硫代硫酸钠注射后冰敷 6~12 小时	取 4ml 1/6mol/l 的硫代硫酸钠与 6ml 灭菌用水混匀后皮下注射，每毫克外渗药液使用 2ml 解毒剂
植物碱	透明质酸酶	外渗后第一个 24~48 小时内，每天至少热敷 4 次，每次 15~30 分钟，抬高患肢	通过留置针注射每毫升含 150u 透明质酸酶的溶液 1~6ml，若已拔出留置针可顺时针皮下注射，每毫克外渗药液使用 1ml 解毒剂
蒽环类药物	二甲亚砜	用冰袋冷敷	用棉签或纱布在 2 倍于外渗面积的皮肤表面涂抹 50%~100% 的二甲亚砜 1~2ml，不覆盖敷料，自然风干。4~8 小时重复一次，持续 7~14 天
	右丙亚胺		于远离外渗点（如对侧肢体）的静脉输入，第一天以每平方米体表面积 1000mg 的药量在 6 小时内输入，第二天药量为每平方米体表面积 1000mg，第三天药量为每平方米体表面积 500mg。不能同时应用二甲亚砜，在输入前 15 分钟及输入过程中不得冷敷

（3）外渗处理：

1）立即停止静脉给药。

2）保留外周静脉留置针或输液针头以尽量回抽所有液体，回抽完毕再拔除。

3）记录外渗的情况：外渗的部位、面积、外渗药物的量、皮肤的颜色、温度、疼痛的性质等,必要时对外渗区域拍照并记录日期。

4)局部封闭:2%利多卡因2ml+地塞米松5mg+生理盐水至20ml,以外渗穿刺点处为中心做扇形封闭。

5)冷敷、热敷:根据药物性质选择冷敷或热敷的方法,还可以使用硫酸镁湿敷,24小时以后可局部涂抹药膏以及外敷中药。

6)外科治疗:如果出现严重组织坏死,可以考虑外科治疗。

5. 健康教育　护士应该告知患者化疗药物输注过程中发生外渗的症状和体征,出现异常时立即告知医务人员。

(二)消化道毒性反应

消化道毒性反应是化疗常见的反应之一,大多数的化疗药物都能引起不同程度消化道毒性反应。在临床上常见的消化道毒性反应表现为食欲减退、恶心、呕吐、腹泻、黏膜炎、肝功能损害、便秘等。

1. 恶心/呕吐　恶心/呕吐是最常见的消化道毒性反应,严重可能会导致患者脱水、电解质紊乱、营养失调以及焦虑抑郁情绪。患者常常因为对恶心呕吐的恐惧而拒绝化疗,而影响化疗的效果。

按照发生时间,化疗导致的恶心/呕吐可以分为急性、迟发性、预期性、暴发性及难治性5种类型。

(1)发病机制:化疗药物引起的呕吐是一个复杂的过程,目前普遍认为,化疗药所导致的恶心/呕吐的机制主要有以下三方面:

1)细胞毒药物损伤消化道上皮黏膜,刺激肠道嗜铬细胞释放神经递质,与相应受体结合,由迷走神经和交感神经传入呕吐中枢而导致呕吐。

2)细胞毒药物及其代谢产物直接刺激化学感受器触发区,进而传递至呕吐中枢引起呕吐。

3)心理精神因素直接刺激大脑皮质通路导致呕吐。

(2)常见药物:根据化疗药物致吐强度分为高度致吐性如顺铂、AC方案(阿霉素,环磷酰胺),中度致吐性药物如奥沙利铂、卡铂、异环磷酰胺,低度致吐性药物如紫杉醇、多西他赛和轻微致吐性药物如长春瑞滨、贝伐珠单抗。

(3)临床表现:恶心是一种不愉快的主观体验,被描述为胃和(或)喉咙的翻腾样感觉,可伴随呕吐的发生,也可伴随有心动过速,出汗,轻微头痛,头晕,面色苍白,流涎,疲乏无力等症状。呕吐是通过口腔强力排出胃、十二指肠或空肠的内容物。

(4)治疗和护理要点:

1)根据不同化疗药物选择不同的止吐方案。

2)入院时评估患者目的是筛查恶心呕吐的高危人群;化疗期间评估内容见第四章第三节。

3)及时准确给予止吐药物并观察相关副作用,如便秘。

4)在应用止吐药物的基础上,联合使用非药物干预措施。

①饮食干预:鼓励患者少食多餐,避免进食油腻、辛辣、高盐和口味重的食物。进食时间应调整为服用止吐药物后并建议患者在不感到恶心和呕吐的时候进食喜欢的食物,可选择进食凉的和室温状态的食物;②收听音乐及适度的有氧运动;③针灸及穴位按摩;④利用行

为学方法如自我催眠法、渐进性肌肉放松、生理反馈、引导想象、分散注意力和系统性脱敏等方法。

5）发生呕吐时，应做好生活护理，完善病情评估，必要时记录出入量，预防脱水等并发症的发生。

（5）健康教育：指导患者居家时学会并及时评估呕吐的严重程度，如果呕吐持续时间大于 24 小时，或者严重到不能摄入液体时，及时到医院就诊。嘱咐患者按时服用止吐药物，预防严重并发症的发生。

2. 黏膜炎　黏膜炎是一种由化疗药物治疗所引起的常见并发症。通常指包括口腔黏膜在内的任何部位的黏膜炎症。

（1）发病机制：化疗药物会影响增殖活跃的黏膜组织、使其增生修复减慢，造成黏膜损伤，包括口腔炎、舌炎、食管炎、肠道黏膜炎。

（2）常见药物：

1）导致口腔黏膜炎药物：甲氨蝶呤、阿糖胞苷、阿霉素、5-FU、博来霉素等。

2）易导致腹泻的药物：5-FU、甲氨蝶呤、阿糖胞苷、阿霉素、卡莫司汀等。

（3）临床表现：唇、颊、舌、口底、齿龈出现充血、红斑、疼痛、糜烂、溃疡；食欲减退，腹泻腹胀，甚至血便。

（4）预防及处理原则：

1）积极预防黏膜炎的发生。对于消化道恶性肿瘤接受 5-FU 静脉输注治疗的患者，推荐咀嚼冰块，但联合使用奥沙利铂的方案忌冷。在使用环磷酰胺、甲氨蝶呤、5-FU 前，选用雷尼替丁或奥美拉唑预防胃部疼痛。

2）建议患者使用增进口腔清洁度、湿度及舒适度的口腔护理制剂。

3）合理评估疼痛，规范使用止痛药物控制黏膜炎导致的疼痛。

4）对黏膜病变进行细菌培养以选取合适的抗生素。

5）有营养不良风险又无法进食的患者考虑给予胃肠外营养支持治疗。

6）持续性腹泻需要治疗，护士应密切观察并记录大便次数、性状，及时做常规检查，检测电解质，及时止泻、补液治疗，减少脱水。

（5）健康教育：

1）强调在接受有黏膜毒性的药物治疗时，保持口腔卫生及完整性的重要性。

2）鼓励患者通过刷牙、使用牙线和漱口等方式保持口腔清洁及黏膜健康。

3）每日自检口腔黏膜情况。

4）每次用餐后、睡前均需进行口腔清洁。每日使用软毛牙刷刷牙两次，每次至少 90 秒。

5）发生腹泻症状时，及时就医。

（三）骨髓抑制

骨髓抑制是骨髓中的血细胞前体的活性下降，是化疗最常见的限制性毒副反应。大多数化疗药物都会引起不同程度的骨髓抑制，其程度和持续时间与药物的种类、剂量、用药周期以及患者个体因素等有关。也与不同造血细胞正常分化机制有关。

1. 发病机制　化学治疗是针对快速分裂的细胞，因而常常会导致正常的骨髓细胞受到抑制。骨髓抑制常最先表现为白细胞的下降；血小板下降出现较晚较轻；而红细胞下降通常不明显。

2. 常见药物 卡莫司汀、阿霉素、甲氨蝶呤、长春碱、5-FU、依托泊苷。

3. 临床表现 骨髓抑制通常先表现为白细胞的减少，尤其是中性粒细胞的下降，患者可能出现超过38℃的发热，也可伴有其他部位的感染症状和体征（见表3-3-3）。当血小板减少时，会发生出血的危险，如血小板低于 $10 \times 10^9/L$ 时，容易发生中枢神经系统、胃肠道以及呼吸道出血。通常来说，化疗不会引起严重的贫血。

表 3-3-3 粒细胞减少时常见感染部位和相应症状、体征

部位	相应症状、体征
胃肠道	腹痛、消化道黏膜炎或腹泻
呼吸道	发热、咳嗽、劳力性呼吸困难和呼吸音不清
泌尿道	发热、尿痛、尿频、血尿、尿混浊
体内装置（如 PICC）	发热、红斑、疼痛或压痛、水肿、溢液局部硬结
皮肤和黏膜	红斑、压痛、皮肤发热、水肿（尤其是在腋下、臀部、口腔、鼻窦或会阴部、直肠区）
中枢神经系统	精神状态改变、头痛、谵妄发作

4. 预防及处理原则

（1）严格掌握适应证，化疗前检查血象。通常白细胞 $<3.5 \times 10^9/L$，血小板 $<80.0 \times 10^9/L$，不宜使用骨髓抑制的化疗药物。

（2）白细胞 $<2.0 \times 10^9/L$ 或粒细胞 $<1.0 \times 10^9/L$，应给予重组人粒细胞集落刺激因子（G-CSF）或重组人粒细胞巨噬细胞集落刺激因子（GM-CSF）治疗。白细胞 $<1.0 \times 10^9/L$ 或粒细胞 $<0.5 \times 10^9/L$，可考虑适当应用抗菌药物预防感染，一旦出现发热应立即做血培养和药敏，并给予广谱抗生素治疗。同时做好保护性隔离，有条件的医院应让患者住单间或层流病房。

（3）血小板 $<50.0 \times 10^9/L$ 可皮下注射白介素-11或血小板生成素，并酌情使用止血药物预防出血。血小板 $<20.0 \times 10^9/L$ 属血小板减少出血危象，应予输注血小板及止血支持等治疗。观察病情变化，应注意预防出血，协助做好生活护理，嘱患者少活动、慢活动，避免磕碰。避免服用阿司匹林等非甾体类药物，女性患者在月经期间应注意出血量和持续时间，必要时使用药物推迟经期。

（4）血红蛋白 <100g/L，可皮下注射促红细胞生成素，同时注意补充铁剂。出现贫血时，患者会自觉疲乏，应多休息，必要时可给予吸氧，遵医嘱使用药物或输血。

（5）对于白细胞降低的患者，应加强医务人员手卫生，并协助患者做好个人卫生，培训良好的卫生习惯，经常洗手，减少人与人之间的病原体传播，做好保护性隔离，减少探视人员。

（6）注意饮食卫生，不吃冷凉、不洁生食，禁烟酒、浓茶、咖啡。

（7）保持口腔卫生，每日3次口腔护理。每日多次用凉的盐开水含漱，尤其是进食前后、晨起、晚睡前，以便清除食物残渣，并观察口腔黏膜有无异常、牙龈有无红肿。若并发口腔黏膜改变，可查找病原菌，遵医嘱给予相应治疗。

（8）保持良好排便习惯,多饮水,多进食蜂蜜、香蕉等,防大便干结致肛裂而造成肛周感染。

（9）注意保持肛周及会阴部卫生,每次便后要清洗。

5. 健康教育

（1）教育患者及重要家属在出现发热、寒战、排尿困难、呼吸困难、呼吸道充血或痰多、疼痛时,及时医院就诊。

（2）注意饮食卫生,避免食用未蒸熟的肉类、海鲜、蛋类以及未洗净的水果和蔬菜。

（3）开窗通风,保持室内空气清新。

（4）保护患者的皮肤和黏膜免受损伤。

（5）患者应戴口罩,避免接触流感和传染病患者。

（6）少去人群密集的地方,尽量减少逗留时间。

（7）注意个人卫生。

（四）心脏毒性

化疗相关心脏毒性主要表现为心律失常、心肌缺血、充血性心力衰竭、外周血管疾病以及心包疾病。蒽环类药物所引起的心力衰竭是最常见毒性反应。

1. 发病机制　蒽环类药物引起心肌病的机制可能是由于产生过多的自由基使得脂质过氧化,导致线粒体、内质网和核酸的损伤,或者阿霉素与铁形成复合物交联DNA而损伤细胞;影响辅酶Q10的功能;直接破坏心肌细胞膜,改变心肌上离子的分布,造成心肌细胞损伤。

2. 常见药物　阿霉素、表柔比星、吡柔比星、柔红霉素、米托蒽醌、紫杉醇、多西紫杉醇、5-FU等。

3. 临床表现　大多数心律失常的患者主诉心悸、胸闷不适、心前区疼痛、呼吸困难或头晕等。室性心律失常的患者首发症状常为晕厥。大多数患者会出现容量不足伴房颤。心电图可以显示各类心律失常,如室上性心动过速、室性或房性期前收缩、心房纤颤等。

4. 预防及处理原则

（1）化疗前全面评估患者的心脏功能状态,以便决定化疗方案。

（2）采用较为敏感的指标监测心脏功能,以期早期发现心肌损害。

（3）控制用药的总量,并按照患者是否具有高危因素调整剂量。

（4）使用拮抗化疗药心脏毒性的药物,如辅酶Q10,维生素E等。

（5）严密观察病情变化,重视患者的主诉,监测心率节律的变化,必要时心电监测。

5. 健康教育

（1）告知患者心脏毒性是药物可能的不良反应之一,慢性心脏毒性通常是和剂量相关的,并且可能不可逆。

（2）告知患者可能出现的症状和体征,以便及时报告医生。

（3）告知患者即使在治疗结束之后,仍然需要对可能出现的迟发反应进行监测。

（4）指导患者戒烟、戒酒。

（5）鼓励患者保持健康的生活习惯,规律锻炼,保持合适的体重和营养饮食。

（五）肝脏毒性

肝脏是机体重要的代谢器官,对于肿瘤患者来说,肝脏是在治疗期间最容易被损伤的器官。化疗药物引起的肝脏损伤可以是急性而短暂的肝损害,包括坏死、炎症,也可以是长期用药而引起的慢性肝损伤如纤维化、脂肪变性、肉芽肿形成、嗜酸性粒细胞浸润等。

1. 发病机制

（1）药物对肝细胞的直接毒性作用。

（2）抗体介导诱发的细胞毒性。

（3）细胞内应激触发一连串细胞凋亡。

（4）药物引起转运蛋白改变,阻碍胆汁流出而引发胆汁淤积。

2. 常见药物　卡培他滨、吉西他滨、甲氨蝶呤、环磷酰胺、伊立替康、卡铂、多柔比星等。

3. 临床表现　疲乏、精神萎靡以及流感样症状,厌食,轻度到重度的恶心,伴不同程度的呕吐,血清转氨酶、胆红素升高,皮肤瘙痒,出现不同程度的黄疸,从轻微的巩膜黄染到严重的组织黄染。严重者可能出现肝性脑病的表现:如精神状态改变,记忆力下降、神志恍惚以及轻微的谵妄,甚至昏迷。

4. 预防及处理原则

（1）化疗前进行肝功能检查,严格掌握化疗指征。

（2）必要时给予保肝药物。

（3）观察病情,了解患者的不适主诉,给予对症处理。

（4）保证患者有足够的休息时间。

（5）指导患者进食低脂、高糖、富含维生素 B 和维生素 C 的食物。

5. 健康教育

（1）告知患者及家属肝毒性是化疗可能出现的副作用。

（2）告知患者遵医嘱复查肝功能,出现异常及时就医。

（3）避免摄入乙醇类饮料。

（4）遵医嘱服用药物,避免自行服药,以免增加肝脏负担或加重肝功能损害。

（5）皮肤瘙痒时,患者应穿着舒适的衣服,鼓励使用润肤乳液、清凉的沐浴液以促进皮肤舒适,不要抓挠皮肤。

（六）泌尿系统毒性

肾脏是药物及其代谢产物的主要排泄器官,易受到药物损伤。化疗药物所致的泌尿系统毒性包括尿道内的刺激反应和肾实质损害两大类。

1. 发病机制

（1）膀胱刺激征发病机制:主要是环磷酰胺和异环磷酰胺的代谢产物丙烯醛和氯乙醛作用与膀胱黏膜导致的刺激征、炎症及溃疡。

（2）肾脏毒性发病机制:化疗药物可以直接损伤肾小球、肾小管、肾间质或肾的微循环系统,直接导致肾脏损伤。此外,一些对化疗药物敏感的肿瘤细胞在化疗后迅速大量崩解,产生大量尿酸,使尿酸浓度急速上升,远远超过尿液的溶解能力而在输尿管内结晶,引起输尿管闭塞,导致尿酸性肾病综合征。肿瘤细胞大量崩解后,还可导致钙离子、钾离子、磷酸等细胞内物质大量释放到血液,引起机体显著代谢异常,这大多发生在化疗开始 24~28 小时后。表现为高尿酸血症、高钾血症、高磷酸血症和低钙血症等。

2. 常见药物

（1）易导致出血性膀胱炎的主要药物:环磷酰胺、异环磷酰胺、喜树碱。

（2）易导致肾脏毒性的主要药物：顺铂、吉西他滨、大剂量甲氨蝶呤等。

3. 临床表现

（1）出血性膀胱炎：排尿困难，尿频，排尿灼烧感，夜尿或少尿，镜下血尿或肉眼血尿。

（2）肾毒性：少尿，蛋白尿，血尿，血肌酐增高，肌酐清除率降低，尿素氮升高，液体潴留或水肿导致的体重增加。

4. 预防及处理原则

（1）化疗前必须进行有关肾功能的检查。

（2）遵医嘱准时给予尿路保护剂和（或）碱化尿液。

（3）观察尿液的性质，监测出入量和维持出入平衡。

（4）监测血清电解质及肾功能。

（5）化疗前和化疗期间嘱患者多饮水，不能饮水或经口摄入者，应给予静脉水化，使尿量维持在每日 2000~3000ml。

5. 健康教育

（1）告知患者及家属环磷酰胺或异环磷酰胺治疗时发生出血性膀胱炎的可能性及其症状和体征，如出现及时向医务人员报告。

（2）鼓励患者清醒时至少每 2 小时排一次尿，睡前排尿。

（3）鼓励患者多饮水，每天应摄入 2000~3000ml 的液体。

（4）告知患者使用某些化疗药物有发生肾毒性的风险。

（5）告知患者了解尿量改变、电解质消耗以及肌酐和尿素氮增加的原因。

（6）指导患者避免同时使用可能导致肾功能不全的药物。

（7）向患者讲解收集尿液的重要性。

（8）向患者解释治疗过程中体重增加的原因，以及治疗后利尿的必要性。

（9）当患者出现以下情况时应及时报告医务人员：超过 12 小时无尿；尿液变深、浓缩，呈粉红色、血色或浑浊；尿量很少；体重增加或水肿。

（七）肺毒性

肺毒性是化疗药物的重要毒性之一。它包括可逆的气道反应性疾病直至永久的弥散性纤维化和结构破坏等一系列病变。

1. 发病机制　化疗药物可以通过多种机制引起肺部损伤，主要有药物对肺部的直接毒性，机体的免疫反应以及毛细血管通透性增加等这些病理生理变化。

2. 常见药物　博来霉素、甲氨蝶呤、吉西他滨等药物。

3. 临床表现　肺毒性的临床表现常为隐匿、缓慢的咳嗽、呼吸急促、呼吸困难，胸壁不适。早期肺部可闻及小水泡音。血气分析显示动脉低氧血症，胸部 X 线检查显示弥散性肺间质浸润，晚期可呈不可逆肺纤维化改变。

4. 预防及处理原则

（1）密切观察患者有无呼吸道症状，定期进行胸部 X 线检查及肺功能检查，及早诊断，及时停化疗药。

（2）控制化疗药物的总量，老年患者、胸部照射史、慢性肺疾病患者慎用或少量用药。

（3）积极对症治疗。低浓度吸氧、激素等有延缓或减轻肺纤维化的作用。

（4）可配合益气养阴、清热润肺、活血化瘀等中药治疗。

（5）患者呼吸困难时，可给予氧气吸入，嘱患者抬高床头，教会患者减轻呼吸困难的方法：如耐力锻炼、缩唇呼吸、戒烟等。

5. 健康教育

（1）告知患者发生肺毒性时的症状，当患者发生咳嗽、胸痛、呼吸困难、胸壁不适时及时就医。

（2）告知患者当发生肺毒性时需要延迟或暂停化疗直至肺部症状消失。

（3）指导患者居家时，继续进行耐力锻炼、缩唇呼吸等。

（八）神经系统毒性

化疗药物会对中枢神经系统、周围神经系统产生直接或者间接的损害。多数化疗药物都有不同程度的神经毒性，有一些药物使用低剂量时就可以导致神经毒性，而一些药物则在强化治疗量时才产生神经毒性。

1. 发病机制 化疗药物导致神经毒性的发病机制并不是非常清楚。并且不同药物引起神经毒性的假说也不相同。

知识拓展

化疗药物引起神经毒性的发病机制

关于铂类药物的神经毒性机制主要有以下几种说法。铂类药物蓄积于背根神经后，通过水合作用与 DNA 形成加合物，体内外实验发现背根神经节加合物的增加造成背根神经节内细胞凋亡。还有学者认为铂类药物与转录因子结合从而干扰 rRNA 的合成造成胞体、胞核及核仁的皱缩，导致蛋白质合成受抑制，致使感觉神经元细胞器的异常，从而引起外周神经的病变。

长春碱类药物导致神经毒性的机制有以下两种说法。一种是表皮内神经纤维的减少和朗格汉斯细胞的活化；另一种假说是细胞 Ca^{2+} 平衡的调节异常。

紫杉醇类药物导致神经毒性的机制与长春碱类相似。

2. 常见药物 铂类、长春碱类、紫杉醇类、阿糖胞苷、左旋门冬酰胺酶、甲氨蝶呤等。

3. 临床表现

（1）如果脑神经受损，临床表现与神经受损的区域有关。

（2）周围神经系统受损则可表现为受累区域皮肤对轻微接触和针刺感觉减退或消失。刺痛、麻木、感觉异常等现象较常见。也可表现为全身对称性运动减弱，可影响平衡、力量、运动水平。还可表现为自主神经受损，出现便秘、麻痹性肠梗阻、尿潴留、尿失禁、勃起功能障碍、体位性低血压等。

（3）中枢神经系统损伤可表现为急性或慢性脑病，小脑功能障碍等。

4. 预防及处理原则

（1）对患者进行早期评估，及时发现问题。

（2）合理运用镇痛药物。

（3）积极治疗患者原有的可能会增加化疗神经毒性的疾病，如糖尿病、维生素 B12 缺乏等。

（4）当神经损害发生时，根据医嘱减少药物剂量，停止使用药物或更换其他有较低神经毒性的药物。

（5）适当按摩、针灸、被动活动等，加快康复过程。

5. 健康教育

（1）告知患者及其家属，化疗药物可能会出现神经毒性。

（2）强调患者居家的安全问题，为患者创造一个安全的居住环境，减少磕碰；同时给予心理支持。

（3）根据患者用药情况有针对性的告知患者神经毒性的有关症状和体征，如果发生应立即报告医务人员。

（4）若患者出现肢体活动或感觉障碍，应加强护理，避免打开水、做针线活等活动，以免灼伤、烫伤、扎伤等。

（九）皮肤毒性及脱发

化疗药物引起的皮肤不良反应包括手足皮肤反应、皮肤干燥、瘙痒、色素沉着、脱发等，其中以手足皮肤反应和脱发表现最为明显。

1. 发病机制

（1）化疗药物引起皮肤手足反应的确切机制尚不清楚。一个基本的因素是手掌和脚掌表皮基底细胞的高增殖率，使得这些细胞对化疗药物的毒性尤为敏感。

（2）脱发的发病机制：化疗药物容易损伤到人体增殖活跃的毛囊细胞，毛囊细胞受损后就容易引起脱发。

2. 常见药物

（1）易导致手足皮肤反应的主要药物：5-FU、卡培他滨、脂质体多柔比星、环磷酰胺等。

（2）易导致脱发的主要药物：阿霉素、博来霉素、环磷酰胺、甲氨蝶呤、米托蒽醌。

3. 临床表现

（1）手足皮肤反应：在化疗数周或数月开始出现感觉异常及感觉麻木，表现为手足部位麻刺感、烧灼感、疼痛及持物行走时触痛等各种不适。发病 2~4 天内出现红斑及肿胀，疼痛加重，大小鱼际隆起部位变红并可扩展到整个掌及足跟。

（2）脱发：脱发可出现在身体任何部位，包括头部、面部、四肢、腋下和阴部等，从而可导致头发、眉毛、睫毛、腋毛以及阴毛等都会有不同程度的脱落，患者也可在脱发前、脱发期间或脱发后出现头皮干燥、疼痛和皮疹。

4. 预防及处理原则

（1）手足皮肤反应：

1）积极采取预防措施。如穿戴宽松的鞋袜和手套，鞋子加用软垫以减少摩擦。避免反复搓揉手脚，避免暴露于过热和压力高的环境中，外出时避免长时间阳光直射。局部经常涂抹保湿的乳液。适当冷敷及涂抹激素类软膏等。

2）减少药物用量，必要时暂停治疗。

3）大剂量使用维生素 B_6。

4）使用温水轻轻擦洗手足。

5）嘱患者不可用手挠抓或用过热的水清洗,以免加重破溃造成感染。

（2）脱发:

1）嘱患者使用不含洗涤剂、薄荷醇、水杨酸、乙醇及浓香料的洗发水。

2）避免在毛发上使用持久的卷发剂、漂发剂、染发剂、烫发器和干发器,还要避免强烈摩擦。

3）保护头皮免受冷及阳光刺激,可以戴帽子、围巾或假发,用防晒霜。

4）做好心理护理。

5. 健康教育

（1）告知患者使用化疗药物可能出现皮肤毒性反应及脱发。

（2）强调保护皮肤完整性的重要性。

（3）强调使用润肤油及皮肤保护剂的重要性。

（4）告知患者化疗完成后,头发会长出来。

（5）鼓励脱发患者戴帽子、围巾、假发等饰品帮助保护头皮并预防热量损失。

（十）过敏反应

化疗药物相关的过敏反应是一种快速的免疫系统的过敏反应。这种反应可能是因为治疗药物、溶剂或者输注工具等引起。

1. 发病机制 药物、药物代谢产物、溶剂或者输注工具等物质做为抗原,与机体特异性抗体反应或者激发致敏淋巴细胞,从而造成组织损伤或生理功能紊乱。

2. 常见药物 门冬酰胺酶、紫杉醇、多西他赛、顺铂、卡铂、奥沙利铂等。

3. 临床表现 患者可表现为胸闷、气短、呼吸短促,伴或不伴哮鸣音、低血压、荨麻疹、局部或全身瘙痒、眼眶或者脸部水肿、轻度的头痛或头晕、腹部痉挛、腹泻、恶心、呕吐等。

4. 预防及处理原则

（1）用药前询问患者过敏史。

（2）遵医嘱给予预处理药物。

（3）确保急救物品和药物处于应急备用状态。

（4）注意观察患者的局部或全身反应,尤其是在用药初期。

（5）护士应熟悉药物的致敏程度,严密监测患者的反应。

（6）当静脉推注可能引起过敏反应的药物时,应缓慢推注,并持续观察患者的反应。

（7）当患者发生过敏时,立即停止静脉给药,用生理盐水维持静脉通路,保持呼吸道通畅,必要时给予氧气吸入,根据患者症状遵医嘱给予急救药物,并做好患者和家属的心理护理。

5. 健康教育

（1）告知患者所输注的化疗药物的致敏程度及特点,一旦发生过敏症状时及时告知医务人员。

（2）如果治疗结束后发生的迟发性过敏反应也应及时告知医务人员。

（3）一旦发生药物过敏,在以后的治疗中应向医务人员明确说明。

七、化学治疗的效果评价

虽然不同专业学术组织,对于不同类别肿瘤的疗效评价标准存在细微差异,但大多遵循或参照 RECIST 标准（该指南不适用于恶性脑肿瘤和淋巴瘤的疗效评估）。基于临床试验与临床实践的需求，为方便学术交流，1981 年确立了 WHO 疗效评价标准，经对 2000 年 RECIST 1.0 版本的修改，目前大多采用 2009 年修订的 RECIST 1.1 版本的实体肿瘤疗效评价标准。

在肿瘤疗效评价中，突出强调了肿瘤的可测量性（包括对于靶病灶与非靶病灶的判断和测量方法的规范）、疗效判断的标准与新的检测方式（如 PET-CT）对于疗效评价的影响等。对于近期疗效判断的标准如下：

1. 完全缓解（CR） 所有靶病灶消失，全部病理淋巴结（包括靶结节和非靶结节），其短径必须减少至 <10mm。

2. 部分缓解（PR） 靶病灶直径之和比基线水平减少至少 30%。

3. 疾病进展（PD） 以历次测量到的所有靶病灶直径之和的最小值为参照，直径之和相对增加至少 20%（如基线测量值最小就以基线值为参照）；除此之外，必须满足直径之和的绝对值增加至少 5mm（出现一个或多个新病灶也视为疾病进展）。

4. 疾病稳定（SD） 靶病灶减小的程度没达到 PR，增加的程度也没达到 PD 水平，介于两者之间。

（刘　鹏　苏伟才　张淑香）

第四节　肿瘤的靶向治疗及护理

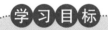

完成本节内容学习后，学生将能：
1. 复述靶向药物的分类及适应证。
2. 列出靶向药物不良反应临床表现。
3. 描述常见靶向药物的不良反应的预防及处理。
4. 应用健康教育指导患者自我管理。

一、靶向药物的作用原理

肿瘤细胞的本质是生长的失控，原因主要与细胞对增殖和凋亡的调控能力丧失有关。正常细胞的增殖与凋亡过程受到一系列信号级联反应的严格调控，这些即分散又统一的信号系统，可以协调一致的将细胞内和细胞外的信息转化为特定的效应。信息传递的起点通常为细胞外的配体与其受体胞外部分的结合，导致细胞内接头蛋白或激酶的活化，再进一步激活细胞内的信号网路系统，并最终形成细胞反应。信号传递过程的特异性，适度的放大程度和持续时间，与细胞维持正常功能息息相关。肿瘤细胞往往在与细胞增殖和凋亡相关的信号传导通路中，存在某些关键分子的异常，导致了相应信号通路的结构性激活或抑制，由此成为不同类型肿瘤的癌变基础。

靶向药物是通过与传统的细胞毒性化疗药物,在作用机制的比较中诞生的概念。所谓靶向药物,就是以参与肿瘤发生发展过程的重要分子作为靶点,通过抑制或阻断该靶点,而发挥治疗作用的药物。靶点通常是与肿瘤细胞的增殖、抗凋亡、迁移和转移、以及血管生成等相关的分子。在众多的靶点中,与肿瘤细胞增殖密切相关的驱动基因,往往是最好的靶点,比如表皮生长因子受体(epithelial growth factor receptor, EGFR)抑制剂,用于治疗EGFR基因突变的肺腺癌患者,获得了比传统细胞毒性药物治疗更好的疗效,且毒性反应轻微。与传统化疗药物相比,靶向药物具有特异性、个体化、疗效高和对正常组织损伤小的特点。

二、靶向药物的分类

靶向药物按照分子结构和作用机制,可以分为两大类:单克隆抗体类和小分子化合物类。

单克隆抗体属于生物大分子,无法穿透细胞膜,主要通过与细胞外或胞膜上的抗原结合发挥作用。抗体类包括裸抗体和修饰抗体。裸抗体抑制肿瘤细胞增殖的主要机制包括:抗体依赖的细胞毒性作用(antibody dependent cellular cytotoxicity, ADCC)、补体依赖的细胞毒性作用(complement-dependent cytotoxicity, CDC)以及通过受体—配体的相互作用诱导细胞凋亡等。修饰抗体可通过特异性的抗原抗体反应,将偶联上的放射性核素、毒素、药物、酶等带至肿瘤局部或肿瘤细胞内,起到杀伤肿瘤细胞的作用。

小分子化合物类药物通常可以穿透细胞膜,作用于包膜内的靶点,这些靶点往往是与细胞增殖或生长相关的激酶。

三、主要靶向药物的作用靶点、适应证和疗效

(一)利妥昔单抗

利妥昔单抗是针对白细胞分化抗原20(Cluster of differentiation 20, CD20)分子的单克隆抗体。CD20广泛表达于成熟B淋巴细胞的胞膜表面,利妥昔单抗与CD20结合后,可以诱导ADCC和CDC作用,杀伤表达CD20的肿瘤性或正常B淋巴细胞。

利妥昔单抗可用于治疗B细胞淋巴瘤,以及与B细胞相关的自身免疫性疾病,如类风湿关节炎、韦格纳肉芽肿和多发性血管炎等。利妥昔单抗显著改善了B细胞淋巴瘤患者的疗效,例如对于弥漫大B细胞淋巴瘤(发病率最高的淋巴瘤),传统化疗方案的治愈率约为35%,联合利妥昔单抗后治愈率提高了10%~15%,达到50%左右。

(二)曲妥珠单抗

曲妥珠单抗是针对人类表皮生长因子受体2(human epidermal growth factor receptor-2, HER2)的单克隆抗体。HER2基因属于原癌基因,HER2蛋白的过表达可致上皮细胞癌变和侵袭性增高。曲妥珠单抗对HER2过表达的肿瘤细胞具有杀伤作用,而HER2的过表达通常与基因扩增有关。约15%~25%的乳腺癌和<5%的胃癌患者存在HER-2基因扩增,其他肿瘤相对更低。

曲妥珠单抗可以显著改善HER2过表达乳腺癌患者的生存。例如对于HER2过表达的乳腺癌患者,采用含有曲妥珠单抗的方案进行术后辅助化疗较单纯化疗患者的远期复发率降低10%~15%。

（三）西妥昔单抗

西妥昔单抗是人类表皮生长因素受体 1（human epiderma l growth factor receptor-1，HER1）的单克隆抗体。EGFR（也称为 HER1），是 HER 家族成员之一，该家族包括 HER1、HER2、HER3 及 HER4。HER 家族在细胞生理过程中发挥重要的调节作用。EGFR 广泛分布于哺乳动物上皮细胞、成纤维细胞、胶质细胞、角质细胞等的胞膜表面。

西妥昔单抗的适应证包括 Ras 基因无突变的晚期结直肠癌和晚期头颈部鳞癌。对于 Ras 基因无突变的晚期结直肠癌患者，一线治疗采用西妥昔单抗联合化疗与单纯化疗相比，可以延长无进展生存时间（progression free survival，PFS）9~12 个月。对于晚期头颈部鳞癌患者，西妥昔单抗联合化疗与单纯化疗相比，约可以延长总生存时间 2 个月。

（四）贝伐珠单抗

贝伐珠单抗是血管内皮生长因子（vascular endothelial growth factor，VEGF）的单克隆抗体。VEGF 是已知的最强促血管生成因子。VEGF 通过与血管内皮上的受体结合，促进血管内皮细胞的增殖和迁移，以及增加血管通透性。贝伐珠单抗通过与 VEGF 的结合，阻断了 VEGF 与其受体的结合，无法促进肿瘤血管新生，进而抑制了肿瘤的生长。

因血管的快速新生普遍存在于肿瘤组织中，贝伐珠单抗适用治疗的癌种广泛，已批准的适应证包括：晚期结直肠癌、肾癌、非小细胞肺癌、宫颈癌和脑胶质母细胞瘤等。对于晚期结直肠癌患者，一线采用贝伐珠单抗联合化疗，较单纯化疗约可延长 PFS 4~5 个月。对于晚期肺腺癌患者，化疗联合贝伐珠单抗约可延长生存时间 2 个月。

（五）EGFR 酪氨酸激酶抑制剂

EGFR 属于酪氨酸激酶受体，EGFR 介导的信号通路对细胞的生长、增殖、抑制凋亡、促进血管生成、细胞黏附和侵袭性等生理过程具有重要作用，EGFR 通路的异常激活，可致细胞癌变。基因突变和扩增是导致 EGFR 通路异常激活的最常见方式。EGFR 基因突变在肺腺癌患者中的比例最高，亚裔肺腺癌患者的突变率近 50%，高加索人较低，仅约 10%。

我国已上市的针对突变 EGFR 的小分子酪氨酸激酶抑制剂包括：埃克替尼、吉非替尼和厄洛替尼。三种药物对于 EGFR 敏感突变的晚期肺腺癌患者的有效率均为 60%~70% 左右，中位缓解时间约为 10~12 个月。三种药物的不良反应和透过血 - 脑屏障的比率略有不同。

（六）克唑替尼

克唑替尼是 ALK、ROS1 和 MET 等酪氨酸激酶的多靶点抑制剂，用于治疗 ALK、ROS1 和 MET 酪氨酸激酶异常激活的晚期非小细胞肺癌。ALK 最早在间变性大细胞淋巴瘤（anaplastic large cell lymhoma，ALCL）的一个亚型中被发现，因此命名为间变性淋巴瘤激酶（anaplastic lymphoma kinase，ALK）。此后在肺腺癌、弥散性大 B 细胞淋巴瘤和炎性肌纤维母细胞瘤中同样发现了 ALK 基因的染色体易位，并进一步证实 ALK 是主要的癌变驱动基因。在非小细胞肺癌中，ALK 染色体易位的发生率为 2%~7%，而在不吸烟肺腺癌患者中比例可达 30%。

克唑替尼治疗 ALK 阳性的晚期非小细胞肺癌的有效率 >60%，缓解时间 6~8 个月。

（七）伊马替尼

伊马替尼是多种酪氨酸激酶的抑制剂，包括 Abelson 鼠白血病病毒癌基因同源物 1（Abelson murine leukemia viral oncogene homolog 1，ABL1）、干细胞生长因子受体（c-kit）和血小板生长因子受体（Platelet derived growth factor receptor，PGDFG）等。

伊马替尼的治疗适应证包括：BCR-ABL 融合基因阳性的慢性粒细胞白血病（chronic myelocytic leukemia，CML）、CD117 阳性的胃肠道间质瘤、BCR-ABL 融合基因阳性的急性淋巴细胞白血病和 PDGFR 基因重排阳性的骨髓异常增生综合征等。BCR-ABL1 融合蛋白是 CML 的核心驱动分子，95% 的 CML 表达 BCR-ABL1 融合蛋白，伊马替尼可以抑制 ABL1 酪氨酸激酶，其单药治疗 CML 的有效率 >95%，服药 5 年时仍有 >80% 的患者处于疾病缓解状态。胃肠道间质瘤是起源于胃肠道间叶组织的肿瘤，占消化道间叶肿瘤的大部分。80% 以上的胃肠道间质瘤存在 c-kit 或者 PDGFR 基因的突变。对于无法切除或复发转移的恶性胃肠道间质瘤患者，伊马替尼单药的有效率约 50%~70%，缓解时间 20 个月左右。

（八）索拉菲尼

索拉菲尼是 RAF、VEGFR 和 PDGFR 等酪氨酸激酶的多靶点抑制剂。索拉菲尼的适应证包括：晚期肝细胞癌、晚期肾癌和晚期分化型甲状腺癌等。对于肝功能良好的晚期肝癌患者，索拉菲尼与安慰剂相比，可以延长 PFS 约 2~3 个月。对于晚期肾癌患者，索拉菲尼与安慰剂比较约可延长 PFS 2~3 个月。对于分化型晚期甲状腺癌，索拉菲尼与安慰剂比较，约可延长 PFS 约 10 个月。

（九）舒尼替尼

舒尼替尼是 PDGFR、VEGFR、C-Kit、Ret、FMS 样的酪氨酸激酶 3（Fms-like tyrosine kinase，FLT-3）和集落刺激因子 1 受体（colony stimulating factor 1 receptor，CSF-1R）等酪氨酸激酶的多靶点抑制剂。

舒尼替尼的适应证包括：伊马替尼耐药的胃肠道间质瘤、晚期肾癌、晚期胰腺神经内分泌肿瘤等。对于伊马替尼耐药的胃肠道间质瘤，应用舒尼替尼治疗与安慰剂比较可以延长 PFS 约 5 个月。对于晚期肾癌，一线应用舒尼替尼与干扰素相比，可以延长 PFS 约 7 个月。舒尼替尼一线治疗晚期胰腺神经内分泌癌，与安慰剂比较，可以延长 PFS 约 5 个月。

（十）依维莫司

依维莫司是哺乳动物雷帕霉素靶蛋白（mammalian target of rapamycin，mTOR）的抑制剂。mTOR 是一种丝氨酸/苏氨酸蛋白激酶，参与调控细胞的生长和增殖。

依维莫司的适应证包括：芳香化酶抑制剂耐药的 HER2 阴性乳腺癌、晚期胰腺神经内分泌肿瘤、索拉菲尼或索坦耐药的晚期肾癌和成人血管平滑肌脂肪瘤及结节性硬化症等。对于 HER2 阴性、芳香化酶抑制剂耐药的晚期乳腺癌患者，继续应用芳香化酶抑制剂联合依维莫司治疗，可以延长 PFS 4~5 个月。对于胰腺神经内分泌肿瘤，与安慰剂对比，依维莫司治疗可以延长 PFS 约 6 个月。对于索拉菲尼和舒尼替尼耐药的晚期肾癌，依维莫司治疗与安慰剂比较，可以延长 PFS 约 3 个月。

当今靶向药物的研发可谓日新月异，未来将不断有针对不同靶点的药物进入临床治疗，给肿瘤患者带来新的治疗选择和延长生命的希望。

四、靶向治疗不良反应及护理

与细胞毒性药物相比，靶向药物的不良反应明显减少，表现的方式也不尽相同，但是仍然需要给予高度重视。由于靶向治疗历史不长，有一些潜在的毒性或长期毒性可能尚未发现，目前常见的靶向治疗不良反应包括：皮肤反应、心血管反应、胃肠道反应、输注相关反应等。

（一）皮肤反应

1. 发生机制　EGFR 相关皮肤反应的发生机制目前尚未完全明确,通常认为角化细胞的 EGFR 信号传导通路受到干扰是关键的原因。抑制 EGFR 介导的信号传导通路可引起角化细胞生长停滞以及凋亡、减少细胞迁移、增加细胞黏附以及分化并诱发炎症,从而导致特征性的皮肤表现。

2. 常见药物　靶向治疗药物引起的皮肤不良反应最多见于作用于 EGF 的药物,包括表皮生长、恢复不良导致的皮疹、皲裂和疼痛、色素沉着,手足综合征,甲沟炎 / 指甲改变,皮肤瘙痒等。小分子酪氨酸激酶抑制剂所导致的皮肤反应相似,但是程度和临床表现略有不同,皮疹严重程度与其疗效有一定相关性。

3. 临床表现

（1）皮疹:表现为单形性红斑样斑丘疹,水疱或脓疱状改变,可伴有瘙痒、触痛。通常出现于面部和（或）躯体上半部,初期为感觉障碍伴皮肤红斑和水肿,之后出现丘疹脓疱性皮疹（亦称痤疮样皮疹）、结痂,最后表现为红斑毛细血管扩张（表 3-4-1）。在治疗最初的 1~2 周皮疹最为严重,之后的治疗过程中保持稳定。

表 3-4-1　痤疮样皮疹分级（NCI-CTCAE4.02）

分级	临床表现
1 级	丘疹和脓疱小于 10% 的体表面积,伴有 / 不伴有瘙痒和敏感
2 级	丘疹和脓疱 10%~30% 的体表面积,伴有 / 不伴有瘙痒和压痛;伴心理影响;影响工具性日常生活活动
3 级	丘疹和脓疱大于 30% 的体表面积,伴有 / 不伴有瘙痒和压痛;影响个人日常生活活动;需要口服抗生素治疗二重感染
4 级	丘疹和脓疱遍布全身表面,伴有 / 不伴有瘙痒和敏感;需要静脉给予抗生素治疗广泛的多重感染;危及生命
5 级	死亡

（2）手足综合征:以手掌和足底红斑及感觉异常为主要表现,又称掌跖红斑综合征。初期表现为手掌、足底、指 / 趾末端的感觉异常、刺痛感、麻木、充血和红斑,可伴有皮肤增厚、粗糙、皲裂、脱屑、脱皮;严重者可出现水泡、溃疡,伴有疼痛（表 3-4-2）。手足综合征多具有自限性,但再次给药后可反复出现。与化疗药相比,靶向药物引起的手足综合征手掌、足底的皮肤增厚和脱皮更为显著。

表 3-4-2　手足综合征分级（NCI-CTCAE4.02）

分级	临床表现
1 级	无痛性轻微皮肤改变或皮肤炎（如红斑,水肿,角化过度）
2 级	痛性皮肤改变（如剥落,水泡,出血,肿胀,角化过度）;影响工具性日常生活活动
3 级	重度皮肤改变（剥落,水泡,出血,水肿,角化过度）,伴疼痛;影响个人日常生活活动

（3）甲沟炎：表现为痛性甲沟肉芽形成或脆性化脓性肉芽肿样改变，伴红斑、肿胀和外侧甲皱襞开裂；部分指甲被破坏，甲变形缩小；拇指最常受累，可伴有甲与甲床分离、甲营养不良、甲向内生长（表3-4-3）。

表3-4-3　甲沟炎分级（NCI-CTCAE4.02）

分级	临床表现
1级	甲褶水肿或红斑；角质层受损
2级	需要局部治疗；口服药物治疗（例如：抗生素，抗真菌，抗病毒治疗）；甲褶水肿或痛性红斑；指甲脱落或指甲板分离；影响日常生活工具性活动
3级	需要外科手术治疗或静脉给予抗生素治疗；影响个人日常生活活动

（4）其他：皮肤反应还表现为皮肤干燥、瘙痒，毛发生长调节异常（表现为脱发、睫毛粗长、面部多毛），毛细血管扩张（表现为毛细血管及小血管的扩张和色素沉着）。

4. 预防及处理

（1）预防措施：避免日晒，保持身体清洁及皮肤湿润；有指/趾甲倒刺（逆剥）者，用药过程中注意观察，警惕甲沟炎及局部增生反应。

（2）皮肤反应的护理

1）皮疹：①1级：一般不需特殊处理。局部视情况使用复方醋酸地塞米松软膏、氢化可的松软膏或红霉素软膏涂抹。皮肤干燥瘙痒时用苯海拉明软膏涂抹；2周后评估皮疹情况，若无改善，按2级处理。②2级：局部使用氢化可的松软膏和红霉素软膏。对皮肤干燥瘙痒者，在1级皮疹干预措施的基础上，予苯海拉明软膏涂抹瘙痒局部。以脓包为主时，口服半合成四环素如米诺环素。2周后评估皮疹情况，若无改善，按3级处理。③3级：干预措施基本同2级皮疹，可减少分子靶向药物的剂量；合并感染时选择合适的抗生素进行治疗；若2周后不良反应仍未缓解，则考虑暂停用药或终止治疗；停药期间，继续治疗皮疹；皮损好转，EGFR药物继续使用应减量。④4级：立即永久停用EGFR药物。需紧急处理，局部处理联合静脉给予糖皮质激素和抗生素治疗，肌注抗过敏药物。

2）手足综合征：①预防措施：除皮肤反应的预防措施外，还需注意：防寒防热，穿软暖合适的鞋袜、手套，鞋袜不宜过紧，以防摩擦伤；避免剧烈运动，避免反复揉搓手足；必要时使用药物预防。医护人员应该关注患者心理变化，提供个体化的患者教育，减轻症状给患者带来的心理影响。②1级：一般不需要特殊处理，积极采取预防措施，可局部涂抹尿素霜软膏。③2级：协助患者做好生活护理，指导患者睡眠时抬高肢体；可加用地塞米松软膏、利多卡因治疗；必要时暂停EGFR给药或减半量。④3级：一般使用氢化可的松软膏外涂。嘱患者避免搔抓局部皮肤及撕去脱屑，避免水疱挤破，可局部消毒后抽吸液体，避免涂刺激性药物及乙醇、碘酒；脚趾甲脱落，甲床渗血，用生理盐水冲洗，再敷上消毒油纱，直到甲床无渗血、干燥结痂。根据患者的疼痛程度给予镇痛药物。暂停EGFR给药。

3）甲沟炎：对指甲脱色和皱褶等改变，可不做特殊处理，嘱患者保持手及足部的清洁卫生；出现甲沟旁肉芽肿样病损时，每周1次局部使用硝酸银杀菌剂并予敷料包扎；若症状仍无缓解，可疑感染时，可考虑局部外用抗生素软膏，必要时口服抗生素。

4）皮肤皲裂：治疗前检查手掌和足底，排除原有的皮肤角化区域。症状出现时应立即干预,可采用含有 10% 尿素组分的油膏或乳液。若伴有疼痛,可使用局部镇痛药如利多卡因。

5. 健康教育

(1)避免日晒:由于靶向药物所致皮疹具有光敏性的特点,嘱患者使用防晒系数(SPF)>30 的防晒用品或使用物理防晒。

(2)保持身体清洁及皮肤湿润:勿接触碱性和刺激性强的洗浴用品;勤更换衣服、床单;沐浴后涂抹温和的润肤露或硅霜、维生素 E 软膏。

(3)避免摩擦皮肤:嘱患者衣着宽松,避免摩擦皮肤;在清洁丘疹脓疱部位时,应用轻拍、轻微按压方式将水分吸干,切勿采用擦、抹的方式。有趾甲倒刺(逆剥)者,治疗期间需改变足部受力习惯,穿宽松、透气性好的鞋。

(4)避免皮肤破损:出现皮疹后嘱患者修剪指甲,尽量避免搔抓皮肤,以防破损感染,可局部涂抹止痒膏剂。勿自行挤破丘疹脓疱,以免发生感染。头皮出现丘疹脓疱时,使用宽齿的梳子轻柔梳理,洗头时用指腹按压清洗。用药期间不建议烫发、染发。

(二)心血管毒性

1. 发生机制 VEGF 引起高血压的机制尚未阐明,一般认为与 VEGF 引起微血管密度下降、血管阻力增加,降低血管通透性、增加血管内血容量等诸多生理学因素有关。阻断 VEGF-VEGFR 信号通路可引起毛细血管密度下降,会伴有心肌收缩功能障碍、纤维化,导致心力衰竭。外周血管阻力增加也是导致充血性心衰的原因之一;多靶点激酶抑制剂作用于血小板衍生生长因子、Raf 激酶,影响这两种因子维持心肌功能正常的作用。

2. 常见药物 可发生于多种靶向药物,曲妥珠单抗和重组人血管内皮抑素的心脏毒性发生率高;贝伐珠单抗可显著增加所有级别高血压的发生率。舒尼替尼及索拉非尼也增加高血压、心脏毒性的发生率。

3. 临床表现 贝伐珠单抗用药后引发充血性心衰、心肌缺血。重组人血管内皮抑素的心脏毒性表现为心肌缺血,心电图 ST-T 轻度改变,房室传导阻滞,房性、室性期前收缩,急性左心衰。索拉非尼或舒尼替尼可以引起心电图发生改变,舒尼替尼可以引起左心室射血分数(LVEF)下降,QT 间期的延长。

4. 预防及处理

(1)高血压(表 3-4-4):

表 3-4-4 高血压的分级(NCI-CTCAE4.02)

分级	临床表现
1 级	高血压前期(收缩压在 120mmHg~139mmHg,舒张压在 80mmHg~89mmHg)
2 级	第一阶段高血压(收缩压 140mmHg~159mmHg,舒张压 90mmHg~99mmHg);需要医学干预;反复或持久的(大于等于 24 小时),有症状的收缩压增加大于 20mmHg 或既往正常范围增加大于 140/90mmHg;需要单药治疗。小儿科:反复或持久(大丁等于 24 小时)血压高于正常上限;需要单药治疗
3 级	第二阶段高血压(收缩压大于等于 160mmHg,舒张压大于等于 100mmHg);需要医学干预;需要多种药物治疗
4 级	危及生命(如恶性高血压,一过性或持久性神经损伤,高血压危象);需要紧急治疗
5 级	死亡

1）用药前评估基线血压,高血压史患者在开始贝伐珠单抗治疗之前应充分控制高血压。

2）用药期间监测血压,治疗期间目标血压应控制在140/90mmHg以下。当高血压达到Ⅱ级以上或Ⅰ级伴有症状时,须使用降压药物。治疗贝伐珠单抗相关性高血压常用的两类药物是β受体阻滞剂和血管紧张素转换酶抑制剂。

（2）心脏毒性:

1）用药前详细询问病史,有充血性心力衰竭病史、严重心律失常、心绞痛、心脏瓣膜疾病、心肌梗死的患者应慎用。

2）治疗前和治疗中定期进行心脏功能监护,以便尽早发现心脏不良反应并及时予以纠正;避免与蒽环类等具有心肌毒性的化疗药物联合使用;必要时使用对心脏毒性具有积极预防作用的药物。

5. 健康教育

（1）嘱高血压患者用药期间及间歇期均需要密切监测血压变化,按医嘱服用降压药物。

（2）用药期间出现心悸、气短应立即报告医护人员。

（3）室性心律失常的患者有猝死的危险,建议家属或专人陪伴。

（三）胃肠道反应

1. 发生机制　EGFR广泛表达于正常的结肠黏膜细胞,调节氯离子的分泌和钠离子的吸收;同时EGFR也参与维持黏膜完整性,促使黏蛋白的产生和加强前列腺素的合成。因此,抑制EGFR可能引起黏膜损伤,引起消化道黏膜炎,伴有疼痛、呕吐和腹泻。厄洛替尼引起的腹泻与药物直接接触胃肠道黏膜有关。

2. 常见药物　吉非替尼、厄洛替尼常引发腹泻;克唑替尼最常见的不良反应是恶心呕吐。

3. 临床表现　腹泻很常见,主要为轻中度,严重者可出现脱水。恶心、呕吐常见,常为轻中度,患者常伴食欲缺乏（表3-4-5）。

表3-4-5　胃肠道不良反应分级（NCI-CTCAE4.02）

分级	腹泻	恶心	呕吐
1级	与基线相比,大便次数增加每天<4次;造瘘口排出物轻度增加	食欲降低,不伴进食习惯改变	24小时内1~2次发作（间隔5分钟）
2级	与基线相比,大便次数增加每天4~6次;造瘘口排出物中度增加	经口摄食减少不伴明显的体重下降,脱水或营养不良	24小时内3~5次发作（间隔5分钟）
3级	与基线相比,大便次数增加每天≥7次;大便失禁;需要住院治疗;与基线相比,造瘘口排出物重度增加;影响个人日常生活活动	经口摄入能量和水分不足;需要鼻饲,全肠外营养或者住院	24小时内发作≥6次（间隔5分钟）需要鼻饲,全肠外营养或住院治疗
4级	危及生命;需要紧急治疗	—	危及生命;需要紧急治疗
5级	死亡		死亡

4. 护理措施参见第三章第三节。

5. 健康教育

（1）饮食指导：恶心呕吐患者少食多餐，清淡饮食。腹泻患者避免刺激性食物，避免进食牛奶。腹泻患者保证液体的摄入，每日饮水 8~10 杯。

（2）服药指导：根据药物特点指导患者将药物与食物同服或饭后 2 小时以后服用。

（3）腹泻患者肛周护理：每次排便后用温水清洗肛门并用软毛巾擦干；可以温水坐浴。

（4）如果恶心呕吐时间超过 24 小时未缓解，或 24 小时内不能摄入液体，应立即报告医护人员。

（四）输注相关反应

1. 发生机制　利妥昔单抗输液反应的发生可能与利妥昔单抗迅速激活 B 细胞溶解及肿瘤坏死因子释放有关。西妥昔单抗、曲妥珠单抗和贝伐珠单抗是嵌合的人源化单克隆抗体，引起输注反应的主要是其结构中异源性部分。

2. 常见药物　西妥昔单抗、利妥昔单抗、曲妥珠单抗、贝伐珠单抗等单克隆抗体类药物。

3. 临床表现　输注相关反应通常表现为皮疹、寒战、高热，可出现胸闷、呼吸困难、支气管痉挛，也可表现为血压下降或过敏性休克（表 3-4-6）。西妥昔单抗严重的输液反应以突发性气道梗阻、荨麻疹和低血压为特征。利妥昔单抗可能引起暂时性低血压和支气管痉挛。

表 3-4-6　输注相关反应分级（NCI-CTCAE4.02）

分级	临床表现
1 级	轻微的、暂时性反应；无需中断输液；无需治疗
2 级	需要治疗或输液中断，但对症治疗（抗组胺，非甾体类消炎药，麻醉品，输液治疗），快速收效；预防给药≤24 小时
3 级	症状缓解拖延（例如：对症治疗和（或）输液中断，不能快速反应）；症状改善后复发；需要住院治疗后遗症
4 级	危及生命；需要紧急治疗
5 级	死亡

4. 护理措施

（1）预防措施：遵循标准预处理，根据药物特点，输注前 30~60 分钟进行预处理给药。

（2）严格按照药物输注时间的要求调节输液速度，避免输注过快。利妥昔单抗输注起始速度为 50mg/h，60 分钟后可每 30 分钟增加 50mg/h；之后每次输注起始速度为 100mg/h，每 30 分钟增加 100mg/h，直至最大速度 400mg/h。曲妥珠单抗初次使用应静脉输注 90 分钟以上。西妥昔单抗推荐初次使用静脉输注 120 分钟以上，维持剂量使用时，输注时间不少于 60 分钟。

（3）发生输液相关反应的处理：发生轻至中度反应时，可减慢输液速度或服用抗组胺药物，若发生严重反应需立即停止输液，静脉注射肾上腺素、糖皮质激素、抗组胺药物并给予支气管扩张剂及吸氧等对症治疗。

5. 健康教育

（1）用药前教会患者识别输注相关反应，出现皮疹、寒战、发热以及胸闷憋气等应立即报告医护人员。

（2）嘱患者输注过程中不要自行调节输液速度。

（秦　燕　张淑香）

第五节　影像引导经皮穿刺肿瘤微创介入手术治疗及护理

学习目标

完成本节内容学习后，学生将能：
1. 复述肿瘤微创介入手术护理的特点。
2. 列出肿瘤微创介入手术的方法。
3. 描述术后不良反应及并发症。
4. 应用专科护理保证患者安全。

一、概述

（一）治疗特点

肿瘤微创介入手术治疗是在数字减影血管造影（Digtal Subtraction Angiography，以下简写为 DSA）、超声（Ultrasound，以下简写为 US）、计算机断层摄影（Computed Tomography，以下简写为 CT）、磁共振成像（Magnetic Resonance Imaging，以下简写为 MRI）、内镜（Endoscopy）、和腔镜（Laparoscopy）等设备引导下，经皮穿刺利用微创技术对肿瘤进行诊断和治疗的一门新兴学科，可分为血管性微创介入手术治疗和非血管性微创介入手术治疗。具备以下特点：

1. **创伤微小**　所谓"微创"指在尽可能减少患者创伤（包括机械、生理、心理、社会、精神等方面）的前提下，其实质是在全面认识疾病转归的基础上，合理运用先进的诊疗手段，精准清除肿瘤的同时最大限度保留人体正常组织器官功能，让患者生理、心理和社会行为和谐统一起来。

2. **定位准确**　微创介入手术引导的医学影像设备可以通过二维或三维成像方式，实现对人体组织和器官术中成像、术中导航系统利用光学或电磁等方式获得微创介入手术器械的三维定位信息、同时采用坐标注册技术，将介入手术器械和病灶靶点及周边组织的空间信息集成到一个坐标系下呈现给医生，实现精准定位。

3. **重复性高**　肿瘤的生物学行为决定了目前恶性肿瘤的治疗往往需要多次反复治疗或多学科综合治疗，介入手术治疗因其微创性、副作用小、恢复快的特点，短时间内可重复手术，疗效完全可以和传统手术治疗相媲美。

4. **注重人文**　传统肿瘤治疗的"老三样：手术切除、放疗、化疗等"已经进入平台期，同时随着老龄化社会到来,以及癌症复杂化;微创治疗这一"绿色环保"的治疗模式无须开刀、不留瘢痕、无疼痛感,短时间内即可完成检查、治疗、康复等过程;更注重患者的生理(疼痛)、心理、社会等方面的需求,降低了传统手术对人体的伤害,减少了疾病给患者给来的不便和痛苦,极大地提高了其生活质量。

（二）护理特点

肿瘤微创介入护理学是肿瘤专科护理和介入专科护理的融合,是应用多学科的护理手段,对各种利用影像介入手段诊治的肿瘤患者进行全身心的整体护理,强调肿瘤患者术前心理及生理的准备、术中与医师的配合及术后恢复期的护理配合,从而达到治疗疾病、恢复健康的目的。肿瘤微创介入护理已逐渐成为介入手术治疗团队的重要力量,在促进护理学科专科化、提高微创介入手术治疗疗效等方面发挥着不可替代的作用。具有以下特点:

1. 专业技术性强,知识涉及面广　肿瘤微创介入护理技术性很强、知识面广,不仅要有护理专业的基础理论和基本技能,还要有肿瘤护理、影像介入、解剖麻醉、病理生理等多学科的专业知识。要求从事肿瘤微创介入护理的人员刻苦学习,不断深化自身知识内涵,拓宽护理知识面,注重自我提高,以适应肿瘤微创介入护理学的发展。

2. 注重人文关怀,减轻心理影响　肿瘤是严重危害人类健康的疾病,在人们的意识中往往将肿瘤与死亡等同起来。肿瘤及其治疗对患者的生理、心理、家庭、社会、经济等均有不同程度的影响。因此,从事肿瘤微创介入护理专业的护士应具备关怀和理解患者的专业素质及能力,帮助其以良好的心态达到最佳治疗效果。

3. 重视延续护理,改善生活品质　遵循 WHO 提出的"健康"新概念,给予接受微创介入手术治疗的肿瘤患者最大的帮助,使之尽可能恢复到患病前的状态,并努力改善生活品质提高幸福感。如治疗后的康复指导,注重自护能力的培养,控制疼痛,使患者适应家庭、社会角色的转变等。做好肿瘤知识宣传,帮助人们建立科学健康的生活方式和自我保健意识。

4. 敏锐的观察力,正确的判断力　肿瘤微创介入技术虽具有创伤小、恢复快、住院周期短等优势,但其围术期风险等同于传统外科手术,患者病情瞬息万变,细心的观察与准确的判断力是肿瘤微创介入护士获得临床第一手资料的途径,也是医生诊断疾病与采取抢救措施的重要依据。

5. 有效沟通能力,良好心理素质　以患者为中心,用爱和真情善待每一位患者,体谅患者和家属的心情,使用安慰性、礼貌性、治疗性、保护性语言,通过调动患者的主观能动性,使患者积极配合治疗。在突发事件中,肿瘤微创介入护士应具有健康的心理素质,坚强的意志,高度的自觉性,快速的思维反应能力,准确迅速配合抢救工作。

6. 开展护理科研,促进专科发展　在当今肿瘤微创介入新理论、新技术不断涌现的情况下,应启发和鼓励护士开展肿瘤微创介入护理研究,探索循证护理措施以提高实践能力。

二、治疗方法

（一）肿瘤血管性微创介入手术治疗

肿瘤血管性介入技术是指将某种固体或液体栓塞物质(含有或不含有化疗药物)通过

导管选择性有控制地注入到瘤体的供血血管内，或在灌注化疗药物后同时栓塞血管，达到肿瘤化疗及闭塞、阻断肿瘤血供的一种介入技术。化疗栓塞法将动脉灌注化疗和局部动脉栓塞有机结合在一起，在不同水平上栓塞肿瘤血管及阻断肿瘤血供，还可通过栓塞物缓慢释放化疗药物起到较长时间较高药物浓度的局部化疗作用，并且可以显著降低体循环中的化疗药物浓度、减轻全身化疗毒性。包括动脉灌注化疗（transcatheter arterial infusion，TAI）和动脉栓塞疗法（transcatheter arterial embolization，TAE）、动脉栓塞化疗（transcatheter arterial chemoembolization，TACE）。肿瘤血管性介入手术治疗的适用范围：

1. 消化系统　肝癌、肝动脉灌注化疗及栓塞治疗；胃癌的腹腔动脉灌注治疗；胰、肠等恶性肿瘤的介入化疗和栓塞术；肝血管瘤、肝囊肿、肝转移瘤的介入栓塞治疗；结肠癌肠系膜上下动脉灌注。

2. 呼吸系统　肺癌的介入化疗和栓塞术、支气管肺癌动脉灌注化疗。

3. 泌尿生殖系统　肾、盆腔、乳腺恶性肿瘤的介入化疗和栓塞术；子宫肌瘤的血管内的栓塞术；肾囊肿的介入手术治疗；宫颈癌、子宫内膜癌的腹主动脉或髂总动脉灌注化疗。

4. 骨与软组织系统　骨与软组织恶性肿瘤的介入化疗和栓塞术；椎体成形术（针对转移性肿瘤引起的椎体塌陷和椎体血管瘤）。

5. 循环系统　动脉瘤、海绵状血管瘤的栓塞治疗；动、静脉血栓形成的溶栓治疗。

6. 神经系统　脑血管病（动脉瘤、动静脉畸形、海绵窦瘘等）的栓塞术。

（二）非血管性介入手术治疗

影像引导肿瘤非血管性介入手术治疗包括：消融治疗、放射性粒子组织间植入治疗、腔道扩张成形及内支架植入术等，它们在临床应用中各具优势，互相补充，在适应证选择上更加宽泛，正逐渐广泛用于不能手术切除或不愿意接受手术治疗的肿瘤患者。现以肿瘤消融治疗为例进行介绍：

消融方法分为物理消融和化学消融。

1. 物理融术　物理消融包括热消融和冷消融。其中，热消融术主要包括射频消融术（radiofrequency ablation，RFA）、微波消融术（microwave ablation，MWA）、激光消融术、高强度聚焦超声（high-intensity focused ultrasound，HIFU）等；临床上冷消融术（cryoablation）以氩氦刀为主。

【适应证】

接受肿瘤消融治疗的患者需满足以下条件：

（1）经病理或临床诊断明确的实体肿瘤；不愿意接受外科手术治疗或有手术禁忌证的患者。

（2）肝功能 Child-Pugh A 或 B 级，或 Child C 级经准备达到 B 级。

（3）无严重肝、肾、心、肺、脑等器官功能障碍、凝血功能正常或接近正常。凝血酶原时间不超过正常对照的 50%，血小板大于 50×10^9/L。

【禁忌证】

（1）病灶弥漫。

（2）含气的空腔脏器肿瘤。

（3）中枢神经系统的肿瘤。

（4）不可纠正的凝血功能障碍。

（5）患者处于急性感染状态；治疗相关区域存在皮肤破溃或感染。

（6）心、肺、肝、肾等重要脏器功能衰竭。

知识拓展

RFA 治疗原理

RFA 是应用频率 <30MHz（通常为 375~500KHz）的电磁波,使射频电极针周围形成高频交变电磁场,电极针周围的离子受到交变电流的激发而相互碰撞、摩擦产生热量,热能的沉积超过肿瘤组织的耐受程度而致其发生凝固性坏死；肿瘤组织周围小血管因热损伤而闭塞从而阻断肿瘤血供；从根本上看,射频消融引起的病灶坏死不同于经典的"坏死"。射频消融期间 80~110℃的温度可使电极附近组织直接凝固,其构成了射频消融灶的主体。受到热能影响的生命结构,尤其胞质性酶蛋白均会发生瞬间凝固。这种热能诱导的结构变性和酶蛋白功能失活决定了射频消融不可能发生经典坏死所具备的进行性酶性组织破坏或细胞降解。

MWA 治疗原理

MWA 是指频率在 30MHz~30GHz 之间,波长很短（通常为 1mm~1m）的电磁波,按其波长可分为 3 个波段：分米波、厘米波、毫米波。MWA 利用频率 >900MHz（通常为 900~2500MHz）的电磁波（位于分米波波段）,通过微波对生物组织的加热效应引起肿瘤组织发生变性及凝固性坏死。MWA 与单纯通过"离子加热"毁损肿瘤的 RFA 不同,其通过"离子加热"和"偶极子加热"双重作用产热,且以后者为主。在实质器官及实体肿瘤内水分子的含量非常丰富,因此在肿瘤 MWA 中,水分子介导的"偶极子加热"起最主要作用。MWA 除具备 RFA 的所有优点外,还具有不受电流传导影响,升温速度快,受组织炭化及热沉降效应影响小,单点消融范围大、消融时间短,术中患者痛感更轻等优点。

激光消融治疗原理

对肿瘤细胞的直接杀伤作用：热能作用于肿瘤细胞膜、细胞骨架与膜内结构,导致细胞膜流动性、通透性及细胞内环境发生变化,细胞膜转运蛋白质的功能及细胞表面受体功能受损；同时使细胞形态、有丝分裂器、细包内原生质发生改变,进而导致细胞骨架损伤；热效应还抑制细胞内 DNA、RNA 的合成和聚集,使细胞难以修复。

肿瘤细胞及组织的间接杀伤作用：热效应可使肿瘤组织血流量很快下降,一方面因肿瘤组织的微环境发生障碍所致,另一方面是由于肿瘤周围正常组织血管反应性扩张,血流发生"改道现象",造成肿瘤组织血流相对减少。

知识拓展

HIFU 治疗原理

主要是利用超声波的传导性、可聚焦性,将体外的低能量超声聚焦于体内,利用焦点处的高强度超声瞬态产生的热效应、空化效应、机械效应,使治疗焦域处的组织发生凝固性坏死,焦域以外组织无显著损伤,凝固坏死组织最终可逐渐被吸收或瘢痕化。HIFU 适用于治疗组织器官的实体肿瘤,主要目的是使肿瘤组织产生整块的凝固性坏死,其作为新兴的肿瘤综合治疗的方法是传统肿瘤外科手术的有效补充。根据肿瘤的分期及超声通道条件,应尽可能对肿瘤实施完全性热"切除",但也可用于中晚期肿瘤的局部姑息治疗,以达到缓解症状、提高患者生存质量、延长生存期之目的。

氩氦刀冷冻消融治疗原理

氩氦刀冷冻消融利用氩气在冷冻针尖膨胀制冷消融肿瘤组织,并且利用氦气在针尖膨胀加热,冷热交替重复 2~3 个循环,增加对肿瘤组织的消融范围和消融效能。氦气加热时,靶区形成的冰球温度在 60~120 秒内迅速从 −180℃升高至 40℃,冰球迅速膨胀、崩解,导致细胞崩解和微血管的断裂。冷冻坏死的肿瘤细胞还可致敏树突状细胞,激活 T 淋巴细胞,诱发免疫反应,进一步增强抗肿瘤效应。临床上为彻底消融肿瘤组织,冰球边缘一般要超过肿瘤边缘的 0.5~1cm。影响冷冻效果最主要的三大技术参数为冷冻速度、最低温度和时间以及冷冻循环次数;其中最重要的是最低温度及其保持时间。Tatsutani 等通过实验表明,冷冻速度 −25℃ /min,最低温度达 −180℃,循环两次,可达到最佳冷冻效果。

2. 化学消融　化学消融(chemical ablation)是指在影像引导下将化学消融剂通过经皮穿刺的专用针具直接注射到肿瘤内而原位损毁、破坏肿瘤组织的微创治疗方法。化学消融因操作简单,无须特殊设备、花费较小、并发症小的特点,在世界范围内广泛应用,在所有消融治疗方法中化学消融最简便易行。

三、护理

(一)术前护理

1. 护理评估　责任护士参加术前讨论,详细了解手术部位、肿瘤与周围组织的关系、影像特征、并发症发生的相关性等;于术前一日对患者进行一般临床症状评估(包括:生命体征、饮食情况、有无不适症状)及依从性进行评估。

2. 术前访视　向患者及其家属介绍本手术的目的、意义、方法,简要说明手术操作过程以及患者在手术中需要配合医生的事项。

3. 术前指导　示范并指导患者呼吸训练:患者取平卧位,平静呼吸下屏气 10~15 秒;使其术中可以正确配合医生口令,确保手术安全。同时,对家属进行心理疏导,稳定家属的心理状态,更好照顾患者。

4. 术前准备

(1)患者准备:将2周内行增强CT或增强MRI检查影像资料准备齐全;术前一日洗澡或清洁穿刺区域皮肤,必要时备皮;局部麻醉者术前4小时禁食水,全身麻醉者术前12小时禁食水;根据手术部位(如:肿瘤邻近肠管者)清洁肠道;术前摘除金属饰物;术前排空膀胱;女患者避开经期。

(2)患者家属(受托人)准备:手术当日提前到病房,需签署手术知情同意书;确保患者手术费用足够。

(3)病房医务人员准备:术前与患者及家属充分沟通,签署手术知情同意书;患者完成术前实验室及影像学等相关检查;根据穿刺点、进针路径协助患者手术区域皮肤准备,并检查有无皮肤破损及感染;手术当日为患者做对比剂试验;选择左上肢建立静脉通道;根据医嘱给予患者术前用药;测量生命体征,如有异常及时汇报医生;并做好相关记录。

(4)介入手术室医务人员准备:将影像引导设备、介入手术设备、生命支持类设备等调试好,根据介入手术需要备好相关药品及材料。MRI引导时,需使用磁兼容设备及材料。

(二)术中护理

1. 安全核查　核对患者身份,确认介入手术名称,确定知情同意签署。

2. 摆放体位　铺压疮防护垫,根据介入手术需要协助患者摆放体位,并做好术中压疮预防;做好非手术重点区域(如:甲状腺、性腺、女性乳腺及儿童骨髓等辐射敏感器官)屏蔽防护;体位摆放时既要保障手术野易于暴露又满足影像设备术中实时监控的需要。常见的介入手术体位包括仰卧位、俯卧位、侧卧位、斜卧位(左斜或右斜卧位)等。

3. 术中监护　连接心电监护仪,吸氧,开通静脉通路。对患者的生命体征、血氧饱和度进行监测,发现异常,及时通知术者并给予处理。

4. 术毕协助完成对患者的压迫止血及穿刺点包扎,并向患者及家属交代术后的注意事项。

5. 用物处理　参照国家对医院医疗废弃物处理要求进行系统分类,打包,消毒,避免造成交叉感染。

(三)术后护理

1. 卧位护理

(1)局麻患者术后平卧至少24小时(若为血管性介入穿刺侧肢体需严格制动6小时,严禁弯曲),24小时后可在床上做翻身、半卧等少量简单活动,指导患者待病情稳定后尽早下床做轻微活动,促进其血液循环,防止并发症的发生。

(2)全麻患者去枕平卧6小时,头偏向一侧,备好吸引器,保持呼吸道通畅;做好呼吸道管理,保持呼吸道通畅,遵医嘱氧气吸入,协助翻身拍背;术后6小时患者生命体征平稳后可取半卧位,24小时后如无异常可在床边少量活动。

2. 生命体征观察　患者术后返回病房即给予心电监护,严密观察生命体征及血氧饱和度情况,术后2~5天多数出现发热(一般在38~39℃),告知患者与术后肿瘤病灶炎症、坏死吸收有关,如果持续体温不退超过38.5℃以上给予物理降温或药物降温;密切监测血压变化,若发现血压下降警惕出血的可能,及时通知医生给予相应处理。

3. 饮食护理

（1）局麻患者术后常规禁食水2小时，2小时后可进水；6小时后病情稳定可改为半流质饮食，24小时后恢复正常。

（2）全麻患者待麻醉清醒后嘱其进行吞咽动作，无呛咳可进水，按局麻术后护理。

（3）指导患者饮食以高蛋白、高热量、清淡易消化食物为主，进行营养支持。

（4）鼓励患者多饮水，促进术中造影剂的排泄，减少对肾脏的损害，补充机体水分。

4. 专科护理

（1）血管性介入术：术后穿刺处加压包扎24小时，严密观察术侧下肢足背动脉搏动情况，皮肤的颜色、温度、感觉的变化（见图3-5-1）；穿刺侧下肢有无疼痛及感觉障碍，若趾端苍白、小腿疼痛、皮温下降、感觉迟钝，则首先检查是否包扎过紧致血管压迫，其次提示有下肢血管栓塞的可能。术后24小时给予解除加压包扎，观察穿刺点情况，给予防水无菌纱布覆盖。

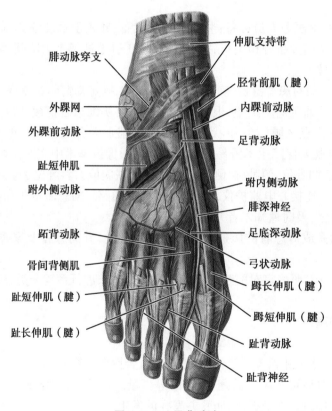

伸肌支持带
腓动脉穿支
胫骨前肌（腱）
外踝网
内踝前动脉
外踝前动脉
足背动脉
趾短伸肌
跗内侧动脉
跗外侧动脉
腓深神经
跖背动脉
足底深动脉
骨间背侧肌
弓状动脉
趾短伸肌（腱）
踇长伸肌（腱）
趾长伸肌（腱）
踇短伸肌（腱）
趾背动脉
趾背神经

图3-5-1 足背动脉

按医嘱给予静脉补液，如果术中使用化疗药则要观察肾功能变化，若用了铂类，术后三天给予水化疗法，每天输液2500ml。注意尿液的量及性状并做记录，应保持每日尿量2000ml以上。

（2）非血管性介入术：注意穿刺点敷料有无渗血。对做肺实体肿瘤消融者要观察患者的呼吸情况，注意是否出现气促、胸闷。出现少量气胸者可不做处理，能自行好转，若出现中等量以上气胸，则需行介入法气胸引流术或胸腔闭式引流术。肺肿瘤消融患者还需注意患者咳嗽情况,由于消融后有部分坏死组织随着咳嗽而排出,所以应观察咳出物的性状,若痰液黏稠可予超声雾化吸入,如痰中带血则应警惕是否有支气管动脉破裂。

（3）内支架置入术:内支架置入术后避免剧烈活动,预防支架移位发生;观察患者疼痛程度,及时予以止痛处理;术后按医嘱给予抗感染治疗;定期复查①食管内支架术后24小时后可逐渐吞咽液体食物,之后半固体食物、固体食物、循序渐进、少量多餐,注意细嚼慢咽,以免食物团块阻塞支架。防止暴饮暴食,避免进食冰冷食物,以防支架变形造成移位。若出现食物反流,可应用抗酸剂以减轻症状。术后1个月内注意是否有支架移位或滑脱现象,若出现这种情况可取出支架或重新放置。②上腔及下腔静脉支架置入术注意观察头面部或下肢会阴部水肿消退情况,一般开通术后数小时即可看到水肿逐渐消退;严密观察穿刺部位有无渗血及血肿,患者严格平卧12小时以上,一周内禁止剧烈活动;按医嘱给予抗凝疗法,防止血栓形成,在滴注过程中严格控制输液速度。③胆道支架置入术后带有胆道外引流管的患者,需向其解释清楚引流管的作用,嘱其注意保护管道,勿脱落,每天进行伤口换药及更换引流袋,观察引流液量、性质和颜色并记录。按医嘱补充营养液,保持水、电解质平衡,并定期抽血查电解质。因患者有胆道外引流,胆汁内有多种营养和水分,长期外引流容易丢失大量水分和电解质,所以应注意观察和适量补充。④肠道支架置入术后禁食12小时,明确梗阻已解除者可进流食,以后循序进食固体食物,宜少量多餐,要求患者养成每天排便的习惯,并维持粪便松软,避免因粪便干结不易通过支架引起再梗阻。

5. 术后不良反应及并发症护理

（1）发热:栓塞术/消融术后发热多为肿瘤组织坏死及其代谢产物作为内热性致热原所致;支架植入后发热可能的原因为植入物的异物反应、瘤腔内血栓形成后的吸收、植入物对血细胞的机械破坏等;另外,侵入性操作存在潜在的感染术后也可出现发热。

护理:按照发热护理常规,及时更换被服及衣物,保持皮肤干燥舒适,做好口腔护理;必要时遵医嘱给予退热剂、抗生素,并及时补充水分。

（2）疼痛:介入治疗疼痛常见原因由于栓塞（或化疗药物）使肿瘤组织缺血、水肿和坏死可引起不同程度的手术后暂时疼痛,注意与内出血引发的疼痛相鉴别。

护理:评估并记录疼痛的性质、程度、时间、发作规律、伴随症状及诱发因素等,严格按照三阶梯止痛原则给予用药,并评估、记录用药后效果。

（3）排尿异常:因消融治疗使肿瘤细胞坏死,大量蛋白分解,其产物可堵塞肾小管,患者出现血红蛋白尿。

护理:密切观察记录患者尿液颜色、量等情况,如出现排尿异常,立即通知医生,及时利尿,静脉滴注5%碳酸氢钠溶液以碱化尿液,并嘱患者多饮水,多食新鲜水果和蔬菜,增加液体量,减少对肾脏的损伤。

（4）股动脉栓塞及动脉夹层:股动脉栓塞是TACE术后最严重的并发症。

护理:术后每小时观察穿刺侧肢体皮肤颜色、温度、感觉及足背动脉搏动情况,如出现患肢肢端苍白、感觉迟钝、皮温下降、小腿疼痛剧烈,提示有股动脉栓塞的可能,可进一步做超声检查确诊,同时抬高患肢并给予热敷,遵医嘱给予解痉及扩血管药物,禁忌按摩,以防栓子脱落,必要时行动脉切开取栓术。

动脉夹层的发生率较低。

护理：TACE 术后拆除加压包扎绷带后，穿刺处局部有肿块，触诊可触及膨胀性搏动和收缩期震颤，听诊可闻及收缩期杂音。压迫动脉近心侧可使肿块缩小，紧张度降低，搏动停止，震颤与杂音消失，立即通知医生给予相应处理。

> ### 知识拓展
>
> ## 动脉夹层又称假性动脉瘤（pseudoaneurysm，PSA）
>
> 　　定义：指动脉管壁被撕裂或穿破，血液自此破口流出而被主动脉邻近的组织包裹而形成血肿。
>
> 　　原因：多因火器伤、刺伤、医源性损伤致动脉壁全层破裂出血，是血管损伤的并发症。TACE 经股动脉穿刺，因其周围有较厚的软组织，若穿刺处周围形成血肿，又因动脉搏动的持续冲击力，使血管破口与血肿相通形成搏动性血肿，血肿机化形成外壁，血肿腔内面为动脉内膜细胞延伸形成内膜即动脉夹层；它与真性动脉瘤所具有的动脉血管外膜、中层弹力纤维和内膜三层结构所不同，因此又称为假性动脉瘤。影像学检查有特征性改变，易于诊断。

（5）消化道反应：由于部分化疗药物刺激引起消化道反应，患者可以出现不同程度的食欲下降、恶心呕吐、胃部不适、腹泻、便秘及味觉的改变。

护理：对恶心呕吐严重者遵医嘱给予止吐药物治，不能进食者给予静脉补充能量，保持水电解质平衡；指导患者合理调节饮食，多进食高蛋白、高热量、高维生素、易消化食物，同时保障舒适的环境和体位，使患者能得到充分的休息，保障良好的精神状态，提高治疗的信心。

四、健康教育

（一）健康处方发放

出院时为患者发放个体化健康教育处方，内容包括个体情况（姓名、年龄、身高、ADL 得分、基础生命体征）和针对性健康指导（饮食运动处方、中医食疗处方、抗肿瘤药指导、自我监测生命体征的方法、并发症的预防）及咨询电话等。嘱患者按健康教育内容进行自我管理，需要帮助时可拨打咨询电话求助。

（二）随访及复诊

出院时告知患者及时接听随访电话，以便收到医务人员提醒复诊的信息，同时了解其出院后情况。复诊时间：术后 1 年内常规每 1~3 个月复查超声及增强 CT 或 MRI、肿瘤标志物和肝功能；1 年后每 3 个月复查 1 次。

（三）饮食、活动与休息

1. 合理搭配饮食，保证每天摄入足量营养成分，同时注意饮食卫生。避免进食刺激较大的食物；忌烟酒。

2. 视病情恢复情况酌情进行体力活动,保持良好的心态,避免情绪激动;适当休息合理运动,促进血液循环,可以从事一般性家务劳动及适量运动(如散步等),避免剧烈运动及重体力劳动,防止意外发生。

(四)服药指导

嘱患者遵医嘱服药,不能擅自减药或者停药,服药期间若出现不适可拨打咨询电话,出现紧急情况及时就近诊疗。

(邢秀亚)

第六节　造血干细胞移植及护理

学 习 目 标

完成本节内容学习后,学生将能:
1. 复述造血干细胞移植的分类及适应证。
2. 列出造血干细胞的并发症及护理。
3. 描述造血干细胞移植前准备及预处理;造血干细胞回输的护理。

一、造血干细胞移植定义

造血干细胞移植(hematopoietic stem cell transplantation,HSCT)是将他人或自己的造血干细胞移植到体内,起到重建患者造血及免疫系统,用来治疗疾病的一种治疗方法。HSCT根据干细胞来源分为3类:造血干细胞来自患者自身的为自体HSCT,来自同卵双生的同胞供者为同基因HSCT,来自非同卵双生的其他供者为异基因HSCT。

二、造血干细胞移植适应证

(一)异基因造血干细胞移植用于治疗恶性血液病

适应证包括急性髓系白血病(AML)、急性淋巴细胞白血病(All)、骨髓增生异常综合征、慢性粒细胞白血病、恶性淋巴瘤和多发性骨髓瘤。

(二)异基因造血干细胞移植用于治疗非恶性血液病

适应证包括重型再生障碍性贫血(severe aplastic anemia,sAA)、阵发性睡眠性血红蛋白尿、地中海贫血、镰刀细胞疾病、范可尼贫血、免疫缺陷综合征、骨硬化病、贮积病、巨噬细胞疾患。

(三)自体造血干细胞移植适应证

1. 恶性淋巴瘤　包括霍奇金淋巴瘤(HL)、弥漫大B细胞淋巴瘤、滤泡淋巴瘤、外周T细胞淋巴瘤、套细胞淋巴瘤。

2. 多发性骨髓瘤、急性髓系白血病、自身免疫性疾病、实体瘤。

三、造血干细胞移植分类

移植类型根据造血干细胞的来源、免疫遗传学、供受者的血缘关系分类(表 3-6-1)。

表 3-6-1　造血干细胞移植分类

来源	免疫学	血缘关系
骨髓移植(BMT)	自体	血缘性
外周血干细胞移植(PBSCT)	同基因	非血缘性
脐带血移植(UCBT)	异基因	

造血干细胞移植来源

造血干细胞来源于正常供者,具有良好的造血重建功能,通过移植物—造血干细胞的抗肿瘤作用来杀伤残留细胞。只有供者的人类白细胞抗原(human leukocyte antigen, HLA)与受者相匹配,才能提供造血干细胞。根据来源分为骨髓移植、外周血干细胞移植、脐带血移植。

1. **骨髓移植(bone marrow transplantation, BMT)**　指造血干细胞源于供者的骨髓血。

(1)异基因骨髓移植(allogeneic BMT)是指将其他人的骨髓(不包括同卵孪生)移植到受者的体内,使其生长繁殖的一种治疗方法。

(2)同基因骨髓移植(syngeneic BMT)是指受者与供者基因完全相同的移植。

2. **外周血干细胞移植(peripheral blood stem cell transplantation, PBSCT)**　指造血干细胞源于供者的外周血。

(1)异基因外周血干细胞移植指造血干细胞源于非同卵孪生兄弟姐妹之间或非血缘关系的外周血移植方法。

(2)同基因外周血干细胞移植是指造血干细胞源于同卵孪生兄弟姐妹之间外周血的移植方法。

(3)自体外周血干细胞移植是移植的造血干细胞来源于患者自身,不受 HLA 相匹配的供者限制,移植前采集缓解期白血病患者的外周血干细胞,在体外对残留白血病细胞进行适当的净化处理,低温保存再给患者根治剂量的化学药物和全身照射治疗,尽可能的杀伤体内残留的白血病细胞,然后将体外保留的干细胞通过静脉回输移植给患者本人。

3. **脐带血干细胞移植(umbilical cord blood transplant, UCBT)**　是指造血干细胞来源于脐带血。在胎儿娩出后、胎盘娩出前或娩出后早期的一段时间内无菌条件下采集脐带血,然后将脐带血冷冻保存。脐带血来源丰富,采集和保存简便,为人类白细胞抗原(human leukocyte antigen, HLA)相合的有关或无关的患者提供了大量不同的 HLA 型的脐带血。

四、我国造血干细胞移植发展史

北京大学血液病研究所于 1964 年成功完成国内首例同基因 HSCT 治疗再生障碍性贫血,1981 年成功进行了国内首例同胞异基因 HSCT 急性白血病的治疗。80 年代,世界上许多国家建立了非血缘关系捐献者资料库,HLA 全相合的非血缘供者 HSCT 得到了发展。但仍有相当部分的患者找不到合适的供者,为了突破这一瓶颈,北京大学血液病研究所在黄晓军所长的带领下于 2000 年初为患者成功进行了 HLA 配型不全相合的 HSCT,自 2013 年起,单倍型移植数量已经跃居为所有供者来源的第一位,在 2015 年已占到异基因移植 49%,截至 2016 年 12 月累计完成单倍体 HSCT 共 3179 例。这一非体外去 T 细胞单倍型造血干细胞移植术,成为被国际同行们公认的"北京方案"。同时,欧美一些国家也应用此方案并得到了很好的疗效,被世界骨髓移植协会前主席 Kodera 推荐为"缺乏相合供者的可靠方案",并在全球得到了推广。自此,单倍型造血干细胞移植术进入了快速发展的新时代,实现了"人人都有供者"的梦想。

五、造血干细胞移植前的准备

医生对患者和供者入院前的评估

医生通过对患者和供者情况的全面了解,根据现有资料来预测患者移植的相关风险和疾病的复发概率,以预测患者疾病的治愈机会的过程。

1. 患者评估

（1）移植前查体,需到专科进行评估:

1）排除感染灶:①去除口腔疾患,拔掉龋齿;②清除肛周脓肿、瘘道、肛裂、瘘管内外痔;③评估皮肤黏膜,有无破溃、痤疮、皮疹;④肺部 CT 检查,排除肺部感染灶。

2）排除其他疾病:①心脏和心血管系统,通过心电图和超声心动图评估心脏功能;②消化道疾病,既往有无消化道病史,有无消化道溃疡,去除阑尾病灶;③肝脏,行肝功能检测,对 HBV 携带者积极给予抗病毒治疗;④肾脏:进行肾功能和尿常规检查;⑤营养评估,营养师通过测量患者身高、体重、体质指数、体表面积了解营养状况,关注营养不良和极度肥胖患者,以免影响移植效果;⑥输血史:了解、记录患者输血量、是否辐照以及输注血制品的来源,输血反应及效果,因频繁输血可导致异源性致敏和铁过载。

（2）心理评估:

1）了解患者的个性,最大限度调动患者主观能动性。

2）对疾病治疗及预后的理解程度。

3）对求生愿望是否强烈。

4）抑郁焦虑或其他精神方面的问题需请精神科进一步评估。

5）主要监护人或家属中有严重的心理问题或精神疾病,此类患者不适合移植。

2. 供者评估

（1）根据 HLA 分型结果判断是否是最佳供者:

1）当供者和受者是同性别的双胞胎,HLA 完全相合时,要鉴别是否为同基因供者。

2）HLA 完全相合的同胞供者是异基因 HSCT 最佳供者,是异基因移植供者的首选。

3）非血缘关系供者,当 A、B、DRB1 高分辨满足 5/6 或 6/6 相合时,可以选择为供者。

4）单倍体相合移植供者的选择范围广,即患者的同胞、父母、子女、患者父母的同胞（叔叔、伯伯、姑姑、舅舅、姨）及其各自的子女（堂亲、表亲）,都可作为供者的候选。

5）脐带血:对于儿童患者,检索到 A、B、DRB14/6 以上相合的脐带血,单个核细胞

（MNC）达到 2.7×10^7/kg。

（2）从供者身体状况评估是否作为供者：供者需在捐献造血干细胞移植前的 1 个月内完成身体全面评估，除外血液系统疾病，是否可以耐受麻醉、骨髓采集和粒细胞集落刺激因子（G-CSF）动员，是否有心脏、肝脏、肺脏和肾脏方面的其他疾病。HIV 阳性、精神病没有得到很好控制、无行为能力的供者均为捐献造血干细胞移植的禁忌。孕妇、哺乳期妇女不宜捐献干细胞。女性育龄期供者，在捐献干细胞前，需做妊娠检查，确认没有妊娠。

六、造血干细胞移植预处理

（一）预处理的定义

是造血干细胞移植技术体系中的重要环节，指患者在造血干细胞回输前接受全身放射治疗（TBI）和（或）细胞毒性药物及免疫抑制剂的联合治疗。

（二）预处理的目的

消除体内恶性细胞或骨髓中的异常细胞群；抑制或摧毁体内的免疫细胞，使植入体内的干细胞不易被排斥；为将植入的干细胞准备必要的"空间"。

（三）预处理分类

大致分为 3 类，清髓性方案（MAC）、非清髓性方案（NMAC）、减低强度的方案（RIC）：

1. 清髓性方案（MAC）　预处理 1~3 周内，患者因预处理出现不可逆的骨髓抑制和全血细胞的减少，恢复造血功能必须经干细胞支持。单倍型、非血缘、脐带血造血干细胞移植术采用白消安（busulphan，BU）/ 环磷酰胺（cyclophosphamide，CY）+ 抗胸腺细胞球蛋白（anti-thymocyte globulin，ATG）预处理方案（表 3-6-2）。老年和原有脏器功能损害的患者往往不能耐受。

表 3-6-2　经典 MAC 预处理方案 BUCY+ATG

移植天数	药物	输注剂量	输注频次
-10d	阿糖胞苷（AraC）	$4g/m^2$	Qd
-9d	阿糖胞苷（AraC）	$4g/m^2$	Qd
-8d 至 -6d	白舒非 （BU）	0.8mg/kg	Q6h
-5d 至 -4d	环磷酰胺（CY）	$1.8g/m^2$	Qd
-5d 至 -2d	抗胸腺细胞球蛋白（ATG）	2.5mg/kg	Qd
-3d	司莫司汀（Me-CCNU）	$250mg/m^2$	Qn

2. 非清髓性方案（NMAC）　指预处理后患者仅有轻微的全血细胞减少，甚至可不需输血支持。

3. 减低强度的方案（RIC）　介于 MAC 与 RIC 之间，适用于不宜用 MAC 预处理、二次移植和老年患者（表 3-6-3）。

表 3-6-3　RIC 预处理方案 BUCY+ATG

移植天数	药物	输注剂量	输注频次
–10d	阿糖胞苷（AraC）	2g/m²	Qd
–9d	阿糖胞苷（AraC）	2g/m²	Qd
–8d 至 –6d	白舒非（BU）	0.8mg/kg	Q6h
–6d 至 –2d	福达拉宾（FLU）	30mg/m²	Qd
–5d 至 –4d	环磷酰胺（CY）	1.0g/m²	Qd
–5d 至 –2d	抗胸腺细胞球蛋白（ATG）	2.5mg/kg	Qd
–3d	司莫司汀（Me-CCNU）	250mg/m²	Qn

七、造血干细胞采集、冻存及回输

（一）骨髓采集术

骨髓采集为一次性采集，为保证患者、供者的安全，供者需在采集前 10~12 天分次采集自体外周血 600~800ml，以便手术过程中回输给骨髓捐献者。输注自体血可以减少供者采髓术中的绝对失血量，避免使用库存血，避免血源性的污染，例如肝炎等的发生。采集部位为双侧髂前、髂后上棘多位点穿刺。

（二）外周血干细胞采集

外周血干细胞是通过血细胞分离机经静脉分多次采集获得的，采集前需建立静脉流出及流入通路，以保证循环血量流速。自体外周血干细胞需在采集完毕后进行冷冻保存，而异基因外周血干细胞则在采集完后立即回输，与骨髓血采集不同的是需要分 2~3 天采集。

（三）自体外周血干细胞冻存

自体外周血干细胞采集后必须先经低温保存备用。为防止细胞内冰晶形成、渗透压改变、细胞结构紊乱等导致的细胞损伤，需使用冷冻保护剂。二甲基亚砜（DMSO）是最常用的冷冻保护剂。通常将每次分离后的血细胞悬液浓缩至 50ml 左右，在 4℃冰箱内预冷后，缓慢加入含 DMSO 的 RPMI1640 营养液，然后进行分装，经程控冷冻系统降温至 –80℃，再投入液氮中（–196℃）。

（四）造血干细胞回输的护理

1. 骨髓血输注

（1）回输前遵医嘱给予抗过敏药。

（2）建立两条静脉通道：一条通路输入生理盐水，以每小时 50ml 速度维持输液，输注鱼精蛋白或其他药物做准备；另一条通路输入骨髓血。

（3）给予患者床边持续心电监测，观察、记录生命体征。

（4）患者与供者 ABO 血型相合的骨髓血回输时，回输前必须倒挂 30 分钟，使脂肪颗粒上浮，以避免其输入体内造成脂肪颗粒栓塞。

（5）患者与供者 ABO 血型不相合时，需经专业技术人员加入羟乙基淀粉去除骨髓血中的红细胞和（或）血浆中的抗体。如患者出现剧烈头痛，考虑羟乙基淀粉过敏，立即通知医生,对症处理。

2. 异基因外周血干细胞回输

（1）建立静脉通路一条。

（2）回输过程可使用输血器,严格无菌操作,不能同时输入其他液体。

（3）为输注当日采集立即回输,采集过程中不用肝素抗凝,所以回输时不用鱼精蛋白中和。

3. 自体外周血干细胞输注

（1）准备超净台、电热恒温水箱。

（2）75%乙醇擦拭电热恒温水箱内侧及外壁,放入超净台,关闭超净台风机,并打开电热恒温水箱,充分暴露内侧,紫外线照射4小时。

（3）使用前关闭紫外线,将生理盐水5000ml倒入电热恒温水箱,将水温调节至37.8℃~41℃,由专业技术人员进行干细胞解冻。

（4）建立静脉通路,一根输血器连接一次性三通装置一个。

（5）输注过程中观察干细胞冷冻保护剂DMSO的毒副作用,恶心、呕吐、剧烈头痛、血压急剧升高、心率缓慢、呼吸困难等。

（6）为尽可能保持细胞活力、减少DMSO输入引起的不良反应,遵医嘱5~10分钟输注完毕。

（7）输注前备好氧气装置。

（8）告知患者DMSO的毒副作用,消除紧张情绪,嘱患者可做深呼吸。

（9）遵医嘱给予对症处理。

八、造血干细胞移植并发症及护理

（一）口腔黏膜炎（oral mucositis, OM）

1. 定义　是指口腔黏膜上皮组织的一类炎症和溃疡的反应,表现为口腔黏膜的红斑和溃疡。

2. 发病机制　文献报道,分析的721例患者在行异基因造血干细胞移植术中口腔黏膜炎的发生率为43.7%。预处理期间由于受者接受了根治剂量的放疗、化疗,导致免疫功能的严重抑制,尤其是在骨髓空虚期,白细胞"零"期阶段,中性粒细胞绝对值几乎消失,抑制了口腔黏膜上皮细胞的修复和细胞的增生,导致基底细胞更新障碍,引起黏膜萎缩和胶原断裂,从而产生口腔黏膜的溃疡。在回输完造血干细胞,应用小剂量甲氨蝶呤以达到对受者免疫抑制作用,但甲氨蝶呤的主要副作用是对口腔、食管黏膜的破坏,也是诱发口腔溃疡的一个重要因素。

3. 护理

（1）患者入无菌层流室前请口腔科会诊,彻底检查口腔,去除残牙,修补龋齿,去除潜在的感染灶,并向患者做好解释工作,排除口腔疾患的重要性。

（2）漱口液的选择与应用:口腔正常的pH为6.6~7.1,其pH及湿度非常适宜细菌和真菌的生长。食物残渣停留在口腔中又促进了口腔感染的发生。复方氯己定含漱液含有葡萄糖酸氯己定、甲硝唑和甘油,其中葡萄糖酸氯己定具有广谱杀菌作用,对革兰阳性、阴性菌,铜绿假单胞菌均有效。因此,患者入层流室即给予复方氯己定含漱液和5%碳酸氢钠交替漱口,有效的预防口腔中细菌、真菌的生长。

（3）口腔黏膜炎较轻时

1）冷热阴极短波紫外线治疗仪照射局部溃疡处，采用低压、低臭氧的紫外线光源，达到杀菌、消炎、止痛的作用。

2）药物漱口。重组人粒细胞巨噬细胞集落刺激因子（rhGM-CSF），此类药物多为多潜能的造血生长因子，不仅能促进造血前体细胞的增殖、分化、成熟、释放，还能直接刺激口腔黏膜上皮细胞、成纤维细胞血管内皮细胞的生成或再生，促进溃疡愈合。

（4）口腔黏膜炎较重时，给予溃疡面分泌物培养，以确诊感染的病原体类型。真菌感染遵医嘱给予制霉菌素将其研碎后加入碘甘油内搅拌混匀后，用无菌棉签涂于患处。由于碘苷油中碘对溃疡面有刺激作用，会引起疼痛，因此要向患者作好解释工作，讲解用药目的。病毒感染，遵医嘱给予无环鸟苷加入碘甘油内搅拌混匀涂于患处。

（5）饮食指导：预处理期间，患者出现恶心、呕吐，食欲下降等消化道症状，造成营养摄入不足。骨髓空虚期，免疫功能低下，极易继发感染。因此，要给予患者足够的营养支持，增加机体抵抗力。患者恶心时，多食用含碱的食物，如面食、苏打饼干，以中和胃酸，缓解恶心、呕吐。在口腔黏膜炎期间，摄入温度适宜，营养丰富，易消化的食物。补充高动物蛋白食物，如新鲜的肉类、鱼、蛋类；给予少渣易消化的食物，不食豆类、蔬菜的根茎，以减少在溃疡期间，增加咀嚼对溃疡面的摩擦刺激。疼痛剧烈影响吞咽时，可在进食前给予利多卡因漱口后，再进食。口腔黏膜炎给予半流质、流质饮食及遵医嘱肠外营养支持。流质饮食，除米汤、面片、粥等，在两餐时间补充肠内营养粉剂作为全身营养的支持和部分营养的补充。

（6）健康宣教

1）教会患者有效漱口，鼓动双腮，活动舌体，含漱 1~2 分钟，在进食完最后一口饭时，及时用温开水漱口，可有效的清除滞留在口腔内的食物残渣。鼓励患者进食，补充水分。溃疡疼痛影响患者进食时，向患者讲解正常进食才能减少对口腔正常菌群溶菌酶的破坏，以减少口腔感染；讲解发生口腔溃疡的原因和药物相关因素，减轻患者顾虑，配合治疗。

2）告知家属烹制食物的要求，新鲜、干净、卫生。注意饭菜的色泽搭配，增加患者食欲。给予清淡易消化，避免粗糙、辛辣刺激性食物。为防止鱼刺、骨渣划破口腔黏膜，出现血泡继发感染，因此在为患者准备饮食时，需剔净鱼刺，排骨去骨。

（二）出血性膀胱炎（hemorrhagic cystitis, HC）

1. 定义　HC 可以由预处理药物及其代谢物对移行上皮直接损害所致，也可能由病毒感染累及泌尿道所致。继发于预处理毒性的 HC 通常在用化疗药当时或用药后数天，易于导致 HC 的药物有：白舒菲，环磷酰胺，放疗等。而迟发性膀胱炎与病毒感染或免疫有关，出现较晚，一般发生在移植 30 天后，常见的病毒为：多瘤病毒（BK，JC），腺病毒或巨细胞病毒（CMV）等。

2. 临床表现及分级　主要为镜下或肉眼血尿，伴或不伴尿频、尿急、尿痛等膀胱刺激症状。膀胱镜检查表现为膀胱黏膜局部或弥漫出血及炎症性改变。根据血尿程度，HC 临床分级如下：Ⅰ度，镜下血尿；Ⅱ度，肉眼血尿；Ⅲ度，肉眼血尿伴血块；Ⅳ度，血块梗阻尿道，需采取措施清除血块或需外科干预。

3. 护理

（1）病情观察：评估排尿的量、次数和性状；了解排尿的时间间隔；评估出入量是否平衡；评估每日饮水量和输液量。留置导尿时，观察尿管有无扭曲或受压，是否通畅。每日监测血小板和血红蛋白。评估巨细胞病毒感染的因素。

（2）预处理化疗药物所致 HC

1）观察尿量、尿色、尿 pH 的变化,准确记录 24 小时出入量。

2）输注环磷酰胺时,严格遵医嘱按时给予呋塞米和美司钠静脉滴注,以达到匀速利尿和减少毒物吸收。

3）鼓励患者多饮水,每天 2000~3000ml,促进膀胱内毒素排出。

4）化疗期间,液体 24 小时匀速输入,不可日间液体输入过快,夜间过慢,以致泌尿系统上皮细胞不能充分水化,引起泌尿系统的损伤。

5）按照一定的时间间隔准确输注碳酸氢钠,以充分达到碱化尿液,保护膀胱黏膜。

（3）腺病毒感染所致 HC:迟发性 HC 患者出层流室后转入普通病房,此时,免疫功能尚未完全恢复,易发生病毒感染,在护理过程中防止病室间的交叉感染。

1）病室房间门口内外放置脚垫,脚垫上洒含有效氯 2000mg/L 消毒液,3 次 / 天,分别为7AM、12N、5PM。

2）病室用含有效氯 2000mg/L 的消毒液擦拭地面每日二次。

3）出血性膀胱炎患者使用的口腔护理盒、便器等均要用含有效氯 2000mg/L 的消毒液毒浸泡后方可按常规处理。

4）在进行治疗时,先护理非出血性膀胱炎患者,再护理出血性膀胱炎患者,并与责任制护士一起监督保洁员操作。

5）在进行出血性膀胱炎患者终末消毒时,房间内的物品需经 1% 过氧醋酸喷雾消毒后再进行浸泡、擦拭、高压灭菌。

6）向患者及家属讲解,出血性膀胱炎病程较长,建立治愈疾病的信心,多饮水,多排尿,适当下地活动,促进血块排出。

（4）持续膀胱冲洗:膀胱炎Ⅲ度以上的患者遵医嘱给予持续膀胱冲洗,稀释滞留在膀胱内的血块,增加尿量,促进血块的排出。灌洗液为每袋 3000ml 生理盐水。遵医嘱持续匀速膀胱冲洗,观察冲洗液颜色,评估出入量的平衡,准确记录尿量。对伴有心功能不全者,要注意冲洗液的量和速度,以免增加心脏负荷。

（5）尿管的护理:

1）尿管选择三腔气囊导尿管,选择尿管型号适宜,以保证膀胱冲洗效果。

2）做好尿管护理,防止上行性感染。每日用 0.5% 碘伏消毒尿管、尿道口 QD,更换尿袋 QD。

3）每日观察尿管是否通畅,翻身及各项护理操作时,注意引流管及尿袋的位置,避免导尿管受压、脱出及尿液返流入膀胱。

4）在患者臀下垫一次性看护垫并每日更换,保持局部清洁。

5）患者卧床时,嘱患者适当变换体位,保证冲洗液彻底冲洗膀胱壁。

（三）移植物抗宿主病（ graft versus host disease, GVHD ）

是异基因造血干细胞移植后的一个常见并且重要的并发症。是供受体之间存在着免疫遗传学差异,植入的免疫活性细胞（主要是 T 细胞）被受体抗原致敏而增殖分化,直接或间接地攻击受体细胞,使受体产生的一种全身性疾病,是异基因造血干细胞移植的主要并发症和造成死亡的一个重要原因。根据发生的时间可分为急性和慢性两种,一般 GVHD 发生在移植后 100 天之内为急性移植物抗宿主病（aGVHD），主要表现为皮疹、腹泻、黄疸；GVHD 发生在移植 100 天之后为慢性移植物抗宿主病（cGVHD）；在移植后 10 天之内发生的急性 GVHD 称为超急性 GVHD 或暴发性 GVHD，病情凶险。

1. 急性移植物抗宿主病（aGVHD）　受累的靶器官主要为皮肤、肝脏、胃肠道（表 3-6-4）。

表 3-6-4　急性 GVHD 症状分级

分级	皮肤	肝脏 – 血胆红素 μmol/L（mg/dl）	腹泻量 ml/d
1	皮疹面积 <25%	34~50（2~2.9）	500~1000ml/d 或病理证实为上消化道 GVHD
2	皮疹面积 25%~50%	51~102（3~6）	1000~1500ml/d
3	皮疹面积 >50%，全身红斑	103~255（6.1~15）	1500~2000ml/d
4	全身性红斑伴水疱形成或表皮剥脱	>255（>15）	>2000ml/d 或严重腹痛伴肠梗阻

2. 慢性移植物抗宿主病（cGVHD）　类似于自身免疫性疾病，症状体征可累及全身的任何一个或多个器官，临床表现多样，最常见的是皮肤、口腔、肝脏、泪腺、指甲、胃肠道等。

（1）皮肤损害：是 cGVHD 最为常见的表现。皮肤损害多样化，皮肤色素过度沉着增多或减少，出现红斑、干燥无汗、瘙痒、苔藓样变。由于后期表皮和皮下组织纤维化，形成局限性硬斑或全身性硬皮病样改变，重者还可有关节活动障碍和难愈性溃疡。

（2）毛发和指甲：病甲、脆指、甲软化、甲脱离等。

（3）口腔黏膜：扁平苔藓样变、过度角化性和口腔活动受限，口腔干燥。

（4）眼部损害：常见临床表现为角膜—结膜炎。可出现眼痛、眼干、异物摩擦感、畏光、角膜斑翳形成。

（5）肝脏损害：表现为淤胆性肝功能异常，胆红素升高。

（6）胃肠道：恶心、呕吐、腹泻、消瘦、黏膜水肿或红斑或局部伴嗜酸性粒细胞增多。

（7）新出现的阻塞型肺部病变、呼气性呼吸困难、咳嗽、气喘。

（8）造血系统损害：造血异常嗜酸性粒细胞增多，血小板减少。骨髓增生低下，骨髓纤维化、全血细胞减少。

3. 护理

（1）急性 GVHD：

1）皮肤：①每日评估皮肤颜色、湿度、温度，有无水疱、渗出、水肿；②每日观察皮肤受压部位，如：骨突处、皮肤皱褶处（腋下、乳房皱褶处、臀部、会阴、腹股沟）；③评估是否有急性、慢性移植物抗宿主病皮肤损害的表现；④评估皮疹颜色，皮疹出现的时间、面积；⑤皮肤瘙痒不适时，叮嘱患者不要抓破皮肤保护好原有及新生皮肤；⑥皮肤剥脱时，不要用手撕拉皮肤，用无菌剪刀剪去脱起坏死的皮肤；⑦皮肤水疱处，用无菌注射器抽吸疱内液体，给予 0.5% 碘伏消毒；⑧根据皮肤损害程度，选择银离子敷料，使用前将银离子敷料浸湿于灭菌注射用水再覆盖患处,用纱布绷带固定。换药时不要用手或其他用物撕拽敷于患处的原敷料,如敷料有卷边、翘起需用无菌剪刀修剪,未有卷边、翘起的原敷料不动,直接在上方继续敷银离子敷料;⑨保持床单位清洁,及时清理床铺上剥脱的皮屑,更换床单;⑩增加患者舒适度,使用床架支起盖被,减少被服与皮肤的摩擦。

2)肝脏:①评估是否有肝功能障碍的症状,如:体重突然增加、肝大、右侧季肋部胀痛、腹水、黄疸、茶色尿、呼吸缓慢/表浅、呼吸困难、意识模糊、嗜睡和疲乏;②观察全身皮肤、巩膜黄染的程度;③监测生化指标,肝功能损害的阳性结果;④监测体重变化,测量腹围;⑤遵医嘱用药,限制水、钠的摄入;⑥输注白蛋白,维持血浆渗透压。

3)胃肠道:①评估患者有无腹痛,痉挛,里急后重感,水样便和肠鸣音亢进;②评估、记录大便次数、颜色、性状和量;③遵医嘱给予止泻、解痉药、止痛药;④遵医嘱留取便标本;⑤每次腹泻后用碘伏水冲洗肛周,保持肛周皮肤清洁,并涂抹皮肤保护膜,防止肛周黏膜破损;⑥加强饮食管理,对所能进入的食物进行微波炉消毒,并根据病情轻重给予流食或禁食;⑦遵医嘱每4小时记录出入量,为治疗提供动态信息。

(2)慢性 GVHD:

1)每日评估患者皮肤情况:颜色、温度、湿度、特征及皮肤感觉,瘙痒的程度。

2)每日评估患者口腔黏膜的情况:颜色、完整性、特征。观察口腔黏膜有无渗血、溃疡、疼痛、口唇干燥。

3)每日评估患者疼痛指数。

4)评估患者眼睛是否有炎症、水肿,确定视觉症状的性质,如能否阅读、看电视。

5)监测肝功能的实验检查结果。

6)检测动脉血气分析指标。

7)避免食用辛辣刺激、过硬、过热的食物。

8)不用牙签剔牙,勿食用带刺的食物,以免刺伤口腔黏膜。

9)出现角膜结膜炎时,嘱患者卧床休息,禁止看书,看电视、电脑。

10)畏光、流泪给予眼罩遮盖,将室内光线调暗,拉窗帘。并为患者提供适当的光源。

11)教授一般眼睛护理:①摸眼睛或点眼药水前洗手;②眼部不要化妆;③畏光流泪时可戴太阳镜;④不要用手揉眼睛。

12)向患者详细讲述长期卧床的危害,并教给患者床上运动的方法。帮助患者翻身拍背。

13)减轻患者焦虑心情,安慰患者,减少患者耗氧量。

14)指导患者进行有效的呼吸,如用鼻吸气,然后张口缓慢呼出。

(四)感染

患者在接受造血干细胞移植的预处理阶段经历了大剂量的放、化疗,免疫功能受到抑制,是发生感染的主要原因。感染机会明显增加,既存在与正常人一样的普通感染,同时又有机会性感染的危险。若合并移植物抗宿主病(GVHD),则免疫抑制进一步加深,患者将面临各种感染。

1. 易感因素

(1)预处理前常规进行中心静脉导管穿刺,皮肤完整性遭到破坏。

(2)预处理阶段全血细胞的减少。

（3）预处理放化疗引起的胃肠黏膜的损害。

（4）造血干细胞移植后,白细胞急剧下降,口腔及肠道黏膜屏障的破坏。

（5）长期应用抗生素及粒细胞的缺乏持续时间长易患真菌感染。

（6）合并 GVHD,应用免疫抑制剂。

（7）合并病毒感染,最常见为巨细胞病毒（CMV）的感染。

（8）CMV 血清学（－）的移植受者输入 CMV 血清学（＋）供者的骨髓及血液。

2. 护理

（1）预防皮肤黏膜感染:

1）每班次评估、记录皮肤黏膜的完整性,有无疼痛,皮肤黏膜破溃的面积及进展情况。

2）口腔护理:患者每日用复方氯己定含漱液和 5% 碳酸氢钠交替漱口,每次含漱 1~2 分钟,预防口腔中细菌、真菌的生长。并于三餐后进行口腔护理,预防口腔感染。

3）眼睛护理:每日可乐必妥滴眼液点眼一次,预防结膜炎、角膜炎。

4）鼻腔护理:每日用 2% 碘仿油膏与 0.25% 氯霉素滴眼液交替涂鼻腔 4 次,保持鼻黏膜湿润,防止鼻痂形成、破溃、鼻腔脓肿。无菌棉签蘸取碘仿软膏,每个鼻孔使用 1 根棉签,螺旋式涂抹鼻腔。氯霉素滴眼液,每个鼻孔各滴入 1 滴,同时嘱患者深吸气,使其附着在鼻腔,达到抗感的作用。

5）肛周护理:肛周皮肤皱褶多,易藏污纳垢。每次排便后,给予 1‰碘伏水坐浴 10~15 分钟,擦干后涂抹 2% 碘仿软膏,防止肛周脓肿。女患者月经期间禁止坐浴,防止逆行感染,给予碘伏水冲洗每日 2 次。

6）皮肤护理:患者进入病室前 1 日,需剃净头发。更换无菌病号服进入病区,再经过含有葡萄糖酸氯己定成分的消毒液沐浴 15~20 分钟,进入层流室。沐浴过程中,需用无菌棉签清洁鼻孔、外耳道、肚脐。入层流室后每日给予 0.5‰醋酸氯己定溶液全身擦浴,并更换无菌、柔软内衣裤,防止皮肤感染。

7）外阴护理:男患者每日清洗外阴 1 次,去除冠状沟、包皮处的分泌物。女患者清洗时,洗净大小阴唇分泌物,防止外阴感染。

8）遵医嘱给予紫外线治疗仪照射:①口腔照射,使用大弯光导,初始照射时间 16 秒,每日递增 4 秒,连续照射 5 天;②鼻腔照射,使用鼻光导,初始照射时间 14 秒,每日递增 2 秒,连续照射 5 天;③肛周照射,使用直光导,初始照射时间 9 秒,每日递增 1 秒,连续照射 5 天。

（2）预防导管相关血流感染:

1）预防导管口感染:①严格执行手卫生制度,掌握手卫生消毒时机;②每日评估、记录 CVC 导管固定缝合线情况,管路外露长度,观察导管口局部皮肤感染征象,红斑、硬结。置管处有无分泌物,穿刺处有无渗血、渗液。评估患者全血细胞分析,监测体温,有无伴随症状。敷料粘贴是否牢固,卷边、潮湿、松动;③置管过程中术者使用最大限度的无菌屏障,无菌术野范围最大化。穿无菌隔离衣,戴一次性帽子,一次性口罩,无菌手套,无菌单自床头铺置床尾,两侧至床沿下 10 公分。杜绝操作者手上的细菌,甚至操作者头发上的菌落落下,通过导管进入血流而导致导管相关血流感染;④锁骨下置管后给予加压包扎 24 小时,预防血肿而继发感染。加压包扎时,向患者做好解释工作,询问穿刺口的压力感受,避免压力过大引起胸闷、呼吸不畅,压力过小,起不到压迫止血的作用;⑤导管口皮肤消毒剂首选 0.5% 碘伏。因患者经过大剂量放化疗,皮肤弹性下降、松懈、干燥,因此不易用 75% 乙醇作为碘伏消毒前的皮肤清洁,避免乙醇刺激皮肤后可导致穿刺点皮肤静脉炎的发生;⑥每班次检查输液重力低速 >80 滴 / 分钟,防止导管堵塞;⑦对多腔导管有计划交替使用,避免一侧通路形成死腔;⑧使用 0.2μm 的输液终端过滤器,预防中心静脉导管感染。以祛除细菌及微粒,降低输液污染和附近有污染时的感染率,预防静脉炎的发生,过滤输液中可能存在的微粒,过滤掉输液中革兰阴性菌产生的内毒素,但输注血制品、脂肪乳黏质液体时,不可使用,避免堵塞导管;⑨应用输液配制与装置,预防中心静脉导管感染。造血干细胞移植患者免疫功能低下及全血细胞的减少,配液均在洁净层流工作台完成。洁净层流工作台通过加压风机将室内空气经高效过滤器过滤后送到净化工作台区域,最终达到局部百级的操作环境;⑩注射药液现用现配。溶液放置 3~5 小时,细菌可呈对数增长。

2）导管口感染的护理:①导管口皮肤硬结、红斑时,每日用碘伏换药,同时给予紫外线治疗仪照射连续 5 日,初始剂量为 9 秒,以后每日递增 3 秒,照射 5 天;②使用中草药紫草制成紫草油外敷疗效可达到 100%。其成分为乙酰紫草醌、异丁酰紫草醌,具有抗感染、抗菌,抑制毛细血管通透性,促进伤口愈合的作用。制作方法为:取 100 克紫草,置于清洁干净容器内,用食用香油浸泡 24 小时后取上清液,盛入消毒后的器皿内,每 4 小时外敷一次,并做好记录,以观察紫草的疗效;③当外周或者中心血管通路装置的穿刺部位出现脓性分泌物时,应将其收集培养并进行革兰染色,以测定是否存在革兰阳性或者革兰阴性细菌。以帮助医生为尽快查找发热原因,排除感染灶;④导管拔除需进行管端培养时,仍要保持管端的无菌,避免出现假阳性,影响管端菌落培养的正确性。在拔除导管时,需准备 2 把无菌剪,一把用于剪断导管缝合线,一把用于剪断导管尖端,并留取导管尖端大于 5cm。在拔除导管过程中,勿将导管触及到皮肤或以外的区域,避免污染管端。

3）预防肠道感染:①医务人员及患者严格执行手卫生制度,遵从手卫生时机;②评估患者每日大便性状、颜色、量,有无腹痛;③做好家属健康宣教,为患者烹饪饮食的原则:新鲜、干净、卫生;④微波炉消毒饮食,护士戴无菌手套检查患者饮食是否合格。普通饮食,微波炉高火 5 分钟。流质饮食,如牛奶、粥,微波炉高火 3 分钟;⑤告知家属餐盒饮食装 2/3 满,避免消毒过程中饮食溢出破坏餐盒密闭性造成污染;⑥告知家属餐具消毒的时机。白细胞 $<1.0 \times 10^9$/L,餐具隔日消毒一次。方法:将餐具放入冷水锅中,从水烧开后计时 15 分钟。

4）预防肺部感染:①每班次监测患者全血细胞分析,生命体征变化。有无呼吸系统伴随症状,咳嗽、咳痰、胸闷、憋气,监测血氧饱和度值;②遵医嘱床边持续心电监测,对症处理,谨防感染性休克;③保持病区空气洁净度,病区工作人员需集中操作,减少开、关门出入病室的次数,病室门不可虚掩,操作动作轻柔、幅度小,以保证病室空气净化的持续运转,避免造成气流紊乱或室外污染空气流入,影响空气的洁净度;④正确使用等离子消毒机。等离子消毒机作为病区日常消毒需 24 小时持续开启,日间病室工作人员较多,人员走动幅度大,风机开启 2 挡;夜间工作人员相对日间减少,人员走动幅度降低,风机开启 1 挡;⑤感染性患者如肺部真菌感染,出血性膀胱炎及多种耐药菌群等,患者出层流室后,需严格消毒,避免导致下一位患者感染到相同的致病菌,因此其终末消毒方法比未感染患者居住的洁净室更为严格。患者出层流室后,室内的一切用物先予以保留,关闭病室门,给予 1% 过氧醋酸喷雾消毒。密闭 2 小时后,按常规终末消毒方法给予 0.5% 醋酸氯己定溶液和含有效氯 2000mg/L 的消毒剂擦拭病室,然后再用等离子消毒机进行空气消毒。

（颜　霞）

第七节　肿瘤的中医治疗及护理

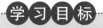

完成本节内容学习后,学生将能:
1. 复述肿瘤中医治疗的作用。
2. 列出常见中医护理技术。
3. 描述肿瘤中医护理的特点。
4. 应用饮食调护指导患者正确选择食物。

一、中医药在恶性肿瘤治疗中的作用

中国传统医药学是我国古代人民数千年智慧的结晶,有着系统的理论体系和丰富的临床经验,至今仍在我国乃至全世界广泛应用。

（一）中医学对恶性肿瘤的认识

1. 病名及症状体征描述　殷墟甲骨文上已有“瘤”的病名。成书于春秋战国时期的《黄帝内经》中更有了对“瘤”的分类记载,如肠覃、石瘕、积聚、噎隔等,并对不同部位肿瘤的症状进行了记载。《难经》则将“积”“聚”进行区别,详细区分了五脏之积。隋代巢元方《诸病源候论》中记载的肿瘤性疾病更加丰富,如“石疽”“反花疮”“乳石痈”。宋代《卫济宝书》首次提到“癌”:“一曰癌,二曰瘰,三曰疽,四曰痼,五曰痈。”《仁斋直指附遗方论》中对“癌”的描述与现代恶性肿瘤十分吻合:“癌者,上高下深,岩穴之状,颗颗累垂,毒根深藏”。至清代,对人体各处的恶性肿瘤均有细致的命名和描述,如“牙疳”“茧唇”“肾岩翻花”等。

2. 病因病机及治疗《黄帝内经·灵枢》中认为瘤的病因病机为“营气不通”“寒气客于肠外与卫气相搏”“正气虚”“邪气胜之”,为后世“正虚邪实”的认识提供了依据。《难经·五十五难》中论述“积”与“聚”的区别:“气之所积者曰积,气之所聚者曰聚,故积者五脏所生,聚者六腑所成也。积者阴气也,其始发有常处,……聚者,阳气也,其始发无根本”。汉代张仲景《伤寒杂病论》《金匮要略》开辨证论治之先河,记载了鳖甲煎丸、大黄蟅虫丸、抵当汤、大半夏汤等行之有效方剂,为后世治疗肿瘤提供了软坚散结、破血逐瘀、化痰祛湿等大法。晋代皇甫谧《针灸甲乙经》记载了使用针灸治疗肿瘤性疾病,“息贲时唾血,巨阙主之;……腹中积聚时切痛,商曲主之”。隋唐至宋代认识到对肿瘤性疾病与脏腑“蓄毒”相关,治疗上突出“以毒攻毒”,大量使用虫类药、矿物药及有毒草药。金元明清时期各大流派百家争鸣,极大地促进了对肿瘤的学术认识。如刘完素以“火热”立论,对后世清热解毒法治疗肿瘤影响很大。张子和以"攻邪"为主,认为汗、吐、下三法旨在祛邪,邪去则元气自复。朱丹溪强调肿瘤中"痰"的病机,认为"凡人身上中下有块者多是痰",创制许多祛痰方剂;他进一步指出积聚痞块为痰与死血而成。王清任《医林改错》对瘀血致病提出独到见解,并创立多首活血方剂,为后世临床应用活血化瘀法提供了依据。

(二)现代中医学在恶性肿瘤综合治疗中的作用

恶性肿瘤的治疗现已进入循证医学原则指导下,由手术、放化疗、生物靶向治疗、内分泌治疗及中医药治疗多种治疗手段相结合的综合治疗阶段。随着现代科学的飞速发展,中医界对恶性肿瘤的认识更加深入,并且在与现代医学技术手段并肩作战的过程中,提出许多有效而且详细的治则治法,在现代肿瘤综合治疗中发挥越来越大的作用。

1. 减轻放化疗、内分泌治疗及靶向治疗不良反应,提高治疗完成率 放疗与化疗是现代肿瘤治疗中非常重要的方法,临床应用广泛。内分泌治疗可以显著延长乳腺癌、前列腺癌等激素敏感性肿瘤的无进展生存期。随着精准医学的不断进步,针对于细胞内外通路及基因的靶向治疗发展迅速。这些方法都在一定程度上控制肿瘤发展,使敏感肿瘤患者的生存率和生存期较以前有了大幅度的提高。但其不良反应,如化疗所致消化道反应、骨髓抑制甚至枯竭、神经毒性反应、放疗所致放射性炎症、内分泌治疗导致的类更年期综合征、靶向治疗所致皮疹、腹泻等,均影响患者的耐受度和依从性,从而降低疗效。中医药可以有效减少上述治疗不良反应的发生或减轻其程度。在化疗期间,中药通过益气养血、补益肝肾等治则,促进气血化生,缓解白细胞减低或贫血。健脾和胃、理气降逆中药可有效减轻化疗后恶心呕吐。放疗前及放疗中予以清热解毒、养阴凉血中药,可预防放射性炎症的发生。疏肝解郁、养心安神中药可以显著减轻内分泌治疗所致烘热汗出、心烦失眠等症状,提高患者生活质量。近年来针对靶向治疗所致皮疹、腹泻,中医也提出清肺疏风、健脾和肝的治则,并有行之有效的内服、外用方剂在临床中广泛应用。在以现代医学手段为主的治疗阶段,规范合理地应用中医药,可提高治疗完成率,保持患者的生活质量。

2. 放疗增敏作用 现代药理研究,一些活血化瘀中药或其有效单体,如桃仁、红花、三棱、莪术等,能够改善微循环,促进血液循环,增加病变部位氧气含量,使肿瘤组织中的癌细胞由对放射线不敏感的乏氧状态转化为对放射线敏感的需氧状态,从而提高放疗效果。

3. 改善肿瘤患者症状,提高生活质量 恶性肿瘤患者往往表现出各种症状,影响生活质量。有些症状与肿瘤本身相关,如肿瘤侵犯所致的疼痛、肺癌所致的呼吸困难、晚期肿瘤的恶液质、肿瘤进展所致癌性发热等;有些症状与肿瘤治疗有关,如化疗所致的恶心呕吐腹泻、放疗所致的局部疼痛、乳腺癌内分泌治疗所致的潮热汗出失眠;有些症状则可能与肿瘤无关,如良性骨病疼痛、抑郁或焦虑症的躯体表现等。中医对症状改善的效果优于西药,在减轻癌性疼痛、延缓恶液质发生、治疗癌性发热、减轻潮热盗汗、缓解癌因性乏力等方面均有显著效果。

4. 改善内环境,减少复发转移概率 肿瘤微环境是近些年肿瘤研究的热点之一,指肿瘤细胞在增殖、侵袭和转移过程中密不可分的局部外环境,不仅包括肿瘤细胞、炎性细胞、脂肪细胞、成纤维细胞、免疫细胞、血管相关内皮细胞等,还包括细胞外基质、细胞趋化因子、生长因子、基质降解酶等。缺氧、酸性微环境,肿瘤炎性微环境是其核心特征。它是一个复杂的微生态网络,有诱导选择肿瘤细胞恶性增殖的作用。其多细胞、多层次、多维度、多时向共同作用的特点,与中医学"整体观念、辨证论治"理论相契合,为中医药治疗恶性肿瘤提供了新思路。如有人提出"脾虚"是局部低氧、线粒体异常代谢的关键病机,肿瘤的酸性微环境类似于中医之"痰",肿瘤的炎症微环境与痰、瘀、癌毒等病理产物构成的中医内环境存在诸多共通之处。在治疗中,扶正固本以先安未受邪之地,清热解毒以祛其癌毒,活血化痰以断其传舍。也有人利用气机升降理论,以恢复各脏腑气机正常运行为主,辅以养脏,佐以通络,从而达到恢复脏腑功能,使气机升降正常,经脉通畅,进而预防肿瘤转移。

5. 对肿瘤的直接杀伤作用 现代药理研究显示,传统中药中清热解毒类、活血化瘀类、化痰散结类以及外用类中许多药物的有效成分有直接杀伤肿瘤细胞的作用。如农吉利、三尖杉、青黛、斑蝥、紫草根、龙葵、白英等可抑制肿瘤细胞核酸或蛋白质合成,使癌细胞死亡或停止于某个增殖周期。薏苡仁可以破坏肿瘤细胞膜,造成细胞死亡。人参提取物 Rg3 单体能有效抑制肿瘤新生血管生成,从而减少肿瘤细胞的转移。

6. 癌前病变的治疗 《素问·四气调神大论》云:"圣人不治已病治未病,不治已乱治未乱",明确提出中医"未病先防"的思想。食管重度不典型增生、萎缩性胃炎伴肠化生、多发肠息肉、病毒性肝炎、宫颈高致病性人乳头瘤状病毒感染伴宫颈炎,有恶变可能,被认为是食管癌、胃癌、大肠癌、肝癌和宫颈癌的癌前病变。中医界自20世纪60年代即开展对六味地黄丸等中药对食管增生性病变患者的干预,取得了良好效果。中医辨证治疗萎缩性胃炎、肠息肉、病毒性肝炎,临床疗效肯定。宫颈炎伴人乳头瘤状病毒感染,单纯抗病毒治疗容易复发,中医补肾温肝,活血祛湿,能显著改善患者免疫状态及盆腔血液循环,更能取得疗效。

二、肿瘤中医护理的特点

(一)情志护理

祖国医学很早就认识到精神因素与癌症发生、发展的关系。七情内伤是指七种情志的异常变化,致使人体气机升降失调,脏腑功能紊乱,与肿瘤的发生、发展及转归、预后等存在着密切的关系。中医情志护理的方法有说理开导法、释疑解惑法、宣泄解郁法、移情易性法、以情胜情法、顺情从欲法等。

1. 说理开导法 在日常的护理工作中,采取自然的方式与患者聊天,了解患者心理动态的第一手资料,以及疾病发生、发展的过程,有针对性的解除患者的思想负担。向患者讲明情志内伤致病的道理,引导患者解除不良情绪,做到"和其喜怒、喜怒有度。"正如《内经》中所说:"人之情,莫不恶死而乐生,告之以其败,语之以其善,导之以其所便,开之以其所苦,虽有无道之人,恶有不听者乎。"使患者对疾病有正确的认识和态度,从而自觉调摄情志,积极配合治疗。

2. 释疑解惑法 一般人生病以后往往是多疑的,顾虑重重,担心治疗痛苦,担心疾病预后,担心工作和家庭。心存疑虑,心情抑郁,就会使气机不畅,病情加重。护士应适时的做好健康指导,主动为患者讲解相关的疾病知识,让患者了解发病的原因及疾病的发展和转归。让患者有准备的、坦然的配合治疗,以使疾病向好的方向转归。

3. 宣泄解郁法 即中医学认为的"郁则发之",只有将内心的郁闷吐露出来,郁结的气息才会得以舒畅。通过谈心、疏导等方法使患者将抑郁于胸中的不良情绪宣达、发泄出去,已达到化郁为畅,疏泄情志,减缓心理压力的目的。

4. 移情易性法 利用言语和行为使患者对疾病的关注点转移到其他方面,定期组织患者开展娱乐活动,组织气功锻炼等。安排病室时要有技巧,让治疗效果好、性格开朗、乐观的患者来带动有不良情绪的患者。

5. 以情胜情法 情志相胜是以五行学说为理论依据的一种治疗护理方法,即"恐胜喜,喜胜悲,悲胜怒,怒胜思,思胜恐。"在一种情志过度而异常时,激发另一种情志来平息它。

6. 顺情从欲法 对于患者合理的身心需求,应尽力满足其所求或所恶,如创造条件以改变其环境,或对其想法表示同情、理解和支持等,但对于不切实际的想法和欲望,应当善意的、诚恳的进行说服教育。

此外,中医在情志护理方面还强调用五音(宫、商、角、徵、羽)入五脏(肝、心、脾、肺、肾)的方法来调节五脏的生理功能,相当于现代的音乐疗法。例如癌症患者常有孤独、悲伤、暴躁、绝望、焦虑、愤怒、烦躁不安等不良情绪就可根据五音原理,使用下列方法:

孤独苦闷时,应多听些宫调式音乐,宫调式音乐具有"土"之特性,通于脾。如《蓝色多瑙河》《春江花月夜》等,此类乐曲悠扬沉静,亲切清新,如暖流温心,清风入梦,净化心灵,使其从忧虑及痛苦中解脱出来。

悲哀、痛苦欲绝时,应多听些商调式音乐,商调式音乐具有"金"之特性,通于肺。如贝多芬的《第五命运交响曲》、柴可夫斯基的《悲怆》交响曲等,此类乐曲高亢悲壮,能发泄心头郁闷,抒发情感,使人情绪松弛。

愤怒时,应多听些角调式音乐,角调式音乐具有"木"之特性,通于"肝"。如《春之声圆舞曲》《克莱德曼》现代钢琴曲等,此类乐曲亲切清新,生机蓬勃,能疏导、发泄愤怒的情绪。

绝望时,应多听些徵调式音乐,徵调式音乐具有"火"的特性,通于"心"。如《轻骑兵进行曲》《喜洋洋》《步步高》等,此类乐曲热烈欢快、活泼轻松,能重新唤起对美好未来的希望。

暴躁时,应多听些羽调式音乐,羽调式音乐具有"水"之特性,通于肾。如小提琴协奏曲《梁山伯与祝英台》《小夜曲》等,此类乐曲清纯、苍凉、柔润,能缓和、克制急躁情绪。

总之,肿瘤患者的心理状态复杂多变,所以作为肿瘤专科的护士应运用中医基础理论知识对肿瘤患者辨证施护,运用中医情志护理方法,使患者的不良情绪得到疏导,以达到患者树立信心。

(二)饮食调护

在中医学数千年的发展历史中,人们积累了丰富的食疗经验。《素问·脏气法时论》提出"五谷为养,五果为助,五畜为益,五菜为充,气味合而服之,以补益精气"的论点,为中医饮食康复疗法提供了理论依据。

1. 放疗期间 中医认为放射线是一种热性杀伤物质,属"火邪""火毒"范畴,会耗灼人体阴液,因此,患者放射治疗期间宜食用滋阴生津,清热凉血之品,如甲鱼、泥鳅、苦瓜、黄瓜、冬瓜、西瓜、梨、柑、橙、柿子、绿豆、赤小豆、丝瓜、木耳、百合、莲子、大枣、山药、杏仁、生蜂蜜等。忌食热性、辛辣、香燥等食物,如羊肉、鹿肉、狗肉、牛肉、兔肉、辣椒、蟹、荔枝、龙眼等。应多食含纤维素丰富之食品。保持排便通畅,切忌进食滋腻碍胃食物。

2. 化疗期间

（1）化疗期间易出现恶心、呕吐等胃肠道不良反应,饮食应以理气和胃、降逆止呕、补髓生精为主,常选用陈皮、白萝卜、山楂、金橘、山药、大枣、牛奶、龙眼肉、蜂蜜、生姜、黑木耳、猪肝、花生仁、甲鱼、猪骨等。

（2）对于化疗药物引起的心脏毒性,患者常出现胸闷、心慌、心悸、乏力等不适。可进食益气养阴、宽胸理气、活血化瘀的食物,如葛根粉、大枣、百合、枸杞子、柑橘、山楂、槐花、麦冬、太子参等。

（3）对于化疗药物引起的肝脏毒性,可多食具有滋养肝阴、清利湿热、疏肝利胆作用的食物减轻肝脏的损害,如赤小豆、西瓜皮、枸杞子、菊花、山药、甲鱼、苦瓜、冬瓜、芹菜等。

（4）对于化疗药物引起的肾脏损害,可通过补肾利尿药物,促使毒素排泄,是防止肾脏损害。故除指导患者在化疗期间多饮水外,宜多食具有补肾利尿作用的食物,如茯苓、绿豆、赤小豆、冬瓜皮、西瓜皮、玉米须、甲鱼、冬虫夏草等。

3. 手术期间　手术前应尽可能增加营养,增强体质,故以补益气血的食品为主,如大枣、龙眼肉、香菇、黑木耳之类;术后正气虚馁,脾胃虚弱,此时食疗应以扶助正气、补益脾胃为主,常选用乌鱼、猪瘦肉、鸡汤、鸽子肉、大枣、山药、小米粥、薏苡仁、山楂、麦芽等食物。

（三）常见肿瘤饮食调护

1. 肺癌

（1）肺脾气虚证:久咳痰稀,胸闷气短,神疲乏力,腹胀纳呆,水肿便溏。舌质淡苔薄、边有齿痕。肺脾气虚型患者宜进食补益肺气、脾气的食品,如山药、栗子、糯米、粳米、猪肚、扁豆等、百合、薏米等。食疗方:糯米山药粥。

（2）肺阴虚证:咳嗽气短,干咳痰少,潮热盗汗,五心烦热,口干口渴。舌赤少苔,或舌体瘦小、苔薄。肺阴虚型患者宜进食滋阴润肺的食品,如蜂蜜、核桃、百合、银耳、秋梨、柑桔、葡萄、萝卜、莲子、芝麻等。食疗方:核桃雪梨汤。

（3）气滞血瘀证:咳嗽气短而不爽,气促胸闷,心胸刺痛或胀痛,癥块疼痛拒按,唇暗。舌紫暗或有瘀血斑、苔薄。气滞血瘀型宜进食行气活血,化瘀解毒的食品,如山楂、柑橘、桃仁、大白菜、芹菜、白萝卜、生姜、大蒜等。食疗方:白萝卜丝汤。

（4）痰热阻肺证:痰多咳重,痰黄黏稠,气憋胸闷,发热。舌质红,苔黄腻或黄。痰热阻肺型患者宜进食清肺化痰的食品,如水梨、白萝卜、荸荠等或白萝卜、生姜、梨适量切片,水煎代茶饮;咯血者可吃海带、荠菜、菠菜等。食疗方:炝拌荸荠海带丝。

（5）气阴两虚证:咳嗽有痰或无痰,神疲乏力,汗出气短,午后潮热,手足心热,时有心悸。舌质红苔薄,或舌质胖有齿痕。气阴两虚型患者宜进食益气养阴的食品,如莲子、桂圆、瘦肉、牛乳、蛋类、鱼肉、山药、海参、黄芪等,可每日用西洋参煎水代茶饮。食疗方:菜沫粥、桂圆山药羹。

2. 乳腺癌

（1）气滞痰凝证:乳房肿块胀痛,两胁作胀,心烦易怒。或口苦,头晕目眩。舌苔薄白或薄黄。气滞痰凝证型患者宜食疏肝理气,化痰散结的食品,如陈皮、丝瓜、李子、海带、紫菜等。食疗方:海带汤。

（2）冲任失调证:乳房肿块胀痛,两胁作胀,头晕目眩。或月经失调,腰腿酸软,五心烦热,目涩,口干。舌质红,苔少有裂纹。冲任失调证型患者宜食调理冲任,补益肝肾的食品,如红枣、甲鱼、桑葚、黑木耳等。食疗方:红杞鲫鱼汤。

(3)毒热蕴结证:乳房肿块迅速增大,疼痛或红肿甚至溃烂翻花,分泌物臭秽等,或发热,心烦,口干,便秘。舌质暗红,舌苔黄白或黄厚腻。毒热蕴结证型患者宜食清热解毒,活血化瘀的食品,如莲藕、苦瓜、葡萄、柠檬、大白菜、茄子、香菇等。食疗方:菱角汤或菱角薏米粥。

(4)气血两虚证:疲倦乏力,精神不振,食欲缺乏,失眠多梦,口干少津,二便失调。舌淡,苔薄白。气血两虚证型患者宜食益气养血,健脾补肾的食品,如龙眼肉、大枣、茯苓、山药、黑芝麻等,多食瘦肉、牛奶及蛋类等。食疗方:小米大枣粥。

(5)气阴两虚证:乏力、口干苦、喜饮,食欲缺乏,乏力,腰腿酸软,五心烦热。舌质干红,少苔或薄苔。气阴两虚证型患者宜食益气养阴的食品,如黑木耳、银耳、鸭肉等。食疗方:莲藕小米粥。

(6)瘀毒互结证:肿瘤增长迅速,神疲乏力,食欲缺乏消瘦,面色晦暗。或伴有疼痛,多为刺痛或胀痛,痛有定处。或伴有乳房肿物坚韧,若溃破则腐肉色败不鲜。舌淡或淡暗,苔白。瘀毒互结证型患者宜食解毒化瘀的食品,如苦瓜、丝瓜、海带、海蜇、马蹄等。食疗方:绿豆粥。

(7)恶心者,宜食促进消化、增加胃肠蠕动的食品,如生白萝卜捣汁饮用;呕吐者,进食止呕和胃的食品,如频服姜汤(生姜汁1汤匙,蜂蜜2汤匙,加开水3汤匙调匀)。

3. 胃癌

(1)脾气虚证:纳少、腹胀、便溏、气短、乏力,舌淡苔白。脾气虚证型患者宜食补中健脾的食品,如鸡蛋、瘦猪肉、羊肉、大枣、桂圆、白扁豆、山药、茯苓。

(2)胃阴虚证:胃脘嘈杂、灼痛,饥不欲食,口干、口渴、便干,舌红少苔乏津。胃阴虚证型患者宜食滋补胃阴的食品,如莲子、山药、百合、大枣、薏苡仁、枸杞等。

(3)血虚证:体表肌肤黏膜组织呈现淡白,头晕乏力,全身虚弱,舌质淡。血虚证型患者宜食补气养血的食品,如大枣、桂圆、山药。

(4)脾肾阳虚证:久泄久痢、水肿、腰腹冷痛、肢冷、便溏、乏力,舌淡胖,苔白滑。脾肾阳虚证型患者宜食温补脾肾的食品,如羊肉、桂圆、肉桂、生姜等。

(5)热毒证:胃脘灼痛、消谷善饥、面赤、口渴喜冷饮、便干,舌红苔黄。热毒证型患者宜食疏肝清热的食品,如海带、紫菜、杏仁、绿豆、藕粉、菊花、蒲公英、金银花等。

(6)痰湿证:脾胃纳运功能障碍及胸脘痞闷、食欲缺乏,苔腻。痰湿证型患者宜食清热除湿的食品,如荸荠、马齿苋、赤小豆等。

(7)血瘀证:固定疼痛、肿块、出血,舌质紫暗,或见瘀斑瘀点。血瘀证型患者宜食活血祛瘀的食品,如桃仁、山楂、大枣、赤小豆等。忌粗糙、坚硬、油炸、厚味之品,忌食生冷性寒之物。

(8)肝胃不和证:脘胁胀痛、嗳气、吞酸、情绪抑郁,舌淡红、苔薄白或薄黄。肝胃不和证型患者宜食疏肝和胃的食品,如山楂、山药、萝卜、生姜、桂花等。

4. 结肠癌

(1)脾肾阳虚证:腹胀隐痛,久泻不止,大便夹血,血色黯淡,或腹部肿块,面色萎黄,四肢不温。舌质淡胖,苔薄白。脾肾阳虚证型患者宜食温阳健脾的食物,如山药、桂圆、大枣、南瓜等。忌生冷瓜果、寒凉食物。食疗方：桂圆大枣粥。

（2）肝肾阴虚证：腹胀痛，大便形状细扁，或带黏液脓血或便干，腰膝酸软，失眠，口干咽燥，烦躁易怒，头昏耳鸣，口苦，肋胁胀痛，五心烦热。舌红少苔。肝肾阴虚证型患者宜食滋阴补肝肾的食物，如芝麻、银耳、胡萝卜、桑葚等。忌温热之品。食疗方：银耳羹。

（3）气血两亏证：体瘦胀满，面色苍白，肌肤甲错，食少乏力，神疲乏力，头昏心悸。舌质淡，苔薄白。气血两亏证型患者宜食益气养血的食物，如大枣、桂圆、莲子、鸡蛋等。食疗方：桂圆莲子汤。

（4）痰湿内停证：里急后重，大便脓血，腹部阵痛。舌质红或暗紫，苔腻。痰湿内停证型患者宜食化痰利湿的食物，如白萝卜、莲子、薏苡仁、赤小豆等。忌大温大热之品。食疗方：赤小豆苡仁粥。

（5）瘀毒内结证：面色黯滞，腹痛固定不移，大便脓血，血色紫暗，口唇黯紫，或舌有瘀斑，或固定痛处。瘀毒内结证型患者宜食化瘀软坚的食品，如桃仁、紫菜、油菜等。禁食酸敛类，如柿子、杨梅、石榴等。食疗方：桃仁紫菜汤。

（四）用药护理

1. 中药汤剂

（1）服药时间：可根据药物的性能、功效、病情遵医嘱选择适宜的服药时间，如解表药、清热药宜饭前一小时，服用解表药应避风寒或增衣被或辅之以粥以助汗出；消食化积药，通常饭后服；泻下药宜饭前服；安神药宜睡前服；补益药宜空腹服。

（2）服药温度和剂量：一般采用温服法，对有特殊治疗需要的遵医嘱执行。成人一般每次服用200ml，心衰及限制入量的患者每次宜服100ml，老年人、儿童应遵医嘱服用。

2. 中成药

（1）中成药一般用温开水（或药引）送服，散剂用水或汤药冲服。

（2）用药前仔细询问过敏史，对过敏体质者，提醒医生关注。

（3）密切观察用药反应，对婴幼儿、老年人、孕妇等特殊人群尤应注意。

（4）服用胶囊不能锉碎；合剂、混悬剂、糖浆剂、口服液等不能稀释，应摇匀后直接服用；番泻叶、胖大海等应用沸水浸泡后代茶饮。

3. 外用中药　使用前注意皮肤干燥、清洁，必要时局部清创。应注意观察用药后的反应，如出现灼热、发红、瘙痒、刺痛等局部症状时，应及时报告医生，协助处理；如出现头晕、恶心、心慌、气促等症状，应立即停止用药，同时采取必要的处理措施，报告医生并协助处理。

4. 抗肿瘤中药静脉注射剂

（1）华蟾素注射液：输入华蟾素注射液前后，应使用0.9%氯化钠注射液作为间隔液冲洗管路；宜缓慢滴注，儿童以20~40滴/分钟为宜，成人以40~60滴/分钟为宜；华蟾素注射液稀释后应在2小时内输注完成；两次用药间隔应>6小时；应使用带过滤终端的输液器；建议使用中心静脉置管给药。

（2）康莱特注射液：输入康莱特注射液前后，应使用间隔液冲洗管路；出现油水分层（乳析）现象，严禁静脉使用；首次使用，滴注速度应缓慢，开始10分钟调节至20滴/分钟，20分钟后如无不良反应可持续增加，30分钟后滴速可控制在40~60滴/分钟；应使用带过滤终端的输液器；建议使用中心静脉置管给药；避免空腹用药。

（3）艾迪注射液：输入艾迪注射液前后，应使用间隔液冲洗管路；不宜与人血清蛋白连续滴注，易产生絮状物；首次给药开始宜15滴/分钟，30分钟后如无不良反应，给药速度调节至50滴/分钟内；外周静脉给药应力求最大限度的保护静脉，不宜采用下肢静脉给药。

（五）中医护理技术

1. 耳穴贴压 可预防或减轻肿瘤患者的疼痛、失眠、恶心呕吐、腹胀、腹泻、便秘咳嗽等症状；操作前应评估患者的耳部皮肤情况、对疼痛的耐受程度、女性是否在妊娠期；操作时应使用75%的乙醇消毒耳部皮肤，准确选择贴压穴位，按压时局部应有热、麻、胀、痛感觉；常规操作以单耳为宜，一般可留置3~7天，两耳交替使用。

（1）症状取穴

1）咳嗽咳痰：遵医嘱耳穴贴压（耳穴埋豆），可选择肺、气管、神门、皮质下等穴位。

2）恶心呕吐：遵医嘱耳穴贴压：取脾、胃、神门、交感、膈等穴位。

3）便秘：遵医嘱耳穴贴压（耳穴埋豆），可选择大肠、胃、脾、交感、皮质下等穴位。

（2）注意事项

1）耳廓局部有炎症、冻疮或表面皮肤有溃破者、有习惯性流产史的孕妇不宜施行。

2）夏季易出汗，留置时间1~3天，冬季留置3~7天。

3）留置期间应防止胶布脱落或污染；对普通胶布过敏者改用脱敏胶布。

4）患者侧卧位耳部感觉不适时，可适当调整。

2. 穴位按摩 穴位按摩是经穴推拿技术其中的一种，手法多以揉法为主，作用于经络腧穴，具有减轻疼痛、调节胃肠功能、温经通络等作用。适用于化疗引起的恶心呕吐、便秘等症状。操作前应评估患者按摩部位皮肤情况、对疼痛的耐受程度、女性是否在月经期或妊娠期等，操作时用力均匀、柔和，随时询问患者有无不适。

（1）症状取穴：

1）恶心呕吐：取足三里、合谷、内关及两侧脊穴等穴。

2）纳呆：可选择足三里、阳陵泉、内关、脾腧、胃腧等穴位。

3）便秘：遵医嘱穴位按摩，取足三里、中脘等穴。

（2）注意事项：

1）女性经期腰腹部慎用，妊娠期腰腹部禁用。

2）操作者应修剪指甲，以防损伤患者皮肤。

3）操作一般宜在饭后1~2小时进行。每个穴位施术1~2分钟，以局部穴位透热为度。

4）操作过程中，注意保暖及患者隐私。

3. 悬灸法（艾灸） 悬灸是采用点燃的艾条悬于选定的穴位或病痛部位之上，通过艾的温热和药力作用刺激穴位或病痛部位，达到温经散寒、扶阳固脱、消瘀散结、防治疾病的一种方法，属于艾灸技术范畴。适用于寒湿引起的疼痛，如胃脘痛、腰背酸痛，以及预防或减轻化疗引起的乏力、吞酸嗳气、腹胀、腹泻等症状；操作前应评估患者体质、施灸部位皮肤情况、有无出血病史或出血倾向、对气味和热的耐受程度，以及女性是否在妊娠期；操作时应充分暴露拔罐部位，注意观察火罐吸附情况和皮肤颜色，随时询问患者有无灼痛感。

4. 中药热熨法 中药热熨敷是将中药加热后装入布袋，在人体局部或穴位上移动，利用温热之力使药性通过体表透入经络、血脉,从而达到温经通络、行气活血、散寒止痛、祛瘀消肿等作用。适用于肿瘤患者脾胃虚寒所致的胃脘疼痛、腹冷泄泻、呕吐等症状;操作前应评估患者热熨部位的皮肤情况、对热的耐受程度、女性是否在月经期或妊娠期;操作前嘱咐患者排空小便,操作时协助其取舒适体位,药熨袋温度一般不宜超过70℃(以患者耐受为宜),推熨力量要均匀,密切观察局部皮肤颜色及反应,及时询问患者对温度的感受。

（郭 敬 杨 苿）

第四章 肿瘤患者常见症状管理

学习目标

完成本章内容学习后,学生将能:
1. 复述肿瘤患者常见症状的定义及发生情况。
2. 列出肿瘤患者常见症状的影响因素。
3. 描述癌症疼痛的评估方法及患者教育的指导。
4. 应用循证依据提供个体化的护理措施。

第一节 疼 痛

一、概述

(一) 定义

目前最为广泛和公认的是国际疼痛协会(IASP)给出的疼痛定义:即"疼痛是伴随现有的或潜在的组织损伤引起或与损伤有关的感觉、情感、认知和社会上的痛苦体验。"这一定义强调了疼痛是患者的主观感受,提示在评估疼痛强度时,应该以患者本人的主诉为依据。

(二) 发生情况

疼痛是癌症患者最为常见的症状之一。有调查显示25%的新诊断患者,60%正在接受治疗的患者,75%的终末期患者存在着未缓解的疼痛。欧洲癌痛调查研究显示31%的患者因疼痛去医院诊治;73%的癌症患者有疼痛症状,其中94%为中重度疼痛,50%以上的患者每天至少出现一次疼痛。在中国,初诊癌症患者的疼痛发生率为25%,晚期癌症患者疼痛发生率为60%~80%。

(三) 对癌症患者生活质量的影响

大量调查资料表明伴有疼痛的癌症患者的生活质量明显低于无痛的癌症患者。癌症疼痛对患者生活质量的影响通常表现在以下三个方面:对生理方面的影响表现为:功能减退,力量和活动耐力下降,恶心、食欲缺乏,失眠等。对心理方面的影响表现为:焦虑、恐惧、抑郁、注意力不集中,甚至失去控制、出现自杀倾向等。对社会方面的影响表现为:社会活动减少,性功能和情感减低,依赖性增加等。疼痛给患者生活质量带来负面影响,提示医护人员在进行疼痛评估时不仅要关注疼痛的部位、性质、强度,同时还应关注疼痛对患者生活质量的影响及患者对疼痛和疼痛治疗的反应。

（四）发生机制

疼痛是由疼痛感受器、传导神经和疼痛中枢共同参与完成的一种生理防御机制。物理刺激、组织损伤或炎症刺激引起的化学刺激因素，以及前列腺素、缓激肽、5-羟色胺、组胺、钾和氢离子等致炎因子刺激神经末梢（感受器）引起疼痛，冲动沿周围神经传导到脊髓后角，在脊髓后角利用各种神经递质，包括P物质和谷氨酸盐，通过脊髓丘脑束的神经突触传至脊髓，再通过脑干到达背侧丘脑，在脊髓丘脑处，冲动被传导到大脑皮层的各个区域，这样就产生了疼痛的感受和反应。

（五）分类

1. 根据疼痛的发生时间和延续时间可分为急性、慢性和突发疼痛。

急性疼痛通常由疾病或损伤引起，起病明确，病期限定且可预测。患者通常表现为心悸、呼吸急促、血压升高、多汗、皮肤苍白、并伴有明显的焦虑。治疗上主要针对病因治疗。

慢性疼痛通常由慢性病理过程造成的，逐渐发生，并可能持续加重。患者通常表现为淡漠、迟缓、食欲缺乏、失眠等。癌症相关的慢性疼痛需要规律使用止痛药物治疗，并需要心理、社会支持等综合治疗。

突发疼痛又称为爆发痛，指在持续存在且稳定的基础疼痛之外出现的疼痛骤然加剧的现象。通常发生突然、疼痛剧烈、且间断发生。爆发痛可分为两种类型：一种是偶发性爆发痛，通常有诱因可预知，如体力活动、咳嗽、吞咽、排尿、排便等；另一种是自发性或特发性爆发痛，常突然发生不可预知，且与患者的具体活动无关。

2. 根据疼痛的病生理机制主要分为伤害感受性疼痛和神经病理性疼痛。

伤害感受性疼痛是由躯体和内脏结构遭受伤害并最终激活伤害感受器所引起的，可进一步分为躯体痛和内脏痛。躯体痛通常疼痛部位明确，如肿瘤骨转移或术后痛，可分为急性和慢性，通常表现为刺痛、酸痛、搏动性疼痛或压迫性疼痛。内脏痛由胸腹部脏器受肿瘤浸润、压迫或牵引引起。定位不明确，通常表现为挤压痛、痉挛痛、钝痛、胀痛或牵拉痛等。

神经病理性疼痛由肿瘤浸润或治疗引起的外周神经或中枢神经系统受损所致的。表现为烧灼样、刀割样痛、麻刺痛、伴耳鸣的耳痛、钳夹样痛、电击样痛等，往往伴有感觉或运动功能丧失。

二、评估

（一）疼痛评估原则

由于疼痛是一种个人的主观感受，因此疼痛评估应以患者的主诉为依据。行为观察可为评估患者是否正在经历着疼痛提供线索，但是观察到的行为表现并不一定等同于患者真实的疼痛强度。根据患者生命体征的改变来评估疼痛强度也是不恰当的，一方面癌性疼痛属于慢性病程，患者通常不伴有生命体征的改变；另一方面，这些指标的改变也可能是压力、恐惧、焦虑造成的，而不是疼痛所特有的。

（二）疼痛评估内容

当患者汇报了疼痛或不适，对疼痛的评估应常规进行，评估的频率和内容根据患者疾病阶段和临床治疗需求决定。当疼痛发生变化时或疼痛治疗计划发生改变时都应进行全面评估。全面评估包括了以下方面：

1. 疼痛病史　疼痛部位、牵涉痛的位置、疼痛有无放射；疼痛强度，包括过去24小时和当前的疼痛强度、静息时和活动时疼痛强度；疼痛对活动的影响，包括对日常活动、情绪、与他人的关系、睡眠、爱好等的影响;疼痛时间,包括疼痛发作时间、持续时间、持续性还是间歇性;疼痛性质;加重和缓解的因素;其他相关症状;目前的疼痛治疗计划,包括用药名称、剂量、间隔等;患者用药的依从性;目前疼痛缓解程度;药物不良反应;既往疼痛治疗情况;与疼痛相关的特殊问题,包括疼痛对患者和家属的影响、患者和家属对疼痛和疼痛用药的态度、对疼痛和疼痛表达的文化和信仰、有无精神困扰、患者对疼痛治疗的期望等。

2. 社会心理因素　有无抑郁表现;家属和他人的支持;药物滥用史;止痛药物使用不当或滥用的危险因素(儿童、老年、少数民族、交流障碍、药物滥用史、神经病理性疼痛、文化因素等)。

3. 医疗史　肿瘤治疗史、其他疾病、既往有无慢性疼痛;体格检查;实验室和影像学检查。

(三)疼痛评估工具

目前临床应用的疼痛评估工具有很多,大致可分为两类:单维度疼痛评估工具和多维度疼痛评估工具。单维度疼痛评估工具用于量化疼痛强度,为临床选择止痛药和调整剂量提供依据。多维度疼痛评估工具用于测量疼痛体验的多个方面,用于对疼痛患者进行全面评估。

常用的单维度疼痛评估量表有:

数字疼痛强度评估量表(NRS)是临床最为常用的疼痛强度评估工具,由 0~10 数字等份标出的线性标尺,"0" 表示无痛,随着数字增加疼痛强度随之增加,"10" 表示最痛,请患者指出最能代表他当前感受的疼痛强度的数字(图 4-1-1)。该量表简单易懂容易理解和使用。

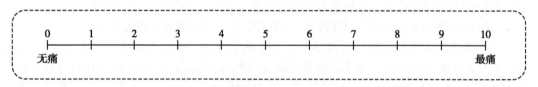

图 4-1-1　数字疼痛评估量表(NRS)

目测模拟疼痛评估量表(VAS)将一条 100mm 的水平或垂直线模拟分成 100 个点,两端分别代表无痛和最痛,请患者根据自己的感受对疼痛强度做出标记(图 4-1-2)。该量表敏感性高,信效度佳;使用方便,评估快速,能准确反映疼痛强度变化;但需要视觉好且需要用笔准确标记,在一些终末期虚弱患者中应用有困难。

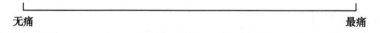

图 4-1-2　目测模拟疼痛评估量表(VAS)

面部表情疼痛评估量表(Faces Pain Scale-Revised, FPS-R)在临床应用也较为普遍。该量表用脸谱的形式将面部表情由高兴到极其痛苦分成不同等级,最左端微笑的表情对应无痛,疼痛强度为 "0",从左到右表情逐渐痛苦,最右端的痛苦表情对应患者无法忍受的最痛 "10"。这一评估工具排除了语言障碍和文化差异带来的影响,简单、直观、形象,适用于对儿童、成人学习或语言表达能力差者、老年人、有轻度认知障碍、使用 VAS 或 NRS 困难的患者(图 4-1-3)。

主诉疼痛程度分级法(VDS)根据疼痛对患者生活质量的影响程度将疼痛强度分为4 个等级:0 级为无痛;Ⅰ级为轻度疼痛,有疼痛但可以忍受,能正常生活,睡眠不受干扰;Ⅱ级为中度疼痛,疼痛明显,需用止痛剂治疗,睡眠受干扰;Ⅲ级为重度疼痛,疼痛剧烈,不能忍受,睡眠受到严重干扰,可伴有自主神经紊乱或被动体位。

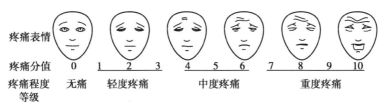

图 4-1-3　面部表情疼痛评估量表（FPS-R）

常用的多维度疼痛评估工具有 1987 年由 Melzack 在 MPQ 基础上简化而来的简化 McGiLL 疼痛问卷（Short-Form of McGill Pain Questionnaire，SF-MPQ），由 15 个描述词汇组成，疼痛强度分 0~3 个等级，已证实有较好的信度和效度。2009 年，Dworkin 等将简化的 McGiLL 疼痛问卷进一步补充和完善，形成了简化 McGiLL 疼痛问卷 -2（SF-MPQ-2），该调查问卷由 22 个疼痛相关词语组成，如锐痛、绞痛、烧灼痛等，每一个疼痛描述根据程度分为 0~10 不同强度等级。临床应用有较好的信度和效度。

简明疼痛评估量表（the Brief Pain Inventory，BPI）是多维度疼痛评估工具，可评估疼痛的病因、病史、强度、性质、部位、对日常生活的影响，患者最痛、最轻、基础痛、当前疼痛强度。应用 0~10 数字评估对日常活动的影响，包括行走、一般活动、情绪、工作、娱乐、睡眠、与他人关系，还可以画出疼痛部位，是一种相对简明实用的疼痛评估工具（表 4-1-1）。

表 4-1-1　简明疼痛评估量表（BPI）

1. 大多数人一生中都有过疼痛经历（如轻微头痛、扭伤后痛、牙痛）。除这些常见的疼痛外，现在您是否还感到有别的类型的疼痛？
   （1）是　　（2）否
2. 请您在下图中标出您的疼痛部位，并在疼痛最剧烈的部位以"×"标出。

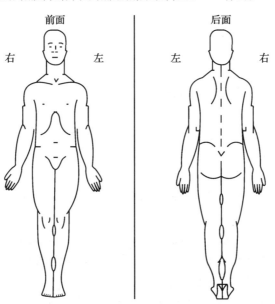

3. 请选择下面的一个数字，以表示过去 24 小时内您疼痛最剧烈的程度。
   （不痛）0　1　2　3　4　5　6　7　8　9　10（最剧烈）

4. 请选择下面的一个数字,以表示过去 24 小时内您疼痛最轻微的程度。

（不痛）0　1　2　3　4　5　6　7　8　9　10（最剧烈）

5. 请选择下面的一个数字,以表示过去 24 小时内您疼痛的平均程度。

（不痛）0　1　2　3　4　5　6　7　8　9　10（最剧烈）

6. 请选择下面的一个数字,以表示您目前的疼痛程度。

（不痛）0　1　2　3　4　5　6　7　8　9　10（最剧烈）

7. 您希望接受何种药物或治疗控制您的疼痛?

_____

8. 在过去的 24 小时内,由于药物或治疗的作用,您的疼痛缓解了多少? 请选择下面的一个百分数,以表示疼痛缓解的程度。

（无缓解）0　10%　20%　30%　40%　50%　60%　70%　80%　90%　100%（完全缓解）

9. 请选择下面的一个数字,以表示过去 24 小时内疼痛对您的影响。

（1）对日常生活的影响

（无影响）0　1　2　3　4　5　6　7　8　9　10（完全影响）

（2）对情绪的影响

（无影响）0　1　2　3　4　5　6　7　8　9　10（完全影响）

（3）对行走能力的影响

（无影响）0　1　2　3　4　5　6　7　8　9　10（完全影响）

（4）对日常工作的影响（包括外出工作和家务劳动）

（无影响）0　1　2　3　4　5　6　7　8　9　10（完全影响）

（5）对与他人关系的影响

（无影响）0　1　2　3　4　5　6　7　8　9　10（完全影响）

（6）对睡眠的影响

（无影响）0　1　2　3　4　5　6　7　8　9　10（完全影响）

（7）对生活兴趣的影响

（无影响）0　1　2　3　4　5　6　7　8　9　10（完全影响）

（四）沟通和认知障碍患者的疼痛评估

患者的主诉是疼痛评估的金标准,但是患者有沟通障碍或严重认知障碍如痴呆或谵妄给医护人员的评估带来困难。通常如果有可能尽量获得患者的主诉,积极寻找引起疼痛的潜在原因和其他病因,观察患者提示其疼痛存在的行为,获得主要照顾者关于疼痛和行为改变的汇报,也可尝试用镇痛试验缓解因疼痛引起的行为改变。

恰当应用评估工具可及时准确发现和评价患者的疼痛,目前常用于评估危重,有或无插管的成年患者疼痛的量表有行为疼痛量表（Behavioral Pain Scale, BPS）和重症监护疼痛观察工具（Critical Care Pain Observation Tool, CPOT）。行为疼痛量表（BPS）可通过观察面部表情、有无哭泣及身体动作三个方面患者的反应判断疼痛强度。重症监护疼痛观察工具（COPT）从患者的面部表情、身体运动、插管患者对机械通气的顺应度或非插管患者发声情况、肌张力四个方面对疼痛强度进行评估。此外,还有语言障碍老年疼痛评估表（The Pain Assessment Checklist for Seniors with Limited Ability to Communicate, PACSLAC）、不舒适行为量表（Discomfort Behavior Scale, DBS）、Edmonton 症状评估系统（ESAS）等均可用于临床疼痛评估。各种评估工具使用中各有优缺点,医护人员应根据评估对象的人群特点进行合理选择。

三、治疗

疼痛的治疗方法需根据病因和疼痛具体情况进行综合治疗,主要分为以下三类方法:抗肿瘤治疗包括化疗、放疗和姑息性手术;止痛药物治疗;非药物疗法包括创伤性非药物疗法、物理疗法及社会心理疗法。现将癌痛的药物治疗及非药物治疗原则介绍如下:

(一)癌痛的药物治疗

1. 止痛药物应用原则　WHO 于 1986 年设计了一套简单有效、公认的、可合理安排的癌症疼痛治疗方案,即三阶梯治疗方案,目前已成为在国际上被广为接受的癌症疼痛的药物治疗方法。其含义:根据患者疼痛的轻、中、重不同程度分别选择第一、第二及第三阶梯止痛药物;轻度疼痛(NRS 评分 3 分及以下)选择以阿司匹林为代表的第一阶梯非阿片类药物;中度疼痛(NRS 评分 4~6 分)选择以可待因为代表的第二阶梯弱阿片类药物;重度疼痛(NRS 评分 7 分及以上)选择以吗啡为代表的强阿片类药物。非阿片类药物可增加阿片类药物的效果,针对疼痛性质不同阶梯均可以增加辅助用药,以提高镇痛效果(图 4-1-4)。

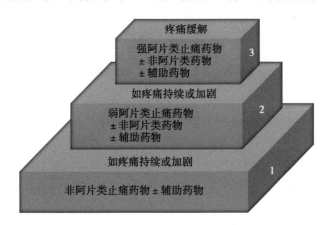

图 4-1-4　WHO 癌症疼痛控制的三阶梯治疗原则

随着三阶梯用药原则在临床的使用,越来越多的临床证据对癌痛治疗原则进行补充和完善,美国国立综合癌症网络(NCCN)对《成人癌痛治疗指南》进行了多次更新,其中提到阿片类药物是癌痛治疗的重要药物,且长期使用相对安全,提出疼痛 NRS 评分 4 分及以上疼痛可直接选用以吗啡为代表的阿片类药物。

2. 止痛药物应用的要点　WHO 推荐了止痛药应用的五个要点:口服、按时、按阶梯、个体化、注意细节。给药途径首选口服给药,口服给药方便、经济,既可免除创伤性给药带来的不适,又能增加患者的独立性。按时给药即按照规定的间隔时间给药,例如即释吗啡应每隔4~6 小时给药一次,控/缓释制剂每 8 或 12 小时给药一次,这样可以使止痛药物在体内保持稳定的血药浓度,保证疼痛得到持续缓解。按阶梯给药,即遵循三阶梯止痛原则,根据疼痛强度选择不同阶梯的止痛药。个体化给药指个体对麻醉性止痛药物的敏感度差异较大,阿片类药物没有标准用量,凡是能够使疼痛得到有效缓解的剂量就是正确剂量,可根据患者的具体情况进行调整。注意具体细节指对密切观察药物不良反应和程度,及时给予处理,既要保证疼痛得到最大程度缓解又要将止痛药物带来的不良反应降到最低。

3. 常用止痛药物 止痛药物的种类繁多,通常分为非阿片类和阿片类药物两大类。全面了解疼痛的药物治疗原则有助于护士更好地理解疼痛治疗方案,识别和处理药物不良反应及药物之间相互作用,从而指导患者正确服药。下面介绍常用代表药物:

(1)非阿片类药物:非阿片类药物包括对乙酰氨基酚和非甾体类抗炎药(NSAIDs),以对乙酰氨基酚、阿司匹林、布洛芬、吲哚美辛为代表药物,其镇痛作用有封顶效应。

对乙酰氨基酚(对乙酰氨基酚)通过抑制前列腺素合成酶起解热、镇痛作用,是用于治疗轻度疼痛以及用于辅助治疗中重度疼痛综合征最安全的药物,尤其是在非特异性肌肉、骨骼、软组织疼痛。在肝功能、肾功能损害的患者应减量或避免使用。

非甾体类抗炎药(NSAIDs)主要作用在外周,通过抑制环氧化酶,阻止炎症组织产生的花生四烯酸转化为前列腺素而起到抗感染、止痛和解热作用。环氧化酶分为 COX-1(结构酶或固有酶)和 COX-2(诱导酶)两种同工酶。经典的非甾体类抗炎药如阿司匹林、布洛芬为非特异性 COX-1 抑制剂,对酶的抑制作用没有特异性,因此胃肠道溃疡、肾功能损伤和影响血小板聚集的副作用常见。COX-2 被组织损伤或其他炎性反应状况诱导,选择性 COX-2 抑制剂如西乐葆、罗非昔布、氯诺昔康等引起胃肠道出血的风险相对小。非甾体类抗炎药可以单独用于轻度疼痛,也可用于辅助中重度疼痛的治疗。

(2)阿片类药物:阿片类药物又称麻醉性止痛药,通过作用于阿片受体减少疼痛信号的传输和神经系统的感知而起到镇痛作用,是治疗中重度疼痛的主要药物,阿片类药物用于疼痛治疗其镇痛作用无顶限。常用阿片类药物的特性如下:

1)吗啡:吗啡是既往未使用过阿片类药物的疼痛患者的标准初始治疗药物。推荐口服硫酸吗啡的起始剂量为 5~15mg 或等效剂量,或静脉用硫酸吗啡起始剂量为 2~5mg 或等效剂量。同时,作为阿片类药物中的金标准药物成为阿片类药物等效剂量转换的基础。应注意的是,肾脏疾病和肝功能不全的患者应避免使用吗啡,因为肾功能不全的患者容易出现吗啡的活性代谢物吗啡 -6- 葡萄糖苷酸积聚,该物质具有镇痛效应,并加重药物不良反应。

2)芬太尼:芬太尼是高脂溶性阿片类药物,可经肠道外、经皮、经椎管、经黏膜给药;小剂量雾化吸入也可用于治疗呼吸困难。对于不能吞咽、记不住服药时间、对其他阿片类药物副作用不能耐受的患者,芬太尼透皮贴剂具有明显的优势,其镇痛作用可持续 72 小时,相对于长效吗啡,芬太尼透皮贴剂引起便秘的发生率低。但芬太尼透皮贴剂不能用于快速滴定阿片类药物剂量,仅推荐用于其他阿片类药物控制疼痛稳定后使用。另外,应用长效芬太尼透皮贴剂期间,出现爆发痛应给予短效镇痛药物处理。此外,有研究发现,发热、出汗、病态肥胖、恶液质、腹水、肝功能异常都可能影响药物的吸收、血药浓度及镇痛效果。

3)羟考酮:羟考酮是半合成的阿片类受体激动剂,其镇痛强度是吗啡的 2 倍,适用于中重度疼痛的治疗。羟考酮的口服用药后 24 小时可达到稳定血药浓度。血浆清除半衰期较短为 3~5 小时,通过肝脏代谢,代谢物主要经肾脏排泄。盐酸羟考酮控释片具有即释和控释双重作用机制,服用后 1 小时起效,镇痛作用可维持 12 小时。服药时应注意控缓释制剂需整片吞服,不得咀嚼、掰碎或压碎服用。羟考酮的吸收几乎不受食物种类和肠道 pH 的影响。相比于吗啡,长期使用羟考酮的毒副作用较少,其常见副作用同其他阿片类药物,包括恶心、便秘和嗜睡,但幻觉和瘙痒不常见。

不推荐用于控制癌痛的药物有哌替啶、丙氧氨酚，因为它们的代谢产物去甲哌替啶、去甲丙氧氨酚有中枢神经毒性，长期用药可引起中枢神经毒性反应。混合激动－拮抗剂如喷他佐辛、纳布啡、布托啡诺、地佐辛等治疗癌痛作用有限，不推荐使用，也不应与阿片类激动剂联合应用。对阿片类药物依赖的患者，将一种激动剂转换一种混合激动－拮抗剂容易引发戒断症状。

4. 阿片类药物的滴定及用药原则

（1）阿片类药物滴定：NCCN《成人癌痛治疗指南》中提到明确的阿片类药物滴定方案。对未使用过阿片类药物的患者，如疼痛评分≥4或出现疼痛急症的临床征象，可给予阿片类药物口服或静脉给药进行滴定确定给药剂量。现将口服阿片类药物滴定方案介绍如下：对于未使用过阿片类药物的患者，可口服给予5~15mg吗啡或等效药物，给药60分钟后评估疗效和药物副作用。此时，可能出现三种情况：第一种情况，疼痛缓解到3分以下，则按需给当前有效剂量；给药2~3小时后再评估以确定有效剂量；随访24小时；计算24小时总量转换为长效药物按时服用。第二种情况，疼痛缓解至4~6级，则重复给相同剂量，给药60分钟再评估。第三种情况，疼痛未缓解或加重，则按50%~100%增加药物剂量，60分钟后再评估，如果2~3个剂量周期后疗效不佳考虑静脉滴定或重新进行全面评估。

（2）阿片类药物一般用药原则

1）适当的镇痛剂量是指在整个用药间期既能充分镇痛又无不可耐受的不良反应的剂量。

2）大多数情况下口服是首选的给药途径，不能口服或口服药物副作用不能耐受的情况下可选择经皮下或静脉途径给药，不建议肌内注射给药。无创肠外给药途径（如经皮和经黏膜给予芬太尼治疗和持续疼痛和爆发痛）适用于不能经口和直肠给药的患者。

3）对于持续性疼痛，按时给予阿片类药物，同时按需给短效药物治疗爆发痛。对于无法通过控缓释阿片类药物缓解的疼痛，包括爆发痛或急性加重的疼痛、与活动或体位相关的疼痛、或在给药间期末出现的疼痛，可给予解救剂量的短效阿片类药物治疗。短效和缓释剂型最好采用相同的阿片类药物。短效阿片类药物的解救剂量为24小时口服剂量（mg）的10%~20%，按需给药，间隔时间不短于1小时。如果需要重复多次给予解救剂量，提示需要调整按时给予的长效阿片类药物剂量。

4）对肿瘤相关的急症，如骨折或承重骨骨折先兆、脑硬膜外转移和软脑膜转移、感染引起的疼痛，梗阻或穿孔引起的疼痛，在治疗病因的同时应立即控制疼痛。

5）复合制剂中，如果所需阿片类药物剂量导致其中非阿片类药物成分剂量过度或不足，则应将复合制剂转为单纯阿片类药物。

6）如果患者出现难治的不良反应，NRS疼痛评分小于4分，考虑将阿片类药物剂量减少25%，再评估镇痛效果。并且密切随访确保疼痛不再加剧。

7）如果疼痛控制不佳或不良反应不能耐受，考虑从一种阿片类药物转换到另一种阿片类药物。原则：计算有效控制疼痛所需服用的阿片类药物24小时总量，按照阿片类药物的等效剂量进行剂量转换（表4-1-2）。如果疼痛得到有效控制，减量25%~50%以减少不同阿片类药物之间的不完全性交叉耐药。第一个24小时内，充分快速地滴定剂量以达到镇痛效果，如果之前的剂量无效，可给予100%的等效剂量或加量25%，将每日需要的新阿片类药物剂量按给药时间分次服用。

表 4-1-2　不同阿片类药物口服及肠外给药的等效剂量以及与吗啡的相对效能换算表

阿片类药物	肠外剂量 （mg）	口服剂量 （mg）	转换系数 （静脉∶口服）	镇痛持续时间 （h）
可待因	130	200	1.5	3~4
芬太尼	0.1	—		1~3
氢可酮	—	30~45	—	3~5
氢吗啡酮	1.5	7.5	5	2~3
左吗喃	2	4	2	3~6
美沙酮	10	3~20	2	4~8
吗啡	10	30	3	3~4
羟考酮	—	15~20		3~5
羟吗啡酮	1	10	10	3~6
曲马多	—	50~100		3~7

（3）由其他阿片类药物转换为芬太尼透皮贴剂的原则

1）确定当前阿片类药物镇痛的 24 小时总量。正在使用羟考酮、氢吗啡酮和可待因的患者直接用表 4-1-3 换算，计算出芬太尼透皮贴剂 μg/h，若所需芬太尼剂量大于 100μg/h，则需使用多片贴剂。如非以上药物需先转换为等效剂量的吗啡。

表 4-1-3　由其他阿片类药物转换为芬太尼透皮贴剂的推荐剂量换算

芬太尼 透皮贴剂 （μg/h）	吗啡		羟考酮	氢吗啡酮		可待因	
	静脉/皮下 （mg/d）	口服 （mg/d）	口服 （mg/d）	静脉/皮下 （mg/d）	口服 （mg/d）	静脉/皮下 （mg/d）	口服 （mg/d）
25	20	60	30	1.5	7.5	130	200
50	40	120	60	3.0	15.0	260	400
75	60	180	90	4.5	22.5	390	600
100	80	240	120	6.0	30.0	520	800

2）在最初 8~24 小时内，按需给予吗啡或其他短效阿片类药物，待 2~3 天达到稳态，将每日按需给予的阿片类药物的平均剂量计算需要增加芬太尼透皮贴剂的剂量。贴剂用药剂量稳定，仍需使用短效药物处理爆发痛。

3）使用短效阿片类药物将疼痛控制相对稳定后才可以使用透皮贴剂，芬太尼透皮贴剂不建议用于经常需要调整剂量的不稳定性疼痛，仅用于阿片类药物耐受的患者。

5. 辅助用药　辅助药物可用于癌痛三阶梯治疗的任何一个阶梯，根据疼痛性质恰当应用辅助药物可以提高镇痛效果，减少阿片类药物的用量。

非甾体类抗炎药对骨、关节、软组织及炎性相关性疼痛治疗效果较好。

皮质类固醇抑制前列腺素合成,减轻神经组织周围水肿。辅助用于脊髓神经根压迫、脑转移、脊髓压迫引起的水肿及颅内压增高引起的头痛等疼痛效果较好。由于其抗炎作用,对骨痛治疗及缓解恶性肠梗阻也有效。

抗惊厥药和抗抑郁药是治疗癌症相关神经病理性疼痛的一线辅助镇痛药物,对神经损伤致撕裂痛及烧灼痛有效。

NMDA(N- 甲基 -D- 天门冬氨酸)受体拮抗剂。NMDA 受体与疼痛的传递与调节有密切关系。长时间的持续刺激使脊髓中的 NMDA 受体被激活,活化的 NMDA 受体使脊髓背角细胞敏化(中枢敏化),对所有传入的刺激有较大应答,并产生持续疼痛,降低了对吗啡的敏感性。NMDA 受体拮抗剂阻断其过程从而抑制中枢敏化,提高吗啡镇痛疗效,对难治性神经痛也有效。

非甾体类抗炎药、双膦酸盐及降钙素可用于治疗骨转移性疼痛。

（二）癌症疼痛的非药物治疗

1. 创伤性非药物疗法　包括姑息手术方法、麻醉方法、神经外科方法等。姑息手术可用于减少肿瘤体积,从而减轻梗阻和压迫症状。麻醉方法通过局部用麻醉剂或神经松解剂进行神经阻滞,一般用于控制难治性疼痛。神经外科缓解疼痛的方法有神经切除、置入药物注入系统和电神经刺激法。

2. 物理疗法　包括皮肤刺激、锻炼、固定术、经皮电神经刺激(TENS)及针灸疗法等。皮肤刺激包括冷、热、湿敷、按摩等。目前对癌症患者使用热疗的效果看法不一,但也没有明确的禁忌。按摩通过促进局部血液循环来减轻疼痛,特别适用于活动受限引起的酸痛。锻炼对于慢性疼痛患者很重要,可以增强肌肉力量,活动强直的关节,在患者功能减退和活动受限制期间保持肌肉和关节的功能,并帮助恢复身体的协调与平衡,增加患者的舒适感,但要适度。另外,当患者因肿瘤侵犯可能发生病理性骨折的情况下,应避免做任何负重的锻炼。改变体位是预防和缓解疼痛的常用方法,合适的体位因人而异,因病而异。

3. 社会心理干预　社会心理干预方法采用认知和行为技术帮助患者得到疼痛被控制的感觉。转移或分散注意力、放松和意想是最常用并且容易操作的方法。心理治疗主要由精神病学专家、临床心理学家等专业人士来完成。专业的心理治疗可帮助疼痛患者更好地度过危机,适用于疼痛伴有焦虑、抑郁症状,或有自杀倾向的患者。支持组织可来自家庭、病友及社会各界,帮助患者正确对待疾病,增强信心,并通过交流获得对自己治疗和康复有帮助的信息。教育的目的是针对患者在疼痛控制中存在的常见问题进行解释和指导,消除患者对麻醉性止痛药的顾虑和担忧,以提高患者的治疗依从性。

（三）PCA 的使用

患者自控镇痛术（Patient-Controlled Analgesia，PCA）是让患者自己控制止痛药物剂量。可通过具有给药剂量参数的输液泵来完成。该泵可用于静脉注射、皮下注射或硬膜外给药。PCA 的使用实现了止痛治疗个体化的思路,使患者成为疼痛治疗的知情者和执行者。

PCA 常用于术后急性疼痛的治疗、癌症疼痛的治疗、内科疾病如心绞痛的治疗、以及分娩期间、分娩后及剖宫产后的止痛治疗。用于癌症患者的疼痛治疗,可以有效控制患者的突发疼痛。PCA 还可以用于为了止痛入院的患者,为他们迅速解除疼痛。待疼痛缓解到稳定水平,PCA 有助于确定由静脉到口服转换的药物剂量。PCA 对于在家和住院的患者都比较安全,但是禁用于过度镇静及精神恍惚的患者。

四、护理

（一）疼痛筛查

因癌症患者疼痛的发生率较高，美国国立综合癌症网络（NCCN）发布的《成人癌痛治疗指南》2016版明确提出医护人员在每一次接诊患者时都要对其进行疼痛筛查，疼痛筛查的对象包括所有就诊的癌症患者。

疼痛筛查的目的可找出伴有疼痛的患者和预期可能发生疼痛的患者，对筛查出的疼痛患者应进行全面评估，并提供规范的疼痛治疗；对于预期可能发生疼痛的患者，应在诱发疼痛的动作开始前一定时间给予半衰期较短的即释型阿片类药物、或局部麻醉药、或非药物措施预防疼痛。

（二）评估与记录

1. 掌握疼痛评估原则　疼痛是个人的主观感受，因此，评估疼痛应以患者的主诉为依据。相信和尊重患者的主诉，并如实记录。不以患者面容表情的变化及生命体征的改变判断疼痛强度，也不以医护人员的主观感知判断患者的疼痛情况。

2. 选择合适的疼痛评估工具　首先，根据疼痛评估的目的选择疼痛评估工具。初次进入疼痛治疗或疼痛发生变化时需要进行全面评估，则需选择多维度疼痛评估工具，以全面评估疼痛要素和疼痛相关体验。而在阿片类药物滴定过程中或药物剂量调整中，为了确定疼痛缓解程度，则可选择单维度疼痛评估工具来量化疼痛强度。

其次，根据患者的理解能力和认知情况选择合适的疼痛评估工具。例如大部分成年患者都能够理解和使用数字疼痛评估量表，儿童和老人可能更容易理解面容表情疼痛评估量表。对不能沟通或认知障碍的患者，应遵循美国疼痛治疗护理协会推荐的疼痛评估原则，即如果有可能尽量得到患者的主诉、寻找引起疼痛的潜在原因和其他病因、观察患者提示其疼痛存在的行为、获得主要照顾者关于疼痛和行为改变的汇报、尝试用镇痛试验缓解因疼痛引起的行为改变及恰当应用合适的行为评估工具，以及时准确发现和评估这些特殊患者的疼痛。

3. 全面评估疼痛及患者对疼痛的反应

（1）评估疼痛的一般情况：包括疼痛部位、疼痛强度、疼痛性质、疼痛持续时间、使疼痛加重和缓解的因素、疼痛对患者生活质量的影响、有无药物滥用史、心理社会文化评估。同时需要评估患者目前的治疗情况，包括疾病治疗和疼痛治疗情况。在疼痛患者入院时，主管护士应了解患者的疼痛情况，详细记录在护理记录单中，并教会患者正确使用疼痛强度评估量表。

（2）评估疼痛对患者功能活动的影响：未缓解的癌症疼痛是长期持久的体验，直接影响到患者日常的功能活动能力。包括对自理能力、休息、睡眠、娱乐、社会交往、性生活、家庭角色等方面的影响。很多患者诉说疼痛对他们的睡眠影响最严重，使他们难以入睡或睡眠中断，护士可向医生建议加用镇静安眠药物。有的患者因为疼痛限制穿衣、进食、如厕等自理活动，提示护士应加强基础护理，并允许有专人陪护，协助患者完成各种自理活动。对于肿瘤多发骨转移的患者，护士应指导患者受累部位减少持重，以避免发生病理性骨折。评估疼痛对患者日常功能活动的影响程度，为制订有针对性的护理干预措施提供依据，并制订相应的疼痛护理目标。制订疼痛护理目标的原则是使疼痛缓解到一定强度,患者在这一疼痛强度下可以保证舒适和完成一般功能,如翻身、睡眠、下床活动等。制订疼痛控制的护理目标时应与患者和家属共同制订,目标应现实可行,并及时评价和记录措施实施的效果,确定制定的目标是否达到。

（3）评估疼痛对患者心理情绪的影响:慢性复杂的癌症疼痛通常会使患者产生焦虑、沮丧、烦躁、内疚、绝望甚至产生自杀的念头,这些情绪改变又会加重患者对疼痛的感知和体验。有资料显示恐惧难以忍受的疼痛是癌症患者求死的主要原因。因此,评估疼痛对患者心理情绪方面的影响,及时提供相应的支持和辅导,对于改变患者的负性情绪,避免意外发生是必要的。特别要评估的人群有:有家族抑郁史、既往抑郁发作史、试图自杀史、缺乏社会支持、疼痛控制不良的患者。另外,通过询问患者过去的疼痛经历和应对方式,有助于护士理解患者的行为改变,护士应鼓励患者倾诉和宣泄情感,充分表达所感受的疼痛,由此评估患者的实际需要并提供有效的心理支持,对有抑郁表现的可请专业医生会诊,必要时给予药物治疗。

（4）评估患者对疼痛治疗的态度和治疗依从性:在癌症疼痛控制中,患者愿不愿意向医护人员报告疼痛以及是否遵医嘱按时服用止痛药是疼痛能否得到有效缓解的关键环节之一。陆宇晗等研究者对癌症疼痛患者进行调查,结果显示有半数以上的患者不能遵医嘱用止痛药,不愿意汇报疼痛、不按时服药、自行减量、延迟、停药、拒绝服药、要求针剂的现象普遍存在。分析导致患者不遵医行为的主要原因来自他们对疼痛及疼痛治疗的误解和担忧,主要表现在以下 10 个方面:①担心癌症疼痛无法控制;②担心用麻醉性止痛药会成瘾;③担心药物的生理依赖性;④担心药物耐受性;⑤担心药物副作用难以控制;⑥担心总是说疼别人会烦;⑦认为忍受疼痛是坚强的表现;⑧担心诉说疼痛会转移医生治疗癌症的注意力;⑨担心疼痛加重的时候拿不到药;⑩经济方面的担忧。疼痛控制障碍问卷（Barriers Questionnaire）是 Ward（1993）等护理专家制订用于评估癌症患者疼痛控制障碍的工具,原问卷由 24 个问题 8 个方面的条目组成。2005 年,陆宇晗等人在对大样本癌症疼痛患者对疼痛治疗的顾虑的调查分析后重新修订,增减了若干条目,使其更适用于中国人群的特点,成为临床评估患者相关的影响疼痛控制障碍的有效工具,为护士提供有针对性的宣教和指导提供依据（表 4-1-4）。

（5）评估社会家庭支持系统在疼痛控制中的作用:家属在癌症患者的疼痛治疗中起着重要作用,如提醒患者按时服药;记录患者的疼痛变化和缓解情况;预防和处理止痛药物的不良反应;实施非药物治疗措施;提供情感支持等,特别是疾病晚期患者在家治疗期间。家属在疼痛控制中的积极参与对护患双方都是支持。另外,家属对止痛药物的顾虑在一定程度上也会影响患者的态度和行为。因此,护士应评估患者家属对疼痛治疗的知识、态度及在治疗中的作用,通过疼痛教育消除他们对患者的负面影响,充分发挥其在疼痛控制中的积极作用,共同促进护理目标的实现。

4. 连续评估疼痛并记录　疼痛评估是一个连续的过程,应遵循动态评估的原则,即评估、干预、再评估。再评估包括对疼痛干预的效果和药物不良反应的评估,评估和再评估的结果均应及时记录。国外肿瘤护理专家早在 80 年代就认识到疼痛评估的重要性,提出应该将疼痛作为癌症患者的第 5 项生命体征来评估和记录。我国各临床机构也对疼痛记录的内

表 4-1-4　中文版疼痛控制障碍问卷

患者相关的疼痛控制障碍评估工具（中文版 BQ-R）

　　我们希望了解您对疼痛及疼痛治疗的态度,答案没有对错之分,请按您的真实想法回答。下面"0"表示您完全不同意这种说法 / 做法,"5"表示完全同意。请圈上您认为适合的数字。

1. 癌症疼痛不可能得到有效缓解。

　　完全不同意　0　1　2　3　4　5　完全同意

2. 长期用阿片类药物容易成瘾。

　　完全不同意　0　1　2　3　4　5　完全同意

3. 现在用了阿片类药物,以后停药会不舒服。

　　完全不同意　0　1　2　3　4　5　完全同意

4. 止痛药不能再加量,以后疼痛加重时会不起作用了。

　　完全不同意　0　1　2　3　4　5　完全同意

5. 止痛药的副作用太大,很难控制。

　　完全不同意　0　1　2　3　4　5　完全同意

6. 担心疼痛加重的时候拿不到药,所以会存一些备用。

　　完全不同意　0　1　2　3　4　5　完全同意

7. 总说疼痛会分散医生治疗癌症的注意力。

　　完全不同意　0　1　2　3　4　5　完全同意

8. 总说疼,怕医生护士会烦。

　　完全不同意　0　1　2　3　4　5　完全同意

9. 认为忍受疼痛是坚强的表现。

　　完全不同意　0　1　2　3　4　5　完全同意

10. 我有时会考虑止痛药的费用问题而不愿意加量或间断用药。

　　完全不同意　0　1　2　3　4　5　完全同意

容和形式进行了探索。北京大学肿瘤医院于 2004 年将疼痛记录单整合到体温单中,形成简明的疼痛强度记录单,用于临床方便实用。该疼痛曲线位于体温单下方,提供了关于疼痛的三方面信息:患者 24 小时的平均疼痛强度,24 小时内出现爆发痛的时间、次数和强度,以及疼痛治疗后疼痛缓解程度（图 4-1-5）,为调整止痛药物剂量提供了依据。

（三）用药护理

　　1. 给药途径方面　护士应告知患者口服用药途径的优势,包括无创、安全、可以自行用药,从而增加患者在疼痛治疗中的主动性等。经皮给药也是一种无创的给药途径,常用于相对稳定的疼痛治疗。应尽量避免肌内注射给药,注射药物不仅会给患者带来疼痛,而且出院后用药不方便,吸收也不可靠。

　　2. 给药时间方面　规范化的给药时间方法是:按时给予控 / 缓释制剂控制持续疼痛,按需给予即释制剂控制爆发痛。只有按时服用控 / 缓释制剂止痛药才能使药物在体内保持稳定的血药浓度,保证疼痛得到持续缓解。出现突发疼痛时给予即释制剂止痛药,才能使突发疼痛迅速缓解。护士应告诉患者按时服药对于疼痛持续缓解的重要性,教育患者癌症疼痛如同其他慢性疾病一样,需要常规药物控制,而不能等到疼痛无法忍受时再用药。

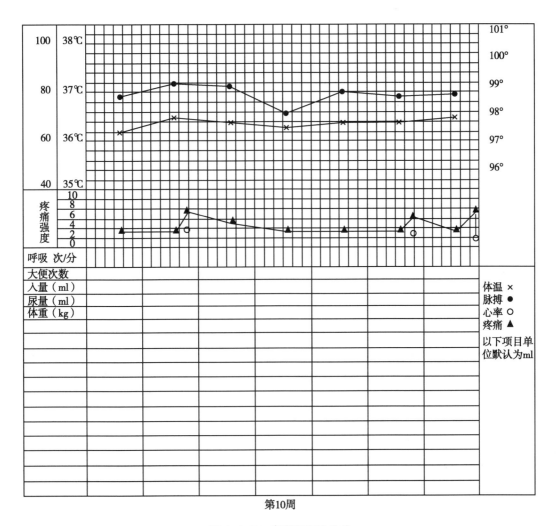

图 4-1-5　疼痛强度记录单

3. 正确使用透皮贴剂　临床常用的有芬太尼透皮贴剂,用于疼痛相对稳定的维持用药,药物经皮肤持续释放,一次用药维持作用时间可达 72 小时。初次用药后 4~6 小时起效,12~24 小时达稳定血药浓度。护理中应注意以下几方面:①部位选择:选择躯体平坦、干燥、体毛少的部位,如前胸、后背、上臂和大腿内侧,这些部位粘贴牢固不易松脱。②粘贴步骤:粘贴前用清水清洁皮肤,不要用肥皂或乙醇擦拭,因无机溶剂可加快药物的吸收速度;待皮肤干燥后打开密封袋,取出贴剂,先撕下保护膜,手不要接触粘贴层,将贴剂平整地贴于皮肤上;并用手掌按压 30 秒,保证边缘紧贴皮肤。③每 72 小时更换贴剂,更换时应重新选择部位。④贴剂局部不要直接接触热源,因为温度升高,会增加皮肤对芬太尼的通透性,增加药物释放的速率,造成血药浓度骤升,可能出现药物过量,同时药物代谢加快也可导致镇痛时间缩短。⑤芬太尼透皮贴剂禁止剪切使用。⑥用后的贴剂需将粘贴面对折放回药袋处理。⑦使用芬太尼透皮贴剂的患者,应注意观察药物不良反应并记录。

4. PCA 的使用及护理　根据 PCA 泵种类不同,注药方法也有所不同。护士应掌握 PCA 的原理和使用方法,包括注药方法,保持管路通畅,以及处理报警系统的反应等。注药前将注药囊内和管路内气体排出。注药严格按照操作规程进行,注意无菌操作,防止药液污染。注药后检查接口和管路是否有渗漏。配制好药液的 PCA 泵在使用前,将所用药物的名称、浓度、剂量,配制的容量标记在泵上。使用微电脑电子泵时,使用前更换电池,使用中保持管路通畅无气泡,连接好管路接口和控制键插头,尽量减少报警次数。严格区分控制键和按钮的作用,区别持续注药方式和 PCA 注药方式。

使用 PCA 泵前评估患者的疼痛强度并记录。向患者讲解 PCA 泵内的药物及常见的不良反应、PCA 泵的结构、使用方法和优点,解答患者的疑问,减轻患者对 PCA 治疗的顾虑。并教会患者如何使用 PCA,当疼痛加重需要给药时,如何自己控制按钮。尊重患者自主独立的人格价值是 PCA 治疗的一个显著特色,在治疗期间,与患者保持连续的开放性沟通,形成以患者为中心的治疗氛围,帮助患者在疼痛治疗中获得"自我控制"的感觉非常重要。另外,患者的文化程度、信仰、疼痛经历、家庭支持等因素都会影响患者对疼痛的反应。因此,应全面评估影响疼痛控制的因素,并及时给予相应的护理措施,保证 PCA 治疗顺利进行。治疗期间应连续评估患者的疼痛强度、及时评价镇痛效果,注意观察、预防和处理止痛药物的不良反应并记录。

（四）止痛药物不良反应的预防、观察及护理

1. 非甾体类抗炎药　长期大剂量服用非甾体类抗炎药的患者发生消化道溃疡、出血、肝肾毒性的危险性明显增加,因此,对有基础疾病的患者应避免长期大剂量服用非甾体类抗炎药;告知患者如有胃肠道不适或症状加重,及时通知医护人员;并密切观察有无出血征象、监测肝肾功能。另外,此类药物镇痛作用有封顶效应且药物副作用明确,指导患者应严格按照药典推荐剂量使用,不可无限制加量。

2. 阿片类药物不良反应及护理　便秘是阿片类药物最常见的不良反应,却常常被忽略。很多患者直到出现严重便秘、粪便嵌塞,甚至出现不全肠梗阻才开始重视排便问题,导致便秘难以处理,增加了不必要的痛苦。因此,护士的观察和护理指导非常重要。护理要点包括:指导患者在服用止痛药期间按时服用缓泻剂预防便秘,通常刺激性泻剂和润滑性泻剂联合使用或使用二者的复合制剂。肿瘤患者发生便秘的相关因素较多,例如食物中缺乏纤维素、发热、脱水、脊髓压迫、电解质紊乱、直肠或肛门神经肌肉功能障碍、抗酸药、铁剂等药物使用等,需全面评估引起便秘的其他原因,积极消除病因。连续评估患者的排便情况,一旦发生便秘,能够及早发现,正确处理。正确使用缓泻剂通常缓泻剂睡前服用,用量以保证患者每 1~2 天排出成形软便为准。直肠栓剂清晨使用效果较好,需强调的是直肠栓剂仅用于解除急性粪便嵌塞,不建议用于常规预防和处理癌痛患者的便秘。严重便秘可能继发粪便嵌塞,甚至并发肠梗阻,护士应能够全面评估、准确判断和正确处理,例如判断出现粪便嵌塞时则应首先使用直肠栓剂解除,再按时服用缓泻剂保持排便通畅,注意出现粪便嵌塞或肠梗阻时禁止使用刺激性泻剂。此外,仍需鼓励患者进食粗纤维食物、多饮水、养成规律排便的习惯及适量活动等,卧床患者应为其提供隐秘的排便环境和合适的便器。

初次使用阿片类药物的患者,恶心呕吐的发生率 30%,用药 4~7 天可自行缓解。对初次用药的患者应做好解释,并遵医嘱给予甲氧氯普胺等药物预防。如一周后恶心呕吐仍不缓解,需考虑其他因素。因恶心呕吐是肿瘤患者常见的症状之一,护士应全面评估引起患者发生恶心呕吐的其他因素,例如是否存在化疗相关的恶心呕吐、是否正在口服抗肿瘤药物、有无脱水、电解质紊乱、脑转移、肠梗阻等问题,如有明确病因应积极预防、纠正或治疗,以免影响患者按时服用止痛药,导致疼痛控制不良。

镇静是阿片类药物常见不良反应。对初次使用或明显增加阿片类药物剂量的患者,应注意询问和观察患者有无思睡或嗜睡等镇静表现,连续评估并记录镇静程度,以免出现阿片类药物过量引起的呼吸抑制。容易发生呼吸抑制的高危人群有:经静脉给阿片类药物、肝肾功能衰竭、服用美沙酮、同时服用镇静剂、呼吸系统感染及肥胖患者。护士应能够识别高危人群,密切监测镇静程度。如镇静程度严重,应建议医生减少阿片类药物剂量,以免发生呼吸抑制。

如果确定患者出现阿片类药物过量引起的呼吸抑制,在没有纳洛酮的情况下,增加患者的痛觉刺激,有纳洛酮的情况下应立即使用纳洛酮解救。在使用纳洛酮过程中,应严格按照步骤进行,并不停地呼唤患者,如果过快或过量,患者可能会出现严重无法控制的疼痛。另外,长期应用阿片类药物的患者,对阿片类药物会产生躯体依赖性,对拮抗剂极其敏感,可能会出现戒断症状。在患者意识清醒,呼吸频率大于 9 次 / 分后,应鼓励患者深呼吸并连续评估和记录患者的生命体征,直到意识和呼吸完全恢复。另外,需强调的是,明确判断患者由于阿片类药物中毒引起的呼吸抑制时不宜吸氧,特别是高浓度氧。

(五)老年疼痛患者的护理

年龄是影响疼痛的一个重要变量。老年疼痛患者的特点主要表现在两个方面:第一,有调查发现老年癌痛患者多不愿意汇报疼痛,可能与老年人生病以后的角色改变,成为被照顾的对象,因此,出于自尊,在忍受疼痛方面,尽可能表现得坚强。调查结果还表明老年癌痛患者对疼痛治疗的顾虑程度明显高于年轻人,他们更加担心用麻醉性止痛药可能成瘾,担心不能停药或停药时会出现不适。此外,老年人群高发视听障碍、语言沟通障碍,也是导致患者不能及时汇报疼痛的原因之一。因此,护理中应注意对患者进行全面评估,鼓励患者表达疼痛感受并给予充分的理解和信任。并鼓励患者说出对疼痛药物和治疗存在的顾虑,给予正确的解释,消除患者的顾虑和担忧。

老年患者在疼痛控制中的另外一个特点是对阿片类药物的治疗效果和毒性反应更敏感。随着年龄增加,其体内肌肉、脂肪和水分的比率变化,导致对阿片类药物治疗效果趋向于更敏感。因此,老年疼痛患者用阿片类药物的起始剂量应小于年轻人,一般为年轻人起始剂量的 25%~50%,并根据患者的反应缓慢加量。另外,随着年龄增加,肝肾功能减退,导致药物的代谢速率减慢,药物作用时间延长,并容易在体内蓄积,导致毒性反应增加。因此,护理中应特别注意对止痛药物不良反应的观察、预防和处理。

(六)应用非药物方法治疗

在癌症疼痛控制中,恰当应用非药物疗法有时可以起到意想不到的效果,包括按摩、冷热敷、经皮神经电刺激、放松训练、想象、催眠等。护士首先应掌握常用的非药物疗法的使用范围及操作方法,才能指导患者和家属正确实施,特别是患者在居家照顾阶段,家属可协助患者采取非药物治疗措施,有助于疼痛得到更有效缓解。但要注意的是,癌痛患者非药物疗法通常不能取代癌症疼痛的药物治疗。

(七)心理社会支持

在疼痛控制中,特别要评估患者的心理情绪状态,评估患者和家属对疼痛的情绪反应并提供支持应作为疼痛控制计划的一部分。包括:评估家属和其他支持系统对患者疼痛控制的影响,充分发挥他们在疼痛控制中的积极作用;告诉患者和家属疼痛相关的情绪反应是正常的,鼓励他们说出疼痛感受;鼓励家属陪伴,提供情感支持;鼓励患者寻找保持最佳舒适状态的方式;讲解疼痛治疗计划和预期疗效,树立疼痛可有效缓解的信心等。如患者伴有明显的焦虑、抑郁或自杀倾向,应及时给予心理支持和辅导,严重者可请心理治疗师进行治疗。目前国内外研究均显示了疼痛教育在提高癌症疼痛患者的治疗依从性中的有效性。在对疼痛患者的全程护理中,护士应充分履行疼痛教育的职能,以促进疼痛得到有效缓解。

（八）疼痛教育

疼痛教育的内容包括:

1. 向患者灌输无需忍痛的观念。

2. 教会患者正确使用疼痛评估工具,以保证患者在全程疼痛控制中能够准确及时地向医护人员汇报自己的疼痛情况。

3. 指导患者正确服药　包括每种药物的用途、服药时间、服药注意事项、药物的不良反应、预防措施及自我护理要点,必要时提供文字说明。

4. 向患者与家属解释阿片类药物特性,消除顾虑和担忧,提高治疗依从性。很多患者担心用麻醉性止痛药会成瘾,家属也常表达这样的担心。长期应用阿片类药物会产生生理依赖性和耐药性,但不应与成瘾性混淆。阿片类药物的成瘾性也称精神依赖性,是指为了得到精神上的快感而不择手段地获取并使用药物的行为,是滥用药物的行为。事实上,有调查资料表明,麻醉性止痛药用于缓解癌症疼痛,极少发生成瘾,其成瘾率低于 4‰。生理依赖性也称戒断症状,是阿片类药物的药理特性之一,一般出现在突然停用药物或使用阿片类药物拮抗剂纳洛酮时,其典型症状有焦虑、易怒、寒战、出汗、流涕、恶心、呕吐、腹痛等。护士应告诉患者无需担心停药带来的不适,因为当病因解除后,按照阿片类药物规范化的撤药方案,戒断症状完全可以避免。阿片类药物的耐药性是指为了维持镇痛效果,需不断增加药物剂量。产生耐药性的最初表现是一定剂量的药物作用时间缩短。很多患者担心现在增加止痛药物剂量,以后再增加就不起作用了,因此在需要加量时拒绝加量。护士应告诉患者合理调整用药剂量,按原有剂量的 25%~50% 逐渐增加,药物的镇痛作用将随之增加,因为阿片类药物的镇痛作用没有极限。对阿片类药物成瘾性和耐药性的担心是临床疼痛患者最常见的顾虑,护士应主动与患者讨论这些问题,并给予正确的解释,以消除患者的顾虑,提高他们在疼痛控制中的治疗依从性,保证疼痛治疗的顺利进行。

5. 提供出院后疼痛就医信息。告知患者出院后的取药方式及流程。由于各医疗机构麻醉药品的管理及镇痛药物资源有所差异,对异地就医的疼痛患者应指导其提前了解相关信息,以保证出院后疼痛治疗的连续性。

6. 告诉患者出院期间出现以下情况应及时与医护人员联系,包括:取药或服药过程中出现任何问题、新出现的疼痛、疼痛发生变化、现有药物不能缓解疼痛、严重的恶心呕吐、3 天未排便、白天易睡很难唤醒、意识模糊等。

7. 告诉患者和家属阿片类药物需在家中妥善保管。需谨慎使用,不能与乙醇或其他违禁药物混合放置或使用。

（九）疼痛随访

在对癌痛患者的全程管理中,出院后随访是重要组成部分。患者出院后,在疼痛治疗过程中可能出现各种问题,医护人员需提供疼痛随访以保证患者疼痛治疗的连续性和疼痛控制的有效性。疼痛患者出院时,医护人员可与患者共同制定随访计划,根据患者用药情况,安排定期到门诊随访。也可为患者及家属提供咨询电话,患者在家期间有问题可通过电话咨询,也可由医护人员通过电话提供定期主动随访。

随访间隔可根据患者的疼痛情况和用药情况进行合理安排,例如初次用药,随访间隔时间尽可能短,以指导患者正确用药,达到疼痛控制的最佳疗效和最小不良反应,建议出院 3 天内进行第一次随访。随着疼痛缓解或平稳,可适当延长随访间隔,建议 1~2 周进行一次。

随访前医护人员应了解患者的一般资料、疾病和疾病治疗情况、疼痛及疼痛治疗情况。随访内容主要包括:了解患者当前疼痛情况、服用止痛药情况、药物不良反应。如果疼痛控制不良需进行进一步的细致全面评估,以确定是否存在镇痛不足的现象,是否需要调整药物剂量,患者服药时间和方法是否正确,是否存在带药不足的情况,患者有无按时服用缓泻剂预防便秘等,根据收集的信息分析判断可能存在的问题,提供相应的指导或安排就诊。随访内容需连续记录以便对患者的疼痛及疼痛治疗效果进行连续监测。

（陆宇晗）

第二节　疲　乏

一、概述

（一）定义

美国国家癌症网络（national comprehensive cancer network, NCCN）于 2016 年在《癌因性疲乏实践指南》修订版中指出:癌因性疲乏（cancer related fatigue, CRF）是一种令人痛苦的、持续的,与癌症和癌症治疗有关的,躯体的、情感的和（或）认知的劳累,或筋疲力尽的主观感受,这种感受与活动不成比例,并且伴有功能障碍。CRF 不同于一般性疲乏,它的程度更重、更令人痛苦,通常不能通过休息来缓解。

（二）影响因素

CRF 的影响因素包括不可治疗因素和可治疗因素。不可治疗的影响因素有:患者的年龄、性别、婚姻状况、职业以及教育程度等,很难通过实施干预而改变。通过干预可以改变的是可治疗因素,如:疼痛、抑郁、贫血、营养不良、药物作用、睡眠障碍、不良睡眠习惯、活动减少,以及心、肺、肝、肾、内分泌等系统相关并发症。

二、评估

对 CRF 的评估是进行及时有效干预 CRF 的前提。测评疲乏的工具分为单维评估量表和多维评估量表。首先,医护人员应对所有的癌症患者进行 CRF 的筛查,如存在疲乏,应进一步评估疲乏的严重程度。如果患者为中重度疲乏,应使用多维疲乏量表进行进一步评估,包括收集疲乏史、体格检查、评估与 CRF 同时存在的可治疗因素。此外,医护人员应对疲乏进行连续评估,因为即使在癌症治疗结束后,CRF 仍可能持续存在。

（一）单维评估量表

此类量表操作简单，易于回答，用于测量 CRF 的程度。数字评估量表（number rating scale, NRS）是常用的 CRF 筛查和评估工具，由 0~10 共 11 个数字组成，0 代表没有疲乏，10 代表最严重的疲乏，1~3 代表轻度疲乏，4~6 代表中度疲乏，7~10 代表重度疲乏。其他量表有：简短疲乏量表（the brief fatigue inventory, BFI）、视觉模拟量表（visual analogue scale, VAS）、口述等级量表（verbal rating scale, VRS）。

（二）多维评估量表

多维度疲乏评估量表可用于评估疲乏的性质、程度及影响因素等，为 CRF 的治疗和研究提供依据。包括：癌症治疗功能评估疲乏量表（functional assessment of cancer therapy-fatigue, FACT-F）、Piper 疲乏量表 -12（Piper fatigue scale, PFS-12）、Schwartz 癌症疲乏量表修订版（Schwartz cancer fatigue scale revised, SCFS-R）、多维疲乏量表（multidimensional fatigue inventory, MFI）、多维度疲乏症状量表（multidimensional fatigue symptom inventory, MFSI）、癌症疲乏量表（cancer fatigue scales, CFS）、疲乏症状量表（fatigue symptom inventory, FSI）。

不同量表有各自的优势及应用的局限性，尚无统一的标准去衡量这些量表的准确性。因此，选择量表时除了考虑量表的测量特性和使用特性外，还需要综合考虑患者的情况、评估的目的及频率。

三、治疗

对 CRF 的干预分两步进行：首先识别可治疗的影响因素并进行治疗，如：疼痛、贫血、抑郁、睡眠障碍等；其次，针对诱因治疗后仍存在的 CRF，以及无明显诱因的 CRF 进行干预，包括非药物和药物干预两种方法。

（一）非药物干预

1. 运动疗法 运动干预对控制 CRF 的效果有充分的证据。近年来，许多临床试验评价了运动对 CRF 的作用。建议癌症患者应保持每周 4 天以上、每次 30 分钟以上的中等强度活动。运动形式包括患者居家自行运动和在专业人员引导下的有氧运动、抗阻训练、瑜伽等。

2. 心理治疗 对 CRF 的心理治疗可采取多种联合方式，如调动患者的社会支持力量，解答患者的疑问，重建认知力和放松意念，改变不良生活习惯等都有助于改善 CRF。心理疗法还可通过改善患者的疼痛、焦虑、抑郁、睡眠，进而减轻疲乏症状。

3. 营养治疗 营养咨询有助于解决患者因厌食、腹泻、恶心呕吐引起的营养不良所致的疲乏。补充足够的水分和电解质平衡也有助于预防和治疗疲乏。

4. 睡眠疗法 睡眠紊乱是引起 CRF 的可治疗因素。通过刺激控制、睡眠限制和睡眠卫生来提高睡眠质量。刺激控制包括当有睡意时立刻就寝，每晚在几乎同一时间睡觉，以及每天保持规律的起床时间。如 20 分钟内无法入睡就起床，不管是刚开始就寝还是在半夜醒来。睡眠限制包括避免长时间的午睡和限制在床上的总时间。睡眠卫生包括一些促进夜晚良好睡眠和白天最佳功能状态的技巧，例如，在午后避免摄入咖啡因和创造一个利于入睡的环境等。

5. 白光疗法（bright white light therapy, BWLT） 通常用于治疗情绪障碍和睡眠障碍的患者。作用原理是人体的生物节律受光的影响，光线通过刺激下丘脑的视神经交叉上核来调节生物节律。随着科学技术的进步，发光二极管（LED）照明弥补了目前光疗装置由于使用荧光灯所产生紫外线和热量的缺陷。

（二）药物干预

针对疲乏的药物治疗有以下两类：

1. 精神兴奋药　派醋甲酯（利他林）对严重疲乏和（或）进展期癌症患者有效，副作用较少，常见的不良反应有头痛、恶心、便秘等。莫达非尼为促清醒的非苯丙胺类药物，在嗜睡症的治疗中得到认可。常见的副作用包括头痛、失眠、腹泻等。

2. 营养补充剂　辅酶 Q10、左旋肉碱及人参等，均有助于改善疲乏。

四、护理

（一）对患者进行 CRF 筛查与评估

评估内容包括：

1. 疲乏的一般情况　疲乏的开始时间、变化模式、持续时间、随时间的变化情况、缓解的影响因素、对躯体功能的影响情况、疲乏原因和伴随的症状。

2. 评估干预效果　CRF 可治疗因素，包括疼痛、心理障碍、贫血、睡眠紊乱、活动减少、药物作用、以及有无合并疾病（心、肺、肝、肾、胃肠及神经 – 内分泌等系统的功能障碍、感染等）。干预后护士应对患者进行再评估。

3. 体格检查和实验室检查　确定是否存在引起疲乏的躯体因素及其他疾病。

4. 评估患者的社会支持状况　包括来自家人、朋友、社会对患者的支持。

（二）提供疲乏自我护理的健康教育与咨询

健康教育和咨询是有效控制 CRF 的重要措施。首先，在 CRF 开始前，护士应提前向患者及其家属说明，疲乏是一个常见症状，它不是治疗失败或疾病进展的表现，消除患者因担心而不报告疲乏的顾虑。其次，指导疲乏的患者掌握一般策略：监测疲乏水平、节省能量、分散注意力等。记疲乏日记可以帮助患者了解自己的能量变化，在能量高峰期安排活动。优先安排重要的事情，减少不必要的活动，尤其当他们经历中重度疲乏时。节省能量强调有效使用自己的能量，包括减少不必要的活动，合理安排自己的活动（如：吃饭、会客等）。使用省力的工具，如穿浴袍而不使用毛巾擦干身体，使用助行器，床边柜等。分散注意力包括做游戏、听音乐、阅读、社交活动等方式。

（三）指导患者正确运动

不必要的卧床休息及延长卧床时间不仅不能缓解疲乏，还可能加重疲乏。运动锻炼可以减少功能丧失，减轻 CRF。可指导患者进行有氧运动，如散步、慢跑、骑自行车、做广播体操、爬山、游泳、打太极拳等。

（四）提供心理社会支持

为患者提供心理支持：面对面解答患者的问题，提供必要的信息支持，可以降低患者的心理困扰，提高应对能力；纠正患者的错误想法，消除不良行为，重建认知，从而带动情感和行为的改变。调动家庭社会支持系统，在缓解患者疲乏症状中发挥积极作用。

（五）促进患者的睡眠质量

在为患者指导促进睡眠的方法前，先与患者讨论平时的睡眠习惯和质量，再为其提供几种可行的个体化方案供其选择，并鼓励督促患者坚持采用这些方法，直至其疲乏程度减轻。

（任　晖）

<h1 style="text-align:center">第三节　恶心、呕吐</h1>

一、概述

（一）定义

恶心常是呕吐的前驱症状，是一种反胃的感觉和（或）伴有呕吐的冲动，可伴有迷走神经兴奋的表现，如皮肤苍白、出汗、血压下降或心动过缓等；呕吐是指胃内容物逆流出口腔的一种反射性动作。

（二）发生机制

近年来，对于肿瘤治疗相关呕吐机制的研究较多，但无论是化疗、放疗、阿片类药物或术后恶心呕吐，其确切机制目前仍不完全清楚；目前有关恶心呕吐病理生理机制大多来自化疗药物相关恶心呕吐的研究。呕吐中枢和化学感受器触发区（chemoreceptor trigger zone，CTZ）可能是产生恶心和呕吐的中枢机制。来自中枢神经系统的直接刺激时，前庭系统的传入信号也可以诱导呕吐。神经递质如5-羟色胺（5-HT）、P物质和大麻素，其他还包括多巴胺、乙酰胆碱和组胺等及其受体在呕吐形成中发挥着重要作用。

（三）引起恶心呕吐的相关因素

引起晚期肿瘤患者恶心、呕吐的因素有很多，主要包括：疾病因素如胃肠道梗阻、肿瘤、排空延迟、便秘、胃肠道刺激、颅内压升高等；代谢异常如高钙血症、低钠血症等；治疗因素如细胞毒性药物、阿片类药物、放疗等。此外，心理因素如恐惧等也可引发恶心呕吐。在肿瘤患者所有导致恶心呕吐的因素中，化疗是最为常见的因素，不同化疗药物其致吐风险不同。

（四）类型

按照发生时间，化疗所致恶心呕吐（chemotherapy induced nausea and vomiting，CINV）通常可以分为预期性、急性、延迟性、爆发性及难治性5种类型。预期性恶心呕吐是指患者在下一个周期化疗开始前就出现的恶心呕吐，是一种对化疗药气味、看见或者甚至于听见有关化疗药的名称等信息的条件反射，常常发生在患者经过三、四个化疗周期体验过急性/延迟性恶心呕吐后。急性恶心呕吐一般发生在使用化疗药物24小时内。延迟性恶心呕吐多在化疗给药24小时之后发生，可持续数天。爆发性呕吐是指即使进行了止吐药预处理但仍出现的呕吐，并需要进行"解救性治疗"。难治性呕吐是指以往的化疗周期中使用预防性和/或解救性止吐治疗失败，而在接下来的化疗周期中仍然出现呕吐。

二、评估

（一）评估内容

评估的内容包括以下方面：

1. 了解患者的病史　包括：既往病史、疾病诊断、前期治疗、转移部位、检查和诊断结果等。

2. 评估引起恶心呕吐的相关因素　包括化疗药物的致吐风险分级见表4-3-1。

表 4-3-1　常用抗肿瘤药物致吐风险分级

致吐等级	静脉化疗药物	口服给药
高度致吐风险 （呕吐发生率 >90%）	顺铂、氮芥、链脲霉素、环磷酰胺 ≥1500mg/m²、卡莫司汀、达卡巴嗪、放线菌素	六甲蜜胺、丙卡巴肼
中度致吐风险 （呕吐发生率 30%~90%）	卡铂、环磷酰胺 <1500mg/m²、柔红霉素、阿霉素、盐酸表柔比星、伊达比星、奥沙利铂、阿糖胞苷 >1g/m²、异环磷酰胺、伊立替康	环磷酰胺、替莫唑胺、长春瑞滨、伊马替尼
低度致吐风险 （呕吐发生率 10%~30%）	米托蒽醌、紫杉醇、多西他赛、丝裂霉素、拓扑替康、吉西他滨、依托泊苷、培美曲塞、甲氨蝶呤、阿糖胞苷 <1000mg/m²、氟尿嘧啶、硼替佐米、西妥昔单抗、曲妥珠单抗	卡培他滨、替加氟、氟达拉滨、依托泊苷、舒尼替尼、依维莫司、拉帕替尼、来那度胺、沙利度胺
轻微致吐风险 （呕吐发生率 <10%）	长春瑞滨、贝伐单抗、利妥昔单抗、博来霉素、长春碱、长春新碱、白消安、氟达拉滨、克拉屈滨	苯丁酸氮芥、羟基脲、美法仑、硫鸟嘌呤、甲氨蝶呤、吉非替尼、埃罗替尼

3. 症状的评估要点　包括：恶心与呕吐发生的时间、频率、症状持续时间、呕吐的方式、特点，及呕吐物的量、颜色、性质、气味、有无混合物（如胆汁、血液、粪便等）、伴随症状、生命体征、腹部体征及可能引起呕吐的相关因素等。其他需要评估的内容包括：呕吐对患者进食、休息及心理情绪等的影响，大量呕吐的患者注意观察有无相关并发症如水电解质紊乱、酸碱平衡失调。

（二）常用评估工具

评估化疗药物引起的恶心呕吐的程度通常以美国国家癌症研究所（National Cancer Institute，NCI）公布的恶心呕吐的毒性反应分级为标准，即常见不良事件反应评价标准 4.03 版本（National Cancer Institute's Common Terminology Criteria for Adverse Events-Version4.03，CTCAE-Version 4.03）中恶心呕吐的分级。详见表 4-3-2。

表 4-3-2　恶心、呕吐分级标准

不良反应分级 \ 分类	恶心	呕吐
1	食欲降低，不伴进食习惯改变	24 小时内发生 1~2 次（至少间隔 5 分钟）
2	经口进食减少，但无明显体重下降，无脱水或营养不良	24 小时内发生 3~5 次（至少间隔 5 分钟）
3	经口摄入能量或水分不足，需鼻饲、静脉营养或住院治疗	24 小时内发生 ≥6 次（至少间隔 5 分钟），鼻饲、静脉营养或住院
4	—	危及生命，需要紧急处理
5	—	死亡

此外，有很多评估工具可用于对患者的恶心呕吐进行全面评估，如多国癌症支持治疗学会（Multinational Association of Supportive Care in Cancer，MASCC）止吐评价工具（MASCC Antiemesis Tool，MAT），生活功能指数量表（Functional living index-emesis，FLIE），莫洛恶心呕吐量表（Morrow assessment of nausea emesis, MANE), 恶心、呕吐、干呕症状评估量表 (Index of nausea and vomiting and retching, IVNR), 另外还包括将恶心呕吐作为症状子量表的生命质量测定量表 (Chemotherapy-induced nausea and emesis-Quality of life questionnaire, CINE-QOL)。

三、治疗

(一) 针对原发病进行治疗

1. 在恶心呕吐的治疗中明确病因后，及时针对原发病予以治疗；

2. 对于可逆转的因素，要及时予以纠正，如便秘可给予缓泻剂；

3. 对胃酸过多者可给予中和胃酸及保护胃黏膜药物、H2 受体阻滞剂或质子泵抑制剂；

4. 对颅压升高者可给予脱水剂及皮质类固醇激素；

5. 对高钙血症者可给予降钙素、双膦酸盐等；

6. 保证足够的液体供给，维持水电解质平衡，纠正酸碱失衡等。

(二) 药物治疗

化疗所致恶心呕吐最为常见，美国临床肿瘤学会 (American Society of Clinical Oncology, ASCO)、MASCC 及欧洲肿瘤内科学会 (European Society of Medical Oncology, ESMO)、美国国立综合癌症网络 (The National Comprehensive Cancer Network, NCCN)、中国抗癌协会癌症康复与姑息治疗专业委员会 (和临床肿瘤学会抗肿瘤药物安全管理专家委员会发布的相关临床实践指南中对不同类型的 CINV 提出了不同治疗方案。

1. 预期性恶心呕吐重在预防，积极控制每一周期化疗相关的恶心呕吐，消除患者的负性体验，可减轻预期性恶心呕吐的发生；认知行为疗法可用于治疗预期性恶心呕吐。

2. 化疗引起的急性、延迟性恶心呕吐，其预防用药根据使用化疗药物致吐级别的高低而存在差异 (表 4-3-3)。预防用药涵盖患者整个化疗阶段，从化疗给药前 24 小时内至化疗后 3 天 (高风险致吐方案) 或 2 天 (脑卒中险致吐方案)。

表 4-3-3　不同致吐风险化疗方案的止吐治疗方案

分类	致吐风险	急性呕吐	延迟性呕吐	证据 / 推荐级别
静脉注射化疗药物	高风险	$5-HT_3RA+DXM+NK-1RA \pm$ 劳拉西泮 $\pm H_2$ 拮抗剂或 PPI	$DXM+NK-1RA \pm$ 劳拉西泮 $\pm H_2$ 拮抗剂或 PPI	1
	脑卒中险	$5-HT_3RA+DXM+NK-1RA \pm$ 劳拉西泮 $\pm H_2$ 拮抗剂或 PPI	$5-HT_3RA+DXM+NK-1RA \pm$ 劳拉西泮 $\pm H_2$ 拮抗剂或 PPI	2A
	低风险	DXM; 甲氧氯普胺、丙氯拉嗪 $\pm H_2$ 拮抗剂或 PPI	无常规预防	2A
	轻微风险	无常规预防	无常规预防	2A
口服化疗药物	高 – 脑卒中险	$5-HT_3RA \pm$ 劳拉西泮 $\pm H_2$ 拮抗剂或 PPI	无常规预防	—
	低 – 轻微风险	无常规预防	无常规预防	2A

注：5-HT₃RA：5-HT$_3$ 受体拮抗剂；DXM：地塞米松；NK-1RA：NK-1 受体拮抗剂；PPI：质子泵抑制剂

证据 / 推荐级别：1- 基于高水平证据，专家组有统一的共识；2A- 基于低水平证据 (含临床经验)，专家组有统一的共识；2B- 基于低水平证据 (含临床经验)，专家组无统一的共识 (但无重大分歧)；3- 基于任何水平证据但专家组存在较大分歧

3. 在预防性止吐方案基础上仍然出现的爆发性呕吐给予解救性止吐方案。

4. 如果呕吐患者口服给药难以实现,可以经直肠或静脉给药。

（三）非药物治疗

1. 营养支持

（1）对于不存在进食障碍且营养状况良好的患者,应消除患者进食顾虑,鼓励主动进食。协助患者保持口腔卫生,促进食欲。指导患者最好勿在化疗前进食,应告知患者少量多餐,同时要了解患者的个人饮食喜好,注意色、香味合理搭配,在把握总体饮食原则的基础上,缓解胃肠道反应,增进患者食欲。

（2）对于恶心呕吐明显无法进食以及存在营养不良的患者可考虑采取肠内营养和肠外营养支持。

2. 行为放松疗法　可降低迷走神经的兴奋性,从而降低大脑呕吐中枢对化疗药物的敏感性并可增强患者对恶心呕吐的耐受能力。常见的放松训练方法包括呼吸放松、意象冥想放松、音乐治疗等,常用于预期性恶心呕吐的治疗。

3. 中医治疗　对于化疗所致恶心呕吐中医治疗多采用辨证分型论治针对不同证型予以不同方剂,可在用药基础上辅以针法、灸法、耳针、穴位注射及穴位贴敷等方法作用于相应穴位。中医治疗在临床常应用于控制延迟性呕吐及部分顽固性呕吐。

四、护理

（一）治疗环境

营造愉悦的环境,可在病房内播放轻音乐,鼓励患者阅读、看电视或从事感兴趣的活动等,转移患者的注意力,有助于稳定情绪。多人间病床之间应以隔帘遮挡,以免互相影响。呕吐后用温水漱口,保持口腔清洁。尽量避免污物、气味等不良刺激以防产生不良的条件反射。尽量避免在嗅觉和视觉上让患者感到不适的东西。

（二）饮食护理

正确的评估是进行营养支持和干预的依据。询问以往的饮食结构和饮食习惯,合理运用评估工具评估患者的营养状态,筛查营养不良风险人群,制订合理的营养支持计划。合理搭配饮食,适当清淡、易消化、高热量、高蛋白、富含维生素的食物,尽量保证患者的营养摄入。为预防患者呕吐,在餐前可以吃一些饼干以及烤面包等柔软干燥的食物;为防止食物反流引起患者恶心,指导患者在饭后不要过于频繁翻身;嘱咐患者勿进辛辣油腻食物;劝导患者戒烟戒酒;鼓励患者少量多餐,食欲缺乏的患者可在餐前适量散步。

（三）用药护理

1. 掌握适宜的用药时间　护士应了解各类化疗药物,NCCN 推荐的用药指南,常用药物的药理特性及给药方法,掌握适宜的用药时间,以保证按时准确给药,有效预防和控制症状。

2. 观察止吐药物不良反应　便秘是 5-HT_3 受体拮抗剂最常见的不良反应,可指导患者调整饮食、适当活动,必要时遵医嘱服用缓泻剂;头痛也是 5-HT_3 受体拮抗剂副作用之一,指导患者可用热敷、按摩等方法缓解,必要时遵医嘱用止痛药。锥体外系症状主要见于长期或大剂量应用甲氧氯普胺(胃复安),特别是年轻人,主要表现为帕金森综合征,可出现肌震颤、头向后倾、斜颈、阵发性双眼向上注视、共济失调等症状。注射给药可引起直立性低血压。护士应了解各种止吐药物的副作用,在用药过程中做好预防、观察及处理。

3. 观察恶心呕吐相关并发症　严重呕吐可导致患者热量和蛋白质摄入不足,电解质失衡、营养失调。护士要了解常见的电解质失衡及脱水的临床表现。例如脱水患者注意血压、脉搏及体重变化。记录每日液体出入量,准确留取血样,严密监测患者的症状体征,监测血电解质变化情况,以便及时调整补液的速度和量。老年人和虚弱的患者,由于咽反射减弱或意识模糊容易发生吸入性肺炎。因此对于可能发生呕吐的患者,应嘱其头偏一侧或坐起,以免呕吐时发生吸入性肺炎。观察患者有无呼吸频率加快、心动过速、发热、咳嗽、痰多等症状和体征,如患者出现特殊情况,及时发现并通知医生予以治疗。

（四）心理与社会支持

护士应全面了解患者治疗前的情况,包括是否在遇到压力时产生恶心感,是否在本人或他人的经历中了解化疗导致的恶心呕吐和以前缓解恶心呕吐的有效措施。耐心倾听患者的感受和需求,帮助他们调整情绪和心态,使其身心放松、愉快,降低迷走神经的兴奋性,从而抑制大脑呕吐中枢对化疗药物的敏感性,增加对恶心、呕吐的耐受力。

（五）全程健康教育

1. 时机　护士应熟悉化疗相关恶心呕吐的治疗原则及护理要点,将健康教育覆盖患者治疗全过程,包括入院时、住院期间、出院前及出院后随访,针对化疗期间特别要注意于化疗前、化疗过程中给予科学、合理的宣教。

2. 内容　因人而异,可涵盖饮食指导、运动指导、放松疗法等多方面,根据患者及家属的信息需求、文化水平等因素提供具体的、有针对性和实用性的教育,以达到最佳教育效果。

3. 注意事项　实施教育前应与患者充分交流,使用患者能了解的语言、文字,采用宣教手册、宣传栏介绍、视频等多种资料予以少量多次的方式,一对一指导或集体教育的形式相结合,保证时间充足,允许患者现场重复、回忆,巩固知识,并鼓励患者家属参与到健康教育中来。

（杨　红）

第四节　便　　秘

一、概述

（一）定义

正常人的排便习惯为 1~2 次/天到 1 次/（1~2）天,粪便多为成形软便。少数健康人可达到 3 次/天到 1 次/3 天。便秘表现为排便次数减少、粪便干硬和（或）排便困难。排便次数减少通常指每周排便少于 3 次。

（二）相关因素

1. 生活方式因素　饮食结构不合理、食物中缺乏膳食纤维、水分摄入不足；卧床时间长，活动量明显减少；忽略或抑制便意，应用缓泻剂和（或）灌肠过度或不当，导致排便习惯改变等。

2. 病理因素　各种肿瘤、炎症或其他因素引起的肠梗阻、肠扭转、高钙血症、低钾血症、脊髓损伤、肛门直肠功能异常、精神心理障碍（如抑郁、厌食）等。

3. 治疗因素　长期使用抗酸药、抗抑郁药、抗组胺药、钡剂、降压药、铁剂、阿片类止痛药、部分化疗药物（如长春新碱）以及5-羟色胺受体阻滞剂，都可能引起便秘。

二、评估

合理有效的评估是提供个体化治疗和护理的关键措施。目前国内外关于便秘的评估工具主要分为对便秘的风险评估、对便秘症状的评估以及便秘对生活质量的影响三类。

（一）便秘的风险评估

便秘的风险评估量表（The Constipation Risk Assessment Scale, CRAS），由 Richmond and Wright 于2008年研制，用于评估引起便秘的风险相关因素，具有良好的信效度，目前尚无中文版本。

（二）便秘的症状评估

1. 便秘评估量表（constipation assessment scale, CAS）　CAS 包含8个条目，用于快速判断患者有无便秘以及便秘的严重程度。该量表总分为0~16分，得分越高症状越重。

2. 便秘评分系统（constipation scoring system, CSS）包含8个条目，量表总分最低为0分，最高为30分，得分超过15分可判定为便秘。

3. 此外，还有便秘患者症状自评问卷，出口梗阻综合征评分等在临床中也有一定应用。

（三）便秘相关的生活质量评估

1. 便秘患者生活质量自评问卷（patient assessment of constipation quality of life questionnaire, PAC-QOL）PAC-QOL 是对慢性便秘患者生活质量进行评估的一个特异性量表，包含28个条目，每个条目采用5分法计分，病情越严重，得分越高。

2. 便秘相关生活质量评分（constipation related quality of life, CRQOL）针对便秘的疾病特异性生活质量评估工具，分为4个维度，18个条目。所有条目均采用5分法评分，得分越高，对生活质量影响越大。

3. 便秘相关失能量表（constipation related disability scale, CRDS）主要评估便秘对于患者日常生活的影响，包含13个条目，0~4分计分，总分为0~39分，得分越高，提示完成事件的难度越大，患者丧失的生活能力越多。

（四）其他评估内容

对便秘患者的体格检查包括全身检查、腹部检查和肛门直肠指检。此外，肠道动力、肛门直肠功能的检测如结肠传输试验，测压法，球囊逼出试验，排粪造影等特殊检查对肠道和肛门直肠功能的科学评估、便秘分型、治疗方法选择、疗效评估也是必要的。

三、治疗

治疗便秘的总体原则是个体化的综合治疗,包括积极预防;对有明确病因者针对病因治疗;合理使用缓泻剂等。

(一)积极预防

合理的膳食、多饮水、运动以及建立良好的排便习惯,是预防便秘的重要措施。增加纤维素和水分的摄入。根据自身状态进行适度运动,尤其对久病卧床、运动量少的老年患者更有益。指导患者建立良好的排便习惯:建议患者在晨起或餐后 2 小时内尝试排便,排便时集中注意力,减少外界因素的干扰。

(二)合理用药

选用缓泻剂时应考虑循证医学证据、安全性、药物依赖性以及价效比。目前缓泻剂分类方法不甚统一,但根据其作用机制大致可分为 4 类:渗透性泻剂、膨胀性泻剂(容积性泻剂)、刺激性泻剂及润滑性泻剂。不同类型的缓泻剂作用机制不同,其优缺点各不相同,因此应根据便秘的类型选择不同的缓泻剂。

(三)非药物治疗

1. 精神心理治疗 可给予合并精神心理障碍、睡眠障碍的慢性便秘患者心理指导和认知治疗等。对合并明显心理障碍的患者给予抗抑郁焦虑药物治疗,存在严重精神心理异常的患者请精神心理科会诊考虑专科治疗。

2. 生物反馈 循证医学证实生物反馈是盆底肌功能障碍所致便秘的有效治疗方法,生物反馈治疗能持续改善患者的便秘症状、心理状况和生活质量。

3. 其他治疗方法 有文献报道益生菌能改善慢性便秘的症状。针灸能改善慢传输型便秘患者的症状和抑郁焦虑状态,有助于改善便秘症状。

四、护理

(一)生活方式调整

1. 饮食护理 向患者及家属讲明饮食与排便的关系,根据病情制定合理的饮食。增加高纤维素食物和水的摄入,有助于防止便秘的发生。指导患者每日摄取纤维 25~35g。鼓励患者每日液体摄入量在 2~3L 左右。忌食烈酒、浓茶、咖啡、蒜、辣椒等刺激性食物,少吃荤腥厚味的食物。

2. 合理安排排便的时间和环境 指导患者尽可能在晨起或每日早餐后排便,即使无便意,也应坚持定时如厕,养成定时排便的习惯。排便时要注意力集中,不要在里看书报、抽烟或思考问题。为患者提供隐蔽的排便环境,在床上排便的患者要做好其心理护理,保护患者的隐私。

3. 适当运动 适当的增加运动量,可促进直肠供血及肠蠕动,有利于排便。运动的内容和方法应根据性别和体力等情况综合考虑,如跑步、太极等。

(二)用药护理

护士应掌握正确用药的方法,熟知各类缓泻剂的适应证和禁忌证,严密观察患者用药的不良反应。例如:矿物盐类泻剂可引起电解质紊乱,故应慎用于老年人和心肾功能减退者;

乳果糖长期服用可产生耐药性,且使用不当可造成严重腹泻、出现脱水、电解质紊乱,对老年张力迟缓型便秘效果不佳;容积性泻剂适用于不能用力排便及食物中缺乏纤维素的慢性便秘。对于进水受限和极度虚弱的终末期肿瘤患者应慎用,因大量服用可能导致胃肠胀气,使腹部紧张,甚至继发消化道的机械性梗阻等。

(三)严密监测并发症

严重便秘可继发粪便嵌塞,甚至出现肠梗阻,因此出现便秘及早发现,及时处理,连续监测便秘程度,预防并发症出现。如出现粪便嵌塞,应及时给予直肠栓剂解除。出现粪便嵌塞或肠梗阻禁止使用刺激性泻剂和全肠道动力药,以免引起肠管不协调运动继发肠穿孔。

（张丽燕）

第五节 腹 泻

一、概述

(一)定义

正常人的排便习惯为 1~2 次 / 日到 1 次 /（1~2）日,粪便多为成形软便。少数健康人可达到 3 次 / 日到 1 次 /3 日。粪便含水量为 60%~80%,粪便量一般少于 200g/d。通常当粪便稀薄（含水量超过 85%）,且次数超过 3 次 / 天,排便量超过 200g/d 时,则为腹泻。

(二)临床表现

1. 胃肠道症状 轻者多因饮食因素或肠道外感染所致。腹泻每日 5~10 次,大便含水分不多,呈黄色或黄绿色,稀水状或蛋花汤样,可混有少量黏液。重者多为肠道内感染所致,腹泻频繁,每天排便 10 次以上,便量也较多,水样或蛋花汤样,黄绿色,混有黏液,亦可有脓血便。

2. 全身中毒症状 轻者可不明显,重者表现为高热、精神萎靡、烦躁不安,进而出现意识模糊,甚至昏迷。水、电解质紊乱主要表现为:脱水、代谢性酸中毒、低钾血症、低钙和低镁血症等。

(三)发病机制

胃肠道的正常生理功能主要包括分泌、消化、吸收和运动等,当这些生理功能发生障碍时可打破肠道对水、电解质分泌和吸收的动态平衡,从而导致腹泻。从病理生理的角度腹泻发生的机制可分为渗透性、分泌性、炎症性和动力性四类。

(四)引起腹泻的原因

1. 肿瘤本身 肠道肿瘤如结直肠癌,小肠恶性肿瘤,胃肠道恶性淋巴瘤,胰腺癌,类癌综合征等。

2. 手术 肠道肿瘤手术时,会切除部分肠段,造成肠道功能改变和肠黏膜吸收面积减少,导致腹泻。

3. 化疗 化疗药物干扰了肠细胞的分裂,可以导致胃肠道黏膜层破坏和肠上皮脱落,破坏微绒毛细胞的重吸收功能,导致肠腔液体增加,最终导致小肠内吸收和分泌的功能失去平衡而造成。

4. 放疗　腹部、盆腔、下胸部或腰部脊柱放疗后,可直接引起肠黏膜损害,导致放射性肠炎,引起急性渗出性腹泻。

5. 肠道感染　由于免疫功能低下、放化疗、大量使用抗生素及营养不良等,并发肠道感染性腹泻。

6. 肠内营养液　配制、保存及使用过程中的温度、浓度、速度不当。

二、评估

(一)病史采集

注意患者是否有不洁饮食史,询问腹泻的诱因、起病急缓、病程长短、发作时间、排便次数、粪便性状、腹泻与进食及腹痛的关系,有无内分泌疾病、是否长期服用抗生素等。

(二)体格检查

注意患者的精神及营养状态,有无水肿、脱水等。腹部体征应注意有无腹部包块及压痛、肝脾肿大、腹腔积液等。此外,直肠指诊对慢性腹泻病因的诊断亦相当重要。

(三)腹泻对身体的影响

国家癌症研究所(National Cancer Institute,NCI)关于腹泻的毒性分级标准见表 4-5-1。

表 4-5-1　NCI 关于腹泻毒性的分级

分级	1	2	3	4	5
腹泻	大便次数增加<4次/日	大便次数增加4~6次/日,排出物量中度增加,不影响日常生活	大便次数增加≥7次/日,便失禁,需24h静脉补液,需住院治疗,排出物量重度增加,影响日常生活	危及生命(如血流动力学衰竭)	死亡

(四)其他评估方法

常用的粪便检查有粪隐血试验;涂片查肠道球菌与杆菌的比例;粪培养鉴定致病菌等。必要时可进行肠道、腹部影像学检查。如仍不明确者则视不同情况进行一些特殊检查。

三、治疗

(一)支持和对症治疗

1. 纠正水、电解质和酸碱平衡失调,补充营养物质　病情较轻且病因能去除者,一般可经口服支持治疗;如病情较重,有明显消瘦、衰竭,或病因难以去除,或无法在短期内去除者,除要素饮食外,可配合静脉补充营养,必要时给予全胃肠外营养支持治疗。

2. 止泻药　轻症腹泻患者可选用吸附剂如蒙脱石散剂等,症状明显者可使用地芬诺酯或洛哌丁胺等缓解症状,预防并发症。但需注意腹泻主要针对病因治疗,盲目给予止泻药有时非但无效,还可能会干扰腹泻保护机体的一面(如感染性腹泻),甚至引起严重并发症。

3. 肠道微生态制剂　益生菌能调节肠道菌群,改善肠道微生态环境,可作为相关疾病的主要治疗或辅助治疗。

4. 生长抑素　具有抑制内分泌肿瘤细胞分泌激素、抗肠分泌和抑制肠蠕动的作用。适用于类癌综合征、血管活性肠肽瘤和其他内分泌肿瘤引起的腹泻,对特发性分泌性腹泻也有一定疗效。

（二）病因治疗

评估并分析患者发生腹泻的机制和原因,积极寻找并消除病因。对乳糖不耐受者饮食中应避免乳制品,小肠细菌过度生长或肠道感染者应予抗生素治疗,胃泌素瘤患者应予抑酸剂和手术切除肿瘤。肿瘤患者最常见的腹泻为化疗引起的腹泻。

化疗引起的腹泻的处理:腹泻每天超过 5 次或出现血性腹泻时,一般采用下列处理步骤:

1. 停止化疗。

2. 使用止泻药,减低胃肠蠕动　如给予洛哌丁胺、颠茄西丁等。要严格掌握药物的适应证和使用方法,洛哌丁胺的抗腹泻活性在于阻断胃肠道中的阿片受体,阻止乙酰胆碱和前列腺素的释放,从而减弱了小肠和大肠分泌和蠕动功能,能使传导时间延长,延长肠内容物的滞留时间,大便体积减少而黏度增加。洛哌丁胺的标准给药方案为:起始量 4mg,以后每 2 小时给药 2mg,至腹泻停止后 12 小时,总时间限度不超过 48 小时。无效时可加用生长抑素或加用活性炭和抗生素。

3. 抗感染治疗　如合并感染,主要是大肠埃希菌感染,可选用抗生素治疗等。

4. 补充足够的营养,维持水及电解质平衡,防止水、电解质紊乱。

5. 在没有明确炎症和感染情况下,对大多数患者来说,最好使用非特异性方法治疗腹泻。

（三）替代疗法

主要是针对胰源性消化不良,治疗需补充胰酶。各种胰酶制剂的脂肪酶、蛋白酶、淀粉酶的含量不同,可根据病情选择,且应在进餐时服用,并根据症状调整剂量。

四、护理

（一）护理评估

评估内容包括:大便性状、气味、次数及量的多少,询问腹痛规律;观察肛周皮肤有无潮红、糜烂;观察皮肤弹性、眼窝凹陷、口干以判断是否合并脱水。结合电解质检查判断腹泻的诱因和类型、程度。并根据患者的表现,进食及治疗用药情况,分析判断患者发生腹泻的原因及分类,并结合对身体的影响采取有针对性护理措施。

（二）饮食护理

腹泻轻者指导患者选择进高蛋白、高热能、低纤维素食物;如存在低血钾时应进高钾食物;避免摄入饮酒、辛辣、过热和过凉等食物;少食多餐,每天至少进 3000ml 液体,维持水及电解质平衡。严重腹泻时,应该首先禁食,待病情缓解后逐渐过渡到流质饮食,半流质,直至普通饮食。禁食期间给予静脉高营养。

（三）肛周皮肤的护理

保持肛周皮肤清洁、干燥和舒适：①每次排便后用温水及软性皂清洗肛门，并用软纸吸干。②局部涂擦防水制剂。③指导患者穿松软的棉质衣服，尽可能减少对骶尾部皮肤的摩擦。④可用高锰酸钾液坐浴。⑤对于大便失禁的患者可用造口袋连接，如肛周皮肤有溃疡可用护肤粉局部喷涂。

（四）用药护理

严格掌握药物的适应证、禁忌证及使用方法，并注意观察药物不良反应。护士协助患者服药，保证按时按量服药，用药后及时评价效果，包括腹泻的次数、量是否减少，不适症状是否减轻。

（五）心理护理

恶性肿瘤患者极易发生恐惧、急躁、焦虑心理，甚至绝望，加之严重的腹泻，会给患者带来很多苦恼，加重患者的精神负担。因此，加强患者的心理护理很重要，使患者从心理上得到安慰，保持乐观情绪，调动内在因素增强自身抗病能力。

（六）严密监测并发症

严重腹泻会导致脱水，电解质失衡，甚至威胁生命，因此护士应熟悉腹泻常见的并发症及其表现，连续监测腹泻程度，出现腹泻及早发现，及时处理，预防并发症出现。

（张丽燕）

第六节　口腔黏膜炎

一、概述

（一）定义

口腔黏膜炎是指由于化疗或放疗引起的口腔黏膜的炎性反应，可表现为口腔黏膜变红、肿胀、淡黄色或白色区域的假膜、黏膜出血等，如出现创面称为溃疡。患者主诉疼痛或口咽不适、有黏性分泌物、口腔软组织肿胀等。

（二）发生情况及相关因素

口腔黏膜炎是癌症患者中较为突出的问题，其总体发生率40%。影响口腔黏膜炎发生的因素主要包括：

1. 治疗因素　不是所有的治疗都会引起口腔黏膜炎，放疗区域包括头颈和口腔部位的患者容易发生口腔黏膜改变。如果这些放疗患者同时接受化疗，其发生风险明显增加。正在接受干细胞移植的和血液肿瘤患者容易发生口腔黏膜炎。化疗患者合并口腔并发症的风险取决于药物种类、剂量和给药频次，药物剂量大且持续时间长，发生黏膜炎的风险增加，主要药物有5-氟尿嘧啶、甲氨蝶呤及嘌呤拮抗剂等抗代谢类药物。

2. 个体因素　年龄是影响因素之一，儿童容易发生口腔黏膜炎，因为黏膜上皮细胞代谢活跃，对细胞毒性药物作用更敏感。老年人一旦发生口腔黏膜损伤修复较慢，症状持续时间长。治疗前的口腔健康状况也是主要的影响因素，健康清洁的口腔不易发生口腔黏膜损伤，而口干和佩戴义齿的患者则容易发生。

3. 其他因素　肾衰竭、中性粒细胞减少、营养状况差、使用激素治疗、用抗胆碱能药物等患者容易合并口腔黏膜炎。

（三）对患者的影响

口腔黏膜损伤可引起疼痛、口干、出血、口咽部不适、严重的黏膜炎可影响患者说话和进食。如果反复黏膜损伤导致的疼痛影响进食可能出现营养问题。作为化疗的副作用，因为合并严重的口腔黏膜炎可能使抗肿瘤治疗延迟或限制药物剂量。口腔并发症不但影响患者的生活质量，而且可能继发感染，尤其是在化疗期间白细胞减少的患者。因此预防很重要，如果可能应做到早期发现、早期干预也可减轻相关症状，预防进一步并发症的发生。

二、评估

（一）评估口腔黏膜情况

治疗期间每天常规检查口腔情况，可使用手电筒和压舌板。检查部位口腔内所有部位黏膜的完整性，包括口唇、舌体、舌下、两颊、口腔上颚、牙龈、牙周及咽部。如有黏膜发红、白斑、牙龈肿胀、淡黄色假膜、干裂、溃疡等，应能够做到及早发现。观察口腔黏膜的同时询问患者有无疼痛、口干、味觉改变、吞咽困难及咽痛等不适。也可教给患者自己每天对着镜子观察，如有不适或异常表现及时通知医护人员。

（二）评估口腔黏膜炎程度

目前普遍用于评估口腔黏膜炎程度的工具为美国国立癌症研究所发布的常见化疗药物常见毒性反应标准（Common Terminology Criteria for Adverse Events, CTCAE 4.0），将口腔黏膜炎分为 5 个等级，如下：

1 级　无症状或轻微症状；不需要干预。

2 级　中度疼痛，不影响经口进食，但提示需改变饮食结构。

3 级　中度疼痛，影响经口进食。

4 级　威胁生命的后果，需要紧急干预处理。

5 级　死亡。

三、治疗

放化疗引起的黏膜炎通常没有特异性的预防措施，治疗的目标集中在减轻黏膜炎的程度、提高患者的舒适度，控制黏膜炎引起的疼痛、口干、出血等症状，并预防进一步并发症。主要预防和治疗措施如下：

1. 口腔护理　口腔护理不能预防放化疗引起的口腔黏膜炎，但能保持口腔清洁、湿润，能够减轻症状的程度，缩短症状持续时间，减少疼痛、出血及牙周并发症。常见方法包括刷牙、漱口及口腔冲洗。

2. 冷疗　也称口腔含冰疗法，指通过冷水含漱或含冰，使口腔黏膜血管收缩减少暴露给细胞毒性药物的时间，以预防口腔黏膜损害。冷疗预防 5- 氟尿嘧啶引起的口腔黏膜炎得到多国家癌症支持治疗协会（Multinational Association of Supportive Care in Cancer, MASCC）指南和部分文献支持，也有研究证实冷疗用于预防马法兰引起的口腔黏膜炎的有效性。含冰时间需进一步研究，一般需在细胞毒性药物半衰期内，目前文献支持至少在输注药物前 5 分钟开始使用至输注结束后 30 分钟。需注意的是禁用于个人无法耐受冷刺激以及使用奥沙利铂化疗的患者。

3. 重组人角质细胞生长因子　可刺激表皮细胞生长,减轻口腔黏膜炎的程度和持续时间,有研究证实在血液病患者接受大剂量化疗或放疗以及接受干细胞移植中应用有效。因其成本较高,建议用于有高度危险发生黏膜炎的患者。

4. 其他药物治疗　一些抗菌剂如多粘菌素、妥布霉素、两性霉素 B、内源性微生物多肽等,有研究证实在实践应用中有效,但仍证据不足或有相矛盾结果,尚不足以推广使用。有一项研究证实生长因子和细胞因子能够降低口腔黏膜炎的发生率,但其他研究结果显示其无效。有研究证实氨磷汀可有效预防头颈部放疗引起的口干,但不能预防口腔黏膜炎的发生。其他措施如别嘌醇、谷氨酰胺、皮质类固醇激素、激光及一些抗感染漱口液等,有研究证实其在减轻口腔黏膜炎相关症状中的有效性,其他作用仍需要开展进一步研究确证。已确定不推荐使用的有含乙醇的氯己定溶液、粒细胞 – 巨噬细胞集落刺激因子以及硫糖铝。

5. 治疗口腔黏膜炎相关问题　口腔黏膜炎一旦发生可引发疼痛、口干、味觉异常、出血、感染等问题,治疗相关问题可减轻患者的不适,提高舒适度,促进损伤愈合,预防感染等进一步并发症。如,出现疼痛,避免进刺激性食物和饮料,可根据疼痛强度选择阿片类药物或非甾体药物镇痛治疗。疼痛严重影响进食和口腔清洁时可于餐前或口腔护理前应用含有麻醉药物成分的漱口液漱口或局部涂抹凝胶、溃疡散等。如引发进食困难可调整饮食形态和时间,可请营养师会诊考虑添加营养补充剂以促进溃疡愈合,必要时给予肠外营养支持。头颈部放疗患者多发口干,可多抿水、含无糖硬糖果、使用人工唾液等。如出血可用软毛牙刷或海绵刷清洁,如出血多可用纱布压迫。如可疑感染,应积极查找病因,区分病原菌如细菌、病毒及真菌,进行有针对性的抗感染治疗。

四、护理

(一)识别高危人群,密切监测

熟悉口腔黏膜炎发生的影响因素,识别高危人群,如接受头颈部放疗、应用 5– 氟尿嘧啶、甲氨蝶呤等抗代谢类细胞毒性药物化疗、接受干细胞移植、血液肿瘤、中性粒细胞减少、肾衰竭、营养状况差、佩戴义齿、吸烟、饮酒等患者,以及儿童和老年人,积极采取正确的预防措施,包括口腔清洁、化疗前治疗口腔基础疾病、加强营养等,并在治疗期间对高危人群进行重点监测。

(二)连续评估,及早发现

熟悉口腔黏膜炎的常见症状和体征,治疗期间连续评估口腔黏膜情况,如有异常及早发现。可指导患者照镜子自查,或有不适及时通知医护人员。了解放疗及常用化疗药物引起黏膜炎的发生时间,如头颈部放疗引起的黏膜炎通常发生在放疗后 1~2 周,持续 2 周左右缓解,其严重程度和持续时间与放疗剂量和频率有关。化疗药物引起的黏膜炎通常化疗后短时间内可出现,其严重程度和持续时间与给药类型、给药方式及剂量有关,也与化疗药物引起的骨髓抑制的程度有关。

(三)口腔护理

1. 指导患者正确刷牙和漱口　包括选择软毛牙刷、牙刷风干保存、定期更换牙刷、全面刷洗牙齿、牙周及牙间隙;指导患者勤漱口,可使用清水、生理盐水或苏打水、或生理盐水和苏打水的混合物;高危发生口腔黏膜损伤者,可用软毛泡沫刷沾漱口液全面刷洗口腔,每日至少 4 次,如果发生溃疡可每 2 小时 1 次。

2. 减少对口腔黏膜的刺激 化疗前清洗口腔,不要用激惹黏膜的溶液,不要用甘油或乙醇类物质清洗口腔;多喝水避免口唇和口腔内黏膜干燥,如果出现口腔黏膜炎,避免进食刺激性食物和饮料,如过冷、过热、过酸、过辣等;化疗期间少戴义齿,保持义齿清洁,每日刷洗数次。

（四）治疗相关护理

熟悉各种药物和预防治疗方法的适应证和禁忌证,指导患者正确使用冷疗,正确使用重组人角质细胞生长因子等药物,做到安全给药,并注意观察药物副作用。

（五）口腔黏膜炎相关症状护理

包括评估患者的疼痛强度,指导患者餐前含漱口液,正确使用凝胶;指导患者正确饮食,避免刺激性食物和饮料,少量多餐;如有出血,及时清洁,正确处理。

（六）并发症的护理

免疫力低下的患者发生口腔黏膜炎容易继发感染性病变,细菌感染通常表现为隆起的黄色或黄白色病变,周围有红晕包围,溃疡伴疼痛,或伴发热;病毒感染通常表现为口唇部疼痛、烧灼感、发痒的水疱,水疱破裂后可见硬壳、溃疡、疼痛明显;真菌感染通常口腔黏膜可见奶酪样、白色、片状假膜,易刮掉,露出创面,有的可见出血。不同病原菌感染其治疗方法不同。护士应熟悉不同病原菌感染的症状和体征,协助医生积极查找病原菌,熟悉治疗原则,做好抗感染治疗相关护理。

（陆宇晗）

第七节 恶性肠梗阻

一、概述

（一）定义

肠梗阻指肠腔狭窄或闭塞,或肠蠕动受阻,可发生在肠道的任何节段,可以是部分或完全梗阻。恶性肠梗阻是指原发性或转移性恶性肿瘤造成的肠梗阻,是晚期恶性肿瘤患者常见的并发症之一。

（二）发生情况

国外文献报道晚期原发或转移肿瘤并发肠梗阻的发生率为 5%~43%。最常见并发肠梗阻的原发肿瘤为卵巢癌和结直肠癌。小肠梗阻（61%）较大肠梗阻（33%）更为常见,20%以上患者小肠和大肠均受累。我国胃癌发病率较高,胃癌种植转移并发的恶性肠梗阻发生率较高。恶性肠梗阻给患者带来躯体、心理和精神上的痛苦,严重影响了生活质量。

（三）常见病因

引起恶性肠梗阻的因素通常分为良性病因和恶性病因两类。良性病因通常指粘连、放疗后引起的肠道狭窄、粪便嵌塞,以及腹内疝等原因。恶性病因指因肿瘤播散、原发肿瘤肠腔内占位、肠腔外压迫、或肿瘤浸润肠系膜、肌肉或神经导致的动力障碍等。

（四）病理生理过程

肠梗阻发生后，肠道局部和全身发生一系列病理生理变化。肠道内液体分泌－吸收平衡破坏，肠腔内液体积聚在梗阻部位，导致梗阻近端肠管扩张；液体内含有大量胃液、胰液和胆道分泌物等进一步刺激小肠液体分泌；肠腔扩张、肠壁变薄，肠道水、电解质吸收能力下降；同时肠壁表面积增大，肠腔内液体分泌量进一步增加，形成分泌－扩张－分泌的恶性循环。水和电解质大量流失，肠管仍然在进行不协调运动，从而加重了近端肠管的扩张。梗阻肠道的"扩张－分泌－运动"引发了恶性肠梗阻的系列临床症状。

二、评估

（一）临床表现

恶性肠梗阻常见症状包括恶心、呕吐、腹痛、腹胀、排便排气消失等。初始症状不明显，通常为间歇出现可自行缓解的腹痛、恶心、呕吐或腹胀，可有排便或排气。症状和强度与梗阻部位及梗阻程度有关。十二指肠和小肠梗阻，恶心呕吐出现早，而低位梗阻呕吐症状不明显或出现晚。疼痛是肠梗阻患者最常见的症状，疼痛强度和部位随梗阻近端肠道扩张的程度变化。梗阻位于空、回肠水平，通常疼痛位于脐周、剧烈、间歇期短。大肠梗阻，疼痛通常位置更深、较轻、间歇期更长，并且向结肠壁扩散。如疼痛急性发作，逐渐加重或部位固定，提示穿孔或回肠、结肠绞窄。肠梗阻时患者可间歇出现便秘，肠道菌群致粪便液化也可出现腹泻。随着梗阻程度加重到完全肠梗阻，排气排便逐渐消失。

（二）查体及影像学表现

查体腹部可见肠型、腹部压痛、肠鸣音亢进或消失。X光片是常用的诊断肠梗阻的检查方法，可以显示梗阻征象如肠曲胀气扩大、有无气液平面，结合临床表现判断是否存在梗阻、梗阻的类型、梗阻平面及是否完全梗阻。在有条件情况下可行腹部CT检查，评估梗阻情况及癌性病变的范围，为制定进一步治疗方案提供依据。腹部CT、X线透视或平片可见肠腔明显扩张和多个液平面。

三、治疗

恶性肠梗阻的治疗原则为个体化姑息治疗，目标在于改善生活质量。根据患者的疾病阶段、预后、进一步接受抗肿瘤治疗的可能性、全身状况以及患者的意愿等综合因素决定治疗方案。中国抗癌协会癌症康复与姑息治疗委员会组织编写了《晚期癌症患者合并恶性肠梗阻的专家共识》（2007年），提出了恶性肠梗阻的诊疗规范。常用的治疗方法有手术治疗、药物治疗及其他姑息治疗方法。

（一）手术治疗

适用于粘连引起的机械性梗阻，局限肿瘤引起的单一部位梗阻，以及可能通过进一步化疗获益的患者。禁用于近期开腹手术证实无法进一步手术、既往手术或影像学显示肿瘤弥散性转移、可触及腹腔弥散性肿物、大量腹水等患者。通常选择的手术方案包括松解粘连、肠段切除、肠段吻合、肠造瘘。

（二）药物治疗

积极的药物治疗可以使大部分患者的恶心、呕吐、腹痛和腹胀等症状得到有效缓解，从而避免放置鼻胃管、手术等。常用药物包括止痛药、止吐药、激素类药物及抗分泌药。

1. 止痛药物　控制恶性肠梗阻引起的腹痛首选阿片类药物，遵循WHO提出的疼痛治疗指南实施规范化和个体化治疗。常用药物为吗啡,可经皮下或静脉注射,相对口服途径给药吸收效果更好。可使用自控止痛泵(PCA)给药,患者可自行调整止痛药剂量以达到更好的镇痛效果。此外,也可经直肠或经皮给药,但是当疼痛为重度、不可控或爆发疼痛频繁时,效果不佳。抗胆碱药如氢溴酸东莨菪碱、山莨菪碱,可用于单纯使用阿片类药物控制不良的腹部绞痛的辅助用药。

2. 止吐药 止吐药可控制肠梗阻引起的恶心呕吐症状,一类为促动力药如胃复安(甲氧氯普胺),可加强胃和上部肠道的运动,促进胃的蠕动和排空,提高肠内容物通过,适用于梗阻早期和不完全肠梗阻,不推荐用于完全性机械性梗阻。另一类为中枢止吐药如氟哌啶醇和抗组胺类药,作用于催吐中枢,起到中枢性止吐的作用。激素类药物可增加肠道对水和电解质的吸收,可用于辅助止吐,但由于其药物副作用,在恶性肠梗阻的治疗中仍需进一步的临床研究权衡其风险和受益。

3. 抗分泌药物 包括抗胆碱药物和奥曲肽。抗胆碱药物如氢溴酸东莨菪碱、山莨菪碱,为外周胆碱能抑制剂,可抑制胃肠道腺体的分泌,但与其抑制平滑肌蠕动的作用比较相对较弱,可引起口干、口渴、镇静等不适。奥曲肽为生长抑素类似物,可抑制胰腺、胃肠道的内、外分泌,抑制多种胃肠道激素的释放,从而通过减少胃肠道液体分泌,调节胃肠道功能,同时减少胆道分泌、降低内脏血流以及增加肠壁对水和电解质的吸收,从而有效控制肠梗阻带来的恶心、呕吐症状。在梗阻早期使用奥曲肽可抑制恶性肠梗阻的分泌 – 扩张 – 运动的恶性循环而逆转恶性肠梗阻进程。有研究表明,与传统抗胆碱药物相比,奥曲肽能更好控制恶心呕吐症状,并且对于抗胆碱药治疗失败的高位肠道梗阻有效。早期联合甲氧氯普胺、地塞米松,不仅可缓解症状,而且可协同促进肠运动功能快速恢复,逆转肠梗阻。长效奥曲肽(善龙)是奥曲肽的第二代剂型,每月用药一次,可有效控制症状,推荐用于奥曲肽治疗有效且预期生存时间超过 1 个月的患者。

(三)其他治疗

1. 补液 适用于存在脱水症状的患者,可经静脉或皮下输液。皮下输液在国外应用较多,具有方便、安全、有效及费用相对低等优点,也可以在家中使用。研究显示每日肠外补液超过 1L 者,恶心症状可明显减轻,但补液过多可能导致胃肠道分泌量增加,建议每日补液量1~1.5L。常用液体为 5% 葡萄糖溶液或 0.9% 氯化钠溶液,这些液体可避免钠负荷增加。高张液体可提高血浆渗透压、促进利尿、并影响肾素 – 血管紧张素 – 醛固酮系统,可以使用高张液体抑制体液潴留的恶性循环。

2. 全胃肠外营养(TPN) 在恶性肠梗阻的治疗中的作用仍存在争议。目前不推荐作为恶性肠梗阻的常规治疗,建议用于年轻、肿瘤生长缓慢、可能因为饥饿而不是肿瘤扩散导致死亡的患者。有研究结果支持 TPN 用于 Karnofsky 评分 50 分以上,且预期生存时间超过2 个月的患者。

3. 自张性金属支架 适用于十二指肠或直肠下段梗阻的治疗,常见并发症包括局部疼痛、出血和肠穿孔。禁用于多部位梗阻及肿瘤腹膜播散的患者。因费用较高,在恶性肠梗阻的治疗中的使用价值仍存在较大争议,推荐根据个人具体情况谨慎选择病例。

4. 鼻胃管引流(NGT) 仅推荐用于暂时性减少胃潴留,长期使用限于应用药物治疗症状不能有效缓解,又不适合进行胃造瘘的患者。

5. 胃造瘘 适用于药物治疗无法有效缓解呕吐症状者,常用方法包括经手术胃造瘘和经皮内镜引导下胃造瘘（PEG）。其中 PEG 创伤小，为首选方法。临床应用显示可在83%~93% 的患者中有效缓解恶心、呕吐症状，同时经胃造瘘的间歇减压后，可允许患者少量进食。胃造瘘禁用于存在门脉高压、大量腹水以及存在全身出血风险的患者。

6. 结肠减压管　用于减轻急性肠管扩张预防穿孔，可经内镜或引导下置入。这种减压管可以帮助清空肠道移除粪便，一些相关研究还在探索中。

四、护理

（一）识别高危人群，预防在先

癌性因素可引起肠梗阻，如原发肿瘤的肠腔内占位、肠壁浸润可引起肠梗阻，常见结直肠癌。肿瘤播散造成肠系膜或网膜肿物或粘连可引起肠梗阻，常见胰腺癌、卵巢癌或胃癌，前列腺癌或膀胱癌，晚期肿物也可播散到直肠引起梗阻，这些患者均属高危人群，一旦有诱因就可能出现恶性肠梗阻。恶性肿瘤患者中许多非癌性因素也可引起肠梗阻，如腹内疝、放疗后肠道狭窄、粘连等，因此，即使是已知存在恶性转移和不能切除的肿瘤的患者，也要考虑非癌性因素引起肠梗阻以及诱发恶性肠梗阻的可能。此外，在晚期恶性肿瘤患者中，年龄大、虚弱、长期卧床、合并腹水、低钾血症、腹腔感染的患者，以及肠道术后早期、化疗期间、腹腔化疗后、服用阿片类药物、止泻治疗中的患者，均容易并发肠梗阻，需密切观察。

临床实践中，非癌性因素引起的肠梗阻并不少见，并且很多恶性肠梗阻是在非癌性因素下诱发和促进发展的，而这部分因素如果及早采取护理干预措施通常是可以避免和消除的。例如，对进食差、恶心、呕吐、腹泻的患者应密切监测电解质变化，及时纠正低钾血症；对服用阿片类药物的患者，应指导患者按时服用缓泻剂，预防便秘；对卧床、腹水、肠道肿瘤及局部复发的患者指导合理饮食，适量活动，预防便秘；肠道手术术后早期给予正确饮食指导，逐渐恢复正常饮食，避免早期进食高脂、油腻、干硬食物，避免暴饮暴食。

（二）密切观察，早期发现

肠梗阻常见症状包括恶心、呕吐、腹痛、腹胀、肠鸣音改变、可出现便秘、腹泻或排气排便停止。这些症状出现的时间和程度与梗阻的部位及程度有关。高位梗阻如十二指肠梗阻患者呕吐出现早，呕吐大量不消化食物，通常无明显腹痛或腹胀，可出现厌食。小肠梗阻患者早期出现中重度呕吐，肠鸣音活跃，腹痛在上腹部或脐周，性质多为绞痛，中度腹胀。高位梗阻早期仍可有排气排便，甚至出现排便次数增加或排不成形便，以后逐渐减少。低位大肠梗阻呕吐出现晚，腹胀明显，疼痛部位多在中到下腹部，位置深，间歇长，容易被忽略。不完全肠梗阻则症状不典型，大部分仅出现肛门排气排便减少，但如果处理不及时，可能进展到完全肠梗阻。在肠梗阻患者中，恶心、呕吐、腹痛可以是急性发作的，但大部分情况下，梗阻的发生以及从不完全梗阻到完全梗阻这个过程都是逐渐发生和发展的。护士应熟悉肠梗阻的常见症状和体征，密切观察，连续评估，一旦发生肠梗阻能够做到早发现、早诊断、早治疗。

（三）常规护理措施

确诊肠梗阻后，嘱患者禁食水。高位梗阻出现急性胃潴留、应用药物控制但恶心呕吐仍不能缓解的患者需留置鼻胃管引流。留置鼻胃管期间指导患者正确刷牙或漱口，自理受限的患者护士应协助其清洗口腔，保持口腔的清洁湿润，从而提高患者的舒适度，预防口腔并发症。妥善固定鼻胃管防止管路脱出；按时冲洗保持管路引流通畅。连续观察并记录引流液的颜色、性状及量，如有异常及时通知医生。粪便嵌塞引起的肠梗阻需行灌肠处理，可选用 0.1%~0.2% 肥皂液或生理盐水。护士应指导患者取左侧卧位、掌握灌肠液的温度（39~41℃）和灌注速度。准确记录患者每日液体出入量。连续观察患者恶心、呕吐、腹痛、腹胀等症状及治疗后缓解情况。

（四）正确给药

药物治疗对不能手术的恶性肠梗阻患者的症状控制起到非常重要的作用。给药途径通常为皮下注射、肌内注射或静脉给药。护士需熟悉常用药物的名称、剂型、用法及用量，包括止痛药、止吐药、抗分泌药物等，遵医嘱正确给药。对肠梗阻引起的腹痛，应按时注射止痛药或按时更换止痛贴剂控制基础疾病；出现爆发疼痛及时给予足量止痛药物；如患者使用 PCA 镇痛，应指导患者正确操作。抗分泌药物奥曲肽的使用需特别注意，短效奥曲肽需按时皮下注射；对预期生存时间超过 1 个月需要使用长效奥曲肽控制症状时，需先皮下注射短效奥曲肽 1 周，注射长效奥曲肽后再注射 1 周短效奥曲肽，以保证药物浓度稳定起效；注意观察药物副作用。此外，明确肠梗阻的患者禁止使用刺激性泻剂，以免出现肠痉挛引起剧烈疼痛，甚至出现肠穿孔。

（五）补液和全胃肠外营养支持的护理

评估患者有无脱水征象；补液不宜过多，可经静脉或皮下输注；根据患者具体情况掌握合适的补液速度；评价补液后症状缓解情况。对使用 TPN 的患者，营养液应在符合要求的环境里配制，严格无菌操作，现用现配；静脉高营养液体因渗透压高，需经中心静脉管路输注以避免对外周血管的刺激；输注过程观察患者有无不适。补液及给予胃肠外营养支持期间记录患者液体出入量，监测电解质变化，如有异常及时纠正。

（六）心理、精神支持和辅导

肿瘤患者合并的肠梗阻通常是在综合因素作用下发生，其病因包含了癌性因素和非癌性因素，引起肠梗阻的主要病因不同，预后也有所不同。例如严重便秘、粪便嵌塞、低钾血症、进食不当等非癌性因素引起的肠梗阻，如及早发现，积极治疗，通常可缓解，因此应鼓励患者积极配合治疗尽快康复。而肿瘤复发造成肠管受压、狭窄或阻塞、腹腔肿瘤播散引起的多部位肠管粘连且无法手术的完全肠梗阻患者，通常预后较差，应与患者及家属坦诚沟通，告知实情，帮助他们面对和接受当前的疾病状况，同时，积极控制症状，减轻患者的痛苦，提高生活质量。对行胃、肠造口的患者，护理的目标是帮助他们面对和接受身体形象的改变，并教会造口的自我护理方法。

（陆宇晗）

第八节　癌症相关淋巴水肿

一、概述

（一）定义

癌症相关淋巴水肿（Cancer-Related Lymphedema，CRL），指的是肢体异常肿胀及多种其他症状的综合征，通常由癌症相关治疗（如腋窝手术和（或）放疗）所致，同时受患者个体因素的影响(如肥胖),易被感染或肿瘤等因素激发。从病因学方面来说,属于继发性淋巴水肿。依据严重程度通常被分为四期:0期,指的是隐性或亚临床状态,有主观症状,但并无显性淋巴水肿;Ⅰ期,特点是水肿呈凹陷性,可逆;Ⅱ期,特点是水肿呈凹陷性,但不可逆;晚Ⅱ期,水肿纤维化,或呈非凹陷性;Ⅲ期,指的是出现淋巴象皮肿。淋巴水肿的出现会严重损害患者的生活质量,它常可致患侧肢体力量下降,损害患者的部分生理功能;淋巴水肿对患者的心理方面也存在负面效应。相关研究提示,因淋巴水肿的存在,患者会对自己的躯体形象感到不满意及对躯体形象产生认知紊乱,增加患者的焦虑、抑郁、压力水平。

(二)相关因素

癌症相关淋巴水肿常见于乳腺癌、妇科恶性肿瘤、头颈癌、黑色素瘤、泌尿生殖系统癌症等患者。其相关危险因素可归纳为:治疗相关因素、患者相关因素、疾病相关因素。治疗相关因素包括:前哨淋巴结活检、淋巴结清扫数目、术后放疗等,其中,前哨淋巴结活检是保护性因素;患者相关因素包括:肥胖、高龄、感染史、高血压等;疾病相关因素包括有无淋巴结转移、疾病的分期。

(三)病因与机制

在淋巴水肿形成过程中,起到直接作用的结构是:淋巴液、淋巴管道及淋巴结。正常生理状态下,淋巴系统是能够吸收组织间隙淋巴液并将这些液体运回到静脉系统,即淋巴载荷(指的是淋巴液的体积)与运输能力(指的是在一定时间内淋巴系统可转运淋巴液的最大体积)是相平衡的。而淋巴水肿的产生就源于载荷与运输能力之间的失衡。当淋巴载荷的增加超过了转运的最大能力,淋巴系统就会被压垮,导致淋巴转运不足或失败,并最终出现组织间隙水肿,即淋巴水肿。淋巴转运的不足又可分为:动力性不足及机械性不足。由癌症及治疗所致的淋巴转运不足多指的是后者,其形成机制主要是源于淋巴系统功能或解剖的异常。

二、评估

癌症相关淋巴水肿的评估现存在多种方法。现将在临床中应用较多的,准确性已得到相关研究证实的相关癌症淋巴水肿评估方法综述如下。

(一)客观测评法

水置换法(Water Displacement,WD)被认为是测评淋巴水肿的金标准,在试验条件下,因具有较好的灵敏度及准确性而被熟知,但因其比较麻烦,很少被应用于临床实践中。此方法的局限性还在于并不能提供肢体肿胀的部位及外形等相关数据,并且不能用于有开放性伤口的患肢。

臂周长测评法(Circumference Measurement,CM)指的是使用卷尺测评双侧肢体不同点的周长,通过比对双侧肢体同一测评点的周长,或依据公式换算成体积,比较体积的差异。若双侧肢体任意一个测量点臂围差异 >2cm,或体积差异 >200ml,则考虑患侧肢体存在淋巴水肿。此种方法在乳腺癌相关淋巴水肿的测评中应用较多,具体的操作方法有:等距测量法和解剖标志定位法。其中,等距测量法推荐取 5 点测臂围,分别从尺骨茎突中点为 0 点,从此处开始,每间隔 10cm 为一点,直到 40cm 处,测评每一点臂围,再根据公式 $V=(C1^2+C1 \times C2+C2^2) \times h/12\pi$(h: 所测某段肢体的高度;C1: 所测某段肢体的一端周长;C2:所测同一段肢体的另一端周长),计算每一段体积,将各段体积相加即得肢体体积。解剖标志定位法（主要用于测评上肢淋巴水肿）指的是测评：尺骨茎突的中点、鹰嘴、前臂中点、上臂中点、鹰嘴至肩峰长度 65% 的点等五处的臂周长，再依据上述体积公式换算成肢体体积。研究证实依据解剖点测评手臂体积较等距测评更准确。臂周长测评法的优势是简单、快速、耗费低，但是同时存在测量点的位置及测量点的数量不统一、无法测评手部的体积、测评者间的信度受影响较大等问题。

红外线测量仪（Perometry）是利用远红外技术识别肢体体积，是一种非侵入性光电测量设备。淋巴水肿的诊断标准是：两侧肢体体积相差异 >200ml 或两侧肢体体积差异与健侧体积的比值 >10%。其优势是测量肢体体积快捷、精准率高；但是不足之处在于，费用昂贵，不能识别、监测早期尚未出现明显肿胀的淋巴水肿，不能区分测得的体积或臂围改变是由于肌肉或脂肪的改变还是组织间隙内淋巴液的积聚。

生物电阻抗（Bioelectrical impedance）法是利用置于体表的电极向人体输入低频率的电流，然后测量电压变化，从而得到相关组织或器官的电阻抗变化情况。研究证实生物电阻抗所测得患侧肢体体积变化的结果与红外线测量仪所测结果具有高度相关性（r=0.926，p<0.05）。生物电阻抗的结果通过 L-Dex 值反应，患肢细胞外液的增加，电阻抗就降低，最终导致 L-Dex 比率升高。界定淋巴水肿的标准是 L-Dex 比率 >10 或较基线增加 10U。它的优势在于可监测细胞外液体积的变化，准确反应淋巴体积的变化。可用于早期并无临床症状的淋巴水肿的监测。缺点在于不适用于内置起搏器及植入式除颤器的患者。

（二）主观症状测评法

主观症状测评法即主要通过测评患者所存在的主观症状，来评估患肢是否存在淋巴水肿。现发展较成熟、在临床研究中应用较多的症状测评量表主要有：乳腺癌相关淋巴水肿问卷（the Lymphedema and Breast Cancer Questionnaire，LBCQ）及妇科癌症淋巴水肿问卷（the Gynecologic Cancer Lymphedema Questionnaire，GCLQ）。

乳腺癌相关淋巴水肿问卷（the Lymphedema and Breast Cancer Questionnaire，LBCQ）由 Armer 等于 2002 年所研制，用于评估乳腺癌相关淋巴水肿的指征、发生频率及症状管理措施的结构式访谈工具。LBCQ 共包含 19 条症状，主要从两个方面进行评估：现在是否存在、过去一年是否存在。计算现在存在所有症状及过去一年存在所有症状，最大症状得分为 38 分。此量表表面及内容效度较好，内部一致性系数为 0.785，重测信度为 0.98。研究证实，过去一年肢体沉重及现在肢体感到肿胀对淋巴水肿（比周差值≥2cm）的发生具有预示作用。

妇科癌症淋巴水肿问卷（the Gynecologic Cancer Lymphedema Questionnaire，GCLQ）最早由 Lockwood 等在 LBCQ 基础上修订而成，后由 Carter 等进行了进一步的完善。此量表主要包括 20 个症状条目及 4 个补充条目（患者对淋巴水肿诊断的认知、患者所采用的特殊的淋巴水肿治疗方式）。此量表是患者自评问卷，评估这些症状是否现在（过去 4 周内）存在："0" 分是 "无"，"1" 分是 "存在"。研究证实，大多数患者容易理解问卷内容，且愿意完成问卷调查，此量表具有较好的灵敏性及特异性。

三、治疗

（一）非手术治疗

系统减胀疗法（Complete Decongestive Therapy，CDT），它被认为是淋巴水肿的标准治疗方法。CDT 主要治疗内容包括：①平均 60 分钟的淋巴人工引流（Manual lymphatic drainage，MLD）；②多层、低弹绷带加压包扎；③锻炼；④患肢皮肤护理；⑤弹力袖套。在具体操作上，CDT 分为两个阶段，第一阶段，主要由专业治疗师来实施的 CDT；第二阶段，则是持续终身的自我管理，主要包括在患肢所进行的 MLD、佩戴弹力袖套、绷带加压包扎、锻炼及皮肤护理。近年来，2 项随机对照研究证实，CDT 可有效缓解患者术后出现的淋巴水肿，并改善患者的生活质量。CDT 的不足之处在于它比较耗时，这一定程度上都会影响到患者对治疗的依从性。

适度、有治疗师等专业人士严密监测的锻炼并不增加患者出现淋巴水肿的风险。Kwan 等进行的系统综述指出抗阻力锻炼、有氧运动及其他锻炼方式，与淋巴水肿的恶化并无关联，并且强调在适度监督下进行是安全的。Cormie 等进行的随机对照试验亦证实，高负荷及低负荷抗阻力练习并不增加乳腺癌水肿患者上肢肿胀程度及症状严重程度，反而可以改善患者的肌肉力量进而改善患者的生理功能。

低强度激光疗法（Low-level laser therapy，LLLT）近年来被证实可用于乳腺癌相关淋巴水肿的治疗。动物实验证实低强度激光疗法有助于预防组织纤维化。Omar 等进行的系统综述提示，LLLT 治疗乳腺癌相关淋巴水肿有效，证据级别属于中等至高度级别。

（二）手术治疗

淋巴水肿的手术治疗方式主要有两种：切除手术和重建手术。手术治疗淋巴水肿效果往往并不理想，术后易出现肿胀再度复发、伤口愈合不良及感染。手术治疗仅仅用于其他的治疗方式失败，权衡各种治疗方式，利弊相当时。

四、护理

（一）关注高危人群，预防淋巴水肿

淋巴水肿的高危人群主要包括：做过腋窝淋巴结清扫的乳腺癌患者、清扫过盆腔淋巴结妇科恶性肿瘤患者、头颈癌患者、黑色素瘤患者及泌尿生殖系统恶性肿瘤患者。对于这些高危患者，非常有必要建立严格的门诊随访机制，力求做到定期随访，及时反馈，以最大程度的筛检术后淋巴水肿的发生。

淋巴水肿一旦出现，即不可治愈，重在预防。预防措施主要包括：①保持患侧肢体及患侧区域的清洁干燥，预防感染；②禁止在患侧肢体进行抽血、静脉注射等有创医疗操作；③禁止在患侧肢体受压，穿宽松衣服，禁止在患肢测量血压；④禁止患侧肢体负重（小于 5kg）；⑤禁止暴露患侧肢体于高温环境中；⑥控制体重，避免出现超重或肥胖等。

（二）连续监测，早期识别

治疗结束后，做好基线记录，连续监测，早期识别淋巴水肿，及时干预，最大程度控制其进一步恶化。要做到早期识别，则护理人员一定要明确淋巴水肿的早期症状。其中，淋巴水肿的早期症状包括：①上肢或下肢肿胀，其中也可能包括手指或脚趾；②上肢或下肢出现沉重感；③出现皮肤紧束感；④出现上肢或下肢关节移动困难；⑤皮肤增厚，伴或不伴皮肤的改变，如出现水泡或疣；⑥穿衣服、鞋子、手镯、手表或戒指时，感到紧束；⑦下肢或脚趾感到瘙痒；⑧下肢有烧灼感；⑨睡眠困难；⑩脱发等。告知患者，一旦出现这些症状，要即刻告知医生。

（三）准确评估，制定有效护理措施

选用主、客观相结合的评估方法，准确评估患者是否存在淋巴水肿。对于未确诊淋巴水肿患者，预防仍然是其护理要点。对于确诊为淋巴水肿患者，首先，护理人员应该向其推荐专业淋巴水肿治疗机构；第二，淋巴水肿的治疗耗资、耗时、耗力，治疗并不能完全治愈淋巴水肿，只可控制其进展，因此，提高患者的治疗依从性对于维持治疗效果异常重要；第三，整个治疗过程中，护理的重心要落到患者的自我管理阶段。监测患者的自我管理效果，并给予有效指导是此部分的护理要点。

（四）加强患者教育，促进自我管理

患者的宣教主要包括两部分：淋巴水肿未出现之前的预防和淋巴水肿出现之后的自我管理。预防措施主要包括：①保持患侧肢体及患侧区域的清洁干燥，预防感染；②禁止在患侧肢体进行抽血、静脉注射等有创医疗操作；③避免患侧肢体受压，穿宽松衣服，禁止在患肢测量血压；④禁止患侧肢体负重（小于5kg）；⑤禁止暴露患侧肢体于高温环境中；⑥控制体重，避免出现超重或肥胖等。淋巴水肿出现之后的宣教重点则主要包括：①严格遵从治疗医嘱，不可擅自更改治疗频次及强度，以获得最好的治疗效果；②保持患侧肢体的清洁干燥，有效控制感染；③征求专业医师意见，进行适度锻炼；④若条件允许，可抬高患侧肢体，以促进淋巴回流，减轻肢体肿胀。

（文翠菊）

第九节　恶性伤口

一、概述

（一）定义

英国哥伦比亚肿瘤机构（2001）关于癌性伤口的定义：由于原发癌、局部或远处肿瘤转移到皮肤后导致的开放性和（或）有渗出的恶性皮肤溃烂，表现为腔洞、皮肤表面开放性伤口、皮肤结节或从皮肤表面生长扩散出的结节。癌性伤口多呈蕈状或菜花状，或呈溃疡型，进一步可发展为瘘或瘘管。这一定义强调了恶性伤口是因肿瘤细胞浸润造成的表皮完整性破坏。有皮肤或皮下病变的患者出现癌性伤口的风险高。

（二）病因与机制

发生恶性伤口的病因有很多，主要原因包括：癌细胞通过淋巴和血液进行的皮肤转移；直接来自于原发伤口；肿瘤复发；诊断或手术过程中发生的机械性种植；与某些肿瘤的治疗措施有关，如化疗渗出或放疗造成的急性或迁延性反应等。某些慢性伤口也有发生癌变的可能，但伤口恶变的确切机制尚不清楚。癌性伤口与恶性肿瘤转移有密切关系，容易出现伤口局部出血、渗液、恶臭等表现。此外，癌性伤口亦有疼痛及周围皮肤受损的问题。

二、评估

伤口评估是伤口护理环节中最关键的一步，全面的伤口评估也是以患者为中心的服务理念的进一步体现。癌性伤口的评估应考虑整体性,不仅限于对伤口局部的评估,还要从患者的身体、心理、社会功能、经济状况、抗肿瘤治疗情况、家属支持情况等方面进行评估。

（一）伤口局部评估

主要评估伤口的部位、外观、渗液、气味、疼痛、出血、伤口周围皮肤情况和其他相关的症状,通过评估来指导伤口局部治疗和护理。

1. 伤口的部位　癌性伤口可发生于身体的任何部位,包括头面部、颈部、胸腹部、会阴部、四肢等。不同部位需要选择不同形状或材质的敷料,评估伤口部位可以指导伤口护理人员选择合适的敷料有针对性地进行护理。

2. 伤口的外观　包括伤口的大小、深度、伤口床组织的颜色等。目前临床一般采用一次性直尺测量伤口的大小并统一记录。伤口深度一般采用棉签或镊子进行探测后,再用直尺测量棉签或镊子的长度。但必须注意的是,癌性伤口容易出血,因此在测量深度时须特别小心;在伤口深度部分,须仔细观察伤口是否有潜行或瘘管形成。伤口床组织的颜色通常用四分法来表示,如伤口有 50% 的黄色腐肉、25% 的红色组织、25% 的黑色坏死。

3. 伤口的渗液　主要评估渗液的量、颜色、性质。临床上一般用 Mulder 渗液量分级法,分为无渗出、少量渗出、中等渗出、大量渗出。无渗出:指 24 小时更换的纱布不潮湿,看上去是干燥的;少量渗出:指 24 小时渗出量少于 5ml,每天更换纱布不超过 1 块;中等渗出:指 24 小时渗出量在 5~10ml,每天至少需要 1 块纱布,但不超过 3 块;大量渗出:指 24 小时渗出量超过 10ml,每天需要 3 块或更多纱布。进行伤口渗液量评估时要注意伤口本身使用敷料的吸收性。

4. 伤口的气味　根据 Grocott 伤口气味评估法,对恶性伤口气味的描述分为 6 个等级,分别是 0 级:一入房间 / 病房 / 诊间即可闻到;1 级:与患者一个手臂距离即可闻到;2 级:与患者少于一个手臂距离才能闻到;3 级:接近患者手臂可闻到;4 级:只有患者自己可闻到;5 级,没有气味。

5. 伤口的疼痛　临床一般常用的疼痛强度评估工具有数字疼痛强度评估量表（NRS）,是由 0~10 数字等份标出的线性标尺,"0" 表示无痛,"10" 表示最痛。另外,还常用视觉模拟分级法评估疼痛强度。除了对疼痛强度的评估外,还需要评估疼痛的部位、疼痛的性质、疼痛的原因以及使疼痛加剧或缓解的因素。

6. 伤口的出血　评估伤口出血情况时,首先需要对出血量进行客观描述,还需要了解容易引起伤口出血的原因,如何种敷料在更换中易引起出血,何种清洗方式易造成伤口出血等。

7. 伤口周围皮肤情况　评估伤口渗液的管理情况,是否对周围皮肤造成浸渍,肿瘤对伤口周围皮肤的侵袭情况,敷料对周围皮肤的影响。

（二）全身性评估

癌性伤口的全身性评估包括从患者的身体、心理、社会功能、经济状况、肿瘤治疗情况、家属支持情况等方面进行评估。癌性伤口改变了患者身体外在形象,加上伤口渗液、恶臭的影响,患者认为自己很脏,自尊心受损,在心理上产生了自卑、不愿意与人交流及参加社交活动,进而有与社会隔离现象;在情绪上因为伤口的影响患者变得忧郁、恐惧、产生无助或害怕的情绪反应;在经济上,由于癌性伤口受肿瘤的影响较大,伤口愈合有一定的困难,即使伤口能愈合,也必须有抗肿瘤治疗同时进行,且伤口换药时间较长,有的伤口换药长达一年以上,伤口换药次数多,敷料成本高,有的伤口还需要家属支持和配合换药,长期而言,对家庭经济上将造成重大负担,对家属心理也造成很大的压力。这些都需要医护人员进行详细评估,为采取有针对性的干预措施提供依据。

三、治疗

一般而言,癌性伤口的治疗分为治愈性治疗和姑息性治疗。治愈性治疗的目的是在控制肿瘤的同时减轻恶性伤口症状,甚至达到伤口的愈合。姑息性治疗的目的则是控制癌性伤口的相关症状。

（一）治愈性治疗

癌性伤口患者通过化学治疗、放射治疗、手术治疗、光动力治疗、电化学治疗、中草药治疗等抗肿瘤治疗方式,在抗肿瘤治疗有效的情况下移除、破坏、缩小肿瘤,控制皮肤转移,同时结合伤口治疗,控制伤口相关症状,最终达到恶性伤口愈合。

（二）姑息性治疗

癌性伤口患者通过化学治疗、放射治疗、手术治疗、光动力治疗、电化学治疗、中草药治疗等抗肿瘤治疗方式,肿瘤继续扩散,变大,皮肤转移情况得不到控制,抗肿瘤治疗无效的情况下,伤口治疗仅仅只能改善伤口部分相关症状如伤口感染、伤口渗液、伤口出血等,而不能促进伤口的愈合。对晚期恶性伤口患者来说,抗肿瘤治疗无效时,恶性伤口的姑息性治疗相对就显得格外重要。姑息性治疗通过管理渗液、控制恶臭、减少出血、降低疼痛、保护周围皮肤等伤口相关症状的控制,提供患者舒适,维持患者尊严或自尊,最大可能提高患者生活质量。

四、护理

（一）伤口相关症状的管理

1. 管理渗液　伤口渗液过多,造成伤口周围皮肤的浸渍/刺激,产生渗漏,频繁更换伤口敷料或就诊,导致患者生活无法自理,经济负担加重。伤口渗液过少,敷料粘连伤口,结成硬壳,患者感觉不适。更换时伤口疼痛和因粘连造成再次损伤,使患者无法自行更换,并因为担心疼痛而害怕换药。因此,选用合适的吸湿性敷料,动态调整伤口湿度,维持伤口渗液平衡以提高患者的舒适度及增加自信心在伤口护理中非常重要。

（1）当渗液量大时,需要使用高吸水性的敷料来吸收渗液,如藻酸盐敷料、泡沫敷料、亲水纤维敷料等。

（2）当渗液量少时,可选用水胶体敷料、超薄泡沫敷料等可防止创面过干。

（3）对于高渗出性的瘘管可采用造口袋或伤口引流袋进行渗液收集。敷料可根据伤口渗液量和臭味情况进行更换,一般每3天更换1次。在选用敷料时,需要考虑患者的换药成本,对于渗液量大,更换频繁的伤口,可以适当地选用成本较低地传统敷料如棉垫、纱布等结合新型敷料使用。

2. 控制恶臭　臭味的产生除了造成患者的困扰外,也不断提醒患者疾病存在的事实。通过清洗、清创、控制感染,选择合适的敷料来减轻或去除伤口臭味。

（1）清洗伤口最重要的是能彻底移除伤口床中的渗液、伤口组织中的废物,这是臭味移除的首要步骤。据文献报道,生理盐水是目前最适合的伤口清洗液。但是对于整个创面被肿瘤坏死组织覆盖且坏死组织较厚的恶性伤口,临床上采用先用生理盐水清洗伤口,再用3%过氧化氢溶液冲洗3~5分钟后,再用生理盐水再次进行创面清洗,比单独用生理盐水冲洗除臭效果更好。但过氧化氢溶液会损伤新生的肉芽组织,必须根据创面坏死组织情况谨慎选用。

（2）清创即除去伤口床的坏死组织:坏死组织是恶臭的来源之一,移除癌性伤口上的坏死组织和细菌是治疗恶臭的主要方法。由于癌性伤口肿瘤细胞侵袭血管易引发出血,需要慎重处理。不建议单独使用外科清创法进行清创。可先用湿性敷料水凝胶溶解清除坏死组织或痂皮,进行安全有效的自溶清创。当伤口有愈合可能时,可以根据患者病情及伤口情况,适当采用外科清创与自溶清创联合来加快坏死组织的清除。

（3）控制感染:目前临床上常使用含银敷料来移除伤口床细菌达到伤口局部抗感染目的。含银敷料可以改变细菌DNA双股结构,阻断细菌细胞呼吸链,破坏细菌内蛋白及酵素,且能持续稳定地释出足够杀死细菌的银含量,从而达到快速杀灭多种病原微生物的效果。合理地使用含银敷料可以具有高性价比和安全性,同时可以有效降低伤口的生物负荷,促进伤口愈合。资料表明,不同医用含银敷料其抗菌性能与吸湿性能也不同,需根据伤口特点选用合适的含银敷料进行感染控制。当伤口恶臭渗液较少时,可选用金属银敷料或纳米晶体银敷料快速降低或去除伤口臭味。当伤口恶臭而渗液多,则可选用藻酸盐银、亲水纤维银敷料或泡沫银敷料吸收渗液,控制臭味。值得注意的是,含银敷料的使用会使伤口床产生典型的蓝黑色着色,有时会给判断伤口床组织带来困扰,注意不要与感染或坏死组织混淆。当伤口面积范围大,换药成本过高时,可以使用干茶包放在伤口外层敷料中,既可以帮助除臭,又可以降低换药成本。根据伤口的范围而摆放茶包的量,一般3~4包。应在创面做细菌培养及做药敏试验,根据检验结果选择敏感抗生素,必要时可选用有效抗生素进行全身抗感染治疗以控制伤口细菌的血行感染。

（4）保持开窗通风,及时清除伤口敷料和渗液,保持患者衣服和床单等清洁,也有利于减少伤口产生的臭味。也可以在室内放置煮咖啡后残留的咖啡渣作为除臭剂。

3. 减少出血　首先保持溃疡面适宜的湿度,防止敷料与创面粘连,使移除敷料时出血减少甚至无出血。对于易出血创面,选择冲洗的方式清洁创面。当伤口有少量出血时,可采用干棉球压迫止血,也可采用藻酸盐敷料进行局部止血,它刺激血小板粘着/凝集和释放钙离子诱导血小板活化参与伤口止血过程,可达到有效的止血效果。

4. 减轻疼痛　用温盐水冲洗而不是用纱布或拭子擦洗,在一定程度下可以减轻疼痛。在更换敷料过程中,选用防粘连敷料与创面接触,以减少敷料粘连伤口引发疼痛,保持伤口处于一个湿性的环境可以减少敷料的粘连并保护裸露的神经末梢,减少疼痛的产生。

5. 保护周围皮肤　癌性伤口周围皮肤由于受到渗液或血液的浸润,或受到肿瘤细胞的侵袭,所以特别脆弱,不小心极有可能造成表皮剥落,甚至引发感染。因此,选择低敏及不易造成创伤的敷料粘贴极为重要。

（二）心理护理

评估癌性伤口对患者的身体、心理、社会功能造成的影响。评估经济状况、肿瘤治疗情况、家属支持情况等对患者造成的影响。伤口管理者需要就以上的评估结果与患者及家属进行有效沟通,建立他们对伤口管理者的信任,并针对伤口带来的心理精神压力给予相应辅导,鼓励家属在伤口管理中的积极参与,并提供有效的社会支持,从而提高患者对伤口管理的依从性,有效缓解伤口相关痛苦症状或促进伤口的愈合,提高患者的生活质量。

(尤渺宁)

第十节 高 钙 血 症

一、概述

(一)定义

当骨骼中动员出的钙水平超出了肾脏排泄的阈值就会发生高钙血症。血清钙 >2.75mmol/L 称为高钙血症,有研究者定义,中度高钙血症的数值为总血钙(白蛋白校正后)超过 12mg/dl,重度高钙血症大于 14mg/dl。血钙正常值因人群及实验室所用的仪器不同而有差异。

(二)临床表现

高钙血症的症状与血钙浓度及血钙上升速度有关,几乎涉及各个系统,且表现具有个体差异,起病早期比较隐匿,容易被漏诊或误诊,主要有如下表现:

1. 神经系统和精神病学表现 焦虑、沮丧、定向障碍、幻觉、睡眠紊乱、反射降低、木僵、昏迷。

2. 心血管系统 Q-T 间期缩短、P-R 间期延长、心率减慢、心律失常。

3. 胃肠道 呕吐,便秘,厌食,急性胰腺炎,消化道溃疡。

4. 肾脏表现 多尿、多饮、肾结石、肾功能不全。

5. 骨骼肌肉 无力或疲乏。

(三)病因与机制

1. 病因

(1)肿瘤因素:恶性肿瘤是引起高钙血症的首要原因,主要包括肿瘤细胞局灶性溶骨性活动和恶性肿瘤体液改变。高钙血症的危险性取决于肿瘤的组织学类型和原发肿瘤的部位、患病时间和转移部位等因素。乳腺癌、非小细胞肺癌、头颈部肿瘤、肾癌、多发性骨髓瘤和淋巴瘤发生高钙血症风险最高。

(2)非肿瘤因素:原发性甲状旁腺功能亢进,维生素 D 中毒,急性肾衰和药物因素等。

2. 机制 肿瘤相关高钙血症的发病机制尚不完全清楚,目前认为有关的因素有:

(1)恶性体液性高钙血症:80% 高钙血症是由于肿瘤本身分泌的甲状旁腺激素相关蛋白(PTH-RP)释放后,通过增强破骨细胞活性导致局灶性及全身溶骨性改变,进而出现骨重吸收增加。

(2)局部溶骨性高钙血症:体外实验证实,许多可溶性破骨细胞的活化因子都可以诱发骨的重吸收。已被证实的破骨细胞活性因子包括淋巴毒素、转化生长因子、白介素 -6、肿瘤坏死因子等都对骨的重吸收和形成起调节作用。

(3)其他罕见病例所致的高钙血症机制尚不明确。

二、诊断

对所有高钙血症的患者应进行一系列有关的检查,包括血清钙、磷酸盐、碱性磷酸酶、电解质、血尿素氮、肌酐等。血钙水平受血白蛋白及钙结合免疫球蛋白影响,因此最好进行离子钙测定,如使用血清总钙指标,需根据白蛋白水平进行校正,校正公式为: 校正钙 mmol/L= 测得钙 +0.8×(4.0– 测定白蛋白)。2.75~3.0mmol/L 为轻度升高,3.1~3.7mmol/L 为中度升高,大于 3.7mmol/L 时可能引起高钙血症危象。心电图常显示心动过缓,P–R 间期延长,Q–T 间期缩短及 T 波宽大。

三、治疗

(一)一线治疗

1. 水化、利尿 轻度高钙血症可以用生理盐水静脉水化并适当利尿纠正,如抗肿瘤治疗有效,血钙将会逐渐下降。多数高钙血症患者会出现严重脱水,需输注足量生理盐水,一般 3L/ 天,能恢复血容量,增加肾小球滤过率,并抑制近端肾小管对钙的重吸收。呋塞米可进一步阻断肾对钙的重吸收。水化期间应注意水、电解质平衡。

2. 减少钙的摄入 停止使用抑制肾脏钙分泌的药物,如噻嗪类利尿剂;停止使用降低肾灌注的药物,如血管紧张素酶抑制剂;停止补充维生素 A、D 和其他视黄醛衍生物,如多种维生素制剂。

3. 抑制骨吸收 双膦酸盐目前是治疗肿瘤性高钙血症状的标准药物,同时还能控制骨转移引起的骨痛。第 3 代的帕米膦酸二钠及第 4 代的伊班膦酸和唑来膦酸不良反应少,是治疗高钙血症的最常用药物。用药后 20% 的患者发生注射部位刺激、发热和流感样症状,无需处理可自动消退。用药期间应监测血钙、血磷,特别是肾功能。

4. 透析 其他方法不宜使用时,重度高钙血症伴有急慢性肾衰患者建议透析治疗。

(二)二线治疗

1. 降钙素 主要通过抑制骨吸收和增加肾脏对钙的清除,与双磷酸盐类药物有协同作用。降钙素的用法为 2~8U/kg。

2. 糖皮质激素 可抑制破骨细胞介导的骨吸收,减少肠道对钙的吸收,可加强降钙素的作用。

3. 光辉霉素 通过降低溶骨细胞数目和活性减少骨的重吸收。一般在 24~48 小时见效,是顽固性高钙血症的首选药物,有无骨转移均适用。高钙血症患者通常每周注射一次(15~20μg/kg),血清钙的水平将在 6~48 小时内开始下降。如果在两天内没有起效,应该考虑第二次给药。

四、护理

(一)护理评估

高钙血症的症状表现差异较大,取决于患者的个体因素,如疾病严重性、慢性病程的长短、已存在的精神疾病、年龄、是否合并使用镇静剂或麻醉药等。护士应掌握高钙血症的临床表现,密切监测血压、呼吸、心率及心律的改变。观察患者的体重、有无水肿、多尿及烦渴,准确记录 24 小时出入量。观察胃肠道症状，有无厌食、恶心呕吐、消化性溃疡，特别评估是否合并便秘，甚至肠梗阻。观察患者的神经肌肉反应，包括有无乏力、嗜睡、失眠、肌力减退、反应迟钝、癫痫发作、幻觉、意识不清，甚至昏迷。伴有骨痛的患者严格进行疼痛等级评估，做好疼痛护理。水化利尿治疗应关注心肺功能情况，尤其是年老体弱患者，避免补液过多或输注速度过快导致左心衰和肺水肿。遵医嘱正确留取血标本，在恶性肿瘤相关高钙血症中，除了血钙，还需监测电解质、磷酸盐、尿素氮和肌酐、甲状旁腺激素及相关蛋白。

（二）用药护理

1. 水化利尿　水化治疗可以快速补充血容量，改善肾血流，增加尿量，促进钙排泄。护士应遵医嘱快速补液，对于年老体弱或心肾功能不全患者应注意调整补液速度，以免诱发心衰、肺水肿。水化过程中注意监测电解质变化，慎防血容量过多及电解质紊乱。观察患者尿量，正确使用利尿剂，保持尿量在 100ml/h 以上，有助于阻止肾对钙的重吸收作用。应用利尿剂后应加强安全防护，避免患者频繁排尿发生跌倒。

2. 双膦酸盐　护士应掌握正确的输注时间和途径，关注患者水化情况，每日尿量不少于 2000ml。输注过程中监测血清钙、磷、镁等指标，如出现血钙降低、低血压，应慎防低钙抽搐。用药后需注意观察患者有无头昏、肌肉酸痛、发热等流感样症状及胃肠道反应，体温未超过 38.5℃，给予物理降温，嘱患者卧床休息、保暖、多饮水；体温超过 38.5℃，遵医嘱应用退热剂。

3. 安全防护　高钙血症患者常出现乏力、心律失常、意识不清甚至昏迷，应卧床休息。如出现意识不清、躁动，应设置床档，专人陪护，必要时经过家属知情同意可使用肢体保护性约束，但需避免约束对患者造成伤害。预防病理性骨折方面，为患者翻身时尽量取得其配合，动作轻柔；截瘫患者应用硬板床，避免拍背，翻身时采用轴线翻身法，避免加重疼痛甚至发生骨折。骨转移者应视具体部位佩戴颈托、腰托等或拄拐杖。协助患者更换卧位，预防压疮及坠积性肺炎。如可能，尽量使患者做些最小程度的活动，因为完全不活动可加剧高钙血症。

4. 终末护理　据报道，恶性肿瘤相关高钙血症的死亡风险较高，当患者处于终末期时，护理的首要目标是提高患者舒适度和症状控制。如果高钙血症不能被逆转，或者对患者干预造成的负担大于获益时，患者可以决定选择抗肿瘤治疗，选择对症状处理。姑息治疗团队应对患者及家属给予心理社会支持，减轻他们精神上和现实存在的痛苦。

5. 饮食指导　高钙血症患者应给予高营养、高维生素、易消化的低钙饮食。尤其注意指导患者不可自行补充钙剂，限制奶制品入量。

（张　彦）

第十一节　上腔静脉综合征

一、概述

（一）定义

上腔静脉综合征（superior vena cava syndrome，SVCS）是一组由不同病因引起的上腔静脉完全或不完全阻塞，导致血液回流受阻的临床征象。可出现头颈部及上肢肿胀、胸壁静脉怒张、口唇发绀、呼吸困难等一系列临床表现。如长时间阻塞，可导致不可逆的血栓形成或中枢神经系统损害和脑部并发症。属于肿瘤科常见急症，需明确病因从速处理。

（二）临床表现

SVCS症状较为典型，呈现急性或亚急性发病，表现可因受压部位、发生速度及静脉侧支循环建立的情况不同而有所差异。

1. 静脉回流障碍

（1）头颈部及上肢进行性肿胀，为非凹陷性水肿，肿胀部位皮肤因缺血缺氧潮红甚至发绀。平卧时加重，站立及活动后症状减轻或缓解。

（2）上腔静脉阻塞部位在奇静脉入口以上者，血流方向正常，颈胸部可见静脉怒张；阻塞部位在奇静脉入口以下者，血流方向向下，胸腹壁静脉均可发生曲张；如上腔静脉和奇静脉入口均阻塞时，侧支循环的建立与门静脉相通，则可出现食管、胃底静脉曲张。有时肿胀可因浅静脉迂曲扩张而出现不同程度缓解。

2. 压迫症状　气管、食管及喉返神经受压表现为咳嗽、胸闷、呼吸困难，进食不畅、声音嘶哑及Horner综合征。

3. 神经系统损害　颅内静脉压升高导致不同程度的头痛、耳鸣、视物模糊，严重时出现晕厥、抽搐。急性重症上腔静脉综合征患者由于脑缺氧、脑水肿、急性喉头水肿、呼吸衰竭或者颅内静脉破裂而死亡。

（三）病因与机制

1. 恶性肿瘤压迫和直接侵犯，导致上腔静脉回流受阻，这是最常见的病因，占80%以上以肺癌最常见，其他包括淋巴瘤、精原细胞瘤、恶性纤维组织细胞瘤等。

2. 良性疾病占SVCS的20%左右，半数以上是纵隔纤维化、甲状腺肿和结核。

3. 血栓形成　心血管介入技术广泛应用，由其引起的上腔静脉综合征迅速增多，其中以植入心内起搏器最常见。

二、诊断

SVCS属于肿瘤急症，有半数患者因气道压迫、心血管塌陷和颅内压增高有立即死亡的风险，但文献报道出现猝死的病历极少，紧急情况下即使无明确诊断也要开始治疗以缓解症状。对于以SVCS为首发症状且病情相对平稳者，应尽早明确诊断。在做活检前应避免使用类固醇药物，因它对淋巴瘤有治疗作用，会使活检标本的病理特征难以判断。

SVCS常具有典型的症状和体型。当原发肿瘤已明确时出现上述症状，即可明确诊断。

1. 胸部 X 线检查　胸片 84% 有阳性发现,如右上纵隔增宽(70%~80%),胸腔积液和肺门淋巴结肿大等。

2. 胸部 CT 及磁共振成像(MRI)　可显示肿块大小、阻塞部位、性质以及气管受压情况,明确肿块与其周围结构的关系。

3. 上腔静脉造影　了解阻塞范围,侧支循环情况,适用于预期手术的患者,是诊断 SVCS 的"金标准",但检查有一定的危险性。

4. 纵隔镜检查　可使 80% 的患者得以确诊。但该检查需要全麻,而且增加静脉出血等并发症风险,多在其他方法不能确诊时考虑应用。

5. 支气管内超声引导下经支气管针吸活检术(EBUS-TBNA)　随着此技术的逐渐推广及其对纵隔占位诊断地位,EBUS-TBNA 可作为一种相对安全、可靠的微创病因诊断方法。

三、治疗

(一)一般治疗

患者抬高头部及上肢,吸氧,限盐饮食,限制输液量及速度。应用利尿剂和大剂量皮质激素可减轻体液潴留、消除水肿和缓解炎症反应,改善阻塞症状,但需慎防脱水利尿治疗引起血栓和电解质紊乱。

(二)放射治疗

放疗对大多数恶性肿瘤所致的 SVCS 有效,能使 70%~90% 的患者症状缓解,有人认为是首选的治疗方法,但不推荐经验性放疗。一般最初从大剂量开始,每次 3~4Gy,最好与激素和(或)化疗同时进行以迅速缓解症状,2~4 次后再改为常规剂量。总原则是每日剂量大,疗程要短。放疗总量视具体病情而定。放疗初期局部水肿加重,常造成暂时性的病情加重,可给予地塞米松或利尿剂治疗。

(三)化学治疗

对化疗敏感的肿瘤,如小细胞肺癌、恶性淋巴瘤及生殖细胞肿瘤可首选化疗。对病变广泛,放疗照射范围过大的患者,也可先做化疗。化疗原则是选用敏感、作用快的周期非特异性药物,剂量应偏大,同时给予激素以减轻反应。

(四)放疗和化疗联合应用

SVCS 的治疗中,放化学联合应用常有显著的疗效,能有效发挥减症及病因治疗的作用。目前放化疗同步治疗的方法已渐成为小细胞肺癌和恶性淋巴瘤所致的 SVCS 的标准治疗模式。

(五)手术治疗

以下情况可以考虑手术治疗:①良性肿瘤或者纵隔纤维化导致的逐渐发生的慢性 SVCS;②良性或者恶性肿瘤引起的急性 SVCS 伴有脑水肿症状;③恶性肿瘤瘤体压迫上腔静脉产生 SVCS,并且肿瘤能被完整切除的;④非小细胞肺癌;⑤身体一般情况良好能够耐受开胸手术者。但合并有 SVCS 的肿瘤患者行放、化疗后不缓解的多为晚期患者,需谨慎考虑手术。根据手术的方式不同,可以分为单纯病变切除术、姑息性分流术、上腔静脉血栓摘除术、肿瘤切除 + 上腔静脉重建术、血管旁路移植术等。对于接受手术的患者,术后要特别注意预防上腔静脉血栓形成。

（六）血管腔内治疗

近年来内支架植入术已日益成为治疗 SVCS 的一种较为成熟的技术。与常规手术相比具有创伤小，并发症少的特点，能有效地改善上腔静脉血液回流。但操作不当也可发生血栓、肺栓塞、肺水肿和支架移位等，发生率为 20%。

（七）抗凝治疗

对由血栓所引起的 SVCS 首选抗凝治疗。

四、护理

护士应掌握 SVCS 的典型症状和体征，能够识别有潜在 SVCS 风险的患者，并提前告知患者出现哪些症状和体征应及时就诊。对于已确诊的患者，应密切观察病情，准确实施治疗护理措施，做好症状护理。

（一）基础护理

观察患者头颈部肿胀、皮肤发绀，呼吸困难、咳嗽咳痰及各项治疗不良反应。由于患者右肱动脉压力增高，右上肢血压随之增高，因此不宜采用右上肢测量血压，必要时测量双上肢血压对照。严格记录 24 小时出入量，尤其是应用利尿剂的患者，每日准确测量空腹体重及上臂围、颈围，颜面部以双眼睑睁开的程度为准。

（二）呼吸困难的护理

SVCS 患者可出现呼吸困难，夜间尤甚，宜采取半坐卧位，即白天抬高床头 45°，晚间抬高床头 30°，以利于头颈部血液回流，使膈肌下移，增大肺通气量，保持呼吸通畅。观察呼吸频率、深度、发绀情况，氧饱和度值以及血气分析指标，给予患者持续低流量吸氧。如果患者喘憋症未改善可应用平喘药物。如伴有咳嗽、痰液黏稠不易咳出，给予雾化吸入及化痰治疗，必要时可吸痰，防止发生窒息。观察痰液量及性状，必要时留取痰液标本做细菌培养，遵医嘱行抗感染治疗。

（三）静脉输液的护理

应严格限制总输液量及输注速度，避免加重颅内压高及脑水肿症状。SVCS 患者常选用下肢浅静脉或股静脉置管输液，以免加重压迫症状。常选择的穿刺部位有足背静脉和大隐静脉的起始段。由于下肢静脉瓣较多，血流缓慢，输液时应将下肢抬高 20°~30° 以加快血液回流预防静脉炎及血栓；SVCS 并伴有双下肢静脉血栓的情况下则需考虑左上肢静脉输液。

（四）皮肤、黏膜护理

由于 SVCS 患者局部皮肤水肿，缺血缺氧，呼吸困难致活动受限，加之细胞毒性药物、激素等刺激因素，皮肤、黏膜易发生压疮和感染，需做好预防及护理措施。包括：保持皮肤清洁，禁止使用热水袋避免烫伤；保持口腔、会阴肛周清洁；及时清洁眼睛分泌物，避免眼结膜感染。放疗照射野皮肤以温水轻沾洗，不使用化学性清洁剂，避免抓挠照射野皮肤；被动体位的患者，根据病情评估压疮风险，采取针对性预防措施。

（五）夜间护理

由于夜间大脑皮质对呼吸中枢的调节功能下降、迷走神经兴奋、咳嗽咳痰反射减弱，易造成呼吸道分泌物排出困难、体内缺氧及二氧化碳潴留，进一步加重病情。因此夜间应重点查看患者的呼吸、血氧饱和度、意识等情况。应用利尿剂导致尿频的患者，指导其体位变换宜缓慢,避免跌倒发生。上腔静脉压迫综合征患者咳嗽剧烈时由于心输出量减少,造成脑供血不足,易发生晕厥,护士应提前做好安全宣教,慎防意外发生。

（六）疼痛护理

对于 SVCS 出现疼痛的患者,护士遵循疼痛评估与护理规范,全面评估患者疼痛部位、强度、性质、加重或缓解因素,服药及药物不良反应;教会疼痛患者正确使用疼痛强度评估量表,准确汇报基础疼痛和爆发痛;按时接受止痛治疗。如果疼痛部位、性质发生改变或出现便秘、恶心等不良反应及时通知医生。

（七）饮食指导

指导患者进高营养、高热量、高维生素,富含纤维素的低盐饮食。鼓励患者饮食多样性,避免辛辣刺激。放化疗患者食欲缺乏,建议少食多餐,避免油腻,清淡易消化饮食。

（张　彦）

第五章 化学药物治疗的安全管理

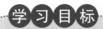 学习目标

完成本章内容学习后,学生能将:
1. 复述化疗药物给药的途径和方法。
2. 列出化疗药物安全给药的要求;口服化疗药物的安全管理。
3. 描述化疗药物的分级管理、使用管理、人员资质管理。
4. 应用评估方法对患者进行评估,做好患者化疗前的准备。

第一节 治疗前患者的评估与准备

化学药物治疗(简称化疗)是恶性肿瘤主要治疗的手段之一,在化疗前护士需做好化疗相关病史资料的收集,评估患者的心理状态、营养状况,根据评估的结果给予针对性的护理措施,同时根据化疗方案和静脉治疗实践指南选择合适的血管通路及装置。患者需做好自身准备,保持良好的环境等,在一定程度上减轻化疗药物的不良反应。

一、病史资料的收集

询问既往化疗史包括化疗药物的名称、有无化疗药物过敏史。询问既往化疗后的反应,主要包括有无血常规的异常、发热、乏力、盗汗、体重下降、疼痛、进食情况、口腔黏膜炎、睡眠、排便排尿等。评估实验室检查结果,查看患者血常规(白细胞计数、血红蛋白值、血小板计数)、肝肾功能、心电图检查的结果是否符合化疗的要求。测量身高和体重,为医生计算体表面积和药物剂量提供依据。

二、心理状态的评估

(一)患者心理状态

对疾病和治疗的不确定感增加患者的心理精神压力,通常表现为抑郁、焦虑。对于癌症患者,临床治疗仅是一个方面,更重要的是在于克服不良心理,构筑起抗癌的心理防线,这对强化自身免疫力,阻止和延缓病程的进展至关重要。特别是在化疗阶段表现更为明显,其紧张的心理情绪能直接影响机体的免疫功能,降低机体的抵抗力,均不利于化疗的顺利进行。

(二)护理措施

50%以上化疗患者均存在特别的心理需求,且这个需求贯穿化疗前、化疗中和化疗后整

个过程。一项首次化疗肿瘤患者心理需求分析显示,化疗前患者担心的主要问题依次是化疗不良反应、化疗效果、化疗费用以及化疗导致其他疾病;患者对医护人员的主要需求依次是希望面对面交流、随时解答疑问、介绍成功病例、告知住院费用等;患者对健康信息的需求依次是希望了解不良反应持续时间、不良反应预防措施、化疗途径和疗效、化疗时间和周期等。由此可见,在整个化疗期间,医护人员为患者提供详细的相关信息,给予充分的心理关注至关重要。

三、营养状况的评估

（一）营养评估的方法

应用营养风险筛查（Nutritional risk screening, NRS-2002）对住院患者进行营养风险筛查,该表是欧洲肠外肠内营养学会推荐。NRS-2002 总评分包括三个部分的总和,即疾病严重程度评分 + 营养状态降低评分 + 年龄评分（若 70 岁以上加 1 分）。

1. NRS 对于营养状况降低的评分及其定义

（1）0 分:正常营养状态。

（2）轻度（1 分）:3 个月内体重丢失 5% 或食物摄入为正常需要量的 50%~75%。

（3）中度（2 分）:2 个月内体重丢失 5% 或前一周食物摄入为正常需要量的 25%~50%。

（4）重度（3 分）:1 个月内体重丢失 5%（3 个月内体重下降 15%）或 BMI<18.5 或前一周食物摄入为正常需要量的 0~25%。

（注:3 项问题任一个符合就按其分值,几项都有按照高分值为准）

2. NRS 对于疾病严重程度的评分及其定义

（1）1 分:慢性疾病患者因出现并发症而住院治疗。患者虚弱但不需要卧床。蛋白质需要量略有增加,但可以通过口服补充剂来弥补。

（2）2 分:患者需要卧床,如腹部大手术后,蛋白质需要量相应增加,但大多数人仍可以通过肠外或肠内营养支持得到恢复。

（3）3 分:患者在加强病房中靠机械通气支持,蛋白质需要量增加而且不能被肠外或肠内营养支持所弥补,但是通过肠外或肠内营养支持可使蛋白质分解和氮丢失明显减少。

3. 评分结果与营养风险的关系

（1）总评分≥3 分（或胸腔积液、腹水、水肿且血清蛋白 <35g/L 者）:表明患者有营养不良或有营养风险,即应该使用营养支持。

（2）总评分 <3 分:每周复查营养评定。以后复查的结果如果≥3 分,即进入营养支持程序。

（3）如患者计划进行腹部大手术:就在首次评定时按照新的分值（2 分）评分,并最终按新总评分决定是否需要营养支持（≥3 分）。

（二）护理措施

1. 落实营养评估 有利于及时发现、预防营养不良症状的发生,有助于临床及时采取有效的方法治疗。适当的营养治疗即可改善癌症患者的营养状况,使患者的免疫能力、抗癌能力增强,提高患者对放疗或化疗的耐受能力,减轻其不良反应,改善患者的体力状况,提高生活质量。

2. 饮食注意点

（1）饮食应清淡、易消化。忌食油腻、难消化和刺激性的食物。烹饪方法以煮、炖、蒸为佳。

（2）饮食应富含蛋白质，肉、蛋、奶、豆制品和各种坚果均可提供优质蛋白质。

（3）为防止或减轻骨髓抑制引起的红细胞、白细胞、血小板的下降，应食用猪肉、牛肉、羊肉、禽肉、鱼类及红枣、花生等食物。为纠正化疗患者的缺铁性贫血，可选用一些含铁质丰富的食物，如牛、羊、猪、鸡、鸭、肝脏、肾脏、瘦肉、蛋黄。为提高机体的细胞免疫功能，可食用香菇、蘑菇、猴头菇、木耳等。腹泻的化疗患者应多食用钾丰富的食物，如土豆、桃、杏、香蕉等，同时应多补充水分。

（4）蔬菜类中可食用菠菜、芹菜、西红柿等；水果类中可选用杏、桃子、葡萄干、菠萝、杨梅、柚子和无花果等。

四、血管通路的评估

（一）血管通路选择的原则

评估治疗方案、预期治疗的时间、药物性质；评估患者年龄、并存病、输液治疗史、穿刺部位、对血管通路装置的偏好，选择适合的血管通路和血管通路装置，包括外周留置针或采用经外周静脉穿刺中心静脉导管（Peripherally Inserted Central Catheter，PICC）、植入式输液港（implantable venous access port，PORT）或中心静脉导管（Central venous catheter，CVC）。

（二）外周静脉穿刺的评估

1. 外周静脉穿刺给药，穿刺部位需有计划的使用。

2. 穿刺部位的皮肤不能有皮疹、破损、瘢痕、硬结等。

3. 血管应选择粗而直、有弹性、易触摸、不宜滑动的上肢静脉。对于成年患者，可用于放置外周导管的血管主要分布在上肢的背侧和内侧面。穿刺部位的选择应通常从非惯用手臂上肢远端的血管开始，应该避开肢体关节、触诊疼痛区；避开接受乳腺手术清扫腋窝淋巴结的、接受放射治疗的，或淋巴水肿的上肢末端，或脑血管意外后的患肢。有上腔静脉压迫症患者，禁止应用上肢静脉输液。

（三）PICC 置管的评估

1. 置管前的评估 评估实验室检查项目，包括血常规、凝血酶原时间、纤维蛋白、D- 二聚体、血糖是否在正常范围。宜选择肘部或上臂静脉作为穿刺部位，避开肘窝、感染及有损伤的部位。接受乳房根治术或者腋下淋巴结清扫术的术侧肢体、锁骨下淋巴结肿大或者有肿块侧、安装起搏器侧不宜进行同侧置管；上腔静脉压迫综合征的患者，以及有血栓史、血管手术史的静脉不应进行置管；放疗部位不宜进行置管；已知对导管过敏不宜置管。

2. 告知可能发生的风险 主要包括静脉炎，导管相关性血流感染，皮肤过敏，血栓形成，导管堵塞，纤维蛋白鞘形成，导管异位、滑脱、破损，穿刺点渗血渗液，个体差异、血管变异可能导致的置管失败，告知患者并签署知情同意书。

（四）PORT 置管的评估

1. 置管前的评估 评估实验室检查项目：血常规、凝血酶原时间、纤维蛋白、D- 二聚体、血糖是否在正常范围。以下情况是置管的禁忌证：有严重出血倾向（凝血功能紊乱或凝血因子缺乏）；穿刺部位与健肺同侧（存在发生致命气胸或血胸的风险）；患菌血症或易导致菌血症的感染性疾病，如肺炎、肾盂肾炎、胆管炎；穿刺部位有感染性病灶、开放性伤口、放疗史、颈部或上纵隔肿物；穿刺部位存在异常的静脉血液回流，如上腔静脉综合征、穿刺部位血栓等；已知对静脉输液港或导管材质过敏。

2. 告知可能发生的风险　主要包括：导管堵塞、导管异位及断管、导管相关性血流感染、导管夹闭综合征、静脉血栓、药物外渗外漏、囊袋感染、注射座翻转，患者如果同意，签署知情同意书。

五、患者准备

（一）环境准备

保持环境没有异味、宽敞、通风良好，避免让人不愉快的气味。可选择患者喜欢的气味，比如放置柠檬、橘皮等具有清新气味的水果缓解恶心感。保持光线的柔和明亮，可以根据个人喜好播放喜欢的音乐或装饰绿色植物，鲜花以及其他装饰品帮助缓解情绪。进食环境保持良好通风，减少食物气味的刺激。

（二）饮食准备

在一天中最不易恶心的时间多进食（多在清晨），避免空腹，进餐时间应避开化疗药物作用的高峰时间，以化疗开始前 2 小时以上为宜，餐后勿立即躺下，以免食物反流引起恶心。在化疗前更换宽松的衣服，拿掉义齿或牙齿固定器。

（三）化疗前预处理

1. 止吐药物　基于化疗药物的催吐风险、既往使用止吐药的经历以及患者本身因素等，在化疗前应给予预防性的止吐药。通常止吐药物包括 5- 羟色胺 3（5-HT$_3$）受体拮抗剂、地塞米松和神经激肽（NK-1）受体拮抗剂。如阿瑞匹坦服用方法：化疗第一天在化疗用药前 1 小时口服 125mg，第二天和第三天早上 8 点各口服 80mg。

2. 抗过敏药物　如静脉滴注紫杉醇前 12 小时、6 小时口服地塞米松 20mg；静脉滴注多西他赛前一天、用药当天、用药后一天口服地塞米松 7.5mg Bid，减轻水钠潴留和过敏反应。

（顾玲俐）

第二节　化学治疗的给药途径和方法

化学治疗，简称化疗，其目的是阻止肿瘤细胞的增殖、浸润、转移并最终杀灭癌细胞。20 世纪 40 年代发现，氮芥可以引起严重骨髓抑制，于是将其用于治疗白细胞增多的疾病，此后的几十年里，化学治疗迅速发展，随着对化学治疗药物及肿瘤病理生理的不断认识，化学治疗从单一药物发展到联合化疗，由辅助化疗发展到新辅助化疗，以及对于晚期肿瘤患者的维持治疗，化学治疗在肿瘤治疗中发挥越来越重要的作用。目前使用的绝大多数抗肿瘤药物是通过抑制细胞增殖和肿瘤生长的效应发挥其抗癌作用。

一、化学治疗的给药途径

（一）静脉注射

化学治疗最常见的给药途径，通常分为静脉推注法（静推）、静脉冲入法（静冲）、静脉点滴法（静滴）。

1. **静脉推注（静推）** 一种用注射器将少量或单一种类药品通过静脉注射给药的方法。如甲氨蝶呤（methotrexate，MTX）、环磷酰胺（cyclophosphamide，CTX）、长春瑞滨等经药液稀释后，经静脉血管通路缓慢推注。因条件受限，选择外周静脉导管时首选前臂部位，不可使用下肢静脉，因为它会导致组织损伤，产生血栓性静脉炎和溃疡，对血管穿刺困难和（或）静脉穿刺尝试失败后的成人和患儿建议使用超声技术。注药时要确保针头在血管内，定时抽回血检查，注射完毕注入少量生理盐水。在通过中心静脉置管给药前，应确保留置管准确置于血管内，观察、触诊、冲管以检查阻力、回抽液体以保证血液回流并倾听患者的疼痛主诉。

2. **静脉冲入法（静冲）** 由静脉冲入药液，用于强刺激性药，如氮芥（NH），先建立静脉通路，待滴注通畅后再稀释药。先夹住输液管路上端，接上药液注射器，推注药液后，立即打开输液管路快速输液，待 2~3 分钟后再调整输液速度，氮芥作用时间只有 5~8 分钟，随即氧化失效。

3. **静脉点滴法（静滴）** 药物经稀释后静脉滴注，按医嘱准确掌握点滴速度，核实输液器的滴定系数。常用药有奥沙利铂、紫杉醇等。

（二）肌内注射

适用于对组织无刺激性的药物，选择长针头深部肌内注射，以利于药物的吸收。如博来霉素、平阳霉素等。

（三）口服给药

口服药物相对毒性作用小，是一种方便的给药方法。口服药物需装入胶囊或制成肠溶剂以减少药物对胃黏膜的刺激，并防止药物被胃酸的破坏。常用药物如卡培他滨、替吉奥胶囊等，口服给药时要注意给药的时间。

（四）膀胱内灌注

抗肿瘤药物直接输注至膀胱，膀胱灌注治疗适用于各期膀胱癌，尤其对表浅性膀胱癌效果最好。常用药物包括丝裂霉素、吉西他滨、蒽环类，可作为手术后的辅助性治疗。药物加入生理盐水 40~60ml 中灌入膀胱，每 15 分钟变换体位，保留 1~2 小时。膀胱灌注前应排空尿液、避免大量饮水，以保持膀胱内药物浓度。

（五）鞘内注射

鞘内化疗的药物可以通过腰椎穿刺或脑室装置给药，药物不经过血 - 脑屏障而直接进入蛛网膜下腔、效果其特点为药物分布均匀，有效浓度高，复发率低。目前鞘内常用药物有 MTX、阿糖胞苷（cytosine arabinoside，Ara-C）和肾上腺皮质激素等，一般用生理盐水稀释至 5ml，缓慢注入。注射时患者去枕侧卧，背部与床板垂直，头向胸前屈曲，双手抱膝，使其紧贴腹部，使脊柱尽量后突以加宽脊椎间隙，取腰 4 与腰 5 椎间隙进行穿刺，避免损伤脊神经。注射后注意患者面色、口唇、瞳孔等。如发现出汗、恶心、呕吐、口唇发绀、瞳孔不等大、颈项强直等，立即停止穿刺，并作相应的处理。

（六）动脉内化疗

为提高抗癌药物在肿瘤局部有效浓度,将药物经动脉直接注射到肿瘤部位(经动脉栓塞/灌注化学治疗),可用动脉内给药化疗。对于浓度依赖性的抗肿瘤药物,局部药物浓度是决定疗效的最关键的因素之一。目前,局部动脉给药的条件是:①肿瘤局部侵犯为主,少远处转移,如动脉内化疗较适合结肠癌肝转移治疗;②给药动脉主要供应肿瘤而较少供应正常组织;③所用抗肿瘤药物,局部组织摄取快,全身灭活或排泄快,特别是药物第1次通过肿瘤时可被绝大部分吸收。

1. 直接动脉注射　恶性肿瘤脑转移,直接经颈动脉穿刺注入抗癌药物;下肢恶性软组织肿瘤可经股动脉穿刺给药;另外对手术中不能切除的恶性肿瘤如肝癌,可经所暴露的肝动脉直接注入抗癌药物。

2. 通过导管动脉注射　采用手术,借助X线监视下将导管置于肿瘤供血的动脉内,如经股动脉超选靶向血管灌注抗癌药物或栓塞剂。如肝癌,卵巢癌等的介入疗法。

（七）腔内化疗

指胸、腹膜腔和心包腔内化疗。胸腔、腹腔、心包等体腔的恶性积液多发生于恶性肿瘤晚期,临床上可为晚期患者的首发症状。24%~50%渗出性积液源于恶性病变,大约1/10癌症患者有胸腔积液。少量积液对生活质量影响不大,大量积液则可影响正常脏器功能,严重者导致功能丧失甚至死亡,因此需重视并及时采取适当的治疗措施。腔内化疗一般选用可重复使用、局部刺激较小、抗瘤活性好的药物,以提高局部疗效。每次注药前抽尽积液,注药后需协助患者翻身更换体位,使药物充分与腔壁接触,最大限度地发挥药物作用。

1. 胸腔内化疗　治疗恶性胸腔积液可通过闭合胸腔或在腔内直接杀灭肿瘤而达到目的。局部化疗药物可选用顺铂、多柔比星等。博来霉素的作用机制不完全明确,一般认为其抗肿瘤活性对胸腔积液的治疗作用很小,以化学性粘连作用为主。胸穿及局部用药过程应注意避免气体渗漏及肿瘤细胞种植。胸腔注射药物后应每隔10~15分钟变换体位,持续2~6小时。可有骨髓抑制、发热及疼痛等不良反应。

2. 腹腔内化疗　恶性腹水常提示患者属肿瘤晚期,对化疗敏感的肿瘤引起的腹腔积液,如卵巢癌、淋巴瘤、乳腺癌,可采用有效的全身化疗控制原发肿瘤及腹腔积液。一般认为腹膜的吸收能力有限,腹腔内可使用高浓度药物,而较少产生全身性不良反应。腹腔化疗药物可选用顺铂、噻替哌、丝裂霉素等,卡铂可用于卵巢癌所致的腹腔积液。生物反应调节剂可选用白介素–2、干扰素、肿瘤坏死因子等。自从血管内皮细胞生长因子(vascular endothelial growth factor,VEGF)通路的活性被证明与卵巢癌、胃癌、结肠癌等恶性肿瘤导致的腹水有明显相关性,抗血管生成靶向药物治疗腹水在近年来也得到广泛探索。一次性大量放腹腔积液应注意避免低血容量性休克,不应超过3000ml。反复大量放腹水应注意维持水、电解质平衡。若同时注入2种以上药物,可调整液体量,使出入量平衡。

3. 心包内化疗　恶性心包积液是指恶性肿瘤引起的心包腔液体过度积聚。病因可以是肿瘤细胞经血道、淋巴道转移至心包或直接侵犯心包,使间皮细胞受刺激和淋巴管静脉回流受阻所致。心包单独受累者占45%,心肌单独受累者占32%,同时累及心包、心肌者占22%。常见的肿瘤有肺癌、乳腺癌、白血病、淋巴瘤、恶性黑色素瘤、胃肠道肿瘤及肉瘤。恶性心包积液常提示患者属肿瘤晚期，是手术不能治愈的晚期肿瘤并发症，可用心包穿刺、手术心包开窗、硬化剂、全身化疗和放射治疗。局部化疗药物可选用氮芥、顺铂、噻替哌等；生物反应调节剂可选用白介素 –2、卡介苗等。博来霉素的作用机制不完全明确，一般认为其抗肿瘤活性，以胸膜的化学性粘连作用为主，控制积液的渗出。心包穿刺危险性大小取决于积液量和积液的位置，最好在超声心动图监测下进行。可有严重疼痛、骨髓抑制和发热等不良反应。

二、化学治疗的给药方法

（一）大剂量化疗

根据细胞杀伤假说，增加化疗药物的用量，可以更多地杀死肿瘤细胞。但是研究发现，在化疗间歇期肿瘤细胞的增殖也会加快，这样每次化疗结束后到下次化疗开始，肿瘤细胞的数量又会恢复到接近化疗前的水平，因此单纯地靠增加剂量来提高疗效并不理想。

（二）剂量密集化疗（dose–dense chemotherapy）

剂量密集化疗利用了肿瘤生长和化疗后肿瘤再生长的规律，是一个有前途的、可使实体瘤患者获得益处的用药方法。

（三）交替化疗（alternative chemotherapy）

耐药性学说认为交替化疗可以降低肿瘤细胞对后续方案的耐药性，但交替化疗使同一个化疗方案间歇期延长，使对该方案敏感的肿瘤细胞得以加速再增殖，故而影响了疗效。目前只证明交替化疗对恶性淋巴瘤有效。

（四）序贯化疗（sequential chemotherapy）

序贯治疗也是剂量密集化疗的一种，而序贯化疗和剂量密集化疗可能更适合于实体肿瘤的治疗。

化疗药物的正确使用也体现在合理的使用顺序上。临床应用时应遵循以下 3 个原则：①相互作用原则：有的化疗药物之间会发生相互作用，从而增加疗效或毒性，如紫杉醇和多柔比星的代谢都是在肝内羟基化，因此两者合用时，紫杉醇可能使多柔比星的清除减少，使心力衰竭可能性增加。所以应先用多柔比星。而紫杉醇和顺铂合用时，顺铂会延缓紫杉醇的排泄，因此须先用紫杉醇。②刺激性原则：有时根据药物的局部刺激性大小，刺激性大者先用，如长春瑞滨和顺铂合用时，先用前者。③细胞动力学原则：细胞周期非特异性药物（cell cycle nonspecific agents，CCNSA）先用，细胞周期特异性药物（cell cycle specific agents，CCSA）后用。因为有效的 CCNSA 可使 G_0 期细胞进入增殖周期，为 CCSA 创造发挥作用的条件。

（陈凤珍）

第三节　化疗药物的管理和使用

正确合理地应用化疗药物可以提高肿瘤患者生存率和生活质量，降低死亡率、复发率和药物不良反应发生率，是肿瘤综合治疗的重要组成部分。

鉴于化疗药物有明显不良反应,可给人体造成伤害,对化疗药物的应用要谨慎合理,需遵循以下原则:

一、化疗药物的管理

鉴于化疗药物的特性,各医疗机构应遵循基本原则进行管理:结合本机构实际用药情况,在药物的储存、保管、调配、配制、传送、使用和处置等各个环节建立健全相应的管理制度,包括安全用药制度,安全管理措施,工作流程等,以保证化疗药物安全有效地管理和使用,同时做好相关人员的防护和环境保护工作。

(一)分级管理

根据抗肿瘤药物特点、药品价格等因素,将抗肿瘤药物分为特殊管理药物、一般管理药物和临床试验用药物三级进行管理。

1. 特殊管理药物 指药物本身或药品包装的安全性较低,一旦药品包装破损可能对人体造成严重损害,如包装上具有明确毒性药品标识的抗肿瘤药物;价格相对较高;储存条件特殊;可能发生严重不良反应的抗肿瘤药物。特殊管理药物应设专柜加锁,专人保管、明显标识、每日清点,做到账物相符;保存条件应严格按照药品说明书要求执行。

2. 一般管理药物 未纳入特殊管理和非临床试验用药物,属于一般管理范围。药物应设专柜,明显标识,做到账物相符。

3. 临床试验用药物 依据原国家食品药品监督管理局发布的《药物临床试验质量管理规范》中试验用药品管理的有关规定执行。

知识拓展

危险药品的定义

美国卫生系统药师协会最初提出这个定义,美国国家职业安全卫生研究所完善了该定义。如果药物具有一个或多个以下特征,则此药是有危害的:①致癌性;②致畸性或发育毒性;③生殖毒性;④低剂量即器官毒性;⑤基因毒性;⑥使用以上标准,结构和毒性相似的药物也被归类为危险药品。

(二)使用管理

1. 药品调配 调配化疗药物须凭医师开具的处方或医嘱单,经药师审核后予以调配;并由药师复核药品,确认无误方可发放或配制。

2. 用药复核 使用化疗药物前必须核对患者信息、药品信息,并仔细检查药品的外观状况,确认无误后方可给药。特殊管理药物使用时必须由获得给药资格的护士复核。

3. 外渗处理 医护人员应掌握抗肿瘤药物的相关不良反应及药液外渗发生时的应急处理预案和处置办法。一旦出现给药部位药液漏出,需及时采取相应的对症处理,以减轻对患者造成的局部损害。有较大刺激性的药物应采取中心静脉给药方式。

4. 安全用药 在选择和使用抗肿瘤药物时,应注意与其他药物之间的配伍禁忌。密切关注药物不良反应,一旦发生应立即对症处理并及时上报有关部门。

（三）配制管理

静脉用抗肿瘤药物的配制应依据原卫生部《静脉用药集中调配质量管理规范》（卫办医政发〔2010〕62号）制定完善的静脉用抗肿瘤药物配制的防护措施和操作规程。抗肿瘤药物静脉用药应当实行集中调配与供应，应建立符合相关规定的静脉用药调配中心（室）（Pharmacy intravenous admixture services, PIVAS），并经卫生行政部门审核、验收，批准。相关药学专业技术人员，应经过相关专业知识、操作技能、配制流程及安全防护等培训，经考核合格后方可从事抗肿瘤药物的集中配制工作。

抗肿瘤药物配制成品的保存条件，如放置时间、储存温度、是否需要避光等应符合药品说明书要求，以保证药效。配制成品应由专人传送到用药病区或部门，护理人员经核对后接收。

用药过程中，应注意抗肿瘤药物的保存条件、给药方式、输注速度、输注时间、渗漏处理等各个环节，严格把关。

（四）人员资质管理

开具化疗药物处方的临床医师须具有主治医师及以上专业技术职务任职资格和相应专业资质，并经过相应的专科培训且考核合格。可能造成比较严重不良反应的特殊管理药物，需由有经验的医师开具处方。使用时须配备相应的应急措施和相应的抢救设备，必要时须医师在场。

给化疗药物的护士须接受过化疗药物基础知识和技能的培训并且通过相关考核，具备给药及处理意外事件的相关资质，确保化疗药物的给药安全。

二、化疗药物的使用

（一）药物储存

不同剂型、不同厂家生产的药品储存要求不同，以药品说明书为准。以下列出常用化疗药物的储存要求（表5-3-1）。

表5-3-1 常用化疗药物储存要求

通用名	剂型	储存要求
环磷酰胺	粉针剂	遮光、密闭，30℃以下保存
异环磷酰胺	粉针剂	遮光，2~10℃保存
达卡巴嗪	粉针剂	遮光、密封，2~8℃保存
白消安	注射液	2~8℃保存
甲氨蝶呤	粉针剂	遮光、密封，不超过20℃保存
	注射液	遮光，25℃以下室温保存
氟尿嘧啶	注射液	遮光，密闭保存
多柔比星	注射液	遮光、密闭，2~8℃保存
	粉针剂	遮光、密闭，不超过20℃保存

通用名	剂型	储存要求
柔红霉素	粉针剂	密闭、阴凉干燥处保存
表柔比星	粉针剂	遮光、密封,阴凉处保存
	注射液	遮光,2~8℃下保存
紫杉醇	注射液	避光、密闭,25℃以下保存
多西他赛	注射液	遮光、密闭,2~8℃保存
卡铂	粉针剂	遮光、密闭保存
	注射液	避光,阴凉处保存
左旋门冬酰胺酶	粉针剂	遮光、密闭、2~10℃保存
米托蒽醌	粉针剂	遮光、密闭保存
	注射液	遮光、密闭,不超过20℃保存
博来霉素	粉针剂	密闭,阴凉干燥处保存
丝裂霉素	粉针剂	遮光、密闭保存
长春新碱	粉针剂	遮光、密闭,2~10℃保存
	注射液	2~8℃保存
长春地辛	粉针剂	遮光、密闭,2~10℃保存
长春瑞滨	注射液/粉针剂	注射液:遮光、密闭,2~8℃保存
依托泊苷	注射液	遮光、密闭,10~30℃保存
	粉针剂	遮光,2~8℃保存
替尼泊苷	注射液	遮光、密闭,不超过22℃、保存
羟喜树碱	粉针剂	遮光、密闭,10~30℃保存
	注射液	遮光、密闭,不超过20℃处保存
顺铂	注射液/粉针剂	粉针剂:遮光、密闭保存
奥沙利铂	粉针剂	密闭,25℃以下保存
	注射液	遮光、密闭保存

（二）药物的配制

化疗药物应在静脉配制中心集中配制,遵循原卫生部2010年《静脉用药集中调配质量管理规范》,建立并执行静脉用药集中调配操作和细胞毒性药物安全操作的规程,确保静脉用药安全。

1. 溶媒选择　为保证用药安全:下面列举常见只能使用特定溶剂的化疗药物。

（1）0.9% 氯化钠注射液:依托泊苷,奈达铂,顺铂（冻干粉）,吉西他滨,培美曲塞二钠（力比泰）,长春瑞滨注射液（盖诺、诺维苯）,注射用环磷酰胺,注射用硫酸长春新碱,紫杉醇（白蛋白结合型）。

（2）5% 葡萄糖注射液:卡铂（波贝）,奥沙利铂,洛铂,紫杉醇脂质体,高三尖杉酯碱注射液,多柔比星脂质体。

2. 浓度要求　不同的化疗药物配制的浓度要求不同,下面列举出常见化疗药物配制时的浓度要求（表 5-3-2）。

表 5-3-2　常用化疗药物配制浓度要求

药品	浓度	药品	浓度
紫杉醇	0.3~1.2mg/ml	替尼泊苷	1mg/ml
多西他赛	<0.74mg/ml	异环磷酰胺	<4%
吉西他滨	<40mg/ml	表柔比星	<2mg/ml
卡铂	0.5mg/ml	伊立替康	0.12~2.8mg/ml
依托泊苷	0.25mg/ml	奥沙利铂	>0.2mg/ml

3. 其他要求

（1）铂类配制和输液过程中:不能使用铝制针头、注射器、导管或静脉输注装置。铂类与铝反应发生沉淀导致药物效能丧失。

（2）替尼泊苷配制时应轻轻搅动,避免剧烈震荡而出现沉淀。

（3）紫杉醇配制和输液过程中使用非聚氯乙烯容器和输液器。不同制剂的紫杉醇配制要求不同。普通制剂复溶时应该旋转分散不要摇动,以免产生泡沫。紫杉醇（白蛋白结合型）的复溶步骤比较复杂,应用无菌注射器将 0.9% 氯化钠注射液 20ml 沿瓶壁缓慢注入（时间不应小于 1 分钟）,不得将其直接注射到冻干块 / 粉上。注入完成后,药瓶静置至少 5 分钟,轻轻摇动药瓶或缓慢上下倒置至少 2 分钟,让所有粉块完全分散溶解,避免形成泡沫,如产生泡沫,静置 15 分钟,直到泡沫消失。

4. 配制后化学稳定时间　不同化疗药物配制后在不同温度下的稳定时间也不同,下面列举出常用药物配制后化学稳定时间（表 5-3-3）。

表 5-3-3　常用化疗药物配制后的稳定条件和时间

通用名	商品名	稳定时间	放置条件	备注
依托泊苷		立即使用		沉淀严禁使用
吉西他滨	健择	24 小时	室温	低温出现结晶
奥沙利铂	乐沙定	24 小时	2~8℃	
	齐沙	6 小时	室温	
	艾恒	24 小时	2~8℃	

续表

通用名	商品名	稳定时间	放置条件	备注
卡铂	伯尔定	8 小时 /24 小时	室温 /4℃	
	波贝	8 小时	室温室内光线	
顺铂	顺铂（冻干）	24 小时	室温避光	
长春瑞滨	诺维本	24 小时	密闭输液袋	
紫杉醇	泰素	27 小时	室温	
	安泰素	48 小时	室温	建议立即使用
紫杉醇脂质体	力朴素	24 小时	25℃室内光线	
多西他赛	泰素蒂 / 多帕菲	8 小时 /4 小时	室温	稀释液 / 输注液 4 小时内使用
异环磷酰胺	和乐生	24 小时	8℃	应尽快使用
	匹服平			现配现用
环磷酰胺	安道生	24 小时	8℃以下	
	茂祥	2~3 小时		
培美曲塞	力比泰	24 小时	2~8℃ / 室温	稀释液 / 输注液
阿糖胞苷	赛德萨	48 小时	室温含防腐剂	
吡柔比星		<6 小时	室温	易受 pH 影响
伊立替康	开普拓 / 艾力	24 小时 /6 小时	2~8℃ /<25℃	不得冷冻
多柔比星脂质体	楷莱 / 里葆多	24 小时	2~8℃	
多柔比星	辉瑞制药 / 阿特维斯制药	24 小时	室温	

（三）安全给药

1. 给药前准备　给药前应仔细核对医嘱、检查有无药物配伍禁忌，了解患者现病史、既往史、一周内的血常规指标，化疗知情同意书是否签署等情况。核对化疗前预处理用药均已执行，根据药物特性，遵医嘱在化疗前给予止吐、镇静抗过敏药物，且将所给药物进行排序（静脉输液用药与其他途径的注射用药的顺序应共同排序）。

（1）联合化疗的给药顺序：联合化疗是指两种或两种以上不同种类抗癌药物的联合应用，旨在取得多种药物杀伤癌细胞的不同时相的协同作用，以达到提高疗效，降低毒性和减少耐药性的作用。给药顺序应遵循的原则见本章第二节。

常用联合用药的给药顺序如下：异环磷酰胺→顺铂、甲氨蝶呤→阿糖胞苷、甲氨蝶呤→亚叶酸钙、亚叶酸钙→氟尿嘧啶、甲氨蝶呤→氟尿嘧啶、奥沙利铂→氟尿嘧啶、伊立替康→氟尿嘧啶、长春新碱→甲氨蝶呤、长春新碱→环磷酰胺、依托泊苷→顺铂等。抗肿瘤药与止吐类辅助药联合应用时，须先用止吐药，再用抗肿瘤药，这样才能减轻化疗药物引起的呕吐不良反应。

（2）时间和速度：目前，关于化疗药物输注时间和速度还没有统一的要求，细胞周期非特异性药物宜静脉或动脉一次推注，而细胞周期特异性药物则以缓慢静脉滴注、口服或肌肉给药。根据药物性质调节给药速度，并做好记录。

1）吉西他滨，滴注时间在30分钟以内，超过30分钟会导致不良反应加重。

2）奥沙利铂滴注时间应2~6小时，若出现喉头痉挛等情况，再以后的滴注时应当减缓至6小时以上，并密切观察患者情况。

3）雷替曲塞静滴15分钟。

4）米托恩醌应滴注30分钟以上。

5）伊立替康、替尼泊苷应静脉30~90分钟。

6）多柔比星脂质体禁止使用精密过滤器，起始速度不超过1mg/ml，无过敏反应可60分钟完成输注。出现输液反应，应调至总剂量的5%缓慢滴注15分钟，在患者可难受的情况下，随后15分钟内滴注速度加倍，如患者仍可难受，可于1小时内完成输注，总时间90分钟。

7）紫杉醇普通制剂输注时间应大于3小时，使用不含非聚氯乙烯的输注器，试用的过滤装置，微孔膜径不超过0.22微米。白蛋白结合型紫杉醇滴注30分钟左右。

（3）给药途径：应严格按照说明说的给药途径给药，不可随意用药。采用鞘内给药，给儿童肌内注射时不应使用含苯甲醇的溶酶稀释阿糖胞苷。环磷酰胺是前体药物，通常采取静脉注射。长春碱类不可用于鞘内注射。

2. 药品核对　静脉用药调配中心（室）将药品送至给药部门，接收护士应严格查对药品的数量和质量（检查输液袋/瓶、注射药液完好无损、无沉淀、变色、变质等）。核查无误后将输液顺序标注在输液袋上。

给药前应针对患者的身份信息、药品的质量及给药顺序进行再次核查，确保无误后方可给药。根据药物性质调节给药速度，并做好记录。给药后根据患者的输液巡视记录单再次核对，确保所有药品均已使用。

3. 给药观察　给药期间应注意观察局部及全身情况，有病情变化及时报告医生；若给药过程中出现化疗药物外渗，应参照《化疗外渗处理应急流程》进行处理，并记录化疗药物外渗报告单。给药后，观察患者用药后的反应，及时通知医生，并做好相关记录；再次进行肿瘤化学治疗知识的宣教，并评估患者的掌握情况。

（顾玲俐　陈凤珍）

第四节　口服化疗药物的安全管理

目前,口服化疗药物日益成为治疗恶性肿瘤的重要方法之一,为癌症治疗领域增添了新的给药途径和选择。自 2005 年开始,越来越多的口服药物用于治疗癌症,在 2007 年新开发的化疗药物中约 20%~25% 是通过口服方式。目前,口服化疗药物的种类包括细胞毒性药物、细胞表面受体或其他蛋白质的小分子抑制剂以及其他针对肿瘤微环境的靶向药物。临床上常见口服药物有:烷化剂类的环磷酰胺、替莫唑胺;抗代谢类的有:卡培他滨、6- 巯基嘌呤、甲氨蝶呤等;小分子抑制剂有:伊马替尼、舒尼替尼、阿法替尼等。

面对口服化疗药物的新管理模式,护士需要学会如何帮助患者应对口服化疗药带来的不良反应,获取补充药物和保持良好的服药依从性。世界卫生组织(World Health Organization, WHO)在 2003 年对服药依从性的定义为"extent to which a patient's behavior coincides with medical advice"即"患者的行为符合医嘱的一致程度"。癌症患者人群不遵医行为发生率 17%,其他慢性疾病(高血压、糖尿病)患者中可高达 93%。而不遵医行为将影响患者的治疗效果,进而增加患者再入院率,增加医疗资源的消耗。

口服化疗药物患者更多时候是在没有任何专业监督下进行自我管理,潜在的错服 / 漏服药物和不良依从性的风险是不可忽视的,肿瘤科护士应该为患者提供口服化疗药物治疗相关知识的教育,促进患者服药依从性,从而保证治疗效果。

一、评估

口服化疗药物的安全性管理应以科学的规章制度为基础,护士评估患者的情况,选择合适的教育方式和时机,教会患者在居家环境中自我控制和管理口服药物执行,并采用适宜的监控技术监督患者的服药依从性和安全性。

（一）影响因素

1. 患者自身因素

（1）人口学因素:一些研究发现,由于年轻的癌症患者面临更多医学、心理、经济方面的挑战,容易发生依从性不良情况。

（2）经济状况:经济条件差的患者以及医疗费用高的患者依从性差的发生率明显升高。

（3）地域差异:目前外地就医的现象普遍存在,在诊断和治疗方案确定后,异地患者居家口服治疗受地域的限制,易发生依从性不佳的情况。因此,在制订治疗方案时应为患者提供当地相关一些就医取药信息。

（4）社会支持:社会支持的来源包括家庭成员以及患者自身的社会关系网络,良好的家庭关系和社会关系可提高患者的社会支持,从而提高患者长期服药的依从性。

2. 精神心理因素

（1）认知功能下降:化疗引起的认知功能损害是一种已被证实的临床综合征,这种认知功能受损也被称为"化疗脑",可引起患者执行功能、口头表达能力、记忆力等轻到中度的下降。记忆力下降是患者服药依从性下降的主要原因之一,而忘记服药是影响患者服药依从性的因素之一。因此,在口服化疗开始时应该对患者的认知能力进行评估,尤其是老年患者。

（2）焦虑及抑郁：服药依从性还受患者情绪的影响。多项研究表明，焦虑及抑郁的情绪是依从性不良的预测因素。有研究表明，焦虑和抑郁程度的增加以及心理症状的出现，其服药依从性有所降低。

（3）对药物的信念：社会认知理论和自我调节理论都认为，人们的信念影响着其对信息及经验的理解，从而影响行为。服药信念分为两个方面，即患者对所服药物必要性的认知和对药物的顾虑，对必要性的认知越强烈，依从性越好，反之对药物存在较多顾虑预示着依从性不良。有研究证实，对药物疗效的认知是影响患者依从性的最主要因素，那些认为治疗有效的患者中只有 16.7% 发生不依从，相反那些认为服药无用的患者中发生不依从的比例为 62.5%。

3. 治疗相关因素

（1）治疗方案：研究发现，服药方案越复杂患者依从性越低，当每日服药 2 次时，平均依从性只有不到 70%，当每日服药次数超过 2 次时，依从性甚至更低，当口服化疗药的患者服药频率超过每天 3 次时，患者的依从性平均下降 10%。另外，治疗时间的长短也会对患者的依从性造成影响，治疗时间较长的患者较容易认为坚持服药很困难。此外，药物填充频率也会影响患者的服药依从性。由于影响了便捷性，需要频繁再填充的药物可能依从性较低。

（2）院外治疗及缺少随访：大多数口服化疗药患者在家中服药，缺少医护人员的监督与指导，患者可能因为不了解服药方法而发生服药错误，且错服、漏服后无法妥善处理，患者甚至会根据自己对药物的理解自行调整用药。多项调查表明，现有的医疗服务并未提供足够的随访及依从性的支持服务。

（3）药物不良反应：不良反应也是影响口服化疗药依从性的重要因素。与传统的静脉化疗相比，虽然口服化疗药的不良反应明显降低，但消化道反应、皮肤黏膜反应、疲乏等仍影响着患者的生活质量。例如，口服卡培他滨癌症患者的依从性与呼吸困难的严重程度之间存在相关性，患者的恶心呕吐以及其他一些不良反应的程度均与服药依从性呈负相关，不良反应的出现容易导致患者无法坚持服药。

（4）医患沟通：研究表明，医患沟通也是影响服药依从性的因素之一。与医师关系紧张的患者更容易发生有意不遵守医嘱服药的情况，医患之间的沟通交流是服药依从性的强预测因子，良好的医患关系可以减少患者对药物的顾虑，减少有意识的不依从现象，从而提高服药依从性。因此，加强医患之间的沟通可以提高患者的服药依从性。

4. 相关政策和制度　在美国一项对 577 名门诊工作的人员问卷调查研究中发现，仅有51% 的护士在对患者接受口服化疗药物治疗的实践中有规章或指南指导，该研究提示建立相关的规章或指南指导对于口服化疗药物安全管理是有帮助的。

此外，护士获得新药信息的滞后性也一定程度上影响了患者正确服药的依从性，这主要是由于临床护士获得相关培训不及时，缺乏相关知识更新，直接导致患者获取相关用药指导缺失。因此，良好的制度和体制是保障患者服药依从性的基础。

5. 宣教的时机　当开具口服药治疗和患者接受药物治疗这一期间容易发生时间延误，多数口服化疗药物患者在开具药物处方时接受医生的相关宣教，但很容易在拿到药物之后对宣教的关键点遗忘，特别是门诊患者和在居家环境中的患者，因此，护士应该评估宣教时机以及患者理解相关知识的情况，并对患者进行再教育。

（二）评估服药依从性工具

服药依从性的量表可用于临床评估和测评患者服药依从性，可帮助医务人员客观、快速地对患者进行评定。

目前常用的量表有 Morisky 服药依从性问卷（Morisky Medication Adherence Scale, MMAS-8），该量表由 Morisky 等人于 2008 年开发的自评问卷共有 8 个条目，量表的答案设置为"是"或"否"，回答"是"计 0 分，"否"计 1 分。Cronbach'α=0.83，得分越高说明依从性越好。依从性得分 =8 分定义为依从性好，得分 <8 分且≥6 分定义为依从性较好，得分 <6 分定义为依从性差。较适合用于不遵医行为风险预测。

服药信念特异性问卷（BMQ-S），该问卷由 Horne 于 1999 年编制，问卷包含服药必要性和对药物的顾虑两个维度，共十个条目。中文版问卷 Cronbach's α=0.738。每个条目采用 Likert 5 等级评分法，得分越低服药信念越差。

简明依从性评定量表（Brief Adherence Rating Scale, BARS），是由 Byerly 等在 2008 年编制的，BARS 由 4 个条目构成，前 3 个条目分别为"医生每天要你服用多少药片""上次就诊后，过去的一个月，你有多少天没有服药"和"上次就诊后，过去的一个月，你有多少天没有按剂量服药"。第 4 个条目不需要在调查现场完成，而是由访谈员根据调查者前 3 个条目的回答，算出该患者所服剂量与医生处方药物剂量的百分比（0~100%），该百分比即为调查者的服药依从率。该量表调查时间短，可用于社区的调查，是目前唯一以电子药瓶计数法作为金标准进行相关性分析的量表。

二、用药指导和宣教

（一）给药安全性指导

1. 药物管理的关键因素　当化疗给药从单纯的静脉给药发展到居家口服给药后，患者和照顾者承担了口服给药的这一责任，而药物管理的五大关键因素（准确的药物，准确的剂量，准确的方法，准确的时间给予准确的患者）也不再只是针对护士的培训，若患者或照顾者不能很好地实施这五点则给服药依从性和安全性带来了很大隐患。护士应教会患者和照顾者实施对药名、剂量、给药时间和方式的核对。

2. 特殊给药原则　口服化疗药不同于一般口服药，特别是细胞毒性口服药，同样需要遵循化疗药物的特殊给药原则。JBI（Joanna Briggs Institute）推荐的实践证据：

（1）在给予口服细胞毒药物之前应查患者的血常规以及其他相关的检查。处理细胞毒性药物的药盒或药物的人员（如护士、患者、照顾者）应配戴一次性手套。尽可能避免皮肤直接接触细胞毒性口服药物。

（2）彻底清洗待干双手，戴手套。

（3）口服化疗药物应存放在药杯中并标注"勿直接接触"。

（4）用于存放或获取口服化疗药的药杯或勺子应贴上专门的标签，使用后应放置在专门的容器中回收。

（5）药片不能捣碎，胶囊状的药物不能打开也不能和其他药物混合。

（二）不良反应的健康宣教

所用的肿瘤治疗方法都会带来不同严重程度的不良反应，严重的会延误疾病的治疗。接受静脉化疗的患者有更多的机会和医护人员接触并能及时治疗因药物所带来的不良反应,而居家接受口服化疗的患者可能会感觉到孤立无援,甚至为了避免一些不良反应的出现而自行减少服药频次。当患者在接受口服治疗时,肿瘤科护士应该做好相应的健康教育,告知患者在治疗期间或者之后可能出现的副作用以及何时何地能够得到相应的帮助。表 5-4-1 列举了口服药可能导致的不良反应以及患者健康教育要点。

表 5-4-1　常见口服化疗药不良反应及重点宣教内容

不良反应	口服化疗药	患者健康宣教要点
异常值: 低血钾 低钙血症 低磷酸盐血症 高血糖	达沙替尼 伊马替尼 伏立诺他	定期检查血象; 观察症状; 适当补充电解质; 必要时做心电图检查
致畸	来那度胺 沙利度胺	开始治疗前应进行妊娠检查; 治疗过程中女性应避免妊娠;确保告知患者服用药物时导致畸胎的风险; 来那度胺不可咀嚼、压碎、掰开服用,需整个吞服胶囊
骨髓抑制	达沙替尼 伊马替尼 来那度胺 沙利度胺 洛莫司汀 甲氨蝶呤 替莫唑胺 环磷酰胺	定期检查血象; 粒细胞减少的预防措施; 预防出血的措施; 必要时输血以纠正贫血
皮肤反应: 皮疹 手足综合征	卡培他滨 厄洛替尼 吉非替尼 伊马替尼 阿法替尼 舒尼替尼 索拉非尼	使用保湿霜及其他预防措施; 必要时使用抗生素软膏或口服激素药物; 定期皮肤检查,必要时就医治疗; 严重时需中断治疗或减少剂量
腹泻	卡培他滨 达沙替尼 厄洛替尼 吉非替尼 伊马替尼 索拉非尼 舒尼替尼	使用洛派丁胺(易蒙停)、苯乙哌啶(地芬诺酯、止泻宁)、阿托品等; 增加液体补充; 清淡饮食; 必要时静脉输液; 保持会阴肛周清洁

不良反应	口服化疗药	患者健康宣教要点
高血压	索拉非尼 舒尼替尼	治疗开始后前六周每周测量血压； 教会患者在家如何自己测量血压，必要时口服降压药如： 噻嗪类利尿剂、血管紧张素转化酶抑制剂、β受体阻滞剂、钙 通道阻滞剂
恶心呕吐	卡培他滨 达沙替尼 吉非替尼 伊马替尼 索拉非尼 舒尼替尼	治疗前30分钟给予止吐剂； 增加液体补充； 监测患者体重； 指导患者在进食后服药
血栓	厄洛替尼 来那度胺 沙利度胺	适当增加活动； 增加液体补充； 抬腿运动； 必要时口服低剂量的阿司匹林和华法林； 密切监测

三、服药依从性的监测

监测患者口服化疗药服用依从性的方式有很多，传统的方法如电话随访、门诊随访、患者日志等方法；随着时代和信息技术的发展，越来越多的电子信息技术可以运用到患者随访和提醒服药功能，如智能手机、短信、电子邮件、自动语音应答系统、电子提示器等。但是如何将现有的监测方式妥善的运用于目前的患者服药依从性管理，仍是值得探讨的课题。

面对各式各样的随访方式，建议：

1. 保证每位患者1周一次的电话随访。

2. 发展统一标准化的电话随访格式，包括：化疗药物带来副作用症状的管理指导、预防措施、监控和重要的相关信息追踪。

3. 化疗开始后48小时常规给予电话随访或者一周一次的门诊随访。

4. 为随访护士提供相关课程并且将口服化疗给药技能作为年度考核。

5. 针对口服药治疗患者提供一个专职的或兼职的随访护士。

6. 设立口服化疗药物协调员帮助指导患者实施取药和购买药物的过程。

针对新诊断的肿瘤患者或者诊疗方式变更改为口服化疗药物的患者人群需特别注意提醒服药依从，可以推荐一些提醒工具。

服药日志或日历能帮助患者维持良好的服药依从性，患者不仅可以在日志或日历上提醒自己服药的时间和方法，也可以记录具体服药的时间，剂量以及不良反应等。大多服药日志是药商提供，但如果医疗团队自行设计，则应包括药名、频次、剂量和数量以及服药的时间，而其他用于治疗不良反应的药物也应记录在日志中。当患者门诊随访时应携带好服药日志以便监测患者服药的依从性。

此外,其他方法也可提供给患者参考,如:

1. 使用分隔给药盒。

2. 将药物放置在可视范围内。

3. 将服药与日常生活结合。

4. 请家人朋友帮助一起提醒。

5. 电子产品提示:①设立手机闹钟;②设立家庭闹钟;③下载智能手机相关应用程序;④设立短信提醒等。

口服化疗给药需要发挥肿瘤科护士计划者、教育者、协调者、管理者的角色和功能,在患者口服化疗药物安全管理中起到一个关键的作用,为口服化疗药物治疗的患者在没有专业监督的居家环境下能够培养良好的服药依从性和自我管理能力,从而提高服药的安全性,保证治疗的顺利进行。

（顾玲俐　陈凤珍）

第六章 静脉通路的安全管理

> ## 学习目标
>
> 完成本章学习后,学生将能:
> 1. 复述各种静脉通路工具的特点。
> 2. 列出患者静脉通路评估的内容。
> 3. 描述各种静脉通路并发症的护理。
> 4. 应用静脉通路评估的结果选择合适工具。

第一节 静脉通路的评估

目前临床应用的静脉通路装置种类较多,对于肿瘤患者而言,选择一种既能满足治疗需求,又安全的静脉通路很重要。2014 年原我国卫生计生委颁布实施的《静脉治疗护理技术操作规范》规定:静脉输液操作前评估患者的年龄、病情、过敏史、静脉治疗方案、药物性质等,选择合适的输注途径和静脉治疗工具。2016 年美国静脉输液护理学会《静脉治疗实践标准》指出:应该根据治疗处方或治疗方案、预期治疗的时间、血管特征、患者年龄、并存疾病、输液治疗史、对静脉通路装置位置的偏好和可用设备的护理能力和资源选择适宜患者静脉通路需要的外周或者中心静脉导管。

一、患者评估

(一)一般情况

一般包括患者年龄、机体功能状态、四肢活动情况、意识状态、理解能力与配合程度、近期是否发热、血液生化指标等。

(二)病史

询问患者的化疗史、放疗史、手术史、中心静脉置管史,以及纵隔肿瘤、心脏起搏器、心脏支架、血栓史、并存疾病等。乳癌根治术及腋下淋巴结清扫术后患者,首选健侧上肢置管,患侧置管应极其谨慎。慢性肾病患者,应避免在其人工动静脉瘘或欲留人工动静脉瘘一侧上肢置管。装有起搏器的患者在起搏器的另一侧肢体置管。患有上腔静脉压迫综合征的患者不宜进行 PICC(peripherally inserted central catheter)置管。对于伴随有糖尿病的肿瘤患者在进行 PICC 手术前,首先要控制患者的血糖,将血糖范围控制在临床正常范围内,再进行 PICC 置管。

（三）血管状况的评估

通过对静脉的显露程度、管径、走向、弹性的评估，选择合适的穿刺部位和技术。同时要评估穿刺部位的皮肤完整性，无炎症、瘢痕。

（四）患者意愿

尊重患者自身对于静脉通路装置的偏好和放置导管的意愿。护理人员应当了解其意愿并通过正确告知帮助患者做出最佳决策。

（五）家庭社会支持状况

患者的经济和医保情况、家庭成员是否能够配合患者维护及日常照护，以及患者所在地是否可以较为便利地进行后续导管维护。

二、治疗方案的评估

患者的病种和病情、治疗的方案和药物、需要接受治疗的时间和静脉给药的方式是选择静脉通路装置的重要依据。

肿瘤患者在治疗的过程中常需要多次输液或者长时间输液，特别是化疗患者输入药物的刺激性大、对血管和周围组织造成不同程度的影响。规划血管通路的计划时应考虑外周静脉保护，预防静脉炎和药物外渗的发生。护士除了要掌握药物的作用和不良反应外，还要知晓药物的特性，包括药物的刺激性毒性分类、药物 pH、渗透压和浓度等。当药物 pH 低于 5 或高于 9、渗透压大于 900mOsm/L、持续性输注腐蚀性药物或肠外营养，不宜使用外周和中等长度的导管，可用中心静脉通路装置进行给药。对于肿瘤患者或者危重患者 PICC 置管有静脉血栓和感染的风险，尽量减少不必要的中心静脉通路装置的置入。

三、操作者和设施的评估

实施静脉治疗的医护人员应定期进行静脉治疗所必须的专业知识和技能的培训，PICC 置管操作应由经过 PICC 专业知识和技能培训、考核合格且有 5 年及以上临床工作经验的操作者完成。确保只有经过相关教育和培训的护士才能够实施抗肿瘤药物治疗，建议每年对其能力进行评估。护理人员应熟悉输液产品并遵照生产商提供的使用说明。不同的静脉通路装置置管应具备相应的心电图、超声、胸部 X 线等视觉辅助设备或技术。

四、静脉通路工具选择

选择最适当的静脉通路装置是跨学科团队、患者和患者照护者之间的协作过程。规划静脉通路的计划时应考虑外周静脉保护，在满足治疗的前提下应该选择外径最小、管腔数量最少的静脉通路装置。目前，在美国 70% 的患者使用中心静脉通路工具进行化疗，在中国对化疗患者静脉通路也开始实施了早期的主动评估。对于肿瘤患者静脉通路工具选择的建议如下：

（一）外周静脉导管（外周静脉留置针）

1. 适用于无刺激性的药物输注，预期输液治疗时间少于 6 天，有可用的穿刺部位。

2. 对于连续输注发疱性药物、肠外营养或输液渗透压大于 900mOsm/L 的药物时，不可使用外周静脉导管。

3. 选择适用于治疗方案和满足患者需求的最小规格外周静脉导管：大多数输液治疗应考虑使用 20~24G 的导管，对新生儿、儿童患者以及老人应考虑使用 22~24G 的导管，以使穿刺伤害降至最低。

4. 应用外周静脉给予发疱性药物输注时的安全措施，包括：输注时间限制在 30~60 分钟；选择新的静脉穿刺部位；禁止使用输液泵；对于静脉推注给药，每推注 2~5ml 以及输注期间每 5~10 分钟需要再次评估确保有血液回流。

5. 一次性静脉输液钢针禁止发疱性药物的输注。

（二）中等长度导管

1. 预期输液治疗时间 1~4 周并评估药物性质。

2. 对于诸如抗生素、液体补充和外周静脉耐受性好的镇痛药和溶液，可考虑使用中等长度导管。

3. 对于连续发疱性药物、肠外营养或输液渗透压大于 900mOsm/L 药物时，不可使用中等长度的导管。

4. 由于有不可检测的外渗风险，需谨慎进行间歇性发疱剂给药。

5. 当患者有血栓病史、高凝状态、肢体血流减少或终末期肾病需要静脉保护时，避免使用中等长度导管。

6. 患者的外周静脉不具备穿刺的条件或患者的生存期有限。

（三）中心静脉通路装置（非隧道式和隧道式导管、植入式静脉输液港）

1. 任何类型的输液治疗都可用中心静脉通路给药。对于癌症患者或危重症患者，由于经外周置入的中心静脉导管有静脉血栓和感染的风险，应当谨慎使用。

2. 尽量减少不必要的中心静脉通路装置的置入，需要确定中心静脉通路装置使用适应证的循证依据，其中包括（但不限于）：①患者的病情不稳定性和（或）输液治疗用药的复杂性（多种输液类型）；②预期超过 3 个月的不定期化疗；③持续性输液治疗（如肠外营养、补液和电解质、药物、血液和血液制品）；④创伤性血流动力学监测。

3. 了解 PICC 置管的风险，包括静脉血栓和导管相关性血流感染。在穿刺前通过超声检查测量静脉内径，考虑选择占静脉直径小于 / 等于 45% 的导管。鉴于抗感染的中心静脉通路装置在某些环境中有降低细菌寄生和（或）中心导管相关的血流感染的风险，应与多学科团队合作考虑是否使用抗感染的中心静脉通路装置（如中性粒细胞减少症、移植手术）。

4. 对预期需要进行间歇性输液治疗（如抗肿瘤治疗）的患者，考虑使用植入式输液港，当间歇输液使用输液港时导管相关性血流感染的发生率更低。但持续性输液时输液港的感染率与长期使用其他中心静脉通路装置接近。

5. 对高压注射系统设计的中心静脉通路装置，需要了解为避免导管断裂的限定压力和设备的其他限制条件（如高压注射系统的最多数目），以及所有附加装置（如植入式输液港、增设装置、无针输液接头）。

（薛　嵋）

第二节　静脉通路的循证实践

一、外周静脉导管的循证实践

（一）置管部位的选择

在决定穿刺手臂前,可征求患者意见;一般选择非主力手。避免选择以下部位穿刺:屈肘区域、触诊疼痛区域、外伤或感染区域、受损血管(如挫伤、通透性增加、静脉炎、血管硬化或软化、肿胀)部位、静脉瓣部位、既往发生过渗出或外渗的部位以及计划进行其他操作的区域。避免在以下肢体穿刺:乳腺切除伴腋窝淋巴结清扫术的患肢、淋巴水肿、动静脉瘘、动静脉移植、接受放疗的同侧肢体、脑血管意外受累肢体;对于慢性肾病患者,避免不必要的上肢外周静脉穿刺;如需在患侧进行穿刺置管,应与患者和医师充分讨论其利弊。

（二）置管前准备

1. 患者教育　护士应对患者进行详细的教育,内容包括:解释外周静脉置管的必要性、置管过程、预期置管时间、导管维护、并发症的症状和体征。

2. 皮肤清洁　检查穿刺部位是否有可见的污物,若有,应先用肥皂水或清水清洗干净。

3. 手卫生　触摸穿刺部位前、后,以及穿刺、重置、触碰导管前、后,均应严格执行手卫生程序,手卫生可使用皂液和水,或者手消毒液。

4. 扩张血管　在进行外周静脉短导管穿刺前,采用合适的方法帮助血管扩张:①使用止血带或血压袖带。注意不要过紧,避免用于易发生血肿、有出血风险的患者;循环障碍或血管脆性的患者,也应避免使用止血带。②利用重力原理(将置管肢体放在低于心脏的位置数分钟),让患者反复握拳松拳,并轻轻向下安抚血管。③利用温度。干性热敷有助于提高外周导管的置管成功率。

5. 皮肤消毒　置管前的皮肤消毒剂首选 2% 葡萄糖氯己定乙醇溶液(氯己定)。对氯己定过敏者,还可选用碘酊、碘伏或 75% 乙醇。外周静脉短导管穿刺处的皮肤消毒范围直径应 ≥8cm。

6. 无菌原则　外周静脉导管穿刺应使用清洁手套,并采用“非接触原则”进行穿刺,即皮肤消毒后避免再触诊穿刺点。

7. 穿刺次数　在使用外周静脉导管时,每位护士的穿刺次数不能超过 2 次,总的穿刺次数不能超过 4 次。多次穿刺失败会增加患者疼痛、延迟治疗、减少未来的可穿刺部位、增加成本和并发症的风险。

8. 团队建设　建立专业的静脉输液团队,有助于提高穿刺成功率。

（三）置管技术及辅助设备

使用血管可视技术(如超声、类红外线)辅助外周静脉导管的穿刺,以提高外周静脉条件较差患者的穿刺成功率。

（四）导管固定

1. 原则　外周静脉导管固定的原则是应能有效保护导管的完整性,最大限度减少导管连接处的移动,并预防导管脱落,但不影响对穿刺部位的评估和检测,不干扰血液循环及药物的输注。

2. 敷料固定　透明的半透膜敷料及其他普通敷料都可用来固定导管,但目前还没有足够的证据表明何种敷料最有益处。

3. 关节固定　使用关节固定装置有助于方便患者输液,保持输液通畅和减少并发症的发生。当导管穿刺部位靠近关节活动处时(如手指、腕关节、肘关节、足部),应使用关节固定设备如手臂夹板、手指固定板进行衬垫支持,以维持功能性体位。使用关节固定设备时,应不影响穿刺部位和导管的观察和评估,避免引起血液循环障碍、压疮、皮肤受损或神经损伤。定时拆除关节固定装置,以便评价末端循环状况、关节活动度和功能、皮肤完整性等。对于免疫功能低下的患者,不建议使用木质压舌板作为关节固定装置。

4. 置管部位的保护　小儿、老年人和认知功能障碍的患者有发生导管意外滑出、自行拔管的风险,应给予穿刺部位的保护,如透明的塑料圆帽。若上述措施无效,则考虑使用肢体约束。所有患者在接触水或其他污染物、日常生活导致导管滑动时,均应实施暂时性的穿刺部位保护措施。

(五)日常维护

1. 冲管与封管

(1)预冲式注射器:采用预冲式注射器进行冲封管,能有效降低导管相关性血流感染的风险和节约操作时间,并保证一人一管,不可多人使用同一注射器。告知患者,在使用预冲式注射器进行冲管时,可能会有味觉和嗅觉的改变,与下列原因有关:身体疾病(如糖尿病、克罗恩病)、药物(如抗肿瘤药)和放射治疗。有报道称,塑料注射器内的浸出物会渗透进生理盐水,目前看来,这些物质对人体是无害的。禁止使用预充式注射器稀释药物,以免增加给药差错的风险。

(2)冲管液及手法:冲洗液首选不含防腐剂的 0.9% 氯化钠溶液(生理盐水),当所输药品与生理盐水有配伍禁忌时,可先采用 5% 葡萄糖溶液冲洗,再用生理盐水将导管中的葡萄糖溶液冲洗干净。不能使用无菌注射水作为冲管液。

冲洗液的最少用量应视导管类型、尺寸、输液液体类型及患者年龄而定,推荐用量为导管系统(导管 + 附加装置)体积的 2 倍。较大剂量的冲管液(如外周静脉导管使用 5ml)有助于去除纤维蛋白沉积、药物沉积物和管腔内的其他碎片。在使用外周静脉导管输注成分血、肠外营养、造影剂和其他刺激性药物时,则需更多的冲管液。

(3)封管液及手法:对于外周静脉导管,成人患者封管液采用不含防腐剂的生理盐水;儿童患者可选用不含防腐剂的生理盐水或 0.5~10U/ml 的肝素溶液,但对于该人群的实验结果尚存争议。对于不是用于间歇性输液的外周静脉导管,每 24 小时封管一次。

为防止导管内血液反流,采用正压封管技术进行封管,边推注边拔注射器,根据无针接头的类型确定冲管、夹管、断开的顺序。普通输液器封管吋,留 0.5~1ml 的封管液不注入导管内,以免因注射器内的密封垫压缩引起血液回流(预充式注射器除外)。

2. 导管功能的评估　每次输液时,需观察整个输液系统,包括液体的清晰度、输液系统的完整性(如有无漏液、接头的紧密性)、固定敷料、药液的正确性和有效期、滴速的准确性等。每次使用导管前,通过冲管确认导管是否通畅;对于持续输注的导管,通过临床症状分辨导管功能,例如输液泵显示堵管警报。

通过观察和触诊评估导管周围皮肤有无红肿、压痛、肿胀、渗液，重视患者的主诉，了解患者有无疼痛、感觉异常、麻木或刺痛。外周静脉短导管至少每 4 小时评估一次；危重、镇静或有认知功能障碍的患者，每 1~2 小时评估；儿童患者每小时评估；输注刺激性药物的患者，评估次数应更频繁。使用外周静脉导管进行持续输液的门诊或居家患者，指导其白天清醒时每 4 小时观察一次穿刺部位。

3. 皮肤消毒　见本章节"置管前准备"。

4. 更换敷料

（1）评估皮肤：评估敷料下的皮肤，该区域的皮肤损伤与年龄、关节活动和水肿有关。

（2）更换频率：敷料出现潮湿、松脱和（或）明显污渍时应及时更换。外周静脉中长导管的透明敷料更换时间 5~7 天更换，纱布类敷料每 2 天更换一次。

5. 外周静脉导管更换时间　目前无足够的证据支持每 72~96 小时更换外周静脉留置针。2013 年最新的 Cochrane 系统评价认为，72~96 小时更换留置针与出现临床指征时更换留置针，两组在导管相关血流感染、静脉炎的发生率方面没有统计学差异，而出现临床指征时更换留置针的费用则明显低于 72~96 小时更换组，但化疗药物的输注则建议当天拔管。

6. 观察和记录　护士应定期观察穿刺点周围情况并详细记录，具体包括以下内容：①置管后，应在导管穿刺处附近显著的位置标注置管日期和时间；②每日隔着敷料触摸穿刺处，检查有无触痛；③一旦穿刺处有触痛，需揭开敷料检查插管处皮肤情况；④如果敷料污染或者边缘翘起影响观察时，及时更换新敷料；⑤记录导管置入的日期和时间，所使用的静脉输液、药物或冲洗液，患者对置管的反应、是否出现并发症等。

二、中心静脉导管的循证实践

（一）PICC 置管部位的选择

选择贵要静脉、头静脉、肘正中静脉或肱静脉进行 PICC 置管。对于成年患者，所选择的静脉管径应足够粗，推荐导管管径与静脉管径的比值为 45% 或更小。对于新生儿或儿童患者，还可选择腋静脉、头部的颞静脉和耳后静脉、下肢的大隐静脉和腘静脉。

避免选择肢体的触诊疼痛区域、外伤区域、受损血管（如挫伤、通透性增加、静脉炎、血管硬化或软化、肿胀）部位进行 PICC 置管。由于慢性肾脏疾病患者有发生中心静脉狭窄和堵塞的风险，以及为将来预留建立动静脉瘘的血管，不建议进行 PICC 置管。建议使用超声辅助置管静脉的识别和选择，有助于减少相关并发症和提高首次穿刺成功率。

仔细评估装有心脏起搏器患者的 PICC 置管部位选择。心脏起搏器一般从左侧胸部或腹部置入，应选择对侧置入 PICC 导管。

（二）PICC 置管的局部麻醉

对于有疼感的皮肤穿刺或置管，应考虑使用局麻药物，包括但不仅限于局部冷喷剂、局部透皮剂、皮内利多卡因、加压渗透利多卡因。在进行浅表麻醉时，护士应了解患者可能出现的不良反应及意外情况，如过敏反应、损伤组织或将局部麻醉药注射入血管等。

（三）PICC 置管前准备及置管

1. 患者教育　护士应对患者进行详细的教育，内容包括：解释 PICC 置管的必要性、置管过程、预期置管时间、导管的维护、并发症的症状和体征，必要时签署知情同意书。

2. PICC 置管策略(bundle) 手卫生;使用 2% 的葡萄糖氯己定乙醇溶液消毒皮肤;采用最大无菌屏障;在计划可控的条件下,避免选择成年肥胖患者的股静脉置管。

(1)手卫生:手卫生可使用皂液和水,或者手消毒液。操作者手有明显污渍、灰尘或有机物污染时,应先用皂液和水清洗后,再用乙醇擦手液;操作者禁止涂抹指甲油、佩戴人工指甲及首饰,以免增加感染风险。触摸置管部位以及插入、重置导管前、后,均应严格执行手卫生程序,PICC 导管置管过程中应使用一次性无菌手套,皮肤消毒后避免再触诊穿刺点。

(2)皮肤消毒:消毒剂选择同“外周静脉短导管”。PICC 导管置管时,以穿刺点为中心消毒皮肤,直径≥20cm。

(3)最大无菌屏障:PICC 置管前应建立最大无菌屏障,包括操作者戴口罩、帽子、无菌的无粉手套、无菌隔离衣、铺无菌大单等;患者戴口罩和帽子,全身覆盖无菌布。

3. PICC 置管查检清单(checklist) 建立标准的 PICC 置管查检清单,确保置管操作遵循该清单,并由有资质的护士根据置管情况填写查检清单,而不是当时的置管护士完成;同时应授权查检护士停止任何违反无菌技术的操作程序。

4. PICC 置管包 建议使用标准的供应车和 PICC 置管包进行 PICC 置管,其中包含了所有置管需使用的组件。

5. PICC 置管辅助技术 建议使用超声技术辅助 PICC 置管,能有效提高置管成功率和降低置管相关并发症。PICC 置管前,使用超声探查血管解剖情况,用于识别异常血管(如血管闭塞或血栓形成),同时评估血管直径。超声的使用为 PICC 置管提供了“实时”或动态的操作技术。在使用超声引导时,应注意无菌原则,即应使用足够大面积的无菌透明套包裹超声探头,或使用无菌凝胶和无菌鞘。

6. 上臂臂围的测量 PICC 置管前应测量置管上臂的臂围,用于置管后可能出现的水肿或深静脉血栓形成时的臂围比较,测量位置在肘窝以上 10cm。同时评估置管处有无其他异常情况,如凹陷性或非凹陷性水肿。

7. 穿刺技术 应使用最安全的置管技术,包括赛丁格技术、改良赛丁格技术(Modified Seldinger Technique, MST)、或简化后的新技术(如简化的赛丁格技术),这些技术可减少置管相关性并发症,例如空气栓塞、导丝丢失、栓塞、导管置入动脉和出血。

8. PICC 导管尖端位置

(1)体外测量:预计 PICC 导管置入的长度,测量方法包括但不仅限于以下方法:①从穿刺点沿静脉走向,横过肩膀至胸骨上切迹右缘(位于胸骨柄上端),再向下反折至第三肋间隙;②利用公式计算出基于体表面积的预计置管长度;③从置管前的胸片上预计置管长度。

(2)最佳位置:PICC 置管结束后、使用导管前,应确认 PICC 导管的尖端位置。上臂置管的 PICC 导管尖端位置应位于上腔静脉(Superior Vena Cava, SVC)下 1/3 段或上腔静脉与右心房交界处(Cavoatrial Junction, CAJ)。PICC 导管尖端位置过深至右心房三尖瓣处或到达右心室,均会导致心律失常。下肢置管的导管尖端位置应位于下腔静脉膈肌水平处。如有必要,应重新调整并确认导管尖端放至最佳位置。1 岁以内的新生儿或婴儿,避免导管尖端置入进心脏,否则会引起血管受损和心脏压塞。

(3)PICC 导管尖端定位技术:使用腔内心电图法(Electrocardiogram, ECG)追踪导管尖端位置至 CAJ,包括金属导丝或生理盐水导电两种类型。使用该设备辅助 PICC 置管前,应评估患者是否有心律失常既往史和心电图 P 波。腔内心电图法的禁忌证包括无 P 波或异常 P 波的心电图患者,如装有心脏起搏器、心房颤动、室上性心动过速。因此,心电图法需根据产品说明书选择正确的适用人群。如果使用导管尖端定位技术确认导管尖端已到达合适的位置,则可取代 X 线胸片定位。

(4)X 线胸片定位:未能使用导管尖端定位技术进行 PICC 置管时,仍需进行 X 线胸片的定位。由于 CAJ 在 X 线胸片上无法显示,因此该方法缺少精确性。但仍可通过气管隆突、气管支气管角或胸椎椎体进行测量和判断(气管隆突下 4cm 或 2 个胸椎椎体)。另外,患者从平卧到站立,通常会引起导管在 X 线胸片上显示约 2cm 的移位。应由放射诊断科医生负责诊断 X 线胸片的定位报告。

应在患者病史档案中保存 PICC 导管尖端位置的定位报告,如心电图追踪记录复印件、X 线胸片诊断报告或其他合适的相关记录。

(四)PICC 导管固定

1. 原则　中心静脉导管固定的原则是应能有效保护导管装置的完整性,最大限度减少导管连接处的移动,并预防导管脱落,但不影响对穿刺部位的评估和检测,不干扰血液循环及药物的输注。

2. 导管固定装置(Engineered Stabilization Device,ESD)　在决定使用 PICC 导管固定的最合适方法时,应考虑患者年龄、皮肤肿胀和完整性、前一次固定是否造成皮肤损伤及穿刺点的渗液情况。不推荐使用胶布或缝合进行导管固定,非无菌的胶布易受到病原菌的污染。缝合不仅有针刺伤的风险,而且增加导管菌膜形成和导管相关性血流感染。

建议使用导管固定装置固定血管通路装置,可减少因导管移动导致的并发症,从而减少输液治疗的中断和降低医疗成本。医用粘胶性导管固定装置有助于降低感染和导管移位的风险。不建议使用卷绷带固定 PICC 导管,因为卷绷带没有弹性,不能充分固定导管,且有可能掩饰并发症的症状和体征,或损害血液循环或输液流速。若存在禁忌使用医用粘胶剂的皮肤疾病(即儿科大疱性表皮松解症、中毒性表皮坏死松解症),则必须使用管状纱布网格固定导管。

每次更换敷料时评估导管固定装置的完整性,并根据制造商的使用说明更换。在更换敷料的过程中移除医用粘胶性导管固定装置,并进行适当的皮肤消毒。同时,需注意使用医用粘胶性导管固定装置引起的医用粘胶相关皮肤损伤(Medical Adhesive-related Skin Injury,MARSI)。因此,建议使用防护溶液保护固定装置黏合处的皮肤,以降低皮肤损伤。不应使用安息香复合酊剂的粘胶性导管固定装置,因其被移除时,会增加胶黏剂黏结到皮肤上引起皮肤损伤,从而增加医用粘胶相关皮肤损伤的风险。

3. 敷料选择　透明的半透膜敷料及其他普通敷料都可用来固定导管,但目前还没有足够的证据表明何种敷料最有效。

4. 穿刺部位的保护　小儿、老年人和认知功能障碍的患者有发生导管意外滑出、自行拔管的风险,应给予穿刺部位的保护,必要时考虑使用肢体约束。所有患者在接触水或其他污染物、日常生活导致导管滑动时,均应实施暂时性的穿刺部位保护措施。

(五)无针输液接头的管理

使用无针接头的主要目的是消除针头及由此产生的针刺伤。由于无针接头可能会明显降低液体的流速,因此避免将无针接头用于需要快速滴注的晶体溶液和红细胞的输注。护士应清楚地认识到无针接头是产生腔内微生物污染的潜在部位,使用后需认真遵循预防感染的操作要求。有关预防或减少血管通路装置相关感染或血栓形成的无针接头的设计或类型,目前尚未达成共识。冲洗导管、夹闭导管和断开注射器的顺序取决于无针接头的内在构造,因此需符合制造商的操作指南,正确的操作顺序有助于减少血液回流和导管腔内的血栓堵管。

连接无针接头前,需用力机械擦拭导管接头并待干,可选用的消毒剂包括 75% 乙醇、2% 葡萄糖氯己定乙醇溶液。擦拭和待干时间取决于无针接头的设计和消毒剂的性质。每次给药前(如连接冲洗注射器或给药装置),均应该使用消毒剂用力擦拭无针接头表面 5~15 秒。

无针接头的更换间隔时间不应短于 96 小时,频繁的更换只会增加中心静脉导管相关性感染的风险。持续性输液的过程中,更换输液装置需同时更换无针接头(如 96 小时)。以下情况需及时更换无针接头:任何原因移除无针接头;无针接头中有残留的血液或残留物;从导管内抽取血培养样本前;明确接头被污染;按照组织政策、程序和(或)实践指南的规定或按照生产商使用说明书的规定。

（六）日常维护

1. 冲管与封管

（1）预冲式注射器:同"外周静脉导管"。

（2）无针输液接头消毒:冲封管前,应消毒接头表面,并充分自然待干。

（3）冲管液及手法:使用 PICC 导管给药前后和日常维护过程中,均应进行正确的冲洗液。首选不含防腐剂的生理盐水,当所输药品与生理盐水有配伍禁忌时,可先采用 5% 的葡萄糖溶液冲洗,再用生理盐水将导管中的葡萄糖溶液冲洗干净。不能使用无菌注射水作为冲管液。如果使用具有抑菌作用的生理盐水,冲洗容量限制为 24 小时内不超过 30ml,以降低作为防腐剂苯甲醇的毒性作用。

冲洗液的最少用量应视导管类型、尺寸、输液液体类型及患者年龄而定,推荐用量为 PICC 导管系统(导管 + 附加装置)体积的 2 倍。较大剂量的冲管液(如 PICC 导管使用 10ml)有助于去除纤维蛋白沉积、药物沉积物和管腔内的其他碎片。输注成分血、肠外营养、造影剂和其他刺激性药物时,则需更多的冲管液。

使用脉冲冲管技术进行导管的冲管,每个导管管腔均需冲洗。即快速"推注—暂停—推注—暂停"的手法,单次脉冲量为 1ml,以利溶液"擦洗或清洁"导管内壁,从而清除血液或纤维蛋白,并预防管腔内药物沉淀物的聚集。由于冲洗压力过大可导致血凝块脱落、导管分离和(或)导管破裂,故建议使用 10ml 注射器进行非耐高压型中心静脉导管的冲管,因较大的注射器可产生较小的冲洗压力和较大的抽吸力。反之,较小的注射器则产生较大的冲洗压力和较小的抽吸力。

不得使用任何型号的注射器强行冲洗各类中心静脉导管。如果遇到阻力和(或)者不能抽出回血,应先排除其他外部原因(如检查封闭的夹具、去除敷料等);内部原因则需要诊断检查,例如拍摄 X 线胸片确定尖端位置和发现一些机械原因(如导管夹闭综合征),彩色多普勒超声或透视排除血栓。

（4）封管液及手法:10U/ml 的肝素溶液和不含防腐剂的生理盐水均可作为封管液,目前尚无证据显示某种封管液更具优势,儿童患者的封管液亦可选择肝素和不含防腐剂的生理盐水。肝素作为封管液所引起相关不良反应(如肝素诱导的血小板减少症或肝素诱导的血小板减少性血栓形成)的发生率非常低,在 1% 或更低,因此无特殊疾病患者,不建议在这种情况下监测血小板计数。

抗生素封管溶液含有超治疗浓度的抗生素,并且可以与肝素结合。当以预防感染为目的时,需根据特异性感染或医疗机构内流行的感染源选择抗生素;对于治疗用途,在确诊的 48 至 72 小时内开始使用抗生素封管液,但是使用的持续时间仍存在争议。抗菌封管液包括但不仅限于乙醇、甲双二嗪、枸橼酸钠、26% 氯化钠、亚甲蓝、夫西地酸、乙二胺四醋酸的单独使用或联合使用。抗生素封管液留置在 PICC 导管内的时间尚无定论,可能需要每天长达 12 小时,但这将影响导管的正常使用。封管阶段结束后,从管腔内回抽抗生素封管溶液并弃去,以免增加患者对抗生素的抗药性和其他不良事件。经报道,庆大霉素封管溶液导致的耐庆大霉素细菌会增加中心静脉相关的血流感染发生率。

封管溶液的用量应等于中心静脉导管和附加装置的内部容量再加 20%。

为防止导管内血液反流,采用正压封管技术进行封管,边推注边拔注射器,根据无针接头的类型确定冲管、夹管、断开的顺序。普通输液器封管时,留 0.5~1ml 的封管液不注入导管内,以免因注射器内的密封垫压缩引起血液回流(预充式注射器除外)。

2. 导管功能的评估 每次输液时,需观察整个输液系统,包括液体的清晰度、输液系统的完整性(如有无漏液、接头的紧密性)、固定敷料、药液的正确性和有效期、滴速的准确性等。每次使用导管或维护导管前,应冲管和抽回血确认导管是否通畅;对于持续输注的中心静脉导管,通过临床症状分辨导管功能,例如输液泵显示堵管警报。

通过观察和触诊评估 PICC 导管周围皮肤有无红肿、压痛、肿胀、渗液,重视患者主诉的任何不适、疼痛、感觉异常、麻木或刺痛。PICC 导管应至少每天评估一次。门诊或居家患者,应指导患者和家属至少每天观察一次,包括穿刺点情况、并发症相关症状、敷料是否有松脱,必要时及时就诊。

当怀疑 PICC 导管发生滑脱时,应测量其外部长度,并与置管时的记录长度比较;患者出现手臂水肿或怀疑发生深静脉血栓形成时,应在肘窝上方 10cm 处测量上臂臂围,并与基线比较,若臂围增粗 3cm 及以上伴水肿,可能与深静脉血栓形成相关。

3. 皮肤消毒 消毒剂选择同"外周静脉导管"。PICC 导管维护时皮肤消毒范围至少应大于所使用敷料的面积(如 10cm×12cm)。

4. 更换敷料

(1)评估皮肤:评估敷料下的皮肤,该区域的皮肤损伤与年龄、关节活动和水肿有关。尤其是使用导管固定装置前,固定装置下的皮肤应使用皮肤保护剂,以减少医用粘胶剂相关性皮肤损伤。

(2)更换频率:敷料出现潮湿、松脱和(或)明显污渍时应及时更换。PICC 导管的敷料更换视敷料的材质而定,透明半透膜敷料 5~7 天更换,纱布 2 天更换。在透明敷料下垫纱布者,仍视为纱布,应 2 天更换。穿刺点有渗液时,应选择纱布。美国静脉输液护士协会(Infusion Nurses Society, INS)指出相对固定的敷料有助于减低导管滑出的风险,但频繁地更换敷料会增加导管滑出和感染的风险;若超过 2 次未按规定时间更换敷料,也会增加 3 倍以上的感染风险。

PICC 导管置管后,当加压包扎等方法无法降低计划外的敷料更换频率时,考虑使用止血剂减少穿刺点出血。

（3）氯己定敷料:当腔外途径感染成为主要感染源时,氯己定敷料可减少导管感染风险。氯己定过敏史的患者忌用;早产儿、新生儿及皮肤脆弱和（或）复杂皮肤病症患者慎用,因曾发生过接触性皮炎和压力性损伤。同时,在敷料更换过程中,应监测敷料部位是否发生红斑和皮炎。

5. 观察和记录　同"外周静脉导管"。

三、植入式静脉输液港（PORT）的循证实践

（一）注意事项

1. 当连接 PORT 时,操作者应使用无菌技术,包括戴无菌手套和口罩。

2. 当评估 PORT 穿刺部位（是否出现肿胀、发红、渗液及其他不适症状）前后,操作者均应进行手卫生。

3. 皮肤消毒　消毒剂选择同"外周静脉导管",消毒范围大于 10cm×12cm。

4. 在 PORT 用于压力注射前,必须通过阅读厂家提供的识别卡、腕带、查看操作记录以及触摸输液港等方式,辨别输液港是否适用于压力注射,触摸输液港不能作为唯一的识别方式。

5. 压力注射过程中或注射后,应警惕导管破裂的潜在危险性,如果出现肿胀、发红或疼痛,应及时报告并查明原因。

6. 评估 PORT 功能时,建议使用 10ml 注射器或专为降低注射压强设计的注射器,并注意是否存在抽回血或推注的阻力。

（二）PORT 穿刺

1. 应使用最小规格的无损伤针连接 PORT。为减少连接过程中针头移动脱出,应选择合适长度的无损伤针,即针头位于储液囊的基底部。

2. PORT 穿刺时,应将无损伤针的出水口背对 PORT 导管连接口,以保证彻底冲洗储液囊。

3. PORT 持续输液时无损伤针应每 7 天更换一次。

（三）冲封管

1. 预冲式注射器　同"外周静脉导管"。

2. 接头消毒　同"PICC 导管"。

3. 静脉输液港应使用不含防腐剂的生理盐水和肝素溶液进行冲管和封管,建议使用100U/ml 的肝素溶液进行 PORT 封管。冲封管的手法同"PICC 导管"。

4. 每日冲洗已连接无损伤针但不输液的 PORT。

5. PORT 在治疗间歇期应至少每 4 周维护一次。

（四）更换敷料

应使用透明的半透膜敷料或者纱布覆盖无损伤针和穿刺部位。每隔 5~7 天更换一次透明的半透膜敷料,每隔 2 天更换纱布敷料。若纱布是用来垫无损伤针的侧翼,且在透明的半透膜敷料之下,未妨碍穿刺部位的观察,则每隔 5~7 天和透明半透膜敷料一起更换。

（五）患者及家属教育

1. 对患者和家属的教育 应包括放置过程、输液港的类型、携带 PORT 识别卡的重要性、日常护理、无损伤针种类（包括可用于压力注射的类型）、潜在并发症的识别和干预。

2. 居家使用 PORT 的患者 对患者和（或）家属的教育还应该包括：每日检查敷料、如何更换敷料以避免拉动针头的位置、在沐浴过程中保护穿刺部位、确保妇女的胸罩带没有在连接区域摩擦。如果穿刺部位有疼痛、灼热感、刺痛或剧痛等症状或体征应立即报告。穿刺部位潮湿、有渗漏或肿胀应立即报告并且认识到停止使用输液港的重要性。

（张晓菊）

第三节 静脉通路并发症的护理

目前，临床常用的静脉通路包括静脉留置针、经外周静脉插入的中心静脉导管（PICC）和植入式静脉输液港（implantable venous access port, PORT）等，在各类导管的置管过程及留置期间可出现多种并发症，如未及时诊断或处理不当，会缩短导管的使用时间，影响患者的治疗。静脉通路常见的并发症包括皮肤反应、静脉炎、导管相关性感染、导管相关性静脉血栓、导管异位、导管阻塞、穿刺点渗液、导管夹闭综合征和药物渗出／外渗等。

一、皮肤反应

（一）定义和分类

各类中心静脉导管置管后，局部皮肤反复地暴露于消毒剂、频繁地更换敷料、固定不当、患者抵抗力下降、环境潮湿等，都可能会促使皮肤完整性受损，尤其多见于 PICC 置管期间。局部最常见的皮肤问题有以下几种：

1. 潮湿相关性皮肤损伤 由于长期暴露于刺激的潮湿液，引起皮肤炎性反应甚至侵蚀糜烂，最后导致感染。如：使用不透气的敷料或患者出汗明显时，会导致皮肤角质层的通透性增加，皮肤抵抗力下降，容易触发炎性反应。皮肤表现为皱缩、潮湿、柔软，甚至逐渐出现皮肤苍白，组织的纹理濡湿，这种皮肤损伤也被传统地描述为"浸渍"。

2. 接触性皮炎 局部皮炎主要为刺激性接触性皮炎（irritant contact dermatitis, ICD）和过敏性接触性皮炎（allergic contact dermatitis, ACD）。接触性皮炎约 80% 为刺激性接触性皮炎，较常见于新生儿及 50 岁以上的人群。

（1）刺激性接触性皮炎：ICD 是一种非致敏作用参与的炎性反应，因暴露于刺激性物质所触发，是最常见的接触性皮炎。ICD 的最初表现是似烫伤样皮肤，在红斑的基底部出现丘疹或者小囊疱，甚至可能会发展为渗出液和（或）水肿。这些损伤同时依赖于刺激物质与皮肤接触的时间、刺激物质的浓度及刺激强度。尽管多数文献报道病例对粘胶产品过敏，但实际上，可能更多的是因为长期的暴露于医用粘胶而引起的 ICD。

（2）过敏性接触性皮炎：ACD 是一种迟发型的Ⅳ型超敏反应，当完整的屏障功能遭到破坏，致敏反应更容易被诱导。

ICD 和 ACD 在表现上仍有部分重叠，当高度怀疑为 ACD 时，可进行斑贴试验确诊。

3. 机械性皮肤损伤　常见的机械性皮肤损伤包括压力相关性皮肤损伤和医用粘胶相关性皮肤损伤(MARSI)。

(1)压力相关性皮肤损伤:摩擦力是表面皮肤损伤的因素之一。置管手臂存在不可避免的活动产生摩擦力,粘胶敷料下存在轻微的摩擦力,加上敷料对导管持续不减的压力,以致输液装置下的皮肤发展为压力相关性皮肤损伤。

(2)医用粘胶相关性皮肤损伤:包括皮肤剥离和张力性水疱。频繁的去除敷料,容易破坏表皮多层细胞以致暴露出潮湿面,从而触发炎性反应;全表皮损耗时将暴露潮湿的真皮层及神经末梢,出现疼痛等不适。当皮肤表面与敷料的黏合力大于皮层之间的内聚力,去除敷料会致表皮层与真皮层剥离,形成张力性水疱。

4. 毛囊炎　毛囊炎是一种毛囊局部炎性反应,表现为局部皮肤出现化脓或非化脓性丘疹,主要由于反复去除粘胶致毛发被慢性牵拉诱发。

(二)原因

导致皮肤损伤的因素包括内源性和外源性因素。

1. 内源性因素　如年龄、皮肤疾患(如湿疹、皮炎、慢性渗出性溃疡、表皮松解症等)、基础疾病(如糖尿病、肾衰竭、外周血管怒张、全身感染等)、营养不足、脱水等。

2. 外源性因素　如环境湿度过低或过高,皮肤消毒剂的使用,特殊用药(如免疫抑制剂、抗凝血药、化疗药、长期糖皮质激素等)、放射治疗,光照损伤,反复地使用和移除胶带、敷料等。

临床发现,PICC导管周围接触性皮炎多发生在夏季和冬季。夏季天气炎热,身体出汗多,贴膜不透水、不透气,皮肤上的汗液难以挥发而聚集在贴膜下,反复刺激局部皮肤,诱发过敏。冬季由于天冷毛孔收缩,皮肤干燥,皮屑增多,同样增加了皮炎发生的概率。

导致皮肤剥离的因素包括使用强效敷料或增黏剂、使用和移除粘胶的方法不正确、表皮明显松弛等。张力性水疱主要与敷料过度拉伸、粘贴过紧、在皮肤表面形成明显的拉力和剪切力有关。应用敷料时,过度拉伸非但不能提高粘贴力,反而会在皮肤表面产生剪切力,这可能会导致张力性水疱和皮肤损伤。"牵拉力"是影响皮肤损伤的一个重要因素,并受去除敷贴角度的影响。垂直并快速地去除敷贴会产生较大的剪切力,对皮肤的损伤较大。如果敷料缺乏弹性和透气性,也可能会引起张力性水疱。

(三)评估和分级

目前尚没有权威机构提供皮肤损伤严重程度的评估工具,有研究者建议机械性皮肤损伤可根据损伤的深度进行分类:表皮损伤、部分皮肤层损伤、全皮肤层损伤。岳志瑛等推荐接触性皮炎的分级标准为轻度:仅有轻微的皮肤瘙痒及红斑(面积为5cm×5cm以下);中度:表现为皮肤瘙痒感明显,皮肤过敏处出现散在红斑、丘疹、潮湿(面积为5cm×5cm以上),部分散在粟粒状皮疹;重度:表现为瘙痒难忍,出水疱、糜烂甚至渗出(面积在10cm×10cm以上),抓痒后可使渗液蔓延导致过敏的面积增大,夜间不能入睡或睡眠差,影响其生活甚至治疗效果。

(四)预防

1. 评估皮肤　对PICC局部皮肤进行定期的评估及增加对高危人群皮肤评估的频率,这已是一个公认的护理标准。彻底全面的检查皮肤,评估过程要求光线充足,观察皮肤的颜色、结构纹理、外观、完整性;收集资料(如基础疾病史、皮肤过敏史、特殊用药史等);避免诱因物质是预防和管理皮炎的关键,因此必须在 PICC 局部皮肤消毒和使用敷料前,全面地询问过敏史和可疑过敏史。

2. 敷料的选择 选择柔和的、透明的、具有透气性、伸缩性、顺应性和弹性的敷料有利于预防静脉通路装置的局部皮肤损伤。严格遵守敷料更换的时间,透明半透膜敷料 5~7 天更换,纱布 2 天更换。在透明敷料下垫纱布者,仍视为纱布,应 2 天更换。

3. 皮肤消毒 干燥的皮肤能使敷料黏合更牢固;湿性溶剂残留在敷料下层不仅影响粘贴效果,还会增加刺激性皮炎或潮湿相关性皮肤损伤的风险。所以,在使用敷贴之前,必须待皮肤消毒剂完全干燥。氯己定的待干时间至少 30 秒,碘伏待干时间至少 1.5~2 分钟。

4. 正确地粘贴和去除敷料是预防皮肤损伤的关键(表 6-3-1)。

表 6-3-1 PICC 穿刺点敷贴的粘贴与移除

粘贴	移除
1. 评估皮肤,选择合适的敷料	1. 松开敷料的边缘;可以使用小片胶布附着敷料的边缘,形成一个垂片,方便移除
2. 确保局部皮肤清洁	2. 用另一只手的手指向下按住皮肤,远离敷料去除的方向
3. 应用敷料前,确保皮肤消毒剂彻底干燥;必要时,使用皮肤保护膜	3. 去除敷料时,持续低慢后退操作技术并顺着毛发生长的方向,并保证贴近皮肤表面,水平移除敷料
4. 透明敷料应围绕导管从中心部位向边缘部位平整地贴在皮肤上(切忌拉长),避免空隙和皱褶;并沿导管塑形,减少皮肤压力性损伤	4. 或者使用 "0° 角" 去除无边框的敷料
5. 敷料边缘不能用胶带封闭	5. 穿刺点在敷料中心部位,敷料的去除必须朝着穿刺点处,缓慢地去除各边的敷料,当各边完全松开时,再去除穿刺点处敷料
6. 局部水肿或在难免活动的部位,选用柔和且有弹性的粘贴产品;黏合敷料时,应考虑到粘胶伸展的方向	6. 必要时,使用胶布清除剂松解粘料胶的粘渍。当同一部位不再使用粘胶产品时,可考虑使用凡士林油或矿物油
7. 禁止带有张力地在皮肤表面施加压力	

5. 导管固定 外周静脉导管固定原则是应能有效保护管道装置的完整性,最大限度减少导管连接处的移动,并预防导管脱落,但不可影响对穿刺部位的评估和检测,不干扰血液循环及药物的输注。医用粘胶性导管固定装置可减少因导管移动导致的并发症,从而减少输液治疗的中断和降低医疗成本,但在使用前,应配合防护溶液保护黏合处的皮肤,如无痛保护膜,以降低皮肤相关性损伤。

(五)处理

戈娜等的循证实践研究显示,水胶体敷料对于治疗过敏性皮炎有效。Broadhurst 等调查显示：在皮肤撕裂伤时，不建议使用水胶体敷料和透明敷料。海藻酸盐水凝胶具有理想的水分含量并释放生物活性蛋白分子，研究显示在 PICC 局部皮肤损伤的护理中效果显著。

对于刺激性接触性皮炎，可以局部使用富含油脂的保湿剂、皮肤保护剂促进皮肤屏障功能恢复；一些证据认为激素可能会影响皮肤的屏障功能，建议避免使用激素；对于毛囊炎，则需要保证皮肤的清洁和接受外用或口服抗生素治疗。

二、静脉炎

（一）定义和分类

静脉炎是指由于各种原因导致血管内膜受损继发的炎症反应。静脉炎的症状和体征包括疼痛/触痛、红斑、发热、肿胀、硬化、化脓或者可触及静脉条索。根据不同的原因，主要分为以下几类静脉炎：

1. **化学性静脉炎**　化学因素所引起的静脉炎，由于静脉内长期输入浓度较高、刺激性较强的药物，而引起的化学性局部炎症，常发生于使用钢针或外周静脉短导管（即外周静脉留置针）进行药液输注的情况下。

2. **机械性静脉炎**　由于静脉壁受到机械性损伤或刺激所引起的机械性局部炎症，常见于 PICC 置管后 48~72 小时。

3. **细菌性静脉炎**　细菌性静脉炎是一种静脉细菌性炎症反应，与紧急插入导管和不规范的无菌操作有关。

4. **血栓性静脉炎**　血栓性静脉炎是指管腔内发生急性非化脓性炎症同时伴有血栓形成。

5. **输液后静脉炎**　比较少见，上述任何因素引起的输液后静脉炎，在导管拔除后的 48个小时内发生。

（二）原因

1. **患者相关因素**　包括患者当前感染、免疫缺陷、糖尿病、下肢置管（婴儿除外）、年龄 >60 岁，这些患者发生静脉炎的风险较高。

2. **化学因素**

（1）输注液体的渗透压：药液中葡萄糖含量 >10% 或渗透压较高（>900mOsm/L）。渗透压是一个独立于输液总量和输液速度，导致静脉炎的重要因素。输入如甘露醇等高渗溶液时，血管内皮细胞因血浆渗透压升高而脱水、萎缩、坏死，血管内膜受损，同时释放前列腺素 E1、E2 和组织胺，血管壁发生炎症改变，进而使静脉血管收缩、变硬。

（2）输注液体的酸碱度：人体可耐受的输液 pH 范围为 4~9。当 pH 超出该范围，会导致静脉疼痛和静脉炎发生；如果输入液 pH 在 6.0~7.4，则可降低静脉炎和静脉疼痛的发生。静脉滴注 pH 小于 4.5 的溶液时，静脉炎发生率高达 100%。

（3）某些药物（取决于输液剂量和持续时间）：如氯化钾、胺碘酮和一些抗生素。研究报道，双氯西林钠、注射用乳糖酸红霉素、注射用苄星青霉素和头孢呋辛所引起的静脉炎的发生率分别为 7.17%、4.06%、2.27% 和 2.07%。这是由于不同抗生素刺激血管内皮细胞，产生抗感染因子的表达程度不同，导致静脉炎的发生率不同。

（4）消毒剂未完全待干：消毒剂在导管置入过程中被抽吸到静脉内而引起化学性

静脉炎。

3. 机械因素　由于静脉壁受到机械性损伤或刺激所引起的,可能与导管管径与血管管径相对过大、导管活动、插管损伤或导管材质和硬度有关。

(1)导管管径:所选择导管型号和血管粗细不适宜会损伤血管内膜,引起机械性静脉炎的发生。吕晓等通过对不同型号留置针和静脉炎的相关性研究表明,型号越大,管径越粗的留置针静脉炎发生率越高,因管径细小的留置针可漂浮在血管中,对血管内膜的机械摩擦减少而降低损伤和微小血栓的形成。

(2)穿刺部位:研究显示,肘前窝穿刺,静脉炎的发生率高达 63.2%。腕关节周围、手背穿刺,静脉炎的发生率比较高。这与关节处易活动,血管壁易受损有关。

(3)置管静脉:在 PICC 置管过程中,不同的穿刺静脉与静脉炎的发生存在相关关系。静脉炎的发生也与静脉的位置和解剖特点有关。贵要静脉不受关节活动的影响,且贵要静脉管径较粗,静脉瓣较少,走行较直,变异较小,且位于皮下组织内,肘部位置表浅,穿刺成功率高。肘正中静脉在肘窝下管径虽然较大,位置也较表浅,但其汇入头静脉或贵要静脉的变异较多,汇入角度较大,不作为置管的首选。当肘关节运动时,导管受挤压且与静脉内膜摩擦,也相应增加了机械性静脉炎的发生。头臂静脉的解剖特点是由下向上逐渐变细,高低起伏,且静脉瓣较多,易受到机械性损伤,在行经三角胸肌间沟处管径明显变窄,在穿经锁胸筋膜后多以 >20° 的锐角汇入腋静脉,头静脉行程较贵要静脉长,这些都给导管进入增加了难度,增大了发生机械性静脉炎和血栓性静脉炎的概率。

(4)穿刺技术:穿刺技术不规范不熟练,多次反复穿刺会对血管内膜造成不同程度的损伤,使管壁变薄、弹性下降、脆性增加,出现静脉炎症状随着穿刺次数的增加,对血管的机械性损伤也随之加重。有研究表明,在同一血管只穿刺 1 次增加到反复穿刺 2 次及以上时,该血管出现与穿刺相关并发症的发生率从 4% 相应增加到 24%,例如置管过程中的疼痛、机械性静脉炎、送管困难、穿刺部位出血和血肿等。

(5)导管固定:导管穿刺后通常予透明敷料固定,导管固定不牢靠或固定松脱后未及时更换,造成导管反复微小移位而增加对血管内膜的摩擦与损伤,容易发生静脉炎。

(6)输注液体中的颗粒物:输液中微粒含量的多少,与静脉炎的发生有关,约占 70%。不溶性微粒随血液循环的过程中,刺激血管内壁,使血管壁正常状态发生改变,血管内膜受损,引起血小板的聚集、黏附而诱发静脉炎。

(7)带滑石粉的手套:置管时,操作者所佩戴手套上的颗粒物也是引起机械性静脉炎的因素之一。传统工艺生产的手套需涂抹润滑粉才能保证不粘连和顺利佩戴。润滑粉主要成分是滑石粉,属于不溶性颗粒,带入患者体内会导致静脉炎和延缓伤口愈合等不良反应。

4. 输液的温度和速度

(1)输液温度:当输入液体温度过低时,局部血管易产生痉挛,血流速度减慢,增加了药物在血管壁的吸附与刺激,引起血管壁炎症介质释放与供血减少,血管内皮细胞易发生损伤而致静脉炎发生。王萍等对 186 例快速滴注 20% 甘露醇患者研究发现,将甘露醇加温至 36℃ 左右并恒温输入,明显降低了静脉炎发生率。闻曲等研究发现,通过采用恒温器对输注氟尿嘧啶患者进行液体增温疗法可有效降低静脉炎发生率。输入液体加温可改善血液循环,使血管扩张,血流速度加快,缩短药物在局部的停留时间,但增温是否会影响药效,还有待进一步研究。

（2）输液速度：国内文献报道，药液输注过快，使血药浓度升高，超过了血管应急缓冲能力，损害静脉内膜，可导致静脉炎的发生。外科患者术中或术后常需要大量快速补液，输液速度过快，增加了血管壁侧压可能导致血管壁机械性损伤。但也有学者提出相悖的理论，短时间内快速冲击给药，可缩短有刺激性药物对血管刺激的时间，从而减少静脉炎的发生。关于输液速度与静脉炎的关系还有待于进一步的研究。

5. 感染性因素　未注意手卫生、紧急置管时未严格执行无菌操作和不熟练的人员进行置管和护理等是导致留置针感染率提高的极危险因素。细菌性静脉炎最普遍的感染途径是穿刺点皮肤的病原菌定植在导管尖端并随之进入导管隧道，而随着留置时间的延长，套管针在血管内来回移动可损伤血管内皮，使血小板聚集，血栓性静脉炎风险亦增加。

6. 导管材质　导管材料的性质是导致血栓性静脉炎最重要的因素，使用聚氨酯（Vialon）导管引起的血栓性静脉炎发生率低于聚四氟乙烯（Teflon）导管。使用聚四氟乙烯导管输液，静脉炎发生率为49%，明显高于生物材料导管24%的发生率。

（三）评估和分级

当发生静脉炎时，应使用标准化的静脉炎量表进行评估。目前临床常用的量表有《静脉炎量表》和《视觉化静脉炎等级量表》。见表6-3-2和表6-3-3。

表 6-3-2　静脉炎量表

等级	临床标准	等级	临床标准
0	没有症状	4	穿刺部位发红，伴有疼痛
1	穿刺部位发红，伴或不伴有疼痛		条索状物形成
2	穿刺部位疼痛伴有发红和（或）水肿		可触摸到条索状的静脉，其长度 >2.5cm
3	穿刺部位疼痛伴有发红		脓液流出
	条索状物形成		
	可触摸到条索状的静脉		

表 6-3-3　视觉化静脉炎等级量表

等级	观察指标	等级	观察指标
0	静脉注射部位无异常	2	其中两项明显： ● 静脉注射部位疼痛 ● 红斑 ● 肿胀
1	其中一项明显： 靠近静脉注射部位略有疼痛或轻微发红	3	所有下列症状均明显： ● 沿着套管路径出现疼痛 ● 硬结

等级	观察指标	等级	观察指标
4	所有下列症状均明显且广泛的： ● 沿着套管路径发生疼痛 ● 红斑 ● 硬结 ● 可触摸到条索状的静脉	5	所有下列症状均明显且广泛的： ● 沿着套管路径发生疼痛 ● 红斑 ● 硬结 ● 可触摸到条索状的静脉 ● 发热

（四）预防

各类静脉炎的发生应重在预防，包括以下各类措施：

1. 输液工具的选择

（1）外周静脉留置针：详见本章第一节"静脉通路的评估"。

（2）中心静脉导管：各类中心静脉导管（包括PICC）可用于任何类型的输液治疗。为了减少不必要的中心静脉置管，遵循但不仅限于以下循证证据选择中心静脉导管：①患者临床情况不稳定和（或）复杂的静脉输液方案，包括多种药物的输注；②预期超过3个月的化疗疗程；③持续性输液，如持续性化疗泵给药、肠外营养、水电解质、各类药物、血液及血制品；④侵入性血流动力学监测；⑤长期间歇性输液，如感染或疑似感染患者的抗感染治疗；⑥外周静脉导管穿刺失败，尤其是已使用超声或红外线显像的外周静脉穿刺。

2. 外周静脉的选择 成年患者建议选择前臂静脉，有助于延长导管留置时间，方便患者自我管理，并可预防非计划性的拔管和堵塞。成人避免选择下肢静脉，下肢静脉的留置针留置可引起组织损伤、血栓性静脉炎和溃疡。对于儿童患者，可选择手部、前臂和腋窝以下的上臂血管。避免选择肘前区静脉，因为穿刺失败率较高。

3. PICC 导管的静脉选择 PICC 置管前应使用超声测量血管直径，考虑选择导管与血管直径之比为 45% 或更小的静脉。PICC 置管前应充分评估血管情况，尽可能选择走向直的静脉，首选贵要静脉，其他可选择静脉有肘正中静脉、头静脉和肱静脉。

4. 穿刺辅助设备和 MST 置管技术 穿刺辅助设备及 MST 技术的使用，从选择静脉和置管部位，及提高穿刺和置管成功率等多个方面，减少静脉炎的发生。

5. 严格手卫生和无菌操作 洗手是阻断细菌传播、预防医院感染最简单有效的方法。国内最新发布的《静脉治疗护理技术操作规范》中指出，静脉导管穿刺和维护应遵循无菌技术操作原则，且操作前后不应以戴手套取代手卫生。

6. 规范的导管固定 强调以穿刺点为中心运用无张力粘贴技术，延长管部分以高举平台法 U 形固定，以达到最佳固定效果。无缝线固定装置可通过固定导管，避免其在穿刺点的反复移动，从而减少机械性静脉炎、穿刺点细菌定植及全身感染。

7. 使用无粉手套 王乔凤等比较了操作者佩戴无菌无粉手套和有粉手套，对 PICC 置管后患者发生机械性静脉炎的影响，结果无粉手套组的机械性静脉炎发生率显著低于有粉手套组。

8. 其他措施 研究表明，精密过滤输液器的使用可使静脉炎的发生率由 35% 降到

8%,能有效地降低静脉炎的发生率。静脉炎发生率的降低,与精密过滤输液器能有效过滤输入液中的微粒有关。寒冷季节配制药液时,室温应控制在 22~26℃,以免液体温度过低,损害静脉内膜,发生静脉炎。

（五）处理

1. 如果发生了导管相关的静脉炎,应确定静脉炎的可能病因,如化学的、机械的、细菌的或者输液后。给予热敷、抬高患肢,根据需求使用止痛药或抗感染药;外周静脉导管应立即拔除。

（1）化学性静脉炎:评估输液治疗方案、是否选择其他静脉通路、其他药物治疗、降低输液滴速,确定是否需要拔除导管,并给予上述处理措施。

（2）机械性静脉炎:固定导管、热敷、患肢抬高,并监测 24~48 小时;如果相关症状和体征持续 48 小时,考虑拔除导管。

（3）细菌性静脉炎:如有怀疑,应拔除导管。当拔除导管时,应和医师一起评估继续使用或可替代静脉通路装置的必要性。

（4）血栓性静脉炎:详见本章节"导管相关性静脉血栓"。

（5）输液后静脉炎:如是细菌性静脉炎,应监测全身感染的体征;如是非细菌性,应热敷、抬高患肢;根据需要使用镇痛药及其他药物,如抗感染药或皮质类固醇。

2. 一旦发生导管相关静脉炎,应做好相关发生和处理的医疗记录。

知识拓展

新型敷料对静脉炎的作用

近年来,人工合成材料制成的敷料成为治疗静脉炎的选择之一。采用敷料治疗静脉炎可加快渗液的吸收,且能通过形成密闭半透膜环境改善局部组织的微循环,以此促进炎性物质的吸收和代谢,减轻疼痛和水肿。刘美玲等对不同敷料治疗静脉炎的效果进行网状 Meta 分析,共纳入 27 个随机对照试验共 2283 例患者,无论起病原因和静脉炎分级。结果显示水胶体敷料、泡沫敷料、凝胶敷料以及薄膜敷料治疗静脉炎的效果均优于50% 硫酸镁湿敷,而不同类型敷料间在静脉炎治愈率的差异均无统计学意义。根据累积排序概率曲线下面积结果,薄膜敷料、水胶体敷料外敷是治疗各类静脉炎的较优方案。

三、导管相关性感染

（一）分类和定义

血管内导管相关性感染包括导管病原菌定植、局部感染和导管相关血行感染,导管相关感染处理不及时或不正确可引起败血症等严重并发症,危及患者的生命。

1. 导管病原菌定植（catheter colonization） 指导管头部、皮下部分或导管接头处定量培养 >100CFU 或半定量培养 >5CFU,且导管尖端培养和外周血培养得到同一（种）致病菌。

2. 局部感染 包括出口部位感染、隧道感染和皮下囊袋感染。①出口部位感染（exit-

site infection）指出口部位 2cm 内的红斑、硬结和（或）触痛；或导管出口部位的渗出物培养出微生物，可伴有其他感染征象和症状，伴或不伴有血行感染。②隧道感染（tunnel infection）指导管出口部位，沿导管隧道的触痛、红斑和（或）>2cm 的硬结，伴或不伴有血行感染。③皮下囊袋感染（pocket infection）指完全植入血管内装置皮下囊内有感染性积液，常有表面皮肤组织触痛、红斑和（或）硬结，自发的破裂或引流，或表面皮肤的坏死，可伴或不伴有血行感染。

3. 导管相关性血流感染（catheter-related bloodstream infection, CRBSI）　带有血管内导管或者拔除血管内导管 48 小时内的患者出现菌血症或真菌血症，并伴有发热（>38℃）、寒战或低血压等感染表现，除血管导管外没有其他明确的感染源。实验室微生物学检查显示：外周静脉血培养细菌或真菌阳性；或者从导管段和外周血培养出相同种类、相同药敏结果的致病菌。

（二）原因

影响导管感染的因素很多，有时可有几种因素同时存在。

1. 皮肤污染　由于留置血管内导管，患者皮肤的天然屏障受到破坏。导管置入及留置期间，细菌可通过皮肤穿刺处移行至导管部位、输液港的皮下囊袋或隧道导管部位定植，引起局部感染甚至导致导管相关性血流感染。细菌可以是来自患者皮肤的寄居菌和暂居菌，也可以是通过被污染的用物、医务人员的手获得。

2. 导管和置管因素

（1）导管类型和材质：在满足整个治疗疗程需要的情况下宜选择外周静脉导管，其感染的发生率最低。隧道式导管的套囊可阻止细菌的移行。与非隧道式中心静脉导管相比，感染发生率低。植入式静脉输液港将导管和给药盒完全埋入皮下，导管相关性血流感染发生率最低。导管材料影响微生物的黏附功能。革兰阳性菌如葡萄球菌对聚氯乙烯、聚乙烯或硅胶导管亲和力高。聚乙烯导管表面不规则，有利于血小板黏附形成纤维蛋白鞘，从而导致导管相关性血流感染率上升。抗感染导管是指用抗菌药物、消毒剂涂层或浸润的导管，在一定程度上可以降低导管相关性血流感染的发生。当常规的预防措施不能有效预防导管相关血流感染发生时可考虑使用抗感染导管。

（2）置管部位：对成年人来说，在锁骨下静脉置管比颈外静脉和股静脉置管的感染率都低；在超声引导下结合赛丁格技术在上臂置入 PICC 导管，穿刺成功率高，对局部组织的损伤小，又远离肘窝，因此上臂置管较肘下置管感染的发生率低。

（3）导管留置时间：导管置入后 24~48 小时就有纤维蛋白鞘包绕导管，微生物可以在其中繁殖、迁移，并黏附在导管上，产生一种"细胞外黏液"以抵御抗生素，因此导管留置时间越长，导管细菌定植率越高，感染发生的机会越大。

3. 接头和导管污染　在进行中心静脉导管置管、输液、冲管、采血、更换接头和敷料等操作过程中，导管和（或）导管的接头部位与污染的手、液体或设备接触、消毒不彻底或者不规范造成污染，导管接头的污染是导管相关性血流感染最可能的微生物来源。多项研究证明使用机械阀的输液接头导管相关血流感染发生率高于分隔膜接头，分隔膜接头与传统三通旋塞阀接头相比，对血流感染的影响没有区别。

4. 药物的使用　输液污染或其他给药装置被污染是引起导管相关感染的原因之一。药物的使用也是导管血流感染发生的一个重要原因。有相关研究显示患者抗菌药物治疗史被确认为导管相关性血流感染的风险因子。近年来抗菌药物的不合理使用,尤其是第三代头孢菌素导致耐药菌株的增多使导管相关性血流感染的发生率明显上升。肿瘤患者输液种类多,特别是胃肠外营养液、激素、化疗药物的反复长期使用,容易引起血栓性静脉炎和管腔堵塞,使细菌感染更容易发生。化疗药外渗或刺激可导致局部或皮肤的感染。

5. 患者身体状况　静脉置管时患者体内的中性粒细胞减少,免疫制剂、高龄、有并发症、病情严重、住院时间长的患者感染风险增加。高龄肿瘤患者大都存在抗感染能力相对比较差、免疫功能比较低、体质弱。

6. 常见菌种　革兰阳性菌是最主要的病原体。常见的致病菌有表皮葡萄球菌、凝固酶阴性葡萄球菌、金黄色葡萄球菌、肠球菌等。表皮葡萄球菌感染主要是由于皮肤污染引起,约占导管相关性血流感染(CRBSI)的30%。金黄色葡萄球菌曾是CRBSI最常见的病原菌,目前约占院内血流性感染的13.4%,而耐万古霉素肠球菌感染的发生率也在增加。其他的致病菌有铜绿假单胞菌、嗜麦芽窄食单胞菌、鲍曼不动杆菌等。随着广谱抗生素应用日趋广泛,真菌在院内血流感染中的比例越来越高,白色念珠菌是常见的病原体,念珠菌引起的血行感染发生率为5.8%。长期接受全肠外营养的患者,念珠菌感染的发生率也会增加。金黄色葡萄球菌引起的导管相关性血流感染的病死率高达8.2%。凝固酶阴性的葡萄球菌所致的病死率较低,约为0.7%。真菌所致的病死率国内外尚无统计数据。

(三)临床征象

导管相关性感染的症状和体征,局部症状包括但不限于红斑;水肿;任一类型导管出口部位及走行区域的疼痛、触痛或渗出物;完全植入式血管内装置的皮下囊袋或任一隧道式导管的皮下隧道的渗液;出口处和皮下囊袋周围硬化、静脉通路装置置入部位表面皮肤坏死。全身症状有发热、寒战、出汗、乏力、关节疼痛、虚弱、低血压、心动过速、通气过度、精神状态改变、腹痛、呕吐和腹泻。

(四)诊断

感染可通过穿刺点渗出物培养、对拔除的导管尖端作培养、通过静脉通路装置及外周血培养、对怀疑输入被污染的药液,需进行培养来获得实验室诊断。中华医学会重症医学分会《血管内导管相关感染的预防与治疗指南(2007)》导管相关性感染的诊断标准:

1. 确诊　具备下述任一项,可证明导管为感染来源:①有1次半定量导管培养阳性(每导管节段≥15CFU)或定量导管培养阳性(每导管节段≥1000CFU),同时外周静脉血也培养阳性并与导管节段为同一微生物;②从导管和外周静脉同时抽血做定量血培养,两者菌落计数比(导管血:外周血)≥5:1;③从中心静脉导管和外周静脉同时抽血做定性血培养,中心静脉导管血培养阳性出现时间比外周血培养阳性至少早2小时;④外周血和导管出口部位脓液培养均阳性,并为同一株微生物。

2. 临床诊断　具备下述任一项,提示导管极有可能为感染的来源:①具有严重感染的临床表现,并导管头或导管节段的定量或半定量培养阳性,但血培养阴性,除导管无其他感染治疗症状好转;②菌血症或真菌血症患者,有发热、寒战和(或)低血压等临床表现且至少两个血培养阳性(其中1个来源于外周血),其结果为同一株皮肤共生菌(例如类白喉菌、芽孢杆菌、丙酸菌、凝固酶阴性的葡萄球菌、微小球菌和念珠菌等),但导管节段培养阴性,且没有其他可引起血流感染的来源可寻,并在拔除导管48小时内未用新的抗生素治疗,症状好转。

3. 拟诊 具备下述任一项,不能除外导管为感染的来源:①具有导管相关的严重感染表现,在拔除导管和适当抗生素治疗后症状消退;②菌血症或真菌血症患者,有发热、寒战和(或)低血压等临床表现且至少有 1 个血培养阳性(导管血或外周血均可),其结果为皮肤共生菌(例如类白喉菌、芽孢杆菌、丙酸菌、凝固酶阴性的葡萄球菌、微小球菌和念珠菌等),但导管节段培养阴性,且没有其他可引起血行感染的来源可寻。

（五）预防

许多国家根据中央导管相关血流感染的最新循证医学进展,发布了医院感染预防控制指南,形成了有价值的推荐建议,并对这些建议进行了证据级别分类,以便读者方便快捷地掌握建议的推荐强弱。周文华等对 2004—2014 年全球 6 个地区的 10 篇导管相关性血流感染预防指南推荐建议间的一致性分析,19 条推荐建议中医护人员培训、质量控制、人员管理、置管部位选择、置管更换时间、超声引导下置管、手部消毒、无菌操作 8 条完全一致。其中本领域中最为权威的指南是美国疾病预防控制中心 2011 年发布的《血管内导管相关感染的预防指南》,指南着重强调了对医务人员的教育和培训、置管时最大无菌屏障、使用浓度超过 2% 葡萄糖氯己定乙醇溶液消毒皮肤、不要常规更换中央导管,当严格执行上述措施仍不能降低感染时,使用消毒剂或抗菌药涂层的短期中央导管以及浸有氯己定的海绵敷料。为了提高临床医务人员对循证建议的依从性,推行干预组合来改善实践,同时监测干预组合的依从率。

1. 管理要求 我国 2010 年原卫生部《导管相关血流感染预防与控制技术指南》明确指出:医疗机构应当健全规章制度,制定并落实预防与控制导管相关血流感染的工作规范和操作规程,明确相关部门和人员职责,逐步开展导管相关血流感染的目标性监测,持续改进,有效降低感染率。

（1）人员要求:医务人员应当接受关于血管内导管的正确置管、维护和导管相关性血流感染预防与控制措施的培训和教育,熟练掌握相关操作规程。有条件的医疗机构应当建立静脉置管专业护士队伍,提高对静脉置管患者的专业护理质量。根据不同护理单元的情况,保证护士的人力。

（2）监测:导管相关性血流感染监测主要包括发病率计算、中央导管插管实践依从性监测和个案调查。中心静脉导管相关性血流感染的发病率等于每千日中心静脉导管插管日中中心静脉导管血流感染的病例数。监测基于循证证据的实践项目的依从情况:最大无菌屏障、插管理由和部位、手卫生、皮肤消毒、导管类型;或者干预组合的依从情况,如手卫生、最大无菌屏障、最佳插管部位、每日评估导管。个案调查要了解患者基本信息、置管维护信息、CRBSI 的临床表现、实验室检查、处理过程和相关因素分析。

2. 置管时

（1）严格按照《医务人员手卫生规范》洗手,置入外周导管时戴清洁手套,置入中心静脉导管须戴好无菌手套。

（2）中心静脉置管时建立最大无菌防护屏障。

（3）尽量选用能满足患者治疗所需的最细的、最少管腔数的导管。

（4）成人中心静脉置管时,尽量避免使用股静脉,超声引导下置管可以明显提高穿刺成功率,减少插管时间。

（5）穿刺及维护时应选择合格的皮肤消毒剂,宜选用2%的葡萄糖氯己定乙醇溶液、有效碘浓度不低于0.5%的碘酊或2%碘伏溶液和75%乙醇。从理化特性分析,氯己定优于聚维酮碘有其内在原因,氯己定具有明显的持续抗菌活性,长效抗菌活性至少可持续6小时,而聚维酮碘则没有长效抗菌活性。消毒时应以穿刺点为中心用力擦拭,至少消毒两遍或遵循消毒剂使用说明书,待自然干燥后方可穿刺。

（6）置管时使用标准核查表和专用的置管包,提高操作者规范操作的依从性。

3. 置管后

（1）医务人员使用导管、接触置管穿刺点或更换敷料时,应当严格执行手卫生规范。

（2）观察:每天对保留导管的必要性进行评估,不需要时应当尽早拔除导管。每日评估静脉通路装置相关性感染的症状和体征,如出现肿胀、不明原因发热以及其他局部或血流感染征象,应去除敷料进行检查。

（3）敷料选择:使用无菌纱布或无菌的透明、半透明敷料覆盖插管部位,若患者易出汗或插管部位有血液或组织液渗出,应选用纱布覆盖。一般纱布敷料每2日更换1次,透明敷料每7日更换1次。当敷料潮湿、松脱或可见污渍时,应及时更换。

（4）输液接头维护:接头是长期使用的导管细菌入侵的主要门户,优选结构简单的非机械阀的接头。尽量减少对导管密闭性的破坏和缩短导管开放时间。经输液接头（或接口）进行输液及推注药液前,应使用消毒剂多方位擦拭各种接头（或接口）的横切面及外围。接头消毒剂的选用、消毒时间和消毒技术至关重要,常用的消毒剂2%葡萄糖氯己定乙醇溶液、75%乙醇。输液接头更换频率应不小于96小时,任何原因取下、接头内有血液或残留物,被污染时应及时更换。

（5）冲管和封管:使用灭菌预填充注射器代替人工抽取盐水进行冲管和封管。生理盐水脉冲式冲管对于预防导管堵塞和导管相关感染是安全、有效的。

（6）导管和输液装置更换:没有严格遵循无菌技术的紧急置管应在48小时内更换导管。不要通过常规更换中小静脉导管来预防导管相关感染。输液器应每24小时更换1次,如怀疑被污染或完整性受到破坏时,应立即更换。用于输注全血、成分血或生物制剂的输血器宜4小时更换一次。输液附加装置应和输液装置一并更换,在不使用时应保持密闭状态,其中任何一部分的完整性受损时都应及时更换。

4. 特殊预防　当采用常规措施后导管相关血流感染率依然很高时,可考虑特殊预防方法。如氯己定洗浴、选择抗感染导管、使用抗感染敷料、用抗菌液或抗生素封管等。

（六）处理

导管相关感染的处理主要包括导管本身的处理、全身或局部使用抗生素以及必要的检查和化验,治疗方案的制定除了参照临床表现、可能导致感染的病原微生物流行病学资料以外,不同导管的类型也是必须考虑的问题。

1. 导管的处理　如果患者出现感染症状（诸如超过置入部位至少1cm的红斑、硬化、渗出物、无其他感染源可解释的发热）或患者主诉与导管有关的疼痛或触痛,应该拔除外周静脉导管。在缺乏证实导管相关感染的确凿证据时,不建议单凭体温升高为依据拔除正常使用的中心静脉通路装置。医生、护士、患者共同基于输液装置的类型、重新进行导管置管的难易程度、是否存在血流动力学紊乱、血培养所证实的感染微生物、其他伴随的复杂情况（如严重的败血症、化脓性血栓性静脉炎、心内膜炎）决定是否拔除导管。如果CRBSI患者出现以下情况,应该拔除中心静脉通路装置:金黄色葡萄球菌、铜绿假单胞菌、真菌或分枝杆菌造成的感染;严重的脓血症;化脓性血栓性静脉炎;尽管抗菌治疗已超过72小时但仍存在血流感染。

2. 实验室检查　①存在局部感染的患者从导管出口处取渗液作培养和革兰染色,以判断有无革兰阴性或革兰阳性菌;②当怀疑出现CRBSI时,在开始抗菌治疗前,从导管和外周静脉中抽取血样,进行成对的血液培养;③当怀疑CRBSI而拔除导管时,在血培养的同时应对导管尖端及导管皮下段进行培养。对于多腔导管,由于每一个导管腔都可能是CRBSI可能的感染源,为提高阳性检出率,需对每一个导管腔进行培养,即使该导管腔为空置,也应对其进行培养。肉汤定性培养敏感性高但特异性差,半定量(平皿滚动法)或定量(导管搅动或超声)培养技术是目前最可靠的诊断方法。与定性培养技术相比,诊断的特异性更高。

3. 采集血培养标本　①在使用抗生素之前采集血培养;②同时采集2个部位血标本(导管内及另一肢体血管),2个部位采集血标本时间间隔小于5分钟,建议先抽外周血,再抽导管血;③严格遵从无菌操作,用2%葡萄糖氯己定乙醇溶液或75%乙醇消毒皮肤和接头;④抽取导管内血标本前应更换输液接头,对新接头处进行消毒收集,首次采集的最初血样应接种于培养瓶而不应弃去;⑤采血量:成人8~10ml/瓶,儿童1~2ml/瓶,每瓶血量相当;⑥取血后排尽针头内空气,先注入需氧瓶,再注入厌氧瓶;标注好患者信息、采集时间、部位;⑦标本瓶标本采集前室温保存,切勿冷冻,如冷藏需复温后使用;标本采集后及时送检,不能置于冰箱或温箱。

4. 治疗　一旦怀疑血管内导管相关感染,无论是否拔除导管,除单纯静脉炎外均应采集血标本,并立即行抗生素治疗。根据临床表现和感染的严重程度,以及导管相关感染的病原菌是否明确,可分为经验性抗生素应用、目标性抗生素应用以及导管相关血行感染严重并发症的处理。经验性抗生素治疗应根据疾病严重程度和病原微生物的流行病学,选用可能覆盖病原微生物的抗生素药物。导管相关感染的病原微生物以及抗生素敏感性一旦明确,应根据微生物和药物敏感试验的结果调整抗生素,使经验性治疗尽快转变为目标性治疗。抗生素应用的疗程也是决定疗效的重要因素,一般情况下,抗生素应用的疗程取决于感染的严重程度、是否发生严重并发症及病原菌的种类。对抗生素(如万古霉素)封管冲洗仍存争议,因为存在出现过敏反应和产生耐药性的风险。抗生素封管是向管腔注入1~2ml高浓度抗生素,待抗生素留滞一段时间后再回抽。依然存在的问题包括:适当的抗生素浓度、治疗持续时间和注药时间。若存在血栓相关性感染,则在抗生素治疗的同时,考虑进行溶栓或抗凝治疗,以预防血栓进一步凝集,并溶解现有凝块。残留的凝块可能会保护微生物,导致复发。

四、导管相关性静脉血栓

导管相关性静脉血栓是指在静脉通路置入体内后,由于穿刺或导管的机械性损伤血管内膜和患者的自身状态等原因,使静脉通路所在的血管和导管壁形成血栓凝块的过程。

(一)导管相关性静脉血栓的相关因素

1. 导管方面因素

(1)置入方法:由于导管置入血管的同时会对血管内壁造成机械性损伤,是诱发血栓形成的因素之一。超声引导结合赛丁格技术行 PICC 置管，较传统的置管方式，不仅能有效减少穿刺点渗血、机械性静脉炎等早期并发症，还可以降低静脉血栓发生率。因此，推荐使用超声引导结合赛丁格技术行 PICC 置管。

（2）导管的直径与血管的选择：置入前使用超声测量血管直径，优先选择管径足够粗的静脉，推荐导管管径与静脉管径的比值为 45% 或更小，可以降低 PICC 导管相关性血栓风险。首选贵要静脉置管。

（3）导管尖端位置：应确保所有中心静脉通路装置的尖端位置位于上腔静脉或接近于上腔静脉和心房交界处，以降低导管相关性静脉血栓的发生风险。

（4）其他导管相关并发症：当患者同时存在其他导管并发症时，发生 PICC 导管相关性静脉血栓的风险更高。有研究显示导管相关性血流感染和有症状的导管相关性静脉血栓形成可能会同时发生。

2. 患者自身因素

（1）肿瘤：由于肿瘤细胞可以促使单核细胞或者巨噬细胞释放细胞因子，如肿瘤坏死因子及白介素 –1，这些细胞因子可以使血管内皮坏死及脱落，使血管表面发生有利于血栓形成的变化。

（2）存在导致血液高凝状态的慢性疾病：肿瘤，尤其是合并糖尿病、冠心病患者；肠激惹综合征、终末期肾衰竭、先天性心脏病等。

（3）实验室指标存在凝血功能异常：如纤维蛋白原含量、血小板计数、凝血酶原时间及 D- 二聚体等指标异常，是 PICC 导管相关性血栓的危险因素。

（4）其他情况：①老年人；②肥胖或营养不良；③长期卧床，活动能力障碍；④有深静脉血栓疾病史；⑤有多次置入中心静脉通路装置史，尤其是曾经发生过置入困难或损伤；⑥手术、外伤、放射治疗；⑦怀孕或者口服避孕药。

（二）临床征象

大多数导管相关性静脉血栓形成时是无临床症状的，不会产生明显的症状和体征。当出现以下症状时应考虑患者发生血栓：肢体末端、肩膀、颈部或胸部出现疼痛、水肿、肢体皮肤发红皮肤温度增高，臂围增粗，或者伴有相应部位的外周静脉怒张，活动受限。

（三）诊断方法

1. 超声诊断　超声对诊断导管相关性静脉血栓具有非常好的特异性和敏感度，可以对 PICC 置管后的相关性血栓进行早期的随诊观察，静脉血栓初诊时首选超声。诊断标准：管腔不能被压瘪，管腔内实性回声，管腔内血流信号充盈缺损，血流频谱失去期相性改变，乏氏反应消失或减弱，挤压远端肢体血流增强消失或减弱。

2. 静脉造影　当超声不能诊断，则选择静脉造影。静脉造影是诊断静脉血栓的金标准，但是具有创伤性，会造成显影剂负荷和放射损伤，并且费用较高。临床一般很少采用。

（四）预防

1. 全面评估患者病情、风险因素，治疗方案，合理选择静脉通路以及穿刺部位。

2. 选择合适的中心静脉导管　置入导管前，使用超声评估静脉直径，选择导管 – 静脉直径比率 ≤45% 或更细的导管。

3. 确保 PICC 导管尖端位于上腔静脉下 1/3 段或上腔静脉与右心房交界处。

4. 鼓励患者使用非药物性的策略预防深静脉血栓的发生，包括置管侧肢体的及早活动、维持正常的日常活动、适当的肢体活动和补充足够的水分。

5. 置入导管前以及疑似血栓发生时应测量上臂围,在肘窝上方 10cm 的位置进行测量,并且评估局部情况和特征。

（五）处理

1. 抬高患肢并制动,避免热敷、按摩。

2. 当导管尖端处于正确的位置、血液回流及导管功能正常并且没有任何感染的证据时,不要单纯因静脉血栓的存在而拔除中心静脉通路装置。

3. 当确诊发生导管相关性静脉血栓时,导管未拔除的,在置管期间应持续进行抗凝治疗。导管拔除后,至少进行 3 个月的抗凝药物治疗。常用药物有华法林、低分子肝素等。

4. 急性上肢静脉血栓进展期患者或者具有抗凝禁忌证患者,可考虑使用上腔静脉过滤器。

五、导管异位

（一）定义和分类

置入于上腔静脉的导管尖端最佳位置应位于上腔静脉（SVC）下 1/3 段或上腔静脉与右心房交界处（CAJ）。导管尖端位置过深至右心房三尖瓣处或到达右心室,均会导致心律失常。置入于下腔静脉的导管尖端位置应位于下腔静脉膈肌水平处。1 岁以内的新生儿或婴儿,避免导管尖端置入进心脏,否则会引起血管受损和心脏压塞。导管异位可分为原发性导管异位和继发性导管异位。

1. 原发性导管异位　指在中心静脉导管置管过程中,导管尖端在血管内或血管外发生的异位,导管尖端进入各种不正确的位置,或在血管内打圈、回折等。血管内异位包括导管尖端异位到主动脉、对侧无名静脉和锁骨下静脉;同侧或对侧颈内静脉和分支、奇静脉、右侧或左侧胸廓内静脉、心包隔静脉、乳内静脉、右心房（上腔静脉与右心房交界处下方超过 2cm）、右心室和上腔静脉的小分支等。腹股沟置入导管后导管尖端异位至腰椎静脉、髂静脉和髂总静脉等。使用 PICC 导管发生原发性异位的概率是其他中心静脉导管的 3 倍,导管异位伴或不伴有导丝和（或）导管推进困难。因危重患者体位摆放困难和机械通气导致不同的静脉血液流动特性,患者体内置入 PICC 导管时有更高的导管异位发生率。血管外异位包括导管尖端位置在纵隔内,会导致渗出 / 外渗;在胸膜内导致血胸或胸腔积液;在心包膜内导致心包积液和心包压塞;在腹膜内导致腹腔内大出血。

2. 继发性导管异位　指中心静脉导管留置期间发生的导管异位。继发性血管内的导管异位常见于颈内静脉、无名静脉（头臂动脉）、锁骨下静脉、腋窝、奇静脉和右心房深处。继发性血管外的导管异位与导管尖端穿过血管壁进入低压力空间有关,伴随着血液流入至该空间的风险。静脉和动脉或静脉和其他结构（如气管）之间可能形成瘘管。中心静脉导管引起的心脏压塞与正进行的输液有关,可通过超声心动图诊断。

（二）原因

1. 原发性导管异位　受多个因素的影响,如体外测量方法、置管静脉、患者体位、血管变异、血管畸形、置管技术不熟练、送管太快等。体外测量方法的不够精确是导致中心静导管尖端位置过深或过浅的主要原因之一。李琳等的 Meta 分析中显示正中静脉或头静脉置入 PICC 患者导管异位发生率明显高于贵要静脉置管患者,头静脉置入 PICC 患者导管异位发生率显著高于肘正中静脉置管患者。贵要静脉管腔由下至上逐渐变粗,静脉瓣较少,为 PICC 穿刺最佳静脉。肘正中静脉为一短粗的静脉干。向心走行又分为两条,一条在尺侧汇入贵要静脉。另一条在肘窝处的桡侧汇入头静脉。头静脉分支多,导管不易通过而返回腋静脉。头静脉在与锁骨下静脉入口连接处形成上弓,因上弓形角度问题,导管不能顺利进入上腔静脉,尖端抵触血管壁而折返进入腋静脉。快速送管导致导管在血管中还未盘直就被推行,易返折。送管太快也是导管滑入颈静脉的重要原因。

一些获得性和先天性的解剖结构改变可引起导管在置管过程中的异位:①获得性解剖异常包括静脉狭窄、血栓形成和恶性或良性病变压迫静脉;②先天性解剖异常包括永存左上腔静脉和下腔静脉、奇静脉和肺静脉的改变。永存左上腔静脉是先天性解剖异常最常见的形式,通常在置入导管时才被发现。存在或不存在其他先天性心脏畸形时都有可能发生永存左上腔静脉。

2. 继发性导管异位　也被称为尖端移位,与胸腔内压力突然变化(如咳嗽、呕吐、大哭、用力排便、呃逆等)、原尖端位置在上腔静脉内过高、深静脉血栓、充血性心力衰竭、颈部或者手臂的运动、正压通气、暴力冲管、导管滑脱、局部压迫(如纵隔肿瘤、淋巴结肿大)、胸腔积液或高压注射等有关。

(三)临床征象

发生中心静脉导管异位时的临床征象包括但不仅限于:①所有导管腔均抽无回血、回血不畅,或反复回血;②血液颜色改变和回流血液出现脉动性变化;③冲管困难或无法冲管;④从压力传感器测到动脉和静脉波形;⑤房性和(或)室性心律失常,血压和(或)心率变化;⑥肩膀、胸部和背部疼痛;⑦颈部或肩部水肿;⑧呼吸改变;⑨患者主诉在 PICC 置管侧听见汩汩声或者流水声;⑩感觉异常和由于输入液体逆行进入颅内静脉窦引起的神经系统变化。

在置管过程中,应重视观察患者症状和体征,有助于判断导管异位,如患者主诉颈部过水声、手臂/肩部疼痛、胸闷/胸痛、心悸,或出现心律不齐甚至心脏骤停。

(四)诊断

导管异位的诊断方法包括 X 线胸片、胸部透视、超声心动图、CT、MRI,用于诊断目的的 X 线胸片应包括导管尖端位置。按一定的时间间隔进行常规 X 线胸片检查可能无法及时识别导管尖端异位,因继发性导管异位的发生具有不定时性和不可预知性。

导管奇静脉异位在 X 线正位片上易漏诊,奇静脉起自右腰升静脉,穿过膈肌沿脊柱右侧上行至第 3~5 胸椎高度,弓形绕右肺根上方,注入上腔静脉。因此,当怀疑导管尖端异位入其他静脉时,根据静脉走向可适当结合侧位 X 线胸片,多角度观察以辨别导管尖端是否异位入奇静脉或其他静脉。

反复的导管头端位置调整,X 线胸片仍显示头端位置异位,提示患者可能血管解剖异常,如永存左侧上腔静脉或双上腔静脉,该导管应谨慎使用。PICC 导管头端无法复位而影响到导管功能时,应重新置管或拔除导管。

若怀疑中心静脉导管置入了动脉,可使用压力传感器评估波形、通过导管采集血液样本的血气值或 CT 扫描血管造影来判断。搏动的血流和血液的颜色并不总是误入动脉的可靠指标。

（五）预防

1. 基础预防　①PICC导管置管首选贵要静脉置管,尽可能选择右上肢置管,除非右上肢存在血管畸形、瘢痕或狭窄,或有手术、外伤或放疗史,有静脉置管史等;②中心静脉导管置入时,动作必须轻柔、匀速、缓慢,遇阻力时切勿强行送管,可适当退管后,调整导管角度及上臂位置后再送管;③每次使用导管前对导管的功能进行评估,包括抽回血和生理盐水推注;④保持导管外固定良好,经常监测导管体外部分长度,防止导管脱出或移入;⑤执行正确的脉冲式冲管、正压封管等操作规程。

永存左上腔静脉内导管置管前,需要进行心脏成像检查以确定血液流动情况。血液流入左心房和右至左心的分流,有发生如脑和肾等器官的空气或血栓性栓塞的高风险,并且可能需要重新置管。

2. 患者体位和体外测量方法　PICC置管时,帮助患者置于平卧位,穿刺侧上肢外展45°~90°,减少血管的弯曲;有严重呼吸困难不能平卧者,可取半卧位,穿刺侧手臂与躯干垂直。2011年美国肿瘤护理学会(Oncology Nursing Society, ONS)出版的《血管通路指南:护理实践与教育》建议的PICC置管长度预测法如下:使用卷尺测量从预穿刺点沿静脉走向,横过肩膀至胸骨上切迹右缘,再向下反折达第三肋间隙,确定适当的导管长度,此时导管的尖端将位于上腔静脉;另外,再额外预留穿刺点外的导管长度,约2.5cm。

3. 使用超声技术置管　在中心静脉导管置管过程中,使用超声有助于减少置入动脉的风险,并且可在撤离无菌屏障前,用以排除导管异位入颈内静脉。超声判断导管颈内静脉异位的方法如下:导管送入预测量长度后,先不撤导丝,嘱患者头偏向置管对侧,应用超声仪探头垂直于颈内静脉方向由上至下观察颈内静脉内有无强回声点。然后探头旋转90°,使探头平行于颈内静脉,纵向观察颈内静脉内有无等号样强回声线,强回声点和线即代表导管头端进入颈内静脉。若导管紧贴血管壁不易查清,可向导管中推入生理盐水观察,若超声下见水流,证明导管头端在颈内静脉,也可嘱患者咳嗽振动产生压力观察颈内静脉内有无强回声点。

4. 导管尖端定位技术　使用导管尖端定位技术可以减少原发性导管异位的发生,使用腔内心电图法追踪导管尖端位置至CAJ,包括金属导丝或生理盐水导电两种类型。使用该设备辅助PICC置管前,应评估患者是否有心律失常既往史和心电图P波。腔内心电图法的禁忌证包括无P波或异常P波的心电图患者,如装有心脏起搏器、心房颤动、室上性心动过速。

5. 结合重力和阻力法　赵锐祎等提出置管过程中预防异位的方法为结合重力和阻力法,当导管到达肩部时,嘱患者头转向穿刺侧手臂,下颌靠近肩部,以减小颈内静脉和锁骨下静脉的夹角,便于导管顺利进入上腔静脉;另外,导管送入至约锁骨下静脉长度时,将导丝向后退回数厘米,使导管头端更柔软,利用导管自身重力,可使导管顺应锁骨下静脉或颈静脉血流被下推到上腔静脉。

6. 导管留置期间的注意事项　当中心静脉导管在体内留置时间过长时,婴幼儿和儿童的成长会造成尖端位置欠佳,根据需要制定更换导管的方案。当使用PICC导管加压注射增强CT造影剂前后,建议进行定位来确定当前导管的尖端位置。据报导,加压注射会导致PICC导管尖端位置迁移。PICC导管尖端移位可能与造影剂和用于冲管的氯化钠间黏度的突然变化有关。

（六）处理

Trerotola 等报道在成人患者有 5% 的导管异位会自行复位。自行复位的发生率很低，仍需要采取积极措施复位导管头端。根据 PICC 导管尖端位置、患者对输液后续治疗的需求和病情的急切程度制定处理措施：①PICC 导管尖端位于上腔静脉与右心房连接处下方超过 2cm，可根据心电图或 X 线胸片结果撤回部分导管；②异位入颈静脉的 PICC 导管，首选无创的复位方法。据报道，有效的调整方法包括抬高患者头部、冲洗导管、走路或这些方法的联合使用。复位 PICC 导管的微创技术包括在导丝引导下或 X 线透视下撤回部分导管，然后边冲管边送管，将导管调整到正确位置；③如果怀疑发生心脏压塞，在拔管前通过导管抽吸液体；④异位到血管外的导管进行拔管时，可能会引起血肿或胸腹腔积液；⑤当发生渗出或外渗时，拔管后需制定有针对性的治疗方案。

王丽英等对 19 例继发性导管异位的患者（2 例锁骨下静脉、13 例颈内静脉、3 例上腔静脉反折、1 例腋下静脉）尝试复位，其中 6 例复位成功，13 例复位失败。对于颈内静脉异位的患者，拉出部分导管（以下颌角为标准），配合快速推注 0.9% 氯化钠 80~100ml，并轻轻叩击患者的颈部，同时帮助活动患者肢体，借助血流动力学方法给予复位。导管异位至锁骨下或导管尖端在上腔静脉反折的患者，根据导管打圈的大小或尖端反折的刻度，适当拉出部分导管，同时边推 0.9% 氯化钠边抽回血，直至导管功能正常，即推注 0.9% 氯化钠和抽回血时均通畅。

停止在异位的中心静脉导管输液，必要时置入外周静脉导管作为暂时性替代或通知医师中断治疗，直至导管尖端调整至正确位置。导管的复位需在最大无菌屏障和无菌操作下完成。在 PICC 导管复位过程中，护士不应该将导管体外部分推进血管内，因为这部分导管已经接触到穿刺点周围皮肤。

六、导管堵塞

（一）定义和分类

导管堵塞是指血管内置导管部分或完全堵塞，致使液体或药液的输注受阻或受限。根据导管堵塞程度可分为不全性堵塞和完全性堵塞。不完全性堵塞表现为输液速度减慢或输液不畅；完全性阻塞则表现为输液不滴，也无法抽回血或推注液体。根据导管堵塞发生的原因可分为非血栓性堵塞和血栓性堵塞。导管堵塞是中心静脉导管常见的非感染性并发症，也是导致计划性拔管的重要原因之一。

（二）原因

1. 非血栓性导管堵塞

（1）导管外部因素：检查外部原因，如导管穿刺部位固定过于严密、夹管、输液器、无针接头堵管等。

（2）导管内部因素：常见的是导管夹闭综合征、继发性导管异位。导管夹闭综合征是指导管经第一肋骨和锁骨之间的狭窄间隙进入锁骨下静脉时，受第一肋骨和锁骨挤压而产生狭窄或夹闭而影响导管通畅。导管留置期间，在静脉内发生扭曲、打折、绕圈或移位入其他静脉内等继发性异位，均会导致导管完全性或不完全性堵塞。在输液港的堵塞中，港座移位导致相连的导管发生扭曲打折，引起机械性堵塞。

（3）药物因素：根据使用的药物或溶液的类型、既往输注速度、冲洗频率，观察导管或输液装置是否发生药物结晶或沉淀。一方面是由于药物配伍禁忌造成药物结晶,致使管腔内径变小,造成堵管;另一方面由于输注高浓度、黏性液体及成分血等后未及时有效地冲封管,致药物沉淀在管腔内造成堵管。

2. 血栓性导管堵塞

(1)导管内血栓形成:若导管内或附加装置有可见血液、无法抽回血及滴速缓慢,考虑发生血栓性堵管;导管内血栓形成由多种原因造成,如患者胸腔压力过大(咳嗽、用力排便、恶心呕吐等)、置管手臂提重物、导管尖端位置过浅、护士抽回血后冲管不当等,均会导致血液回流入导管内形成血栓。

(2)纤维蛋白鞘形成:纤维蛋白鞘是包裹于中心静脉导管表面,由细胞成分和非细胞成分组成的膜状物。它起始于导管与静脉壁的接触点,并与静脉壁紧密相连,即使导管拔出也不易被移除。纤维蛋白鞘的形成过程是机体对于异物的一种保护性反应,是机体自身调整修复的过程。所谓的"纤维蛋白鞘"仅在早期有新鲜的血栓附着,并含有纤维蛋白成分。随着血栓机化、平滑肌细胞和内皮细胞的爬行,覆盖整个血栓表面,逐渐形成了由平滑肌细胞和胶原蛋白为主体,由内皮细胞覆盖表面,沿导管壁向远端生长的鞘。成熟的纤维蛋白鞘不含纤维蛋白成分。含纤维蛋白的血栓易碎裂,能被溶栓剂溶解,而成熟的鞘是致密的纤维结缔组织,不能被溶栓剂溶解。纤维蛋白鞘形成所导致的导管堵塞通常表现为无法抽回血,但能推注液体或输液不畅,甚至推注液体时,穿刺点有药液渗出。

(三)临床征象

发生中心静脉导管堵塞时的临床征象包括但不仅限于:①无法抽回血或血液回流缓慢;②输液滴速缓慢;③无法冲管或输液;④电子输液器频繁堵塞报警;⑤在输液部位发生渗出/外渗或肿胀/漏液。

(四)诊断

结合临床征象判断,当怀疑发生导管夹闭综合征或继发性导管异位时,应通过X线胸片、胸部透视等影像学方法确诊。

(五)预防

1. 选择合适的静脉　PICC导管置管首选贵要静脉置管,尽可能选择右上肢置管,除非右上肢存在血管畸形、瘢痕或狭窄,或有手术、外伤或放疗史,有静脉置管史等。

2. 导管尖端最佳位置　使用超声导引或结合导管尖端定位技术,将导管尖端位置送达上腔静脉下1/3段或上腔静脉与右心房交界处。这一位置可以让导管在静脉管腔内自由浮动,并且与静脉管壁保持平行,从而减少血栓与感染的发生。

3. 导管固定　中心静脉导管固定的原则是应能有效保护置管设备的完整性,最大限度减少导管连接处的移动,并预防导管脱落,但不影响对穿刺部位的评估和检测,不干扰血液循环及药物的输注。透明的半透膜敷料及其他普通敷料都可用来固定导管,建议使用导管固定装置固定静脉通路装置,可减少因导管移动导致的并发症。

4. 正确的冲管　即快速"推注-暂停-推注-暂停"的冲管手法,单次脉冲量为1ml,以利溶液"擦洗或清洁"导管内壁,从而清除血液或纤维蛋白,并预防管腔内药物沉淀物的聚集。输液结束后,每个导管管腔均需冲洗和封管。每次输液前用不含防腐剂的生理盐水彻底冲管,或使用单独的导管腔给药,以降低药物沉淀的风险。

5. 正确的封管　采用正压封管技术进行封管,边推注边拔注射器,根据无针接头的类型,正确执行冲管、夹管和断开注射器的顺序,减少血液回流。普通输液器封管时,留0.5~1ml的封管液不注射入导管内,以免因注射器内的密封垫压缩引起血液回流(预充式注射器除外)。

6. 熟悉药物的性质　当两种或以上药物同时输注时,检查药物相容性;如果不确定,应咨询药剂师。应了解相互接触后会发生结晶的药物。碱性药物,如苯妥英钠、地西泮、更昔洛韦、阿昔洛韦、氨苄西林、亚胺培南和肝素;酸性药物,如万古霉素和肠外营养液。输注三合一肠外营养液时,可能增加脂肪乳剂残留堵塞导管的风险。

(六)处理

1. 检查输液系统,包括从敷料到给药装置,发现和解决外部原因。

2. 查看患者用药记录,当怀疑药物沉淀或脂肪引起的导管堵塞时,应与医师和药剂师联系制定适当的处理措施。在导管内注入一定量的导管清除剂并留置20~60分钟。酸性药物沉淀(pH<6)使用0.1mol/L的盐酸溶液;碱性药物沉淀(pH>7)使用8.4%的碳酸氢钠或0.1mmol/L氢氧化钠溶液;脂肪沉淀使用足量的70%乙醇填充导管腔;对于儿童患者,使用乙醇剂量为0.55ml/kg,总量不得超过3ml。对于聚氨酯材料的PICC导管,应谨慎使用乙醇,有可能会损坏导管。

3. 若出现输液不滴,导管堵塞考虑为血凝块,可先用10ml注射器轻轻回抽,尽可能将凝块从管中抽出但注意不可用暴力,以免导管发生意外。若回抽不成功且怀疑血栓性堵管时,应与医师和药剂师联系制定适当的处理措施,例如使用溶栓剂。对于新生儿、儿童和成人患者,建议使用2mg/2ml的组织纤溶酶原激活剂(tPA或阿替普酶),留置在PICC导管腔内30分钟到2小时,并在有必要时重复1次,这是一种安全有效的恢复导管通畅的方法。对于重量在30kg以内的儿童患者,使用相同浓度的溶液。其中tPA的使用容积应等于导管体积的110%。对于多腔的PICC导管,在溶栓过程中,应停止所有管腔的输液,以增加溶栓的效果。

建议采用三通疏通堵塞的导管,具体操作步骤:①在10ml注射器中吸取配制好的尿激酶溶液,并与三通左侧臂连接,将T形三通右直臂接导管(去除肝素帽或正压接头),将20ml空注射器与三通侧臂连接;②先使导管与三通侧臂相通,回抽20ml注射器活塞3~5ml,使导管内产生负压;③使三通左、右两直臂相通,导管内负压将溶栓液吸入管内;④15分钟后将导管中的药物和溶解掉的血液回抽;⑤用20ml生理盐水以脉冲方式彻底冲洗导管。

七、穿刺点渗液

穿刺点渗液是指:置管后,由穿刺点不断渗出的无色、透明的或淡黄色液体,在各种外周和中心静脉通路置管的任何时段均可能发生,持续数天至数月。由于中心静脉通路置管时间较长,穿刺点渗液随之带来一系列固定问题、脱管风险、感染风险,因此全面评估、规范操作至关重要。

(一)穿刺点渗液的相关因素

1. 淋巴管的损伤　淋巴系统作为静脉的辅助部分遍布全身各处。其中,浅淋巴管位于皮下,常与浅静脉伴行,收集皮肤和皮下组织的淋巴液。临床目前常规PICC置管的穿刺点多在肘关节下,穿刺的血管多为贵要静脉或肘正中静脉,手内侧的浅淋巴管是沿着贵要静脉上行注入位于肱骨内上髁上方的肘淋巴结。因此,穿刺大都可以避开浅淋巴管的分布位置。但是 B 超引导下改良赛丁格置管选择在上臂内侧进行穿刺,此处血管与淋巴管分布的位置很近甚至交叉重叠。当穿刺针进入血管前或置管鞘扩皮时均有可能误伤到淋巴管,使淋巴液顺着导管渐渐从穿刺点渗出。因此上臂置管损伤淋巴管的概率较前臂置管的发生率高。

2. 自身疾病因素　血浆胶体渗透压降低,血浆外渗,引起周围组织水肿,组织液从穿刺点渗出。常见于蛋白质摄入不足,严重肝病、肾病综合征、恶性肿瘤、晚期肺结核等疾病。

3. 穿刺后局部炎症反应或变态反应　由于置管操作造成皮下组织的机械性损伤,可引起局部发生一系列炎性反应,表现为穿刺点渗液。当同时伴有穿刺点红肿和炎性分泌物时,应考虑穿刺点局部感染。

4. 纤维蛋白鞘形成　由于整个置管过程导致血管内膜损伤,激活了凝血系统,促使血小板和白细胞黏附在内皮细胞上,凝血系统的激活产生凝血酶,使纤维蛋白原转变为纤维蛋白,从而导致纤维蛋白鞘的形成。当纤维蛋白鞘包裹部分导管,就会导致输液时液体从导管尖端流出后,顺导管与纤维蛋白鞘之间的缝隙反流至穿刺点,从而表现为穿刺点渗液。

5. 置管方法与技术　改良赛丁格置管技术,扩皮切口过大,致使导管与周围组织的间隙过大,组织液可从穿刺点渗出。准确把握进针角度与进针的方向,穿刺者熟练掌握穿刺技术,手眼协调,精准穿刺。置管时反复穿刺,导致周围组织损伤,或因穿刺针、血管鞘和导管在皮下走行较长距离,造成皮下组织损伤,淋巴液或者组织间液由穿刺点渗出。

6. 导管破裂　导管固定不当、导管堵塞后处理不当、或导管材质的原因等导致导管破裂。当导管破裂的位置靠近穿刺点处时,可表现为穿刺点渗液,输液时加重。

（二）预防

1. 置管前评估　患者的基本情况、营养状态、自身疾病等危险因素,必要时通知医生,进行治疗干预。

2. 患者教育　向患者做好解释工作,消除紧张情绪,避免血管痉挛。置管时指导患者摆放正确体位,并充分考虑到患者的舒适程度。

3. 置管技术　使用改良赛丁格技术穿刺时,应注意进针的角度和扩皮的力度,送鞘时应平行缓慢推进,不可暴力推送。当推送不畅时,应仔细排查原因,不可盲目反复送鞘,减少对组织和淋巴管的损伤。正确的送鞘方法为:用大拇指、示指、中指将置管鞘稳妥固定在手中沿着导丝方向平行送入,边旋转边用力向前推进,使其完全进入血管,不可使用暴力,以免置管鞘弯曲受折而损伤组织和血管。目前临床上较常用的扩皮方法有两种,即横切法和纵切法。横切法是用扩皮刀与手臂纵轴方向垂直横向切开 0.2~0.3cm,纵切法是用扩皮刀的刀刃向上,在导丝侧边沿着皮纹方向纵向切开约 0.2cm,切口与手臂方向平行切开。有研究认为,横切法由于与皮纹方向垂直,有较多的弹力纤维被切断,使切口张力增大,愈合较慢,渗液的发生率较纵切法高。因此,推荐纵切法进行扩皮。

（三）处理

1. 穿刺点渗液时,敷料、导管与皮肤粘贴不牢固,容易发生导管滑脱。应告知患者滑脱的风险,及时更换敷料,保持穿刺点干燥。有研究建议,在穿刺点上方使用藻酸盐敷料或明胶海绵覆盖吸收渗液,减少敷料更换的频次。也有研究建议酌情使用弹力绷带加压包扎,但必须注意控制好压力和加压包扎的时间,观察穿刺点和肢体微循环情况。

2. 分析判断穿刺点渗液的原因,给予相应的处理措施。

(1)纤维蛋白鞘形成:遵医嘱使用尿激酶进行溶栓治疗。作用机制:由于纤维蛋白鞘使导管部分堵塞,导管尖端开口处被血液中的有形成分包绕,液体流向发生改变,窦道形成。尿激酶可直接作用于内源性的纤维蛋白溶解系统,起到降解纤维蛋白凝块、纤维蛋白原和凝血因子的作用。使用方法:详见本章节"导管堵塞"。

(2)自身基础疾病导致营养不良,遵医嘱补充白蛋白,同时补充人体必需的营养。

3. 拔出导管 当出现穿刺点渗液时并不建议立即拔管,应仔细分析原因给予相应的处理。通过处理后如果渗液量持续较少,并无局部不良反应,患者仍可保留导管,并继续观察。如果穿刺点渗液持续较多,持续时间较长并且合并感染时,方考虑拔出导管。

八、导管夹闭综合征

(一)定义

植入式静脉输液港主要由埋藏于皮下供穿刺的注射座和导管两部组成。导管经锁骨下静脉穿刺置管时进入第一肋骨和锁骨之间狭小间隙,产生解剖和机械性的压迫。

(二)原因

夹闭综合征由 Aitken 1984 年首先报道,植入式静脉输液港在锁骨下静脉穿刺置管时,穿刺点接近或超过锁骨中线内侧,导致导管在进入锁骨下静脉前通过锁骨与第 1 肋骨间夹角,患者日常活动时,锁骨与第 1 肋骨间夹角出现开合样剪切运动,导管在其中反复受到挤压摩擦,最后破损或完全断裂。

(三)临床征象

主要表现为抽血困难、冲管或输液时有阻力,且与患者体位、手臂或肩关节的活动有关。置管侧肩部后旋或手臂上举、仰卧时会有所改善。导管破损时可出现置入部位及锁骨区域的疼痛、肿胀、外渗表现。导管发生断裂时可有外渗、回血受阻、心律失常、心悸、额外心音、呼吸急促等。

(四)诊断

每次使用前常规检查导管是否通畅,发现抽血困难、冲管或输液有阻力时,应及时向经管医师报告,特别是当上述情况与患者体位有关时应高度怀疑夹闭综合征,及时安排胸部 X 线检查,必要时造影检查。导管受压的早期影像学检查(胸片)对于预防导管断裂非常重要。Hinke 等将夹闭综合征 X 光表现分为 4 级。0 级:导管无压迫;1 级:导管有轻微压迫,但不伴有管腔狭窄;2 级:导管有压迫,同时伴有管腔狭窄;3 级:导管破损或断裂。

(五)预防

夹闭综合征是引起静脉输液港导管断裂的主要原因,合理选择导管置入方法可降低夹闭综合征及导管断裂发生率。导管应在锁骨中线外侧插入,这样就能使导管进入锁骨下静脉,而不是靠在该静脉旁穿过锁骨和第一肋之间的间隙。置入导管后,在透视检查下,可让患者活动同侧肩部,以评估是否有管腔狭窄。置管术后应该立即拍片检查,术后 6 个月内也应定期拍片,尚无研究明确规定实施监测的频次和影像学检查的方法。选用颈内静脉穿刺,有助于预防夹闭综合征。在输液港留置期间重视患者的主诉,观察液体输注情况,出现输液速度减慢及需变换体位方可顺利输注等现象时应作 X 线检查,确定有无导管夹闭综合征发生,以便及早处理。若确认导管夹闭,患者应避免提重物。曾有个案报道,患者提重物后数周,发生导管断裂。

（六）处理

如果患者输液时输液港及皮下隧道部位出现胀痛不适,应警惕导管破损、断裂,需进一步做造影。一旦怀疑或证实导管夹闭综合征,应立即拔除导管,因为这是导管栓塞的高风险因素,避免由于断裂导管引起的严重并发症。目前首选经股静脉介入方法以鹅颈抓捕器取出移位导管。取导管过程中可能出现导管移位栓塞、栓子脱落、心室穿孔、严重心律失常等风险,应做好应急准备。

在输液港的使用中,要充分发挥输液团队的作用,护士是输液港的主要管理者,导管的最多接触者,也应是并发症的最初发现者。护士应通过抽回血和推注生理盐水等方法评估导管的功能,掌握夹闭症的临床表现和处理。医疗机构应建立导管夹闭综合征的处理预案和流程,确保做出正确的、及时的处理,特别是发生导管破损和断裂时。

九、药物渗出／外渗

药物渗出（infiltration of drug）是指静脉输液过程中,非腐蚀性药液进入静脉管腔以外的周围组织;药物外渗（extravasation of drug）是指静脉输液过程中,腐蚀性药液进入静脉管腔以外的周围组织。

（一）药物渗出／外渗相关危险因素

1. 穿刺部位　穿刺部位在手部、肘窝和上臂。

2. 静脉通路的选择　使用头皮钢针进行外周静脉穿刺以及持续输液都是重要危险因素;其次当外周导管留置时间超过 24 小时也会增加外渗的风险。

3. 药物因素　通过外周导管进行抗生素和皮质类固醇输液。

4. 患者因素　处于感染状态;精神状态或认知能力的改变;感觉异常,难以缓解的疼痛。

5. 血管因素　多次在同一条静脉进行外周导管穿刺;患有引起血管变化或者血液循环的疾病（糖尿病、淋巴水肿、系统性红斑狼疮、雷诺氏病,周围神经病、外周血管疾病）。

6. 加压注射　压力注射器将导致液体从导管尖端喷射而出,导致药物外渗／渗出的风险更大。

（二）临床征象

护理人员及时发现药物渗出／外渗,可以尽量减少进入组织的液体量。但是其临床表现往往容易与静脉炎或者刺激性皮肤潮红反应混淆应注意加以鉴别。

1. 疼痛是最初的症状　当进行快速输液或推注时,突然出现且严重,与损伤不成比例;疼痛也可能在肢体肌肉被动伸展时出现;疼痛强度会随时间加重。

2. 水肿　外周静脉通路装置的穿刺部位周围皮肤下方隆起或因液体在肢体筋膜室累积引起肢体肿胀绷紧,可测量两侧肢体周长进行比较。而中心静脉通路装置发生水肿可能表现为颈部或胸部隆起。

3. 皮肤颜色变化　非发疱性药物引起皮肤苍白漂白,发疱性药物则出现红肿。然而,外渗到深部组织可能不会产生明显的皮肤颜色变化。

4. 液体从穿刺部位、皮下通道或者输液港储液囊渗出。

5. 水疱　可能在几个小时内出现水疱,如造影剂外渗;抗肿瘤药外渗的症状可能会延迟数天,部分外渗药物从组织损伤进展到出现症状需几天,甚至 1~2 周。

（三）预防

1. 置管前的评估工作　根据治疗方案、血管条件、患者年龄、病情、输液治疗史选择合适的静脉通路装置。持续输注腐蚀性药物、肠外营养、渗透压超过 900mOsm/L 的药物不应选择外周静脉通路装置。即使治疗方案被允许使用外周留置导管,也应优先小规格的外周导管。由于头皮钢针将会显著增加渗透的风险,因此不应选择。做好患者的解释工作,让患者理解并参与静脉通路的选择。

2. 穿刺部位的选择　在前臂的肌肉区域置管;避免在动静脉、淋巴循环受损的关节或肢体置管。

3. 治疗期间的评估　输液前或连续输液时,应该评估静脉通路装置的通畅性和局部症状。方法:观察、触诊、评估冲管阻力,回血通畅情况以及患者的主诉。为了方便观察穿刺点局部情况,推荐使用透明敷料固定导管。

4. 不能依赖电子输液泵的报警判断渗出与外渗,如果忽视评估,依赖电子报警,将使渗出与外渗的程度加剧。

5. 患者教育　治疗前应告知药物的性质以及存在的风险、外渗 / 渗出的症状与体征,使患者共同参与输液治疗管理,降低药物外渗 / 渗出导致的后果。

（四）处理

2014 年原国家卫计委颁布的《静脉治疗护理技术操作规范》明确规定了处理原则:应立即停止原部位输液,抬高患肢,及时通知医师,给予对症处理。

1. 评估　及时观察并发现渗出 / 外渗的症状和体征,可减少进入组织的药液量。观察渗出或外渗区域的皮肤颜色、温度、感觉等变化;关节活动和患者远端血运情况;基于输液的起始容量、停止时剩余容量、输注速度等估测渗出到组织内的液体量,做好相关记录。

2. 倾听主诉　当患者主诉穿刺部位或周围、导管尖端位置或整条静脉通路发生了疼痛、灼热、刺痛和（或）紧绷感时,提示有渗出 / 外渗的可能。

3. 停止输液　将输液装置与导管接头断开,回抽导管内液体,即使只能抽吸出微量的液体;禁止冲洗静脉通路装置,否则将更多的药物注入组织;拔除外周导管,禁止按压外渗 / 渗出部位。

4. 标识与记录　在明显渗出 / 外渗迹象的区域做好标记,以便评估变化;对该区域拍照留存,以识别组织损伤的进展或恶化。

5. 通知医生　必要时邀请多学科团队进行会诊。利用影像学检查确定导管尖端位置,权衡中心静脉导管拔出的时机,可能需要外科介入。

6. 患肢抬高　抬高患肢以促进对液体 / 药物的淋巴再吸收。

7. 局部处理　建议干冷敷的外渗药物包括非刺激性药物、高渗液体、多柔比星等部分抗肿瘤药物,其目的是局限组织中的药液,减轻炎症。长春花生物碱类、奥沙利铂、血管升压药或患有血管闭塞性疾病（如镰状细胞性贫血）禁冷敷。建议采取干热敷的外渗药物包括长春新碱等部分抗肿瘤药物,其目的是增加局部血流,通过组织分散药液。儿童患者热敷温度不超过 42℃。

8. 解毒剂的使用　针对不同的药物,在外渗部位使用细管径针头(25G或更小)注射适当的解毒剂,如二氯甲基二乙胺。大剂量顺铂外渗,建议使用硫代硫酸钠解毒。蒽环霉素外渗时,推荐静脉输注右丙亚胺3天,输注应在外渗6小时内开始,并注射到对侧肢体。透明质酸酶虽不是特定的外渗药解毒剂,但能增加药物在组织中吸收和分散,将其用于抗肿瘤和无细胞毒性药物、高渗溶液(如胃肠外营养和钙盐)、X线造影剂等药液的外渗。透明质酸酶不能静脉给药。当外渗发生1小时内进行皮下注射效果最佳。干热敷与透明质酸酶可协同作用,增加血流和分散外渗药物。

9. 上报与记录　及时上报不良事件,使用标准化的格式记录渗出/外渗部位的评估、监测,并记录该事件涉及的所有因素。

（陆箴琦　张晓菊　薛　嵋　陆海燕）

第七章 肿瘤患者的康复护理

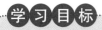

完成本章内容学习后,学生将能:
1. 复述肿瘤患者康复护理的内容。
2. 列出肿瘤患者康复护理的措施。
3. 描述肿瘤患者康复护理的特点。
4. 应用各种康复护理技术帮助患者恢复功能。

第一节 概　　述

由于早期诊断和治疗方法的改善,肿瘤患者的生存期逐渐延长,对生存质量的要求也不断提高。手术、放疗、化疗等治疗手段的应用,可能导致患者出现各种功能障碍。做好肿瘤患者的康复护理,可以最大限度地帮助患者回归家庭、回归社会。

一、康复概念

康复是指综合协调的应用各种措施,消除或减轻病、伤、残对个体身、心、社会功能的影响,是个体在生理、心理和社会功能方面达到和保持最佳状态,从而改变病、伤、残者的生活,增强其自理能力,使其重返社会,提高生存质量。

肿瘤患者康复是指调动医、患两个方面的积极性,并采取综合的治疗方法,调整患者心理状态,改善生理功能,提高生存率、延长生存期、改善生存质量,促进肿瘤患者最大限度的功能恢复。

二、肿瘤患者康复的内容与目的

(一)康复范畴

指综合应用各种措施,包括医学、社会、教育、职业等方面。

1. 医学康复或称为医疗康复(medical rehabilitation)　是指通过医学或医疗的手段来解决肿瘤患者的功能障碍,或者说是通过医学的手段来达到康复的目的。

2. 康复工程(rehabilitation engineering)　是指利用或借助于工程学的原理和手段,将现代科技的技术和产品转化为有助于改善肿瘤患者功能的具体服务。例如,截瘫患者的下肢行走训练器,截肢术后的人工假体(肌电手或假肢)及喉癌切除后的人工喉等。

3. 社会康复(social rehabilitation)　是从社会学或宏观上对肿瘤患者实施康复,如肿瘤患者俱乐部的成立。

（二）康复目的

是指个体在生理、心理和社会功能方面达到或保持一种最佳状态。

三、肿瘤患者康复护理特点及原则

（一）康复护理特点

1. 预防继发性功能障碍　继发性功能障碍是指肿瘤患者接受手术等治疗，发生功能障碍后，由于没有得到康复治疗或适宜的康复护理所导致的功能障碍。例如，乳腺癌患者手术后，由于没有及时锻炼导致的上肢功能障碍；鼻咽癌患者接受放射治疗后未及时进行口腔康复功能锻炼，导致的张口困难等。

2. 协助实施相关的康复治疗　虽然绝大部分康复治疗是由治疗师完成，但有些适宜技术在医生或治疗师的指导下，康复护士可以协助患者完成。这些适宜技术包括：各种疾患的正确体位摆放、在监督或指导下的体位转移和肢体的主动训练、膀胱功能再训练、接受言语治疗患者的言语交流等。

3. 给予心理支持　由于护士与患者和家属接触的时间比较长，交流的机会比较多，因此，及时给予患者心理支持，恰当解释病情和功能变化或改善情况，适时鼓励患者主动参与康复治疗，对有心理障碍的患者给予适当的心理咨询，及时将患者在康复治疗过程中出现的问题转告医生和治疗师，这些都是康复护理的重要内容。

4. 强调主动护理　康复护理模式强调的是患者"参与"护理、"主动"护理或"自我"护理，即在确保康复对象安全的前提下，在护士的监督和指导下，充分发挥患者及家属主动参与的积极性，从"我为患者做"到"患者自己做"，护士在必要的时间、通过必要的方式（如语言的提示或身体的接触）给予必需的帮助。这种主动或自我护理最能体现肿瘤患者康复护理的特色。

（二）康复护理原则

1. 预防功能障碍　是康复护理的首要原则，并应贯穿于康复护理的始终。

2. 掌握自我护理方法　是康复护理的核心要素，只有加强自我护理才能使康复护理从传统护理中"替代"护理转变为康复护理中的"主动"护理，体现康复护理特色。

3. 重视心理支持　是康复护理发挥作用的保障。鼓励病伤残者，使他们能正确面对各种功能障碍，积极参与康复治疗，才可以确保康复治疗的成效。

4. 提倡团队协作　是康复护理正常运作的必要环节。康复科与临床其他专科最大的区别是有各种治疗师参与治疗，医生、护士、治疗师组成了一个治疗团队，相互之间的协作和合作是康复治疗的可靠保障。

四、康复护理措施

（一）心理康复

肿瘤患者因各自的文化背景、心理特征、病情及对疾病的认知程度不同，会产生不同的心理反应。分析患者不同时期的心理变化，有利于有的放矢进行心理疏导，增强患者战胜疾病的信心。对震惊否认期的患者，应鼓励患者家属给予情感上的支持、生活上的关心，使之有安全感。而后，因人而异的逐渐使患者了解到病情真相。对处于愤怒期的患者，应通过交谈和沟通,尽量鼓励患者表达自身的感受和想法,请其他病友介绍成功治疗的经验,引导患者正视现实。磋商期患者易接受他人的劝慰,有良好的遵医行为。因此,应维护患者的自尊,尊重患者的隐私,兼顾身、心的需求,提供心理护理。对抑郁期的患者,应给予更多的关爱和抚慰,诱导其发泄不满,鼓励家人陪伴于身旁,满足其各种需求,如患者进入接受期应加强与患者交流,尊重其意愿,满足其需求,尽可能提高其生活质量。

肿瘤患者在治疗过程中,心理反应复杂而强烈,既渴望手术,又惧怕手术,顾虑重重,情绪不稳定。且肿瘤手术范围较大,易影响某些部位的正常功能,如喉癌手术及结肠造瘘术,会导致生活不便,功能障碍甚至形体残障等。护士应有的放矢地进行心理护理,了解患者心理和情绪的变化,深入浅出地解释、耐心细致地介绍手术的重要性、必要性和手术方式等,对需进行化疗或放疗的患者,向患者耐心解释所需实施的化疗、放疗方案,化疗、放疗常见的毒副作用及应对措施,使患者有效地配合手术、化疗或放疗的进行,取得更佳的治疗效果。

（二）物理治疗康复

过去恶性肿瘤被列为物理治疗的禁忌证,近年来有些物理康复治疗以特殊的技术用于恶性肿瘤的康复,使恶性肿瘤的康复手段得到进一步提高。如癌症疼痛患者物理治疗康复方法有高热疗法、冷疗法、毫米波疗法,经皮电神经刺激疗法,针灸等。肌力下降、肌肉萎缩、关节纤维挛缩的患者可用运动疗法和手法治疗康复手段等。

（三）肿瘤治疗后功能障碍康复

1. 功能锻炼　适当的运动有利于机体增强抗病能力,减少并发症的发生。对于因术后器官、肢体残缺而引起生活不便的患者,应尽早协助和鼓励其进行功能锻炼,如截肢术后的功能锻炼、全喉切除术后的食管发音训练等,使其具备基本的自理能力和必要的劳动能力,减少对他人的依赖。

2. 动员社会支持系统的力量　社会支持可满足患者的爱及归属感的需要及自尊的需要。因此家属应给患者更多的关心和照顾,提高其生活质量。

（李金花　李旭英）

第二节　喉癌患者的康复

喉癌术后患者呼吸改道,语言沟通障碍和佩戴气管套管等引起自我形象受损;出院后需要长期带管、面临失声困扰及社会交往受限。

知识拓展

电子喉语音康复

电子人工喉是目前使用最为广泛的语音恢复方式,使用时将电子喉置于下颌处,其产生的振动通过颈部组织传入口腔,然后通过口腔调制产生唇边语音。使用电子喉说话时将电动喉头轻轻地压在脖子侧面或下巴处,按下电子喉按钮,同时配合口腔形状和舌部运动说话。由于电子喉是一种助讲器,其声音的产生来自电子喉仪器上鼓膜的振动,而非受呼吸的气流所影响,所以这种发声方法并不需要顾虑到气流的来源或气量的多少,与其他语音恢复方式相比,它具有使用简单,不受瘘口限制等优点。

一、语言沟通障碍

喉切除术后患者失去喉,没有发音器官,存在语言沟通障碍。

(一)语言沟通功能评估

根据喉癌患者手术方式、发音重建术的效果评估,采用听距法评定语言障碍,将语音障碍分为四级,Ⅰ级:讲话清,音量大,音质好,相距5m能对话;Ⅱ级:讲话清,音量略小,音质满意,相距3m能对话;Ⅲ级:讲话嘶哑,音量小,相距0.5m能对话;Ⅳ不能发音。

(二)语言沟通障碍康复护理

1. 术后语音训练 喉癌术后语音训练由简单到复杂,难度逐层递增,先教会患者发音,用手堵住套管口,全喉患者训练语音时一只手按住气管造瘘口,使声音集中,从单音节字开始练习发音,逐渐增加到双音节字。也可先读数字,然后再过渡到词组、短句、自然交流或对话,直至完全掌握发音方法,指导患者语音训练要反复练习,努力提高发音清晰度及响亮度,教会患者将呼吸与发音配合协调,逐步改正发音所出现的漏气现象。语音训练首先建立信心,训练到一定程度后,将要讲的话事先准备成稿,可开始和亲朋好友交流,因为他们了解患者情况必定会很耐心的倾听和鼓励,以增强患者信心,这样也可提高讲话水平。对发音效果不佳者,也可指导其使用非语言技巧,如用写字板、读口型或手势等,指导患者学会正确发声,能用简单的手语、纸、笔与外界进行信息和情感交流。

2. 食管言语训练 食管发音的原理是患者经过训练,将空气咽入食管,一定量的空气储存在食管内,在气体未进入胃之前,借助胸内压力,运用环咽肌的收缩,缩小的食管上端和下咽部的黏膜形成振动源,以嗳气的形式使振动源发生振动而产生基音,经构音器官的加工就可以形成语言,即食管音。食管发音被认为是无喉者交流的最佳方法,也是全喉切除术后恢复发音最便捷的方法,患者先学习控制主动吸入食管的空气使其慢慢嗳出,学习将空气吞咽入食管中,会随意贮气后,再要练习如何有效地控制缓慢放出空气。食管音由于食管入口面积变化不大,所以发出的基音较低且音量亦很小。当能控制嗳气后,可制订好发音计划,先练习元音字母,然后向两侧运动发"Yi"音,也可练习数数字,由说1个数字到说2个数字,通过张口、闭口动作促进口唇肌肉运动。当患者能够单字发音后,开始训练如吃饭、喝水等生活用语,以提高发音清晰度。掌握食管发音的时间因人而异,练习食管发音需要耐心与毅力,通常食管发音训练要经过半年至一年的刻苦训练才可说话自如,正常与人交流。辨别正确的食管音方法是用手轻贴颈部食管振动部,同时做打嗳动作,若手指感觉有振动则说明已发出了食管音。同时也可以通过不同的方式练习减低食管发音的弊端,比如用打电话练习发音,因为口与话筒的距离较近,声音比较集中,可以弥补食管发音低、音量小等缺点。

3. 安装人工发音装置　电子人工喉是一种有各式型号的手握式装置,它的发音原理是将电子喉的末端放于患者颈部,利用气管内气体的振动,使体外人工发音装置发音,再经构音气管加工成语音。电子喉发音成功的关键是选择最佳位置的传音点,一般选择皮肤柔软、没有瘢痕及肿胀组织的地方,舌骨窝、颈上部和面颊部是首选地方。电子人工喉具有发声方法简单、使用方便、易学易懂、清洁卫生、重新发声讲话成功率高、噪声比较低、基本上能满足日常交流要求等优点,也是国际上最流行的发声康复方法。新电子人工喉结构轻巧、功能完善、声音质量改善,因而使患者讲话更清晰,噪声更小。

二、呼吸适应功能障碍

喉癌术后患者改变了上呼吸道通气途径,在颈部瘘口进行呼吸,导致部分患者术后出现呼吸适应障碍。

(一)呼吸适应功能评估

根据患者术后经颈部瘘口呼吸的适应程度,是否出现呼吸困难以及出现呼吸困难的程度来选择方便、可行的呼吸困难的评估工具,如改良呼吸困难量表、博格(Borg)量表,Borg量表是在图形等级量表的基础上进行改良的测量方式,由受测试者指出目前呼吸不适所处的状况分数,以气短为例,0分:无气短;0.5分,非常轻微气短,仅能观察到;1分,非常轻微气短;2分,轻微气短;3分,中等气短;4分,较重气短;5分,严重气短;7分,非常严重气短;介于5~7分之间为6分;9分,非常非常严重;介于7~9分之间为8分;10分,极严重气短。

(二)呼吸适应功能障碍康复护理

1. 单纯放疗患者,可因肿瘤压迫或喉水肿,而引起呼吸不畅,甚至窒息,随时备好气管切开包,吸痰器及氧气等急救措施。

2. 喉癌术后保持气管切开处畅通是关键,气管切开后改变了正常的呼吸生理机制,失去了鼻、咽、喉三大器官对外界空气的加温、加湿和净化作用,易致气管堵塞、呼吸道感染等并发症,因此应加强护理,术后24~48小时内需及时抽吸出套管内血液、渗液及气管分泌物,保持呼吸道通畅,防止窒息。

(1)及时吸净呼吸道分泌物:根据患者有无呼吸困难、痰鸣音、肺部啰音等情况给予吸痰。

(2)保持室内空气新鲜、温度及湿度适宜:室内可用湿化器或地面洒水等方法,以保持适宜的温度(22℃左右)和湿度(75%以上),气管切开套管口遮盖生理盐水湿纱布,用以阻挡尘埃及湿化空气。

(3)根据分泌物的多少、黏稠度及呼吸情况,每日定时清洗和消毒内套管。

(4)注意湿化气道,遵医嘱定时经套管滴入药液、雾化吸入等,也可采用持续气管内泵滴液,让化痰药物均匀滴入气管内,以稀释痰液便于咳出。

(5)防止套管滑脱:指导患者及家属不得自行拔管,避免体位变换过于频繁。护理人员经常检查套管的位置,两侧纱布带固定应合适,以杜绝套管滑脱的发生。

三、吞咽功能障碍

喉癌患者术后拔除胃管后进行吞咽时,往往会出现呛咳,导致进食不顺畅。

（一）吞咽功能评估

可根据患者的具体情况来选择适当的评估工具，常见的评估工具有：

1. 洼田饮水试验（Kubota Water Swallowing Test）　在1982年由日本学者洼田俊夫提出，为最经典的吞咽障碍筛查评估量表。通过观察患者喝30ml水后的反应，将吞咽障碍分为5级。Ⅰ级：无呛咳，一次喝完。Ⅱ级：有呛咳，两次以上喝完。Ⅲ级：一次喝完，但有呛咳。Ⅳ级：两次以上喝完，有呛咳。Ⅴ级：呛咳不断，难以全部喝完。

由于此评估量表操作简单、应用成熟，培训过的医护人员均可使用，目前在国内外临床上广泛应用。对于其只能反映液体误吸且不能发现隐匿性误吸、过度依赖患者主观感受等不足，可通过联合其他评估工具来提高其信效度。

2. 电视X线透视吞咽功能检查（Video Fluoroscopic Swallowing Study，VFSS）　VFSS为目前公认的诊断吞咽障碍的金标准，同时能量化吞咽功能和吞咽障碍程度，为治疗方案提供科学依据。检查方法：让患者试吞服泛影葡胺10ml，若无明显误吸，再吞服泛影葡胺60ml，在透视下观察咽部活动及食管蠕动、收缩的程度和速度，以及泛影葡胺流动的方向、梨状隐窝及会厌谷的残留物等细节；若有误吸，则立即停止检查。VTSS需要将患者转运到放射科检查，并要求具备一定的体力，对机械通气的重症患者而言，适用面较窄，不能作为常规吞咽障碍检查方法。

3. 标准吞咽功能评估量表（Standardized Swallowing Assessment，SSA）　SSA包括两步。第一步进行临床检查，条目包括：意识水平、头部和躯干的控制、呼吸、唇的闭合、软腭运动、喉功能、咽反射和自主咳嗽。第二步让患者依次吞咽5ml水×3次，无异常再喝60ml水，观察有无喉运动、流口水、呛咳、发声异常如湿性发音等情况。若两步中任何一个条目出现异常则认为患者SSA筛查阳性，提示存在误吸风险。量表得分为18~46分，分数与吞咽功能呈反比。国内外研究结果都表明，此量表能对误吸风险和吞咽障碍程度进行有效预测，为下一步的护理措施提供科学依据，为一项有价值的评估工具。

（二）吞咽功能锻炼

从喉咽黏膜基本恢复时开始，鼓励患者每隔3小时做吞咽动作，吞咽时可将少量唾液缓慢下咽。同时进行吞咽功能的训练：吞咽时喉上提、呼吸暂停，使喉入口关闭，食管与呼吸道分开，以促进吞咽功能的恢复。早期活动可帮助吞咽肌群尽早恢复直辖动作。待患者完全经口进食进水无呛咳时，可拔除鼻饲管。注意防止因喉功能不良导致的呛咳，使患者对进食形成畏惧心理而影响吞咽练习。

四、心理社会障碍

患者表现为对疾病及语言沟通障碍、呼吸适应障碍、吞咽功能障碍的恐惧和焦虑。

（一）心理社会评估

评估患者有无痛苦、抑郁、焦虑等心理障碍等；评估患者的人际关系与环境适应能力；评估患者对疾病的认知以及对疾病的态度，对手术方式、手术效果、术后暂时或永久性失声的知晓度。评估患者的社会支持系统是否健全有效。

1. 心理痛苦评估　通过心理痛苦温度计和问题列表进行肿瘤患者心理状况的筛查。心理痛苦管理筛查工具（Distress Management Screening Measurement，DMSM）用于评估患者心理痛苦度及相关因素，包括两个部分心理痛苦温度计（Distress Thermometer，DT）和心理痛苦相关因素调查表（Problem5 List, PL）。

（1）心理痛苦温度计量表（DT）：以 0~10 刻度数字代表心理痛苦程度，0 表示无心理痛苦，10 表示极度心理痛苦。指导患者在最符合他近一周所经历的平均痛苦水平的数字上做出标记。国外对 DT 的测量学评估显示将分界点定为 4 分，能够得到最好的敏感度和特异性，NCCN 指南将"显著心理痛苦"的标准定为：DT 得分≥4 分者为显著心理痛苦。对 DT ≥4 分的患者应用 SDS、SAS 评估工具进行再评估，医护干预效果较差的患者，由心理治疗师及精神专科医师进行诊断性评估。

（2）心理痛苦相关因素调查表（PL）：包括实际问题（6 个条目）、交往问题（4 个条目）、情绪问题（9 个条目）、身体问题（20 个条目）及精神宗教信仰问题（1 个条目），共 5 个因子40 个条目。每个条目需要患者根据自己情况填写"是"或"否"，"是"代表引起心理痛苦的相关因素。

2. 焦虑和抑郁　通过焦虑（HADS-7）、抑郁（PHQ-9）、灵性等量表评估进行评估。

3. 生活质量评价　可采用健康调查简表（SF-36）、圣·乔治医院呼吸问题调查问卷（SGRQ）、欧洲癌症研究和治疗组织的生活质量核心量表（EORTC QLQ-C30）等进行评估。

（二）心理社会功能康复

全喉切除后，在一段时间内会失去部分或全部的发音功能，患者因失语无法用言语来表达自己的行为和意愿，与外界沟通发生障碍，患者常表现出情绪低落、悲观、烦躁、易怒，或听天由命的心理，丧失主观能动性，甚至产生轻生念头。医护人员应主动关心，及时了解患者的需求和心理状态，并教会和鼓励患者用手势或书面形式表达自己的意愿和要求；动员家属积极与医院、医护人员配合，减轻患者的心理压力；在恢复期积极鼓励患者参加适量的集体活动，为其提供一个相互交流、彼此支持的环境，使其逐步回归社会。

（谌永毅）

第三节　鼻咽癌患者的康复

鼻咽癌放射治疗常导致患者出现颞下颌关节活动功能障碍、听觉功能障碍、颈部活动受限等。

一、颞下颌关节活动功能障碍

鼻咽癌放疗局部高剂量的射线不可避免地会损伤患者咽部的黏膜、腺体、肌肉、神经及邻近的颞颌关节，损伤颞颌关节的患者常表现为张口受限、张口困难。

（一）颞下颌关节活动的评估

1. 下颌关节的活动度常以开口度、左右偏位及下颌前突来表示。开口度用张口时在上颌正中线上，上下牙尖的距离来表示，上下第一门牙对应缘距离正常值为 5.0cm。左右偏位即以上颌正中先为轴，下齿列的左右移动距离来表示，正常值为 0.1cm。下颌前突时，下颌门牙可以向前方超出上颌的门牙。

2. 张口困难判断标准常以 LENT SOMAF 分级（Ⅰ~Ⅳ）。Ⅰ级：有症状，但是无法客观评价；Ⅱ级：妨碍正常进食，张口 1~2cm；Ⅲ级：进食困难，张口 0.5~1cm；Ⅳ级：不能经口进食；张口 <0.5cm。

（二）颞下颌关节活动障碍的护理

1. 健康宣教 指导患者放松心情，多说话，多唱歌等；在放疗初期、放疗中、放疗后坚持锻炼，即使发生张口受限只要合理锻炼，是可以恢复并且不影响今后生活质量。

2. 功能锻炼 张口运动、叩齿运动等（见鼻咽癌放疗康复操）。

二、听觉功能障碍

患者表现为听力下降或失聪、疼痛，与原发病、放疗等有关。

（一）听觉功能障碍的评估

根据 LENT SOMA 的主观听力标准，将听力损伤分为Ⅳ级。Ⅰ级：轻微，不影响日常交流；Ⅱ级：经常性小声交流困难；Ⅲ级：经常性大声交流困难；Ⅳ级：完全性失聪。

（二）听觉功能障碍的护理

1. 选择患者最适合的声音进行交流，配合使用非语言沟通技巧，达到有效沟通。

2. 健康教育 指导患者不可自行掏耳等。保持耳部皮肤清洁，注意观察耳部分泌物，如有异常，及时报告医生并对症处理。

3. 听力下降时，外出时注意专人陪伴，Ⅲ级听力下降时使用助听器。

三、颈部活动受限

颈部皮下组织弹性降低，皮下肌肉组织纤维化，导致颈部活动受限，严重者颈部转动困难，触摸感觉如触"石板"。

（一）颈部运动功能障碍的评估

根据 SOMA 肌肉 / 软组织放射性损伤分为 4 级。

1 级：可发现纤维化，运动存在，无症状；

2 级：≤20% 肌肉受影响，运动有症状；

3 级：>20%~50% 的肌肉受影响，影响功能；

4 级：>50% 的肌肉受影响，不能运动，呈"冻结状"。

（二）颈部活动受限的护理

1. 健康教育 指导患者放松心情，在放疗初期、放疗中、放疗后坚持锻炼，可有效地预防颈部活动受限。

2. 锻炼方法 运转乾坤 – 头颈式锻炼方法（见鼻咽癌放疗康复操）。

四、鼻咽癌放疗康复操

鼻咽癌放疗康复操通过生物放松反馈训练、穴位按摩和放射区域相关功能锻炼，具有放松心情、舒展肌肉、拉伸韧带、活动关节、调理气血的作用，能使颞下颌关节和颈肩部活动度增加，有效地降低颞下颌关节功能障碍、颈部皮下组织及肌肉组织纤维化发生率。

（一）注意事项

1. 动作轻柔、拉伸适度,以舒适为准,能感受到肌肉的拉伸和放松,每天3~5次为宜。

2. 如有部分肌肉因放疗后纤维化受限,则要增加锻炼次数,可单独增加单部位的次数,速度宜慢,以拉伸到位,停顿几秒,感受拉伸的肌肉感觉,并以舒适为主。

3. 胸腰腹部有其他病变,如皮肤化脓性感染、急性炎症、慢性炎症急性期或肿瘤等为禁忌,不能用力按压腹部。

4. 急性肌肉关节扭伤、急性颈脊椎病变、颈脊神经炎、局部皮肤病变影响锻炼者慎用。

（二）锻炼方法

1. 心平气和 – 放松式　此法可以减轻压力,放松心灵,肩颈部放松可利气血运行。

（1）患者自由站立或坐在椅子上,目视前方,肩膀放松,两臂自然下垂;

（2）用鼻子吸气（有鼻塞患者可用嘴吸气）,扩张肺部,然后慢慢用嘴呼气,呼气时默念"松"字;

（3）重复此动作1~5分钟。

2. 运转乾坤 – 头颈式　每个运动20~50下/次,3~5次/天;如开始颈部活动受限,则增加到50~200下/次。

（1）低头、仰伸运动

1）患者端坐在椅子上,肩膀自然放松,目视前方;

2）低头尽量将下颌骨靠近胸骨;还原（图7-3-1）;

3）头部尽量仰伸,目视天花板;还原（图7-3-2）。

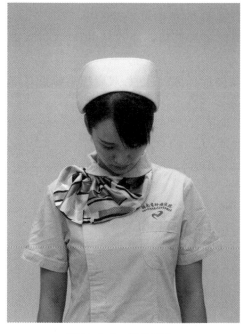

图 7-3-1　低头运动

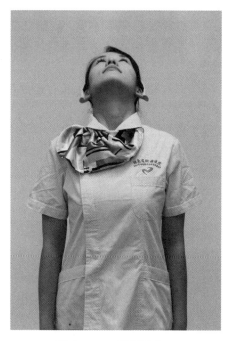

图 7-3-2　仰伸运动

（2）头部钟摆上仰运动

1）患者端坐在椅子上，肩膀自然放松，目视前方；

2）目视前方，左耳向左肩部靠拢，头后仰，目视天花板，头部从左肩向右肩环绕；还原；

3）目视前方，右耳向右肩部靠拢，头后仰，目视天花板，头部从右肩向左肩环绕；还原。

（3）转颈运动

1）患者端坐在椅子上，肩膀放松，目视前方；

2）肩膀不动，头部尽量向左转，目视左前方；还原；

3）肩膀不动，头部尽量向右转，目视左前方；还原；

4）重复以上动作。

（4）张口运动

1）端坐在椅子上，肩膀放松；

2）尽量将口张开，慢慢还原；

3）重复此动作 20~50 次；如患者张口受限，可增加锻炼次数，每次重复 100~200 次，并用软木塞做加强训练。

（5）叩齿运动：此法对牙齿有保健功能，能生津，按摩牙龈及固齿的作用，并可以锻炼咀嚼肌。

1）自由地坐在椅子上，肩膀放松；

2）嘴唇微开，上下齿轻轻叩击 36 次。

3. 鹤舞翩翩－肩颈式

（1）耸肩运动：

1）患者站立，脚同肩宽（或端坐在椅子上）；目视前方，放松肩颈部肌肉；

2）左肩膀抬高接近耳部后还原，右肩膀抬高接近耳部后还原，双肩抬高接近耳部后还原；

3）右肩膀抬高接近耳部后还原，左肩膀抬高接近耳部后还原，双肩抬高接近耳部后还原；

4）重复以上动作 4~10 次。

（2）肩部旋转运动：

1）患者站立，脚同肩宽（或端坐在椅子上）；目视前方，放松肩颈部肌肉；

2）双肩关节向前做旋肩运动 2 次；

3）向后做旋肩运动 1 次；

4）重复以上动作 4~10 次。

（3）肩部内收、外展运动：

1）患者站立或端坐在椅子上，目视前方；

2）左手空拳（或握矿泉水瓶），由肩部向上举，还原；

3）左手前臂以肘关节为轴心，握空拳（或握矿泉水瓶）向下转 180°，垂直地面，还原；

4）左手空拳由胸前至右肩部，由上向下划圆至身体左侧部；

5）两手小腹前交叉，左手向左方向向上划圆、右手向右方向向上划圆，两手至头顶上方

交叉,还原;

　　6）换另侧手进行上举、外展运动;

　　7）重复以上动作 4~10 次。

　　（4）肩关节放松运动:

　　1）患者站立,脚同肩宽（或端坐在椅子上）;目视前方,放松肩颈部肌肉;

　　2）双臂在身体两侧前、后平甩;

　　3）重复以上动作 4~10 次。

　　4. 顺水推舟－腰腹式　此法可以调理胃肠功能,促进胃肠蠕动,减轻腹胀,改善便秘,增加食欲;坚持按摩肾俞穴,增加肾脏的血流量,改善肾功能;温暖后腰部可以促进睡眠。

　　（1）患者站立,脚同肩宽,目视前方;

　　（2）用右手大鱼际从剑突向下摩至肚脐上方 8~10 次;

　　（3）以中脘穴为中心,用右手掌力顺方向摩腹 20~100 次,逆方向摩腹 20~100 次;

　　（4）轻敲腹部大横穴 20~100 次（图 7-3-3）,大横穴定位:位于人体的腹中部,距脐中 4 寸;

　　（5）将两手搓热,放至后腰肾穴按摩 20~100 次（图 7-3-4）,肾俞穴定位:位于腰部,当第 2 腰椎棘突下,旁开 1.5 寸（图 7-3-5）;还原。

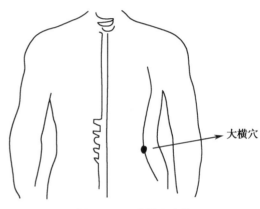

图 7-3-3　大横穴定位

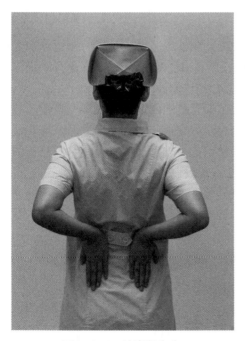

图 7-3-4　按摩肾俞穴

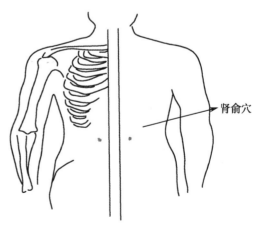

图 7-3-5　肾俞穴定位:位于腰部,当第 2 腰椎棘突下,旁开 1.5 寸

5. 心平气和—放松结束式。

（谌永毅）

第四节　肺癌患者康复

肺癌手术导致术后呼吸循环功能损害,对于无法手术的肺癌患者,肿瘤本身会引起乏力、呼吸困难等症状,而放化疗等副作用会进一步加重这些症状,导致患者出现运动耐量下降、呼吸功能障碍等。

一、运动耐量下降

肺癌患者手术切除部分肺组织,减少了有效肺通气面积,破坏了肺通气功能,使患者活动耐量下降;同时肿瘤本身及治疗相关症状的发生,进一步加重患者运动耐量的下降。

（一）运动耐量评估

运动耐量是评价运动训练疗效最常用的观察指标,多通过以下几种指标来体现:

1. 6分钟步行距离　以患者在6分钟内步行的最大距离作为评价指标,该测试强度和大多数患者的日常最大活动强度类似,因此可以更好地反映患者真实的运动耐力,被广泛应用于评价各干预在心肺疾病中对于运动耐量的影响,简单易行,重复性好。

2. 耗氧量峰值　通过运动平板或自行车试验检测,能直接评价心肺功能,是反映运动耐量的客观指标。

（二）运动耐量锻炼

有氧运动锻炼包括步行、游泳、跑步机、平板运动、爬山、跳绳、爬楼梯等,以达到最大耗氧量的60%~80%为高强度运动,40%~60%为中强度运动。推荐每周至少进行中强度运动150分钟或高强度运动75分钟,每个运动周期至少为10分钟。

1. 功率自行车运动训练　患者自行调控速度,在承受范围内逐步加快步行速度及自行车功率。运动量控制在呼吸困难指数(Borg)评分5~7分之间,若在运动过程中有明显气促、腿疲倦、血氧饱和度下降(<88%)或其他合并疾病引起身体不适,告诉患者休息,待恢复原状后再继续进行训练。每次约15~20分钟,每天2次,疗程为2周。

2. 爬楼梯训练　在专业治疗师陪同下进行,在运动过程中调整呼吸节奏,采用缩唇呼吸,用力时呼气,避免闭气,稍感气促时可坚持进行,若有明显呼吸困难,可做短暂休息,尽快继续运动。每次约15~30分钟,每天2次,疗程为2周。

3. 力量(肌肉)训练　包括上肢、下肢、呼吸肌的训练,一般有上下肢的负荷运动、缩唇呼吸、腹式呼吸、阻力呼吸训练等。

4. 中医传统运动　常见的主要有太极、气功。

二、呼吸功能障碍

大部分患者在术后存在不同程度的胸闷、呼吸困难,活动后加重干咳、咳痰等;由于手术后胸膜粘连、神经受损,部分患者可因持续的活动性胸部疼痛,影响到呼吸功能。

（一）呼吸功能障碍评估

1. 肺功能评估 通过测量第 1 秒用力呼气量、用力肺活量、第 1 秒用力呼气量 / 用力肺活量、肺活量、一氧化碳弥量评价。

2. 肿瘤相关症状评估 呼吸困难、疼痛、癌因性疲乏等,可通过呼吸困难分级量表等量化评分表进行评价（表 7-4-1）。

表 7-4-1　呼吸困难分级量表

0 级	除非剧烈运动,无明显呼吸困难
1 级	当快走或上缓坡时有气短
2 级	因呼吸困难而比同龄人步行慢,或者以自己的速度在平地上走时需要停下来呼吸
3 级	在平地上步行 100 米或数分钟后需要停下来呼吸
4 级	明显呼吸困难而不能离开房间或者穿脱衣服即可引起气短

（二）肺功能康复护理

1. 腹式呼吸训练 患者取坐位、卧位或侧卧位,集中精神。姿态自然,放松全身肌肉,缓慢深吸气到最大肺容量后屏住呼吸,时间为 2~5 秒,逐渐增加到 10 秒,然后缓慢呼出,连续进行 10~20 次,每天早、晚各进行 1 次训练。2 种呼吸训练方法连续训练 6 个月为 1 个疗程（图 7-4-1）。

2. 缩唇呼气法 以鼻吸气,缩唇呼气,呼气时将口唇缩成吹口哨状,使气体通过缩窄的口型缓缓呼出,缩唇程度以不感费力为适度,一般吸气时间为 2 秒,呼气时间逐渐延长或保持到 10 秒以上（图 7-4-2）。以上两种呼吸训练方法连续训练 6 个月为 1 个疗程。

3. 吹气球锻炼 深吸气后用力将气球吹大,每天 3 次或 4 次,每次 1~15 分钟（图 7-4-3）。

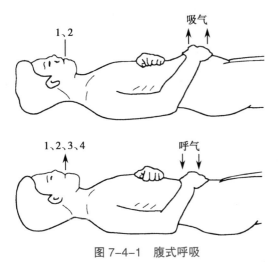

图 7-4-1　腹式呼吸

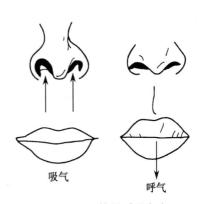

图 7-4-2　缩唇呼吸方法

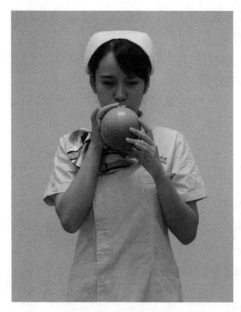

图 7-4-3　吹气球

三、心理社会功能障碍

肺癌患者在手术后生活质量明显下降,甚至可能出现焦虑、抑郁,使患者不愿面对社会,社会能力下降,自认为成为家庭和社会的负担,导致肺癌患者心理疾病的发生率比其他肿瘤患者更高。

（一）心理社会功能评估

1. 焦虑和抑郁　通过焦虑、抑郁相关的自评量表等进行评价。

2. 生活质量评价　常用肺癌治疗功能评价量表（FACT-L）、健康调查简表（SF-36）、圣·乔治医院呼吸问题调查问卷（SGRQ）、欧洲癌症研究和治疗组织的生活质量核心量表（EORTC QLQ-C30）等。

（二）心理社会功能康复护理

1. 使患者正确认识自己的疾病,理解疾病本身及治疗过程可能出现的各种不良反应,逐步适应疾病之后及治疗后的个人生活以及社会活动方面所出现的各种改变。

2. 了解患者饮食、睡眠和心理状态。让患者了解疾病知识及治疗措施,多介绍成功的病例,使患者克服恐惧、绝望心理,保持积极的情绪。

（李金花）

第五节　乳腺癌患者康复

乳腺癌手术方式有改良根治术、保乳手术和根治术,由于手术切除组织广泛、创伤大,易发生上肢功能障碍、上肢淋巴水肿,肌力下降,肩关节运动受限等功能障碍。放疗、化疗等治疗手段治疗疾病的同时会给患者带来生理或心理上的不同程度的功能障碍。

一、上肢功能障碍

乳腺癌术后患肢功能障碍表现为患侧上肢肩关节僵硬、肌肉粘连、肌肉萎缩、肩关节运动幅度受限、部分区域感觉异常或丧失、肌力低下、运动后迅速出现疲劳及精细运动功能障碍等。

（一）上肢功能障碍的评估

1. 上肢活动协调性的测量 以九孔圆柱板手指灵活度测试（The Nine Hole Peg Test of Finger Dexterity）为指导，以非手术人群或者患者未手术时的状态为标准进行评分，运用仪器包括尺子、量角器等对肩关节、肘关节和腕关节各方位运动包括屈、伸、展、内外旋、环转等功能进行标准化测量评估。

2. 上肢肌力评估 上肢肌力评估从 3 个方面进行测定，①肌容量的测定：用尺测量肢体周径，双侧肢体同一水平部位对比测量并记录，不仅可以确定肌肉萎缩的程度，也可以作为随访的比较；②肌张力检查：受检者肢体处于完全放松的情况下被动运动以测其肌肉阻力，受检者肢体肌肉未完全放松将影响检查结果的准确性；③肌力检查：a. 主动法：受检者做主动运动时医生观察其运动的幅度、速度和力量；b. 被动法：检查时给予阻力，受检者用力抵抗以测其肌力。检查者嘱受检者依次作各关节运动，观察肌力是否正常、减退或瘫痪，并根据肌力测定标准分级，肌力大小程度采用 0~5 度分级法分为 6 级，0 级：完全瘫痪；1级：肌肉可收缩，但不能产生动作；2 级：肢体能在床面上移动，但不能抗地心引力地抬起；3级：肢体能抗地心引力而抬离床面，但不能抗阻力；4 级：能作抗阻力的动作，但较正常为差；5 级：正常肌力。

（二）上肢功能障碍康复护理

1. 上肢功能锻炼

（1）术后 1~2 天：患侧肢体内收进行伸指、握拳、屈腕穴位按摩活动。

（2）术后 3~4 天：锻炼同上并练习上肢屈肘。注意患侧肢体外展不超过 15°。

（3）术后 5~7 天：胸带松开，练习用患侧手打对侧肩及同侧耳。

（4）术后 7~10 天：逐渐抬高患肢肘部视病情指导患侧肢体有氧康复操锻炼。

（5）术后 10~14 天：练习患侧手臂越过头顶摸到对侧耳，并练习将双侧手放于颈后，开始可低头位，逐渐到抬头挺胸位，进而做手指爬墙抬高，每日记录高度。出院后锻炼上肢旋转运动，以肩关节为中心，向前向后旋转，并适度的后伸锻炼及扩胸运动，每日 1~3 次，每次 30 分钟，循序渐进。

2. 乳腺有氧康复操 乳腺癌术后康复锻炼除了常规有氧运动以及穿衣、梳头、爬墙等日常生活活动的锻炼，还可在术后麻醉清醒至拔除引流管后进行有氧运动康复操的锻炼。康复操有一定的原则，患者术后必须麻醉清醒，病情稳定，并有专职护士在旁指导下方可进行。运动强度一般选用最大心率的 50%~70% 为运动适宜心率。它能强健肌肉，活动关节，改善术后患肢瘢痕挛缩，促进淋巴和血液的回流，预防及治疗患肢水肿。因每个患者存在个体差异，练习时需循序渐进，量力而行。

（1）第一节：热身运动

1）冥想：坐卧位或站位，注意保暖，全身放松，保持愉快的心情，感觉温暖的气流由脚底蔓延到全身。时间为 1~3 分钟。

2）深呼吸：坐卧位或站位身心放松，健侧手屈肘放置在肋弓，感受胸廓的起伏。缓慢用鼻子吸气，吸气的时候胸廓扩张，再缓慢用嘴呼气，呼气的时候胸廓放松至正常。持续 4~10 个深呼吸。练习深呼吸时要防止不健康的呼吸技巧，如呼吸过快或屏住呼吸，这都可能会导致疲劳和头晕；注意自然模式呼吸，不要因为深呼吸，导致呼吸紊乱。确保舒适，背部挺立，并在通风环境下，深呼吸时，最好闭上眼睛，然后放松肩膀和面部肌肉，全神贯注地去体验。

（2）第二节：手部及腕部功能锻炼

以掌指关节为主的手部及腕部功能训练可在术后麻醉清醒 4 小时后即开始，训练时注意肩关节制动内收，防范术后皮下出血，以免影响伤口恢复及造成其他不利影响。指伸展运动，可以用儿童手势"石头、剪刀、布"交替进行。也可手握弹力球，患侧拇指与示指挤压弹力球，注意用力适度。锻炼时间每次 3 分钟左右，每天 3~4 次。

1）第 1 小节：握拳锻炼。取坐卧位或站位，手掌朝上，先握拳，稍停，再五指充分用力张开。节拍以握拳为第一个小节拍，手指张开为第二个小节拍，重复 4×4 个小节拍。

2）第 2 小节：手指功能锻炼。麻醉清醒 4 小时后即可做手指、腕的屈曲和伸张运动，由拇指开始，依次屈伸，术后第 1 天做 5 指同时屈伸，握拳运动，每次 3 分钟；锻炼方法有叩十宣、拔指等。

叩十宣：两手自然屈曲，掌心相对，两手十指尖相互叩击（如图 7-5-1）。以叩一下为一个小节拍，重复 4×2 个节拍，十宣穴的位置在手指的尖端，距指甲游离缘 0.1 寸，左右共十个穴位，叩十宣时两手指尖要叩击到位。

拔指：两手交叉相握，十指尽力夹紧，沿手指两侧相互按摩用力拔开（如图 7-5-2）。以手指相交为第一个小节拍，手指拔开为第二个小节拍，重复后两个 4×2 节拍。拔指要注意力度，肩关节内收，避免牵拉伤口。

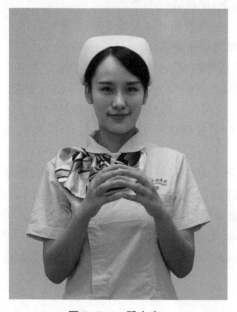

图 7-5-1　叩十宣

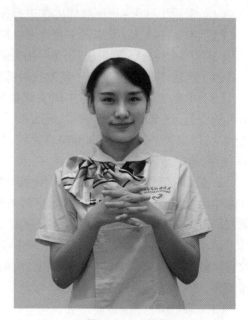

图 7-5-2　拔指

3）第3小节：转腕锻炼。麻醉清醒4小时后即可开始转腕锻炼，同时也应注意肩关节制动。转腕锻炼每天做3~4次，每次3分钟，取坐卧位或站位，手指握拳或放松，上下活动手腕，配合手腕内外旋转运动。以双手腕向外翻转为第一小节拍，以双手腕向内翻转为第二小节拍，再以双手腕向外翻转为第三小节拍，以双手腕向内翻转为第四小节拍，重复4×4个节拍。

4）第4小节：掌部功能锻炼。

振掌根：两手交叉相握，手腕用力振掌根，感觉前臂肌肉颤动。以振掌根一次为一个小节拍，重复前4×2个节拍。振掌要注意掌握力度，根据个人情况进行，以免牵拉伤口；注意保持肩关节制动，外展不超过15°；

搓手：两手重叠，将健侧手掌指关节置于术侧手心，交替按摩手心手背，刺激手掌心劳宫穴（如图7-5-3，图7-5-4）。搓手一次为一个小节拍，重复后4×2个节拍。劳宫穴在手掌心，在第2、3掌骨之间，偏于第3掌骨，握拳屈指时中指尖处。

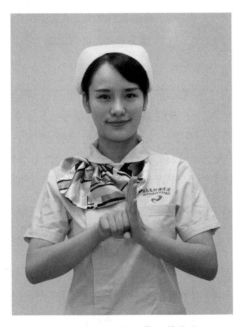

图7-5-3 刺激手掌心劳宫穴

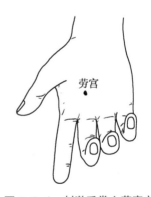

图7-5-4 刺激手掌心劳宫穴

（3）第三节：肘部功能锻炼

肘部功能锻炼同时可配合手掌及腕部功能锻炼。患者可于术后做前臂伸屈运动，坐位练习屈肘、屈腕，每次3分钟，每天3次；锻炼时胳膊要用力，有一点张力和紧张的感觉。

1）屈肘锻炼：坐卧位或站位手握拳，一手屈曲肘关节，以感觉到肌肉酸困为宜，然后再伸展，伸展的同时，屈曲另一手肘关节（如图7-5-5）。以一手的伸屈为两个小节拍，两手交替为四个小节拍，重复前4×2个节拍。

2）肘关节锻炼：手握拳，抬臂，屈肘，肘关节内夹，停留，手指张开后，再将肘关节往外打开（图7-5-6和图7-5-7）。以肘关节内夹为两个小节拍，以肘关节往外打开为另两个小节拍，重复后4×2个小节拍。

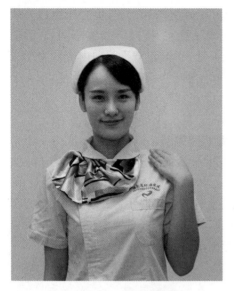

图 7-5-5　屈肘锻炼

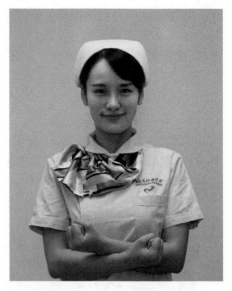

图 7-5-6　屈肘锻炼

（4）第四节：颈部功能锻炼

颈部功能锻炼一般在术后 2~4 天,可同时配合上肢掌、腕、肘部功能锻炼。锻炼时用健侧手拖住患侧手的手背或者肘关节,以减少伤口疼痛。患者取站位或坐位低头,下颌触胸骨（图 7-5-8）。停留、缓慢的还原。抬头、眼望天、停留、还原。头向左侧转,感觉胸锁乳突肌的牵拉、停留、再还原。头向右转、停留、还原。手复原。以低头并还原为第一个 4 小拍,以抬头并还原为第二个 4 小拍,以左侧转头为第三个 4 小拍,以右侧转头为第四个 4 小拍。

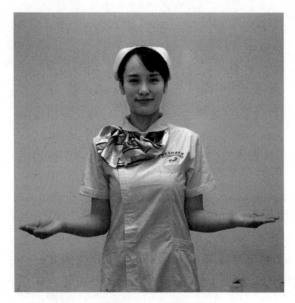

图 7-5-7　屈肘锻炼

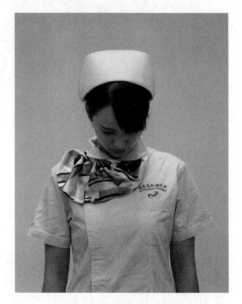

图 7-5-8　颈部功能锻炼

（5）第五节：肩胸背部功能锻炼

肩胸背部功能锻炼常规在术后 7~10 天进行,主要是通过肩部肌群的运动带动胸背部肌群,可练习手指"爬墙"运动,直至患侧手指能高举过头,自行梳理头发。

1）开始锻炼前健侧手托住患侧手背或肘部以作支撑,减少疼痛。

2）一侧肩上提的同时另一侧肩下压,稍作停留,还原后,两肩交替上提和下压。双肩同时上提,稍作停留后还原,手放松。

3）肩关节上提时,幅度要适宜,感觉肩膀要碰自己的耳朵。做肩部环绕动作的时候胸部会有不适牵拉的感觉,难度较大,要反复锻炼几次才能适应。

4）双肩由前往后做肩关节环绕动作,再由后往前做肩关节环绕动作。

5）锻炼时要注意患者的个体差异,根据恢复的程度选择开始锻炼的时间。若出现腋下积液,皮瓣未充分与胸、腋壁贴合者;术后第三天腋窝引流液较多,大于60ml/24h;近腋区的皮瓣大面积坏死或植皮近腋窝者,需根据医生医嘱适当延迟肩关节的活动时间,并减少运动量。

（6）第六节:穴位按摩

以健侧手托住患侧手背或肘关节,再以健侧手从患侧肘关节、手臂外侧往上按摩,然后胳膊伸展,由肘关节内侧开始往上按摩。从手指尖由外开始按摩至肩部,由手心从内向上按摩,到肩部,到脖子,按摩肩井穴（肩井穴在每侧肩部正中,如图7-5-9）,先顺时针,再逆时针;健侧手的拇指揉按患侧手的合谷穴（第一个指横纹对到虎口,指尖对到的位置,如图7-5-10）;屈曲患侧的手腕,用健侧手的示指和中指揉按内关穴（腕横纹上2寸处靠内侧,如图7-5-11）。穴位按摩注意事项:要注意力度,用掌心贴着皮肤,用力按上去。

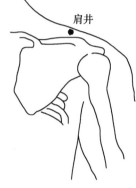

图7-5-9　肩井穴

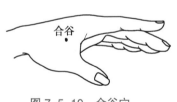

图7-5-10　合谷穴

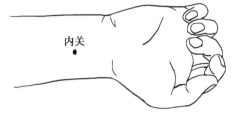

图7-5-11　内关穴

（7）第七节:放松运动

用健侧的手由下往上揉捏患侧上肢,然后屈肘,将双手放在胸前轻轻抖动。放松运动利于淋巴回流,减轻患侧上肢肿胀以及缓解不适,做放松运动时要将身心放松。

二、上肢淋巴水肿

乳腺癌相关性淋巴水肿（Breastcancer-related lymphedema, BCRL）是目前常见的继发性淋巴水肿,表现为患侧上肢增粗或上臂呈象皮样肿胀,可引起患侧上肢疼痛、肢体变形、功能障碍、并可继发感染。上肢淋巴水肿发生率约为24%~49%,发生存在两个高峰期,分别是手术时与治疗后2年。BCRL的危险因素有患者自身因素和治疗相关因素,患者自身因素包括高龄、就诊时临床分期差、患侧为优势侧及解剖学变异等。治疗相关因素包括手术方式,术后放疗、淋巴结清扫程度等。腋窝淋巴洁清扫、放疗、术后血肿等造成淋巴管的断裂和变形，是导致乳腺癌术后淋巴水肿最主要原因。

（一）上肢淋巴水肿评估（见第四章第八节淋巴水肿的管理）

（二）上肢淋巴水肿的康复护理

1. 淋巴水肿的预防

（1）将患肢使用软枕垫高，避免影响血供。

（2）避免使用患肢测血压、输液、抽血以及持重物等。

（3）按摩拍打患肢。应沿患肢的淋巴走向由外及内、由下及上进行按摩和轻拍，保持皮肤清洁，使用护肤霜防止皮肤干燥。

（4）避免皮肤损伤，避免用患侧手臂提重物以及反复做推、举、抓等动作。

（5）穿戴轻便合适的胸罩，防止太紧影响淋巴液回流。

（6）已经发生淋巴水肿的患者应使用弹力手套至少6个月，并注意及时更换长期使用弹性已不足的手套。

（7）如果发现手臂的皮肤发红，痒，痛，热及发热，应立即去医院诊治。

（8）在医生的指导下进行体育锻炼如：散步、骑自行车、游泳等有利于淋巴液流动和循环的活动。避免患肢过度疲劳，一旦发生疼痛，应立即躺下，将手臂抬高。

2. 淋巴水肿的康复治疗

（1）非手术治疗

1）手法淋巴引流（Manual lymphatic drainage，MLD）：MLD的原理为缓慢轻压肿胀部位，起到牵拉毛细淋巴管壁的作用，使组织液进入淋巴管腔，从而清除局部感染、减轻水肿。乳腺癌术后早期使用MLD可以预防淋巴水肿的出现，已出现淋巴水肿的患者早期采用MLD可明显减轻水肿。

2）压迫疗法：压力泵疗法是复合物理疗法的一种，一般选用空气波压力治疗仪进行治疗，原理为通过对多腔气囊有序的反复充放气，形成对肢体和组织的循环压力，从而促进淤积的淋巴液回流。该方法目前常作为辅助手段参与淋巴水肿的治疗。

3）烘绑疗法：烘绑治疗可增加局部微循环，促进患肢淋巴回流，促进淋巴水肿组织内多余蛋白质分解、重吸收，减轻组织水肿，是慢性淋巴水肿的保守疗法之一。

4）低水平激光治疗（Low-level laser therapy，LLLT）：LLLT可以刺激淋巴管生成，增加淋巴液活动，减少皮下组织纤维化，从而改善淋巴水肿。目前认为，LLLT与各种物理治疗联合应用可取得较好的疗效。

5）复合理疗（Complex decongestive physiotherapy，CDP）：CDP包括4个部分：个性化的皮肤护理、MLD、弹力绷带压迫及患肢功能锻炼，可有效减轻局部组织充血，促进淋巴液回流，是目前保守治疗淋巴水肿的金标准，适用于淋巴水肿的各个时期，同时还可作为基础疗法与其他治疗方法联合应用，其绝对禁忌证为急性感染、深静脉血栓形成和充血性心衰等，也有将肿瘤作为绝对禁忌证，最主要的原因是MLD可能导致癌细胞通过淋巴管扩散到血液，进而转移到全身。

6）药物治疗：利尿剂虽可短期消肿，但长期使用会导致低血压、电解质紊乱等并发症，目前已不建议使用。苯吡喃酮类和香豆素能促进巨噬细胞分解蛋白质，逐步改善肢体水肿，一般用于肢体淋巴水肿治疗的辅助用药。

7）中医治疗：中医对淋巴水肿的治疗也有一定的效果，如梅花针叩刺、艾灸穴位联合按摩预防淋巴水肿。

（2）手术治疗：重度的淋巴水肿或者应用保守治疗无效者，需行手术治疗。常采用的手术方式包括重建淋巴管道，淋巴管–静脉吻合，显微淋巴管/静脉移植，显微淋巴结移植，传统手术切除，负压抽吸等方式，根据患者乳腺淋巴水肿的实际情况采取合适的手术方式。

三、社会行为功能障碍

乳腺癌患者承受着生命威胁和形体改变的双重压力，因乳房的切除，形体改变，严重影响了其社会家庭角色活动及社会活动功能，使患者的社会价值受到影响，女性尊严、自我概念和自我表达受到巨大冲击，出现社会行为退缩；同时手术和支持治疗费用给患者带来了经济负担，也影响到患者及家庭的社会功能质量。社会行为退缩常表现为行为孤立、不合群，态度冷淡、害羞，因为不能向外界表达自己的情感和思想，从而使别人无法跟具有这种行为的人沟通交流，因此会被忽视和冷落，社会地位呈现边缘化。

（一）社会功能评定

乳腺癌患者心理社会行为功能评估常采用相关的问卷及量表进行评定。

1. 患者日常活动能力测定　常采用 Karnofsky 活动状态评分，将患者的活动状态分为 0~5 共 6 级：正常活动为 0 级；症状轻，生活自理，能从事轻体力活动为 1 级；能耐受肿瘤的症状，生活自理，但白天卧床时间不超过 50% 为 2 级；症状严重，白天卧床时间超过 50%，但还能起床站立，部分生活能够自理为 3 级；病重卧床不起为 4 级；死亡为 5 级。

2. 生活质量评估　生活质量是在新的医学模式下产生的全面评估患者的生理、心理和社会适应三方面总体健康状态的一个综合指标。常采用欧洲癌症研究与治疗组织的癌症患者生活质量核心问卷（EORTCQLQ–C30）进行评估，该量表共 30 个项目，包括患者躯体功能、角色功能、情感功能、认知功能和社会功能 5 个维度以及整体健康状况，5 个维度得分值越高表明功能状态越低，症状越明显。

（二）社会行为功能康复护理

医务人员根据患者的年龄、文化程度、职业、性格、社会背景等情况，采取个体化的康复措施。如尽可能地减轻患者躯体症状，促进功能最大限度的恢复，减少并发症带来的生理心理压力；给患者搭建各种支持平台，帮助她们接受自身形象的改变，采取积极的方法重塑自我、建立自尊、自信。

1. 建立社会支持网络　社会支持是指建立在社会网络结构上的各种社会关系对个体的主观和（或）客观的影响力，良好的社会支持对于健康非常有利。社会支持既起到缓冲应激的作用，而且在良好情绪体验的维持方面具有重要的意义。

2. 评估患者的社会支持网络　医务人员评估患者的生活环境、工作情况、经济状况等，了解患者可利用的社会资源及其社会支持网络，帮助患者获得这些社会支持系统的帮助，有效地利用这些支持系统。

3. 家庭支持　通过家庭护理来促进患者社会功能康复，形成一个以医院–家庭为核心、以社会支持为导向的全面支持体系。家庭干预可以明显改善家庭成员的沟通模式，护理人员应该在治疗及康复过程中引导患者的家属参与,与患者共同制定将来的生活计划,建议患者治疗后继续参加工作及社会活动,使其恢复生活的信念。

4. 乳腺癌康复组织的支持　乳腺癌患者渴望诉说自己的病情、内心感受,参加乳腺病友康复组织,与有同样经历的病友交流更能得到理解,能够促进术后心理、生理重塑。医护人员除着眼于乳腺癌临床诊疗外,也要关注患者的心理感受,为其提供加入社会康复组织的途径。社会康复组织的活动有网上交流、电话联系、形式多样的团体活动等形式。网上交流包括网站、QQ群等,团体活动的形式有旅游、做手工、茶话会、团体讲座等,医务人员鼓励患者选择参加自己感兴趣的活动。

5. 医护人员的支持　医护人员运用自己的专业知识,帮助患者能更好地运用科学知识增强自我护理和自我康复的能力,提高患者的生活质量。

（1）健康教育:护理人员应针对不同文化层次、家庭环境及不同术式患者进行多种形式多渠道的健康教育,包括对其回归社会的引导和支持系统感悟能力的提升。

（2）举办形式多样的活动以转移其注意力。如组织乳腺癌康复操锻炼,预防术后患肢肿胀及促进功能恢复,进行假发及义乳佩戴方法指导。

（3）医疗服务技术:采用减少乳房外观破坏的手术方式及乳房皮肤切口的美学选择,将美学和治病有机地结合起来提高患者生活质量和幸福美观指数,减少由于创伤给患者自身带来的影响。

四、性功能障碍

乳腺癌患者由于癌症的压力,乳房的缺失、观念的影响及药物的因素等对性功能造成影响,出现不同程度的性功能障碍,主要表现为:性欲低下、性生活次数减少、性交痛,或无法进行正常的性生活。主要原因有以下几方面:①乳房作为女性的性敏感区,手术切除后该部位敏感度下降,导致女性性欲下降;②术后患者认为失去了女性形体特征的重要一部分,自尊心下降,对性生活缺乏自信,回避配偶的性要求,导致性生活主动性差;③患者担心性生活会影响康复而停止性生活。化疗和内分泌治疗,导致患者卵巢功能减弱,出现绝经和阴道萎缩,使患者的性欲和性唤起质量降低。

（一）性功能障碍评估

目前对乳腺癌患者术后性生活质量的评定通常采用问卷调查表进行评估,包括对性生活水平、频度、性功能障碍类型、原因以及对当前性生活评级等。常用的量表是女性性功能指数（female sexual function index, FSFI）（附录五）,由19个条目组成,包含了性功能评估的6个方面:性需求、性唤起、阴道湿润程度、性高潮情况、性满意程度以及是否存在性交疼痛。总分2~36分,分数越高,表明性生活质量越高,FSFI总分<26.55,可判断女性性功能障碍。

（二）性功能障碍护理

1. 手术方式的选择　保乳手术、前哨淋巴结活检的基础上保留腋窝和乳腺癌根治术后一期重建等有利于保持患者良好的身体外形,保持患者的自信,对改善患者性功能有利。

2. 生育康复指导　乳腺癌术后妊娠是一个十分复杂的问题,特别是年轻的乳腺癌患者比例日渐增多,而且我国二胎政策开放以后,有些乳腺癌患者治疗后仍有生育需求。乳腺癌术后 2~3 年是第一个复发高峰,同时患者接受治疗后常出现卵巢功能损害,医务人员在充分了解患者意愿后,指导有生育需求者术后 2~3 年再考虑生育;选择对患者卵巢功能影响大的化疗与内分泌治疗药物之前,采取卵巢功能的保护等措施,有条件的可以建议患者采取生育保留策略,如胚胎低温保存、卵母细胞低温保存、卵巢组织低温保存。

3. 性生活知识宣教　信息缺乏和错误观念是导致性生活质量下降的重要因素之一。乳腺癌患者担心性生活会对疾病产生不利影响,或者对性生活没有引起足够的重视,这些都会导致术后性生活不和谐。加强对患者性生活相关知识的宣传和教育,解释性活动在疾病恢复过程中的重要性和必要性,给予医学专业知识的支持和指导,如使用避孕工具合理避孕,不能使用药物避孕等。鼓励相同疾病患者的相互支持,可以通过举行座谈会、乳腺癌患者俱乐部等方式,使患者之间加强沟通,相互鼓励。

4. 配偶的支持　患者在患病期间,对爱的渴望更为强烈,配偶应在生活中给予患者更多的关心和爱护。与此同时,配偶也经历着生活和心理适应性改变带来的应激。医护人员应对患者配偶进行疾病的知识以及性康复知识教育,纠正其错误的性观念。指导患者与配偶回忆以前的美好生活达到性生活和谐,或通过抚摸、亲吻、拥抱等肌肤接触达到性心理方面的满足,必要时辅助使用阴道润滑剂,改善其性生活质量。

五、心理功能障碍

(一)心理功能评估

通过心理评估了解患者在诊断、治疗、致残、恢复、终末期各阶段心理变化和损害的程度,为制订心理康复计划提供依据,判断康复效果。心理评估可以通过直接观察形式或心理评估量表测验,获取患者的心理状况,根据患者的具体情况选择恰当的评定工具,如患者入院后,对患者进行初次心理状况的评估,通过心理痛苦筛查工具、自评焦虑量表和自评抑郁量表对患者的痛苦程度、焦虑和抑郁程度进行评估。心理痛苦管理筛查工具(Distress Management Screening Measurement, DMSM)用于评估患者心理痛苦度及相关因素,包括两个部分心理痛苦温度计(Distress Thermometer, DT)和心理痛苦相关因素调查表(Problem5 List, PL),详见第七章第二节。

(二)心理康复护理

1. 个性化心理护理　评估对患者的心理状态,依照患者的心理特点,找准与患者沟通交流的切入点,指导患者运用合适的心理暗示和心理技巧调整情绪,缓解心理压力,如转移法:通过读书、听音乐、看电视、散步等方法使患者的注意力从不良的心理状态转移到其他方面,藉以获得情绪上的稳定。吐露法:为了减轻患者的各种不良情绪负担,可以找患者的朋友或亲戚探访,引导患者吐露不良情绪,减轻患者心理负担。忘却法:让患者暂时忘却疾病带来痛苦,给予积极鼓励,减少负性情绪对患者的刺激。

2. 运用恰当的沟通语言　由于很多女性本身比较敏感,加之乳腺癌手术后一侧或者双侧乳房被切除,自身的敏感性往往增强。护理人员应注意态度和蔼温柔,语言上要注意推敲,避免因直言不讳,导致不能有效疏通患者的心理,反而加重其心理负担。

3. 增强患者的自信心和安全感　乳房被切除后往往使患者失去自信,由于外观上的缺陷以及自身存在的过多担忧,使得患者往往难以接受现状,出现消极、低落、自卑等不良的心理情绪。及时与患者进行沟通,帮助患者尽量从外观上进行弥补,如指导患者选择假发、义乳等,以逐步提高其自信。另外,由于术后自身形体上不再完整,患者往往有失落和不安全感,寡言、孤僻等情况比较常见,应为患者提供各种支持,进行换位思考,让患者充分感受到温暖,从而克服不良的心理情绪。

4. 增强患者的幸福感 应积极与患者的配偶及其他家庭成员进行沟通交流,通过患者亲属的力量改善患者的心理状态。应让患者配偶给予其充分的理解和关心,减少其自卑及失落情绪,使其逐步适应当前的身体状态。另外,要让患者的其他亲属理解患者的心理,给予患者足够的关怀,让患者充分感受到家的温暖,逐渐树立起新的自信。

（李金花）

第六节 结直肠癌患者的康复

手术是结直肠癌的主要治疗手段,手术部位、手术方式等对周围神经的损伤易导致患者出现胃肠功能紊乱、排尿功能障碍和术后性功能障碍,肠造口使排便方式改变容易导致患者出现心理社会功能障碍和皮肤护理问题。良好的术后康复可以减少功能障碍的发生,有效提高患者的生存质量。

一、胃肠功能紊乱

胃肠手术后恶心、呕吐的发生率高达 70%~80%,超过 90% 的腹腔手术患者都会发生一定程度的腹腔粘连。主要表现为与排便相关的腹痛或腹部不适,排便习惯改变(便秘或腹泻)。低位直肠前切除可能造成排便控制问题和其他肠道功能紊乱,术后炎症反应、吻合口狭窄、感觉减退和去神经作用都可能造成排便控制功能的损伤和排便习惯不规律。但是只要保留肛管和括约肌解剖结构没有破坏,上述症状在较短时间内就可以恢复。

（一）胃肠功能紊乱的评估

1. 一般情况评估 评估患者的年龄、职业、文化程度、婚姻状况、生命体征、睡眠、皮肤、疾病史、家族史、遗传史;此外还要了解患者肿瘤的位置、大小、检查结果、手术的过程、大小便的频率、性状、量等。

2. 肛门指检 肛门指检是一个基本而简单的检查,可以了解肛门括约肌的功能,协助诊断大便失禁。

3. 直肠肛管测压法 直肠肛管测压是利用压力测定装置置入直肠内,令肛门收缩与放松,检查内外括约肌、盆底、直肠功能与协调情况,可以评估肛门括约肌的长度、静息压、收缩压和直肠的感觉功能。肛门直肠测压对于诊断不协调排便和选择可接受生物反馈的患者是首选的检查,同时对于肛肠疾病患者肛门直肠功能的评价、手术方式的选择有着重要的意义。

4. 大便失禁评估 通过对大便失禁的类型、频率等进行评估,判断大便失禁的程度,临床常用 Jorge 和 Wexner 研制的大便失禁的评分表(表 7-6-1)。最高分为 20 分,最低分为 0

分,分数越高,大便失禁越严重。0 分为完全正常;20 分为完全大便失禁。"从不" 指从来没有;"很少" 指 <1 次 / 月;"有时" 指 >1 次 / 月而 ≤1 次 / 周;"经常" 指 >1 次 / 周而 ≤1 次 / 天;"一直" 指 >1 次 / 天。

表 7-6-1　Jorge-Wexner 大便失禁评分表

便失禁类型	频率				
	从不	很少	有时	经常	一直
固体	0	1	2	3	4
液体	0	1	2	3	4
气体	0	1	2	3	4
需要护垫	0	1	2	3	4
生活方式改变	0	1	2	3	4

（二）胃肠功能紊乱的护理

1. 促进肠蠕动功能恢复

（1）早期进食:早期进食可以刺激肠道蠕动,降低肠黏膜通透性,引起胃肠道激素分泌从而促进肠道运动。补充膳食纤维可以改善便秘或腹泻的症状,同时建议患者多喝水、避免咖啡因和豆类食品,益生菌可以抑制肠道中引起症状的菌群,或作用于患者的免疫系统抑制肠道炎症,常见的益生菌是乳酸杆菌和双歧杆菌。

（2）嚼口香糖:嚼口香糖可减少术后肠梗阻的发生,咀嚼运动可刺激消化道的头段,同时作为虚拟进食的一种形式刺激神经、体液通路。咀嚼及唾液分泌增加了对迷走胆碱能神经的刺激,促进了胃肠道激素的释放,诸如胃泌素、神经降压肽及胰腺多肽。在没有经口进食的情况下完成了对消化道头段的刺激,避免了进食不耐受的并发症。

（3）早期离床活动:早期离床活动不仅可以促进肠蠕动,而且与减少术后呼吸系统、血液系统并发症相关,理想的情况下,患者应在手术当晚离床活动,为了适应早期离床活动,术后导线、置管应尽可能最少。留置导尿管应在腹腔镜手术后 1 天、开腹手术后 2 天拔除,引流管在手术中也应尽少放置。

2. 盆底肌功能训练

（1）盆底肌训练又称凯格尔运动:通过反复收缩骶尾骨肌肉可以增强盆底肌肉组织的张力,减轻或防止大小便失禁。患者可取平卧、坐位或站立位三种姿势进行训练,训练时下肢、腹部及臀部肌肉放松,自主收缩耻骨、会阴及肛门括约肌。以平卧位为例,方法如下:患者将双腿分开,平静呼吸,进行肛门会阴收缩并上提盆底肌肉,收缩 10 秒,放松 10 秒,每次10 组,每天 5~10 次。持续坚持训练 3 个月至半年,长期坚持的运动训练效果更佳。注意锻炼前后排空膀胱,运动时不要收缩双腿、腹部、臀部肌肉。评估盆底肌锻炼方法是否正确:护士戴一次性手套,指涂液状石蜡,让患者平卧,护士用示指轻轻插入患者肛门中,嘱患者进行提肛肌训练,以手指在肛门内能感到有紧缩感为方法正确盆底肌训练在结直肠术后 2 周左右开始,造口术后及回纳术后 2 周后都需要坚持锻炼（图 7-6-1）。

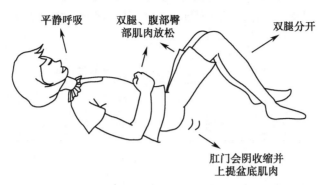

图 7-6-1　盆底肌锻炼方法

（2）生物反馈治疗：利用生物刺激反馈仪进行盆底肌功能评估，测量盆底肌最大肌电压及盆底肌持续收缩 60 秒的平均肌电压，根据评估结果进行生物反馈电刺激治疗结合盆底肌功能训练。生物反馈电刺激治疗方法如下：取 30° 仰卧位（上半身抬高，与水平位呈 30° 角），将电极置于阴道、肛门或皮肤，刺激电流强度由 0mA 开始逐渐增加至自觉盆底肌有收缩但无不舒适感为限（30~60mA）。在生物反馈模式下，根据生物刺激反馈仪反馈的结果，指导患者主动收缩盆底肌的方法及强度，持续治疗时间 15 分钟。生物反馈电刺激治疗每疗程 10 次，预定疗程每周至少 5 次，共 3 个疗程，并嘱其回家后辅以盆底肌训练。

二、日常生活、心理社会功能障碍

肠造口患者身体外形上的改变，影响了患者的社交、日常生活、心理等，有研究发现带有肠造口的患者抑郁征兆更明显、群居能力更差、空虚问题更大，尤其是男性患者。有的人甚至对生活感到悲观失望，对前途失去信心，导致患者日常生活、社会交往行为障碍。

（一）心理、社会功能障碍评估

评估患者对疾病的了解程度。评估患者的心理状态、人际关系与环境适应能力，了解有无抑郁、焦虑、恐惧等心理障碍。评估患者的社会支持系统是否健全有效。评估方法及量表见本章第二节。

（二）心理社会功能障碍的护理

1. 心理康复护理　由于肠造口术引起排便方式的改变，对患者的心理和自尊有明显的影响，很多患者不愿接受。因此要主动介绍术后适应过程，使其认识到造口术只是将正常的排便渠道由肛门移至腹部，对消化功能影响不大。术后学会自我护理及正确选用造口器材，可以正常的生活和工作。同时向患者介绍经历相同手术，术后恢复好的造口病友与其交谈，开展造口探访，让患者亲眼看到造口患者能重返社会健康地生活，增强患者对手术的信心，从而积极主动的面对现实。

2. 日常生活指导

（1）衣着：肠造口者出于心理上以及造口护理上需要，通常穿柔软、宽松、颜色稍深的衣服较适宜，所用腰带不宜太紧，弹性腰带不应压迫造口，背带裤可使用。避免穿紧身衣裤（裙），以免摩擦或压迫造口，影响造口的血液循环。

（2）沐浴：当手术的切口已愈合，无论是粘贴着造口袋还是脱下造口袋均能像正常人一样沐浴，不会影响造口袋的使用时间和身体的康复。

（3）工作：肠造口不是一种疾病，不会影响患者的工作。一般术后需要一段时间来康复。当身体体力完全恢复，便可以恢复以前的工作，但应避免重体力劳动、举重或提重物，如从事搬运工作应更换。

（4）饮食：正常饮食即可，使粪便硬度适当，气体最少。尽量避免易产气的食物和易引起臭味的食物如：大葱、韭菜、大白菜、萝卜、胡瓜、汽水、豆类、洋葱、大蒜、巧克力、咖喱、姜、啤酒等。平时可多食用一些乳酪，及富含叶绿素的蔬菜等。

3. 社交活动　肠造口患者身体体力恢复、掌握造口的护理方法后，可以正常地进行社交活动，同时应鼓励患者多参加造口联谊会，在这个组织中可以互相了解、互相鼓励，交流造口护理的经验和体会，减轻孤独感，激发重新走向新生活的勇气，对促进其心理康复有着积极的作用。

三、排尿功能障碍和术后性功能障碍

排尿功能障碍和性功能障碍是直肠癌术后常见并发症。结直肠癌患者术后膀胱位置改变、肌肉、盆腔神经的损伤导致排尿功能障碍主要表现为尿潴留，同时切口疼痛、不适应平卧排尿等也可导致暂时性的排尿困难。随着直肠癌根治性手术淋巴结清扫范围的扩大，使进展期直肠癌患者的术后生存率明显提高，但同时也增加了盆腔自主神经不同程度的损伤，在腹会阴联合切除术后患者中导致排尿功能障碍和性功能障碍的发生率高达 30%~60%，严重影响患者的生活质量。

（一）排尿功能障碍和术后性功能障碍评估

1. 排尿功能障碍评估　评估患者出现排尿功能障碍的时间、性质、频率，加重或减轻的因素，是否有泌尿道感染史，留置导尿时间等。术后 2 周不能排尿为近期排尿功能障碍，术后 6 周不能恢复排尿功能为远期排尿功能障碍。排尿功能障碍主要包括尿潴留、尿失禁和排尿困难。可以通过测量尿流率、残余尿量及尿流动力学检查诊断。应用尿流动力学检查可以显示膀胱容量、顺应性、逼尿肌收缩功能、膀胱颈括约肌功能等。

2. 性功能障碍评估　直肠癌手术后 1 个月，具有勃起和射精功能障碍两者之一视为性功能障碍。目前国内评价男性性功能指标参照汪建平制订的以勃起和射精功能的分级指标为标准。勃起功能评估：Ⅰ级是能够完全勃起，与术前无差别，为勃起功能正常；Ⅱ级是不同程度的勃起功能下降，但是能够部分勃起，与术前比较勃起硬度下降；Ⅲ级是完全无勃起，勃起功能丧失；Ⅱ级和Ⅲ级为勃起功能障碍。射精功能评估：Ⅰ级有射精，射精量正常或减少；Ⅱ级有射精功能障碍，可能出现逆射精；Ⅲ级完全无射精；Ⅱ级和Ⅲ级为射精功能障碍。

（二）排尿功能障碍和术后性功能障碍护理

1. 排尿功能训练　患者早期采用留置导尿的方法处理，当患者进入恢复期，应尽早拔除导尿管，进行膀胱功能训练、间歇性导尿，促进膀胱功能恢复。

2. 性生活　针对性功能障碍患者应实施心理、药物和行为治疗，器质性阳痿的老年人可以考虑行阴茎假体植入，常可使患者及其伴侣感到满意；造口者性生活前应检查造口袋的密封性，排空或更换造口袋，也可以行造口灌洗后，使用迷你袋、造口栓、有色造口袋可以显著提高患者的信心。

四、肠造口康复

（一）肠造口评估

1. 造口分类　根据造口的方式可分为端式造口和襻式造口。端式造口大多是永久性造口,用于直肠以及全段或部分结肠切除术,肠道的延续性不能恢复,造口用于替代肠道将内容物输出。结肠端式造口常用来治疗直肠癌或肛管癌及无法恢复的直肠损伤,而回肠端式造口主要用于治疗感染性肠炎,家族性息肉及结直肠癌;襻式造口主要用于缓解由于原发肿瘤或放射治疗所致肠炎、肠腔狭窄、肠梗阻或保护远端吻合口,暂时通过造口将肠内容物排出体外,通过肠内容物的暂时性转流以使"下游"或远端的肠管得以休息,而达到促进其延续性恢复的目的。临床常见的襻式造口是横结肠襻式造口、回肠襻式造口,随着手术的改进和造口产品的更新,目前临床医生逐渐趋向选择回肠襻式造口手术。

2. 造口颜色　正常为砖红色或红色,如苍白、灰色、黑色均为异常现象,需及时处理。

3. 造口排泄物性状及量　依造口种类而不同,回肠、升结肠造口为液状水便且量多,横结肠造口为粥状稀便;降结肠、乙状结肠造口于手术 2 周后逐渐为条状。排泄量与食物质地及进食量有关,如腹泻、无粪便排出为异常现象,需及时就医处理。

4. 造口周围皮肤　正常为皮肤平整,如皮肤发红、疹子、破皮或发炎反应（红、肿、热、痛）为异常现象,需及时就医。

（二）肠造口的护理

1. 造口定位　为了减少造口术后并发症,便于患者术后能自行护理,造口袋粘贴稳固,提高生活质量,帮助患者克服心理障碍,在患者造口术前一天进行造口定位。定位的原则为患者在不同体位都能看清楚造口;位于腹部平整皮肤的中央,皮肤健康;位于腹直肌内;造口不影响日常生活。对于急诊、剖腹探查术、肠梗阻等非择期手术,造口位置比较难定,可同时定 2 个或者 2 个以上的位置,手术者视术中的具体情况选择,避免术中盲目定位。肠梗阻时腹胀严重,不易摸到腹直肌,此时就按理想造口位置进行定位,选择足够平坦的位置,避开腰带等位置。造口定位的方法：患者平卧,抬头看脚尖;操作者位于拟行造口一侧,触摸患者腹部,找到腹直肌的边缘并做好标记;在患者脐和髂前上棘的内三分之一的位置选择一个点作为造口位置;让患者采取坐、立、卧、弯腰等不同体位来仔细观察腹部轮廓,放一个手指在选好的位置问患者可否看到指甲,患者自己能够看到,并有足够平坦的腹部皮肤可以贴袋子,此位置即可选定;肠造口位置确定后,患者可以试戴造口袋,根据试戴效果,将造口位置优化调整。

2. 造口护理流程　护理人员要培训造口患者正确更换造口用品,以保证良好的粘贴效果,同时保持皮肤的健康。标准的造口用品更换流程包括 R–C–A 三个基本步骤,即移除 – 检查 – 佩戴。Remove（移除）：正确的移除技巧将确保移除造口产品时不损伤皮肤,保护造口周围的皮肤。Check（检查）：每次更换造口底盘需要检查排泄物的颜色、性状、量,造口的大小、颜色、有无溃疡,检查粘胶及粘胶覆盖下的皮肤,如需要可使用镜子查看。底盘粘胶被腐蚀,造口周围皮肤上有排泄物或皮肤浸渍时需要更换产品或频率。Apply（佩戴）：合理的选择造口用品、正确的产品佩戴将确保造口底盘紧密的粘贴在造口周围,保护皮肤,防止排泄物渗漏到皮肤上而引起的皮肤浸渍。

3. 造口术后注意事项 造口术后避免可使腹内压增高的一切运动和活动,如长期咳嗽应及时治疗,长期便秘、前列腺肥大引起的排小便困难或长期腹痛导致腹肌紧张者易形成疝气或脱垂,需及时处理。

4. 造口灌洗 结肠造口灌洗是一种在适当的时间定期将适量的温水,由结肠造口慢慢灌入肠内,促进结肠蠕动,将大肠内的粪便一次性排出体外,在24~48小时内没有粪便排出或仅有少量的黏液排出的操作。可以促进肠造口的排便规律,它的优点有:减少臭味、减少皮肤刺激、减轻经济负担、增强社交信心和自尊,适应于永久性降结肠或乙状结肠造口的患者。

（朱小妹　谌永毅）

第七节　前列腺癌患者的康复

前列腺癌的治疗手段包括手术治疗、内分泌治疗、放射治疗及化学治疗等,其中前列腺癌根治术（radical prosta-tectomy, RP）是治疗早期前列腺癌常用的治疗方法。但RP术后常会出现一系列并发症,包括尿失禁、勃起功能障碍、术后出血和尿道吻合口狭窄等。

一、尿失禁

前列腺癌根治术后尿失禁可由膀胱功能障碍、尿道括约肌功能障碍或两种因素共同作用而引起。其中尿道括约肌功能障碍是前列腺癌根治术后尿失禁的主要原因,主要表现为压力性尿失禁。

（一）尿失禁的评估

结合病史、残余尿、尿液分析、并参考1小时尿垫试验、欧洲泌尿外科协会推荐的国际尿失禁咨询委员会尿失禁问卷简表（ICIQ-SF）等进行评估。压力性尿失禁可分为4度,1度:咳嗽、打喷嚏、大便等腹压增加时偶有尿失禁;2度:屏气或用力时尿失禁;3度:直立时即有尿失禁;4度:卧位时亦有尿失禁。

尿失禁疗效评定标准:痊愈:小便前有尿意感,并完全能控制排尿过程;显效:小便基本能控制,偶尔尿失禁;有效:小便前有尿意感,偶尔能控制,但不巩固;无效:尿失禁症状无显著改善。

（二）尿失禁的护理

1. 盆底肌锻炼 对于确诊为前列腺癌并将实施手术患者,在术前即开始指导盆底肌锻炼,术后拔尿管前一周继续坚持盆底肌锻炼。

（1）介绍手术治疗目的及方式、术后可能发生的并发症、盆底肌锻炼的目的及意义,取得患者的理解与配合。

（2）护士采用一对一床旁演示、播放盆底肌锻炼视频,发放图文并茂健康教育手册等方法使患者从多方位多途径掌握盆底肌锻炼正确方法。

（3）做到即时指导即时评估、反复指导反复评估、确保患者正确掌握，并能每天坚持按规范执行。

（4）盆底肌锻炼方法：见本章第六节。

（5）盆底肌锻炼疗效评估：护士戴一次性手套，指涂液状石蜡，让患者平卧，护士用示指轻轻插入患者肛门中，嘱患者进行提肛肌训练，以手指在肛门内能感到有紧缩感为方法正确。

2. 术后引流管护理　前列腺癌根治术后常规实施膀胱冲洗，确保尿管引流通畅，防止尿管堵塞引起局部张力增加形成吻合口瘘。

3. 排尿反射训练　膀胱冲洗停止，尿管引流液清亮，预计2天左右将拔出尿管时即实施排尿反射训练：予夹闭尿管，每次患者有尿意时，让患者听流水声，想象自己在洁净的洗手间内排尿，患者做排尿动作，由工作人员协助缓缓放尿。

4. 膀胱功能训练　尿管拔除后当天即开始进行，制订饮水计划，建立排尿日记，记录每次饮水量及排尿的间隔时间，根据排尿情况，每次逐渐延迟排尿15分钟，逐渐达到2.5~3小时排尿1次，此训练可增加膀胱逼尿肌的收缩功能及膀胱的顺应性，使排尿状况得到改善。具体方法：①每次如厕前站立不动，收缩盆底肌直至紧迫感消失再放松，逐渐推迟排尿时间10~15分钟，渐进性增加膀胱容量，减少如厕次数。②指导患者保证液体的摄入，说明水分刺激排尿反射的必要性，解除其思想顾虑，增加液体的摄入量，保证每日2000~3000ml。训练4~6周为1个疗程。

5. 日常生活指导

（1）餐前餐后及临睡前排空尿液，注意保暖，防止着凉，多吃水果、蔬菜，保持大便通畅，避免用力排便。术后3个月避免提重物、重体力劳动和剧烈的活动如跑步、骑车、登山等。避免剧烈的咳嗽、打喷嚏，若打喷嚏或咳嗽时，应将尿道括约肌收缩，防止尿液外漏。

（2）穿宽松透气的衣裤，尽量穿松紧带的裤子，便于如厕。避免坐长途汽车，有尿意时尽早如厕。每日摄入液体2000~3000ml，促进排尿反射。入睡前限制饮水，以减少夜间尿量。保持会阴部清洁，避免发生湿疹及皮炎。

二、阴茎勃起功能障碍

阴茎勃起功能障碍是指正常育龄期男性在3个月中，阴茎持续不能达到并维持足够的勃起以完成正常的性交行为，是前列腺癌根治术常见的并发症。几乎所有的患者在术后3~12个月内或多或少有勃起功能障碍，是否能恢复性功能，主要与手术方式是否保留海绵体神经、患者的年龄、术前性功能情况及手术时期相关。

（一）阴茎勃起功能障碍（ED）的评估

以病史和体格检查为基础，辅以各类实验室检查和问卷进行评估。

1. 病史　现病史、性生活史、既往病史、外伤史、长期用药史。

2. 实验室检查　包括血常规、尿常规、血糖、肝肾功等。

3. 问卷评估　可采用"国际勃起功能指数（IIEF-5）"问卷表（表7-7-1），患者只要填写评分，就可初步判断自己是否患有阴茎勃起功能障碍（ED）。判断标准：总分25分，≥22分为无ED；12~21分为轻度ED；8~11分中度ED；5~7分为重度ED。

表 7-7-1　"国际勃起功能指数(IIEF-5)"问卷表

项目\评分标准	0分	1分	2分	3分	4分	5分	得分
1. 您对获得勃起和维持勃起的自信程度如何?		很低	低	中等	高	很高	
2. 您受到性刺激而有阴茎勃起时,有多少次能够插入?	无性活动	几乎没有或完全没有	少数几次(远少于一半时候)	有时(约一半时候)	大多数时候(远多于一半时候)	几乎总是或总是	
3. 您性交时,阴茎插入后,有多少次能够维持勃起状态?	没有尝试性交	几乎没有或完全没有	少数几次(远少于一半时候)	有时(约一半时候)	大多数时候(远多于一半时候)	几乎总是或总是	
4. 您性交时,维持阴茎勃起至性交完成,有多大困难?	没有尝试性交	困难极大	困难很大	困难	有点困难	不困难	
5. 您性交时,有多少次感到满足?	没有尝试性交	几乎没有或完全没有	少数几次(远少于一半时候)	有时(约一半时候)	大多数时候(远多于一半时候)	几乎总是或总是	
填写说明	请根据您过去 6 个月内性生活的情况,选出下面 5 个问题中适合您的选项,将每项得分相加,就是您的总分。若您的总分小于 21 分,建议您找医生做进一步检查,以确认是否患 ED						总分:

（二）阴茎勃起功能障碍护理

1. 术前应详细了解患者的勃起功能状况,询问患者的勃起功能和性生活质量。

2. 了解相关的危险因素,如糖尿病、高血压、心脏病和吸烟史等。

3. 评估患者及家属对病情及手术方式是否理解,对行前列腺癌根治术后可能发生阴茎勃起功能障碍并发症是否有心理准备。

4. 术后可遵医嘱服用西地那非等药物治疗,期间注意观察有无心血管并发症。

5. 心理护理及亲情支持。

（1）术前向患者介绍以往同类手术成功病例,手术医师的经验及手术成功率,帮助患者树立对手术的信心;

（2）向患者讲解发生阴茎勃起功能障碍时可考虑在阴茎海绵体内植入可控性阴茎假体装置辅助阴茎勃起,与自然勃起有些不同,但假体装置较隐蔽,使用方便,外观接近自然,使患者正确认识手术,对手术有正确的期望值;

（3）与家属交流,尤其是对其配偶的讲解与沟通,得到配偶的理解支持是患者重要的精神支柱。

三、膀胱尿道吻合口狭窄

前列腺癌根治术时前列腺完整切除,膀胱颈与尿道重新吻合,容易发生吻合口狭窄。如进行性尿线变细和排尿困难等应考虑可能有尿道吻合口狭窄,可行尿道扩张得以缓解。

（一）膀胱尿道吻合口狭窄的评估

1. 病史评估

（1）微循环疾病（如吸烟、冠心病、糖尿病等）是前列腺癌根治术后吻合口狭窄发生的高危因素,尤其是吸烟、冠心病是独立的危险因素之一。

（2）既往有经尿道前列腺电切史。

（3）术后引流管引流时间越长,引流量越多则吻合口狭窄的发生率就越大而且狭窄发生的时间越早。

（4）术后留置尿管的时间过长或过短,都有可能导致吻合口狭窄的发生。

（5）术后失血与膀胱颈重建的口径与狭窄有关:术后出血蓄积在狭窄的耻骨间隙内,压力不断增大的血肿会压迫吻合口组织缺血,容易引起感染导致吻合口延迟愈合从而继发吻合口狭窄,膀胱颈口径较大者发生率明显少于口径较小者。

（6）患者的瘢痕体质也可能直接导致术后远期继发吻合口狭窄。

2. 排尿状态评估　患者尿管拔除后评估有无尿频、排尿困难等症状,评估排尿尿线、最大尿流率、残余尿等,如患者出现尿线变小,尿频、排尿困难等症状,最大尿流率下降（≤15ml/s）,残余尿增加（对成人而言,残余尿量应少于25ml,当残余尿量大于100ml时提示患者存在明显的排尿问题）并结合逆行尿路造影及膀胱镜检查等综合评定是否有吻合口狭窄及狭窄发生的部位及严重程度。

（二）膀胱尿道吻合口狭窄护理

1. 术前详细了解患者的病情、全身营养状况、自理能力、心理状况等。

2. 术前详细评估患者身体整体机制,有无高血压、糖尿病及用药情况。

3. 术后一般留置20F双腔气囊导尿管,术后14天做逆行尿道造影,无明显尿瘘后隔日拔管,如果有明显尿瘘则隔数日后重复造影无明显尿瘘后再拔管。

4. 尿道狭窄的观察及处理　尿管拔除后观察患者尿线、排尿情况等。如进行性尿线变细和排尿困难应考虑可能有尿道吻合口狭窄,可行尿道扩张得以缓解。有尿意时尽早如厕。每日摄入液体2000~3000ml,促进排尿反射。入睡前限制饮水,以减少夜间尿量。保持会阴部清洁,避免发生湿疹及皮炎。

（朱小妹）

第八节　宫颈癌患者的康复

宫颈癌常见的治疗方法包括手术、化疗及放疗等。各种治疗手段治疗疾病的同时,也可能引起一些不同程度的功能障碍,主要表现为膀胱功能障碍、下肢淋巴水肿、社会行为退缩、性生活障碍、睡眠障碍等。因此,系统的康复护理对宫颈癌患者的恢复及生活质量的提高具有重大意义。

知识拓展

宫颈癌的"生物导弹"

宫颈癌是女性常见恶性肿瘤,尽管手术、放化疗等治疗手段已经日趋成熟,但对晚期或转移性宫颈癌疗效仍不尽如人意。随着现代分子生物学研究进展,宫颈癌的靶向药物治疗已经成为当前研究的热点问题之一,也为晚期或转移性宫颈癌的临床治疗提供了新的思路。分子靶向治疗(molecular target therapy, MTT)是针对可能导致宫颈癌癌变环节,在细胞分子水平上,针对已经明确的致癌位点(该位点可以是肿瘤细胞内部的一个蛋白分子,也可以是一个基因片段),来设计相应的治疗药物,药物进入体内会特异地选择致癌位点来相结合发生作用,使肿瘤细胞特异性死亡,而不会波及肿瘤周围的正常组织细胞的一种全新生物治疗模式,所以分子靶向治疗又被称为"生物导弹"。

一、膀胱功能障碍

膀胱功能障碍:表现为膀胱感知障碍、收缩功能障碍、自主排尿功能缺失、尿潴留等。

(一)膀胱功能障碍的评估

评估宫颈癌治疗所致的功能障碍,如子宫广泛切除加盆腔淋巴结清扫术后,由于手术范围广,对盆腔自主神经破坏较大,常出现膀胱感知障碍和收缩功能障碍从而引起尿潴留。通过残余尿量的测定评估患者膀胱功能情况。

(二)膀胱功能障碍的护理

1. 盆底肌功能锻炼　手术前3天向患者介绍膀胱功能锻炼的目的及重要性,指导进行站、坐、卧3种体位的盆底肌锻炼。具体锻炼方法见本章第六节。手术前晚及手术日晨各加强训练1次。术后第1天继续训练,持续时间和次数逐渐增加,直至拔出尿管。

2. 生物反馈训练　首先设置测压装置,在导尿管末端连接三通管,一端连接水柱式测压装置,一端接无菌生理盐水输入瓶,另一端连接引流管。测压装置的零点平耻骨联合。放尽膀胱内的尿液,夹闭尿液引流管,利用连接的生理盐水输入瓶输入100ml的温生理盐水,水温为38~40℃。指导患者深吸气后屏气,配合做有意识的排尿动作,协助患者观察自己用力后测压器水柱波动的高度,可以直接观察到膀胱内的压力变化。如膀胱内压力变化小,观察不明显,指导患者双手叠加用力按压下腹部以增加膀胱内压,然后放松数秒,如此反复训练3~5次。10分钟后,再次向膀胱内输入200ml温生理盐水,尽可能让患者体验与膀胱充盈有关的温度和容量感觉及全身的反应。特别是下腹部的局部感觉,使患者学会判断膀胱充盈的方法,然后重复上述吸气后屏气,做排尿动作和按压下腹部的动作3~5次。10分钟后再向膀胱内输入温生理盐水,每次200ml,最后总量不少于800ml。每加量输入1次,患者做1次感觉练习和用力排尿训练,使每次膀胱压力至少达到60cm H_2O,最好能达到80~100cm H_2O。

二、下肢淋巴水肿

下肢淋巴水肿表现为单侧或双侧下肢肿大、皮肤改变（干燥，粗糙，生长乳头状瘤，皮肤糜烂）、有沉重感、多有蜂窝织炎发作史等。水肿早期出现在足背，呈凹陷性水肿，并逐渐向近心端发展。随着病情发展，组织逐渐变硬，患部体积也不断增大，晚期可形成象皮腿，皮肤粗糙，生长乳头状瘤及皮肤淋巴液渗漏（见图 7-8-1）。

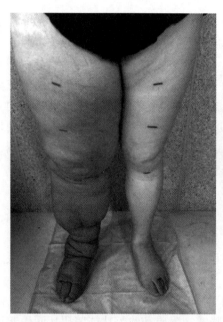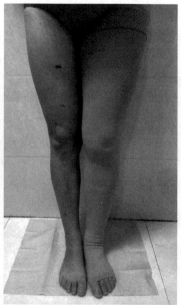

图 7-8-1　下肢淋巴水肿

（一）下肢淋巴水肿评估（见第四章第八节淋巴水肿的管理）

（二）下肢淋巴水肿的护理

1. 淋巴水肿的预防

（1）提高机体抵抗力，避免过度疲劳；

（2）避免久坐久站，建议间断站立行走，如需长途行走，建议穿着弹力裤袜；

（3）保护皮肤，防止皮肤干燥；

（4）避免穿过紧的鞋子；

（5）一旦发现足癣、皮肤感染或水肿征兆，立即就医。

2. 淋巴水肿的治疗

（1）每天手法引流 45 分钟，治疗一个疗程 15~21 天；

（2）用短拉伸绷带加压包扎；

（3）指导功能锻炼每天 1 到 1.5 小时；

（4）皮肤护理，防止皮肤感染；

（5）减轻体重；

（6）饮食指导：低盐低脂饮食；

（7）治疗结束后指导患者终生穿着弹力裤袜巩固治疗。

3. 下肢淋巴水肿的功能锻炼

（1）热身运动,深呼吸促进淋巴液回流;

（2）消肿锻炼:用不同速度原地踏步;

（3）同时活动上下肢,重复 20 次;

（4）活动踝关节,足趾着地,膝关节弯曲,多次重复;

（5）拉伸锻炼:弯曲小腿,拉伸腓肠肌群,仰卧上抬整腿拉伸大腿肌肉,小腿屈曲拉伸股直肌。

三、性生活障碍

宫颈癌手术治疗、放疗、化疗等治疗手段均不同程度的影响到患者性生活的质量。主要的影响因素包括心理因素和生理因素。心理因素:患者及其家属对疾病认识不足,产生宫颈癌具有传染性的错误认知,认为性生活作为传播途径之一,可能影响对方身体健康;患者担心性生活影响术后康复,甚至造成复发和转移;患者认为子宫切除后,女性特征丧失,无法进行性生活,由此产生自卑、焦虑、恐惧心理。生理因素:子宫切除使宫颈润滑作用降低,部分患者术后出现切口不愈、宫颈短缩等;术后放疗易导致患者卵巢永久性损伤,破坏阴道完整性,丧失弹性,腺体分泌不足导致阴道干涩,性交时产生疼痛感,导致患者性交困难、疼痛、愉悦感降低,使性生活频率减少,甚至停止性生活。

（一）性生活评估

对性生活的评估主要根据患者的主诉及问卷量表进行评估。常用的量表是女性性功能指数（female sexual function index, FSFI）。

（二）性生活障碍的护理

1. 健康教育　利用宣传册、幻灯片等向患者及家属进行适当的性健康教育,讲解生理知识,子宫切除术后仅丧失生育功能,不会影响性生活。

2. 性生活指导　鼓励夫妻双方加强情感交流,相互理解,可采用拥抱、抚触、相互亲昵等方式,术后 1 个月恢复性生活,但动作须轻柔,房事次数也应有所节制。术后 3 个月,可逐渐恢复正常,次数不宜过多。性交时如出现阴道干涩、性交疼痛,可在性交前使用润滑剂,以提高性生活满意度。

3. 协助建立有效的支持系统　加强与患者家属的沟通,特别是患者的配偶,动员他们关怀、体谅和尊重患者,给患者以精神支持;以团体辅导为依托,让宫颈癌患者相互介绍自己的经验、体会,互帮互助,营造更好的人文关怀环境。

四、心理社会功能障碍

患者表现为从轻度心境不佳到忧伤、悲观、绝望,有些也可出现焦虑、易激动、紧张不安等。

（一）心理社会功能评估

收集宫颈癌患者的情况,包括日常生活习惯、患者的不适症状、家庭经济条件和社会支持系统,及时发现抑郁症状。抑郁症状评估可采用贝克抑郁自评量表（Beck Depression Inventory, BDI）见表 7-8-1,BDI 评定当前的心理状况,只有单项分和总分两项统计指标,以总分来区分抑郁症状的有无及严重程度:0~4（基本上）无抑郁症状,5~7 轻度,8~15 中度,

16 以上严重。用于诊断抑郁症状的量表还有综合性医院焦虑抑郁量表（HAD）、抑郁自评量表（SDS）、汉密顿抑郁量表（HRSD）等。

表 7-8-1　贝克抑郁自评量表

序号	内容	序号	内容
一、	0. 我不感到忧郁 1. 我感到忧郁或沮丧 2. 我整天忧郁，无法摆脱 3. 我十分忧郁，已经忍受不住	一、	0. 我没失去和他人交往的兴趣 1. 和平时相比，我和他人交往的兴趣有所减退 2. 我已失去大部分和人交往的兴趣，我对他们没有感情 3. 我对他人全无兴趣，也完全不理睬别人
二、	0. 我对未来并不悲观失望 1. 我感到前途不太乐观 2. 我感到我对前途不抱希望 3. 我感到今后毫无希望，不可能有好转	二、	0. 我能像平时一样做出判断 1. 我尝试避免做决定 2. 对我而言，做出判断十分困难 3. 我无法做出任何决断
三、	0. 我并无失败的感觉 1. 我觉得和大多数人相比我是失败的 2. 回顾我的一生，我觉得那是一连串的失败 3. 我觉得我是个彻底失败者	三、	0. 我觉得我的形象一点也不比过去糟 1. 我担心我看起来老了，不吸引人了 2. 我觉得我的外部肯定变了，变得不具吸引力 3. 我感到我的形象丑陋且讨人厌
四、	0. 我并不觉得有什么不满意 1. 我觉得我不能像平时那样享受生活 2. 任何事情都不能使我感到满意一些 3. 我对所有的事情都不满意	四、	0. 我能像平时那样工作 1. 我做事时，要花额外的努力才能开始 2. 我必须努力强迫自己，我方能干事 3. 我完全不能做事情
五、	0. 我没有特殊的内疚感 1. 我有时感到内疚或觉得自己没价值 2. 我感到非常内疚 3. 我觉得自己非常坏，一钱不值	五、	0. 和以往相比，我并不容易疲乏 1. 我比过去容易觉得疲乏 2. 我做任何事都感到疲乏 3. 我太容易疲乏了，不能干任何事
六、	0. 我没有对自己感到失望 1. 我对自己感到失望 2. 我讨厌自己 3. 我憎恨自己	六、	0. 我的胃口不比过去差 1. 我的胃口没有过去那样好 2. 现在我的胃口比过去差多了 3. 我一点食欲都没有
七、	0. 我没有要伤害自己的想法 1. 我感到还是死掉的好 2. 我考虑过自杀 3. 如果有机会，我还会杀了自己		

（二）心理康复护理

1. 心理疏导　加强与患者的沟通，分析其主要负面情绪，给予有针对性的心理干预。

2. 心理教育　按活动计划组织患者从事愉快的、有建设性的活动，如编织、散步等。

3. 放松疗法　通过指导患者分散注意力、引导想象、放松技巧等方法来减轻压力，舒缓情绪，改善睡眠。

4. 支持性干预　鼓励家属和社会对宫颈癌患者关心、支持，满足患者的情感需求。

（李旭英）

第九节　骨肉瘤患者的康复

骨肉瘤的手术治疗原则是最大限度切除肿瘤和保留肢体功能,保肢手术利用定制的或组配式的人工假体、同种异体骨、自体移植物或复合移植物重建骨缺损。尽管保肢术能够提高患者的生活质量,但也导致了各种功能损害,需要康复技术的早期介入,肢体重建后的康复治疗是使患者恢复生活和工作的必要手段。

一、心理社会功能障碍

骨肉瘤恶性程度高、发展快、预后较差;病灶侵犯运动系统,导致患者活动受限;绝大部分患者要接受肿瘤假体置换或植骨等手术,少数患者甚至要接受截肢手术;长期化疗也给躯体和精神上带来痛苦,且治疗周期长,费用高。这些因素均可导致出现焦虑、紧张、抑郁、恐惧等心理症状。

（一）心理社会评估

心理评估可以通过直接观察或使用心理评估量表进行测验,获取患者的心理状况,可根据患者的具体情况选择恰当的评定工具,如症状自评量表（SCL90）、抑郁自评量表、焦虑自评量表等。

（二）心理社会康复措施

在疾病的不同阶段,患者的心理状态不同,需根据观察或测验的结果、患者的文化背景、心理特征和对疾病认知的不同,进行有针对性的心理护理。耐心聆听患者的倾诉,鼓励患者宣泄不良情绪。保肢术前介绍手术基本情况和预期的效果,鼓励患者说出心里的担忧,解答患者心中的疑问;对于需行截肢手术的患者,介绍手术的必要性和假肢技术的进展,鼓励患者宣泄不良情绪,鼓励家人多陪伴,使患者感受到家人和社会的支持和关爱。术后及时告知患者手术经过,让患者心理上放心,积极参与康复锻炼。介绍假肢的预期效果,让患者逐渐接受截肢现实,主动参与残肢护理和假肢训练。

二、运动功能障碍

术前肿瘤浸润和压迫导致的疼痛、术后切口疼痛、对肿瘤所累及神经的切除、术中牵拉对神经的损伤和术后血肿对神经的压迫、手术中对肿瘤累及部分肌肉或肌群的切除、术后关节制动以及截肢等均可导致运动障碍。主要表现为关节活动度受限、肌力减退、站立平衡障碍和步行障碍。

（一）运动功能评估

1. 肌力评估　常采用徒手肌力检查,以了解上下肢的肌肉力量,重点评估肿瘤周围肌肉的肌力。评估方法:根据受检肌肉或肌群的功能,让受试者处于不同的检查体位,然后分别在去除重力、抗重力和抗阻力的条件下做一定的动作,按照动作的活动范围及抗阻力或抗重力的情况将肌力进行分级。国际上普遍采用的徒手肌力检查方法是Lovett6级分级法（表7-9-1）。

表7-9-1　肌力评定标准

分级	评级标准
0级	没有可以测得的肌肉收缩
1级	可触及肌肉收缩,但无关节活动
2级	去除重力后能完成全关节活动范围的运动
3级	能抗重力完成全关节活动范围的运动,但不能抗阻力
4级	能抗重力及轻度阻力,完成全关节活动范围的运动
5级	能抗重力及最大阻力,完成全关节活动范围的运动

2. 关节活动范围的评估　关节活动范围(range of motion, ROM)是指关节的运动弧度或关节的远端向近端运动,远端骨所达到的最终位置与开始位置的夹角,及远端骨移动的度数,又称关节活动度。关节活动范围评估就是测量远端骨所移动的度数。关节活动有主动与被动之分。故 ROM 有主动与被动之分。评定各关节尤其是肿瘤邻近关节的关节活动度,确定有无关节挛缩畸形。测量工具有通用量角器和电子角度计。通用量角器通常有两臂,分别称为固定臂和移动臂,量角器的轴心与关节中心一致,移动臂与关节远端的长轴一致,关节活动时,固定臂不动,移动臂随着关节远端肢体的移动而移动,移动臂移动终末所显示的弧度即为该关节的活动范围。使用电子角度计测量时将固定臂和移动臂的电子压力传感器与肢体的长轴重叠,用双面胶将其固定在肢体表面,此时液晶显示器显示出来的数据即为该关节的活动范围。

3. 关节功能评估

(1)膝关节:采用美国特种外科医院(HSS)评分系统。HSS 评分包括疼痛、功能、活动度、肌力、屈曲畸形、稳定性,满分100分,85~100分为优,70~84分为良、60~69分为一般,60分以下为差(表7-9-2)。

表7-9-2　HSS 评分系统

标准		评分
疼痛(30分)	任何时候均无疼痛	30
	行走时无疼痛	15
	行走时轻度疼痛	10
	行走时中度疼痛	5
	行走时重度疼痛	0
	休息时疼痛	15
	休息时轻度疼痛	10
	休息时中度疼痛	5
	休息时重度疼痛	0

续表

标准		评分
功能（22 分）	行走和站立无限制	22
	行走 2500~5000 米	10
	行走 500~2500 米	8
	行走 <500 米	4
	不能行走	0
	能上楼梯	5
	能上楼梯，但需支具	2
	只能室内行走，无需支具	5
	只能室内行走，需要支具	2
活动度（18 分）每活动 8° 得 1 分，总分 18 分		
肌力（10 分）	优：完全能对抗阻力	10
	良：部分对抗阻力	8
	中：能带动关节活动	4
	差：不能带动关节活动	0
屈膝畸形（10 分）	无畸形	10
	<5°	8
	5°~10°	5
	>10°	0
稳定性（10 分）	正常	10
	轻微不稳 0°~5°	8
	中度不稳 5°~15°	5
	严重不稳 >15°	0
减分项目	使用单手杖	−1
	使用单拐杖	−2
	使用双拐	−3
	伸直滞缺 5°	−2
	伸直滞缺 10°	−3
	伸直滞缺 15°	−5
	每外翻 5°	−1
	每内翻 5°	−1

（2）髋关节：Harris 评分系统是目前国内外最为常用的髋关节功能评估标准，由美国医生 Harris 医生在 1969 年提出，内容包括疼痛、功能、关节活动度和畸形四个方面，主要强调功能和疼痛的重要性，满分为 100 分，90~100 分为优，80~89 分为良、70~79 分为可，70 分以下为差（表 7-9-3）。

表 7-9-3　髋关节功能 Harris 评分系统

标准	评分
Ⅰ疼痛（44分）	
无痛或可忽略	44
轻微或偶尔疼痛	40
轻度疼痛,不影响平常活动;很少时,如在个别活动时有中度疼痛,需服用阿司匹林	30
中度疼痛,能忍耐,日常生活或工作受到某种限制,有时需服用阿司匹林	20
明显疼痛,活动明显受限	10
完全病残、跛行、卧床痛、卧床不起	0
Ⅱ功能（47分）	
1. 步态（33分）	
（1）跛行（11分）	
无	11
轻度	8
中度	5
严重	0
（2）帮助（11分）	
无	11
长时间行走需用拐杖	7
大部分时间用手杖	5
用一根拐杖	3
用两根手杖	2
用两根拐杖	0
不能行走	0
（3）行走距离（11分）	
不受限制	11
行走 1000m 以上	8
行走 500m 左右	5
不能行走	0
2. 活动（14分）	
（1）上楼梯（4分）	
正常	4
正常,但需扶扶手	2
使用其他方法	1
不能上楼梯	0
（2）穿鞋和袜子（4分）	
容易	4
困难	2
不能	0

标准	评分
（3）坐（5分）	
可坐普通的椅子1小时,无不适	5
可坐高椅子半小时,无不适	3
不能舒适地坐任何椅子（不能超过半小时）	0
（4）乘坐交通工具（1分）	1
Ⅲ无畸形（4分）患者表现如下情况可记4分	
1. 固定屈曲挛缩 <30°	
2. 固定内收畸形 <10°	
3. 伸直位固定内旋畸形 <10°	
4. 肢体不等长 <3.2cm	
Ⅳ活动范围（5分）（各指标分值 – 各活动弧度×相应的指数）	
1. 屈曲　0°~45°×1.0　45°~90°×0.6　90°~110°×0.3	
2. 外展　0°~15°×0.8　15°~20°×0.3　>20°×0	
3. 伸直位外旋　0°~15°×0.4　>15°×0	
4. 伸直位内旋　任何范围均0	
5. 内收　0°~15°×0.2	
活动范围的总得分 – 各指标分值的总和　×0.05	
注:另一种活动范围积分方法:计屈曲、内收、外展、内旋、外旋等活动度之和,评分标准为:	
210°~300°	5
160°~209°	4
100°~159°	3
60°~99°	2
30°~59°	1
0°~29°	0

（二）运动功能康复措施

骨肉瘤最常见的手术方式是瘤段切除人工假体置换术,约15%的患者需进行截肢手术。根据患者手术方式和具体情况来决定锻炼的方法和强度,功能锻炼应循序渐进,以患者不感到疼痛为原则。鼓励患者在允许范围内进行康复训练,防止肌肉萎缩、关节强直和静脉血栓,促进功能康复。

1. 膝关节假体置换术后的运动功能康复

（1）助行器的使用:术前开始指导患者学会使用助行器,使用前,先检查助行器的安全性能,然后将助行器的高度调整合适,一般以患者直立,双手握住助行器把手,肘关节屈曲15°~30°高度为宜。使用时,将助行器摆在身体前约20cm处,先迈患肢入助行器中,保持助行器不动,然后将健肢迈进助行器,移动助行器向前,如此循环向前。

（2）拐杖的使用：使用前先检查拐杖的安全性能，调整拐杖的高度，一般以拐杖顶部距腋下两横指为宜，拄拐行走时，先站立稳妥，将双拐移动至前方约 20cm 处，双足与拐杖呈等腰三角形，先迈出患肢，注意足尖不超过双拐，然后双手用力持拐，同时健肢向前迈移，如此反复。

（3）股四头肌等长收缩：患者术前开始练习股四头肌等长收缩运动，术后第 2 天即可开始进行锻炼，每天 2~3 组，每组 30~50 次。锻炼方法：患者卧床，收紧大腿肌肉，尽量伸直膝关节，保持 10 秒，再放松 2 秒，如此反复练习，直到大腿感到疲劳为止（图 7-9-1）。

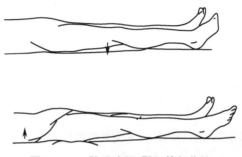

图 7-9-1　股四头肌、臀肌等长收缩

（4）术后体位的摆放：保持患肢中立位，并屈膝 10°，两侧可放置沙袋。抬高患肢，高于心脏，以促进静脉回流，减轻患肢肿胀。患侧膝关节处持续冰敷 72 小时，减少出血，减轻疼痛和水肿。胫骨近端膝关节假体置换术后用支具固定膝关节伸直位 4~6 周，以利于新关节囊和髌韧带愈合（图 7-9-2），腓神经麻痹患者可使用腓侧固定板（图 7-9-3）。

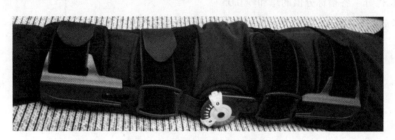

图 7-9-2　膝关节固定支具

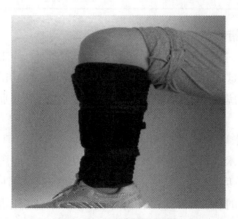

图 7-9-3　腓侧固定板

（5）踝泵运动：伸直双下肢，双踝自然放松，然后做背伸动作，背伸时要达到最大限度，坚持 5~10 秒，然后从最大背伸状态开始做跖屈，坚持 5~10 秒，跖屈也要达到最大限度（图 7-9-4）。如此反复，每小时 20~30 次，手术当天即可进行。

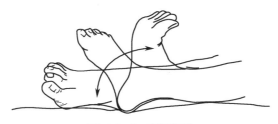

图 7-9-4　踝泵运动

（6）关节活动度练习：

1）被动运动：股骨远端膝关节假体置换术后 5~7 天，伤口无异常，使用关节连续被动（continuous passive motion，CPM）运动康复训练机锻炼膝关节（图 7-9-5）5~7 天。下肢关节被动活动器使用前先检查机器的安全性能，然后调整角度，开始活动时角度 30°~40°，每天 2 次，每次 30~60 分钟，逐渐增加度数和速度。应根据患者的感受及时调整角度，以患者感觉轻微疼痛为宜。训练前告知患者不要绷紧肌肉以免受伤，做完后进行冰敷，可以减轻疼痛。胫骨近端假体置换术后 4~6 周去除支具后，使用 CPM 机训练膝关节屈伸。

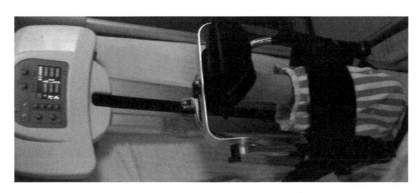

图 7-9-5　CPM 机训练

2）主动运动：术前指导患者主动完成双下肢各个关节的屈曲与伸展运动，改善下肢的血液循环，避免肌肉萎缩。股骨远端膝关节假体置换术后 7~10 天，患者可仰卧在床上，足跟部向臀部缓慢移动弯曲膝关节，足底不离开床面，保持 5 秒，再缓慢伸直，每组 10 次，每天 3~4 组。术后 10~14 天患者可坐在床边或椅子上，将健侧足后跟置于患肢足背提供支持，缓慢弯曲膝关节到最大限度，维持 5~10 秒后充分伸直膝关节，如此反复练习，直到疲劳。手术 14 天后可用健肢施加辅助力量进行关节活动度的训练。胫骨近端假体置换术后 4~6 周去除支具后，可进行主动关节活动度练习。

（7）下床活动时机：股骨远端膝关节假体置换术后 2 周可使用拐杖或助行器行走，术后 3~6 周可正常负重。胫骨近端膝关节假体置换术后 4~6 周后可借助拐杖或助行器部分负重行走 2~4 周，随后正常负重。

2. 髋关节假体置换术后运动功能康复措施

（1）术前指导患者学会使用助行器和拐杖，进行患肢股四头肌训练和主动关节活动度、臀肌等长收缩。臀肌等长收缩训练方法：患者卧床，收紧臀部肌肉，保持10秒，再放松2秒，如此反复练习，直到大腿感到疲劳为止。

（2）术后体位的摆放：抬高患肢，高于心脏水平，以促进静脉回流，减轻患肢肿胀。保持患肢外展中立位，穿防旋鞋，以利于软组织愈合。避免患侧卧位，侧卧时两腿之间放置三角形的厚垫，防止髋关节内收、内旋。髋关节处持续冰敷72小时，减少出血，减轻疼痛和水肿。

（3）卧床期间的运动：术后需卧床2~4周，卧床期间训练股四头肌、腘绳肌和臀部肌肉的力量，双上肢做伸展扩胸运动，增强辅助呼吸肌群的力量，并深呼吸和咳嗽训练。腘绳肌肌力训练方法：患侧腿伸直平放在床面或者下肢垫上，不弯曲膝关节，整条腿向下用力压床面或者是下肢垫，用尽可能大的力度下压绷紧大腿后侧肌肉5~10秒，在放松2秒，如此反复练习，直到非常疲劳为止。

（4）下床时机：术后2~4周后挂双拐下地，术后3~4个月内需要使用双拐，然后改用手杖。

（5）全股骨置换术后康复：患者绝对卧床2~4周，使用吊带或Tomas和Pearson装置7~10天后，再进行膝关节的活动练习，使用髋踝足支具（图7-9-6）3个月，保护髋关节的同时进行膝关节的活动。术后4个月使用单拐或手杖行走，可进行主动的外展肌肌力训练。主动外展肌肌力练习方法：患者健侧卧位，患肢膝关节伸直外展，抬离床面10~20cm，保持5~10秒，慢慢放下，重复练习直到大腿感到疲劳为止。

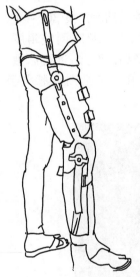

图7-9-6 髋踝足支具

3. 截肢手术后的运动功能康复措施

（1）拟行下肢截肢的患者，术前进行单足站立挂拐活动和健侧肢体肌力训练及俯卧位适应练习。进行单足站立挂拐活动训练时，患者健肢单足站立，将双拐移至前方约20cm处，健足与拐杖头呈等腰三角形，先迈出健肢，然后双手用力持拐，同时患肢向前迈步，如此反复。

（2）术后体位：术后24~48小时抬高残肢，预防肿胀。术后48小时后，保持残肢的功能位。大腿和上臂截肢置于中立位，小腿截肢置于伸膝位，前臂截肢置于屈肘90°位，并加以固定。

（3）残肢功能训练：包括关节活动度训练和增强肌力训练两方面。一般术后2周，伤口愈合后开始进行残肢功能训练。训练关节活动度方法是：上臂或前臂截肢者进行肩关节的外展、内收和旋转运动，小腿截肢者进行膝关节伸直训练，大腿截肢者俯卧位练习大腿内收、后伸。采取主动运动和被动运动相结合的模式。肌力训练要增加肩胛带肌、上肢残存肌群、髋内收内旋后伸肌群、膝伸肌群的肌力训练，防止关节挛缩和肌肉萎缩。

（4）躯干肌训练：进行腹背肌训练，并辅以躯干旋转、侧向移动及骨盆提举训练。

（5）平衡训练：对于下肢截肢者需进行站位平衡、跪位平衡和佩戴假肢后的站位平衡训练。

三、日常生活能力受限

疼痛、关节活动障碍以及手术等原因会限制患者步行、上下楼梯、个人卫生等日常生活能力。

（一）日常生活能力评估

日常生活活动能力（Activities of daily living, ADL）是指人们为了维持生存以及适应生存环境而每天必须反复进行的、最基本的、最具有共同性的活动。在康复护理中常采用Barthel指数评定量表（表7-9-4）。该量表评定简单、可信度高、灵敏度高。

表 7-9-4　Barthel 指数评定量表

序号	项目	完全独立	需部分帮助	需极大帮助	完全依赖
1	进食	10	5	0	—
2	洗澡	5	0	—	—
3	修饰	5	0	—	—
4	穿衣	10	5	0	—
5	控制大便	10	5	0	—
6	控制小便	10	5	0	—
7	如厕	10	5	0	—
8	床椅转移	15	10	5	0
9	平地行走	15	10	5	0
10	上下楼梯	10	5	0	—

（二）日常生活能力康复措施

1. 保肢手术

（1）患者离床活动训练：下床时，先摇高床头，协助患者将身体移至健侧床旁，健侧先离床并使足部着地，然后患肢离床，协助患者拄双拐站立。上床时，按相反的方向进行。

（2）拄拐行走训练：先站稳，将双拐移至前方约20cm处，健足与拐杖头呈等腰三角形，先迈出健肢，注意脚尖不超过双拐，然后双手用力持拐，同时健肢向前迈步，如此反复，逐步前移。

（3）拄拐上下楼梯训练：上楼梯时先将健肢迈上台阶，再将患肢和双拐迈上台阶；下楼梯时先将双拐移到下一台阶，再将患肢迈下台阶，最后将健肢迈下台阶。

（4）预防髋关节置换术后关节脱位：术后3个月内防止髋关节屈曲超过90°；坐位时要保持身体直立，不要前倾和弯腰，不要坐太低的凳子或沙发前倾穿鞋袜，可以借助特别支具；避免高冲击性运动项目，如打网球、跑步等（图7-9-7）。

2. 截肢手术

（1）步行训练：首先可在平衡杠内进行，后逐渐进行使用助行器、双拐、单拐、双手杖、单杖步行训练，最终脱离拐杖。最后强调对各种异常步态的矫正，对不同的特殊路面的适应性步行训练、灵活性训练、倒地后站起、搬动物体训练等。

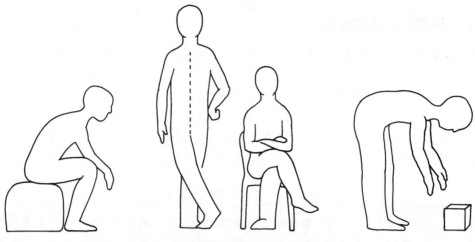

图 7-9-7　髋关节置换术后应避免的姿势

（2）使用假肢的训练：上肢假肢所需的最基本的训练是假上肢在身体各部位的开闭动作，熟练掌握后开始进行日常生活能力训练和主力手交换的训练。下肢假肢的训练首先需要进行站立位平衡训练，让患者站立在平衡杠内，手扶双杠，反复练习重心转移，然后练习离开平衡杠后患肢单腿负重平衡练习。接下来进行步行训练，首先可在平衡杠内进行，后逐渐进行使用助行器、双拐、单拐、双手杖、单杖步行训练，最终脱离拐杖。最后强调对各种异常步态的矫正，对不同的特殊路面的适应性步行训练、灵活性训练、倒地后站起、搬动物体训练等。

（3）作业疗法：根据截肢部位的不同选择不同的作业治疗方法，提高患者的日常生活能力。利手截肢术后要加强利手更换训练，尽量发挥辅助手的功能，扩大辅助手的适用范围。下肢截肢者可通过木工作业、脚踏式器具进行练习。

（王玉花　李旭英）

第八章 肿瘤患者的心理护理及社会支持

第一节 肿瘤患者的心理、灵性、社会需求

学习目标

完成本节内容学习后,学生将能:
1. 复述不同阶段癌症患者的心理社会需求。
2. 列出心理社会需求的要点。
3. 描述灵性需求的内容。
4. 应用癌症患者需求内容为患者提供帮助。

癌症患者在身体、心理、社会、灵性上均承受着不同程度的痛苦,包括:需要面对疾病症状导致的身体不适、长期治疗带来的身心疲倦、心理上的压力、对疾病转归的不确定感、恐惧死亡、生命价值和存在意义的灵性思考、人生苦难的宿命感和无能为力感等,因此只有了解癌症患者心理社会需求并满足其需求,才能缓解这种痛苦,以积极的心态进行治疗,提高战胜疾病的信心。

一、肿瘤患者的心理需求

(一)治疗前阶段的心理需求

癌症是严重威胁患者生命健康的疾病,确诊后常常被负性情绪所控制,同时对治疗问题存在既希望尽快治疗,又担心治疗的安全性和给身体带来的各种痛苦。高层次需求受挫,低层次需求相对突出。

1. 需要被重视 希望被医护人员和亲人重视,得到及时诊治。

2. 需要高质量的治疗 良好的医疗护理条件,优质的治疗水平给患者权威性和信赖感,能增强其战胜疾病的信心。

3. 需要关怀和爱护 患者的依赖性增强,情感变得脆弱,渴望亲友探视,盼望医护人员的关注。

4. 需要安全感 患者害怕误诊、检查及手术,害怕医疗事故发生在自身。

5. 需要社会信息 人有社会属性,时时需要与社会保持密切联系,所以患者十分关心疾病信息以及家庭、社会等问题。医护人员应做好信息沟通,让患者了解情况,以避免猜疑或产生隔绝之感。

（二）治疗阶段的心理需求

患者对治疗方法的恐惧、担忧比较普遍。主要是患者对治疗方法的相关知识了解不多，再加上道听途说，一方面期待最好的特效治疗，不惜代价希望根治；另一方面对治疗所带来的痛苦感到担忧。特别对需要手术治疗的患者，不论手术大小，对患者和家属来说都是一种强烈的应激，求生存、保平安的希望会使他们过度担忧手术的安全性。为此患者会对医务人员产生强烈的依赖心理，渴望技术高明的医生为其主刀，渴望医务人员对自己关心和重视。

（三）康复阶段的心理需求

由于肿瘤患者的治疗周期长，在治疗的各个阶段有间歇期或集中治疗后进入康复阶段，患者出院后仍需一些连续的治疗和护理。因此，他们可能在欣慰之余，又产生一些忧虑，如担心疾病恢复不彻底，一旦出现问题，担心自己和家人处理不了；担心疾病复发，要求晚出院，对医院产生依赖，对出院后的康复问题担忧。

二、肿瘤患者的社会需求

除了心理需求之外，肿瘤患者还有社会需求急需得到满足。社会需求包括专业性社会需求和非专业性社会需求，专业性社会需求是指患者患病后遇到生理问题、心理困扰、治疗疑惑以及其他方面的困难时，需要得到医护人员专业性（信息、情感、技术、评价和协调）支持或帮助；非专业性社会需求是指需要来自社会各方面包括家庭、家属、朋友、同事、伙伴、社团等个人或组织所给予的物质和精神上的帮助和支援。

Galbraith 调查了 68 例癌症患者对护士的需求，结果表明，患者希望从护士那里得到最多者为医疗性支持，情感性支持和信息性支持；最少者为评价性支持，即如何保证患者固有的人生价值观，如何增强患者准确评价自身健康的能力和允许患者向护士反馈他们的身体状况和情绪变化。这些研究表明，护士除了满足患者实际的基本需求外，应更多地给予患者精神上的支持和鼓励。疾病的不同阶段需提供不同侧重点的支持，如肿瘤患者在诊断时，更需要有关疾病预后、治疗方面的信息；住院期间则更需要物质上的帮助；晚期或临终阶段更需要情感上的支持。

三、肿瘤患者的灵性需求

由于疾病的特殊性，患者往往要承受肿瘤以及治疗所造成的痛苦与不适症状，而对病情与生命的不确定性，常会产生焦虑、抑郁等负性情绪反应，加上家庭社会支持网络的改变或不足，易导致患者觉得人生缺乏意义及价值感，感到无力、无助甚至有自杀的危机，故患者常有寻求关爱、希望/力量、生命意义/目的，以及他人的信任与谅解等特殊需求，即灵性需求。

由于中国文化背景不同，终末期患者的灵性需求及灵性实践方式也有所不同。

综上所述，满足患者的心理、社会、灵性需求能减轻疾病的症状和发展或改变患者的行为，优化患者对治疗方案的选择，提高患者对治疗的依从性，进而改善患者的生活质量。

知识拓展

灵　性

　　灵性又称为精神性(spirituality),一个人的灵性与他/她的世界观、人生观、价值观以及所处的环境和经验有关,包括了其生活原则,灵性来源于心理又高于心理,属于自我超越的范畴;灵性的层次和强度可以不同,能够使人内心安宁的就是有利的。

(侯兵兵)

第二节　沟通技巧的应用

学习目标

　　完成本节内容学习后,学生将能:
　　1. 复述沟通的概念。
　　2. 列出沟通的原则及技巧。
　　3. 描述沟通的内容。
　　4. 应用沟通技巧于临床实践。

　　随着社会的不断发展和进步,人们的生活水平和知识水平逐步提高,对疾病的预防、治疗和护理要求也越来越高。护患矛盾日趋突出,护患纠纷频繁发生,严重困扰着广大医护人员。护患关系的好坏直接影响医疗护理质量,影响患者的身心健康,关系到医院的整体服务质量、管理水平和社会公众形象。

一、沟通概述

　　沟通是为了一个设定的目标,将信息、思想和情感在个人或群体间传递,并且达成共同协议的过程。护患沟通是护士与患者之间的信息交流和相互作用的过程。所交流的内容是与患者的护理及康复直接或间接相关的信息,同时也包括双方的思想、感情、愿望和要求等方面的交流。在护理工作中,护患关系的好坏是建立在护患交流形式的基础上的,恰当的护患交流形式可改善患者的心态,满足患者的心理需求,使患者尽快适应角色的转变,积极配合治疗和护理,从而提高药物的疗效,促进患者早日康复。

二、有效沟通的内容

　　护理人员与患者交谈具有一般性交谈的特征,但主要目的是为了解决患者的健康问题。护理专业性交谈分为评估性交谈和治疗性交谈。

（一）评估性交谈

评估性交谈的目的主要是收集信息资料，以确定患者现存的和潜在的健康问题。交谈所涉及的问题大多是与病情有关的问题。

（二）治疗性交谈

治疗性交谈的主要目的是为了帮助患者解决健康问题，是护理人员为患者提供健康服务的重要途径。一般分为指导性交谈和非指导性交谈。

按照沟通的形式分为语言沟通和非语言沟通。

1. 语言沟通　语言是沟通护患之间情感的桥梁，礼貌、诚恳、自然友好的交谈可以帮助患者认识和面对自己的疾病，减少和消除消极情绪。如对心情不愉快的患者给予耐心解释可以消除疑虑及一些不良心理因素，对消极悲观的患者给予温暖，给予鼓励，可使患者得到精神上的支持，增强战胜疾病的信心。护士应重视语言的学习和修养，掌握患者的心理，并在交谈中注意患者的反应，使患者产生温暖亲切感，觉得自己是处于被理解和尊重的地位，这是有效交流的前提。

2. 非语言沟通　非语言交流是不使用语言，而通过语体、类语言和触摸等形式进行交流。它起着配合、辅助和加强语言交流的作用。整洁大方的仪表使患者有安全而受尊敬的感觉；和蔼可亲、从容沉着的举止、娴熟的操作技能，易取得患者的信任和好评；无声的微笑，体现出护士对患者的同情、友好的态度，患者会有轻松愉快感。

三、护患沟通的基本原则和技巧

（一）基本原则

1. 礼貌原则　交谈双方相互尊重，文明礼貌，积极热情，营造一个愉快、温馨、和谐的气氛，可使交谈顺利进行。

2. 诚信原则　诚信是护患沟通的基础和根本，只有讲诚信，才能建立良好的护患关系。

3. 目的原则　谈话内容应围绕交谈目的进行，事先准备好交谈内容和方式。

4. 易懂原则　说话内容应该环环相扣，条理清晰，简洁明了，通俗易懂。

5. 平等原则　护患双方是平等的，护士要充分尊重患者享受健康权益的平等性，不分肤色、民族、亲疏、职位高低、贫富贵贱等，都应一视同仁，平等公正待人。

6. 赞誉原则　几句赞美别人的言语，可以把盛怒的对方变成热心的朋友。不要吝啬自己的赞美语言。

7. 移情原则　设身处地为对方着想，认真地倾听和提问，确切理解对方的感受。多站在对方的立场上考虑问题，尽量少表达利己的观点。

8. 友善原则　心地要善良，善解人意。对处于肿瘤折磨中患者的种种行为表现给予包容和忍让。

9. 保密原则　护士在询问病史及操作过程中如涉及患者隐私时要保密，绝不能将患者的隐私和秘密随意泄漏，或事后当作笑料宣扬，否则会严重影响患者对医务人员的信任，从而直接影响护患沟通。

（二）交谈沟通的技巧

在护理工作中，初次与患者交谈是非常重要的事，如果初次交谈不利，事后很难再取得患者的信任。因此，首次与患者交谈，好的开场白，是形成良好第一印象的关键。

1. 开场的技巧 首先要面带微笑,给对方以温暖的感觉,营造良好氛围,拉近双方距离,尽快消除初次见面的陌生感,然后要有必要的寒暄。有效的开场方式有以下几种:①自我介绍式;②问候式;③关心式;④言他式;⑤赞美式。

2. 选择话题的技巧 人类行动的产生来自内心的需求。因此,打动肿瘤患者最好的方法,首先是引起对方内心的强烈需要。与人交谈首先要明确谈什么,话题的选择对交谈的展开起着决定性作用。

3. 有效倾听的技巧 不良倾听习惯直接影响人们的交谈质量。从护理人员角度来说,注意倾听有着十分重要的意义,护理人员能收到多少有价值的信息,取决于护理人员是否在耐心地倾听。做一个好的听众,应注重如下技巧:①得体的体态语言;②专注倾听适时插话;③敏锐地体会谈话意图;④不急于下结论;⑤复核重点内容。

4. 提问的技巧 提问在治疗性交谈中不仅是收集信息和核实信息的手段,而且可以引导护理人员与患者围绕主题展开讨论。只要护理人员掌握了一定的问话技巧,就可以了解到患者的需要。

(1)封闭式提问:这是一种将患者的应答限制在特定范围之内的提问,只是要求回答"是"或"不是","好"或"不好","同意"或"不同意"等。

(2)开放式提问:提问的范围较广,不限制患者,鼓励患者说出内心感受。

5. 阐述的技巧 通常情况下,患者的疑虑较多,需要护理人员解答他们的问题,这就要求护理人员具有一定的阐述技巧。

6. 沉默的技巧 沉默本身就是一种信息交流,是超越语言力量的一种沟通方式。沉默具有多重表现性,如赞美、默认、同情、震慑、毫无主见、决心已定、抗议、保留意见、心虚、附和等。

7. 安慰的技巧 安慰性语言是对肿瘤患者心理上和精神上的支持,给患者带来安全和温暖,带来光明和力量。

8. 反馈的技巧 言语交际的重要环节就是反馈。没有反馈的言语活动只能是信息的单向输出,而语言交际永远是双向的、互动的。

(1)判断式反馈:"你这样做真的很勇敢。""你做得太好了。"

(2)回避式反馈:"刘阿姨,我们不谈这个好吗?"然后转换话题"明天真不巧,我明天正好有几件事要办,以后再说吧。"对这种反馈存在争议,建议慎重使用。

(3)慰藉式反馈:"家家都有一本难念的经,你的确是很不容易。"等。利用这些反馈的技巧,可以帮助我们把握言语交际的主动权。

(三)护患沟通实践与应用

1. 认同 理解对方,在交谈中认同患者的表达,并给予适当的反馈,如"我明白你的感受……""如果我是你,我也会这样想/做的……""我明白/知道,你想/希望……对吗?"在行动上主动询问和倾听患者和家属的感受,避免只教育指导,不询问、不倾听。

2. 诚恳 同理心。与患者交谈态度要诚恳,站在对方的立场考虑问题,如:"我明白。你是希望……对吗? 确实这样会好些,可是……""是的,能××是比较理想/需要的,可是……实在抱歉""要不,试试用××(方法)来解决行不行? (建议其他方法)"。

3. 主动 积极关注,主动为患者提供帮助,安排相关事宜,让患者觉得被关注,如:"今天我当班,有什么问题可以随时来找我。""有什么可以帮你?""可以帮助你我很高兴。""我很乐意帮你做点事""让我看看能否帮帮你""好的,我马上来。""好的,我帮你问问。""好的,我试试看。""好的,我想想办法看看行不行。""好的,我跟他们联系一下。""好的,我汇报一下。""明天我不上班,××事我已交代××护士,她会跟你联系。"

4. 耐心　宽容对方,当患者发怒时(迁怒)——理解/宽容与沉默;当患者哭泣时(宣泄)——理解与安抚;当患者抑郁时(偏执)——理解与鼓励;当过度担心时(挑剔)——理解与支持;对于感观缺陷者,如听力、视力、语言表达障碍,及时给予耐心、细心和爱心。

5. 细节　重视对方。尽量记住患者的姓名并适当称呼,记住患者的病情及个人、家庭情况,满足患者个体化的需求,即使不能满足,也表示理解和抱歉。能及时称赞患者的优点和进步,并给予真实、真诚的赞美。

6. 情景分析　情景:黄女士,32岁,职员,有一个1岁的女儿。一年前,患者在外院行剖宫产时发现腹部肿物,遂行"良性肿物切除术",无其他后续治疗。6个月前肿物复发并肝脏转移,来我院就诊,给予化疗19次,肿物得到控制,行"腹部恶性肿物切除术"。患者由于化疗后脱发,神情疲倦,心境低落,兴趣下降,失去生活目标,对未来丧失信心,面对疾病心理应对不良,在引导下能谈及自己的问题和内心的苦恼,但活动意愿降低,与家人交流越来越少;入睡困难、眠浅易醒;食欲缺乏。

【沟通技巧】

(1)以健康教育为切入点,建立治疗性互动关系,给予充分的尊重,取得患者的信任。耐心倾听患者的诉说,同理心回应,表达理解和支持,运用积极关注及共情等,疏导患者的负性情绪。

(2)鼓励患者说出内心真实感受,纠正患者对疾病的错误认知,向患者介绍治疗疾病的先进技术、设备,增强战胜疾病的信心,给患者注入希望。

(3)向患者讲述脱发的原因,头发再生长的时间,指导患者佩戴假发,增强患者自信心,重建自我形象。鼓励患者向家人或信任的朋友倾诉内心真实的感受,宣泄不良情绪。

(4)心理社会支持,鼓励患者丈夫多与妻子谈心,适时地给予鼓励,讨论女儿的生活及教育问题,减少患者的顾虑。引导患者找到精神支持,点燃生活的希望。

(四)护患沟通障碍因素及对策

1. 患者/家属对护士的信任度不够　在疾病治疗的过程中,患者或家属可能会对医生比较信服,而有时对于护士则不够信任,对护士的指导依从性差,针对这种问题,我们需要加强学习,丰富知识,提高专业素养;树立良好的职业形象;谦和而自信;尽责而坦然。

2. 健康状况、社会文化背景及服务需求不同　医学技术及社会经济的发展,给护士提出了更高层次的要求。在沟通之前应评估患者的心理状态、健康状态和护理需求,如理智型、友好型、多疑型、敌对型、康复第一、经济第一、舒适第一等,主动沟通,灵活处理问题,尽量提供个性化的沟通和服务,同时不能忽略与患者家属的沟通。

3. 其他环节(人员)造成患者/家属的不满　医院是一个大的集体,尽管不是自己的问题,但仍可能使患者不满意,针对这种情况,我们可以表示理解但不掩盖错误,不要替同事解释,要询问造成不满的原因,同时表示会反映或记录事件,安慰患者不满情绪,了解患者的需求并提供帮助以减轻不满情绪。

总之,沟通是一门艺术,是心与心的交流。面对当前复杂的医患关系,我们不仅要提高自身素质,加强责任感,还要掌握沟通技巧并合理运用,为患者提供优质服务,提高患者满意度,减少护患纠纷,构建和谐愉快的就医环境,增强患者战胜疾病的信心,早日恢复健康。

（侯兵兵）

第三节　肿瘤患者的心理护理与人文关怀

学习目标

完成本节内容学习后,学生将能:
1. 复述心理护理和人文关怀的概念。
2. 列出肿瘤患者常见的心理状态和心理评估方法。
3. 描述肿瘤患者心理护理的基本程序。
4. 应用肿瘤患者心理护理的相关技术和人文关怀措施。

恶性肿瘤是威胁人类生命最严重的疾病之一,给患者造成极大的心理刺激和压力,易发生各种心理问题。研究表明,有效的心理护理和人文关怀可改善肿瘤患者焦虑、抑郁等不良情绪,继而对提高治疗依从性,促进免疫功能的恢复,提升治疗效果和患者的生活质量都有较明显的作用。

心理护理(psychological care)指护士主动运用心理学的理论和技能,按照程序、运用相关方法和技术,把护理对象的不佳身心状态调控至最适宜身心状态的过程。医学中的人文关怀(humanistic care)是指在医护过程中除了为患者提供必需的诊疗技术服务之外,还要为患者提供精神的、文化的、情感的服务,以满足患者的健康需求。心理护理和人文关怀都是实施整体护理过程中必不可少的重要组成部分。

一、肿瘤患者的心理护理

(一)常见的心理状态

1. 否认　通常出现在最初的诊断阶段,患者会出现否认情绪,表现为"那是不可能的,必定是弄错了!""这不是真的!"等,也可表现为对诊断结果无所谓,治疗的积极性也不高,抱着侥幸心理,希望误诊而得到其他诊断。运用否认作为自己的心理防御方式,可减少不良信息的刺激,以有较多的时间来调整自己。不同的患者这一阶段的持续时间也不相同,对治疗的影响程度各异。

2. 愤怒　有些患者在得知自己患肿瘤后,会出现愤怒情绪,表现为"为什么是我?""这不公平!"等,也可表现为烦躁不安,甚至为一些微不足道的小事大发雷霆。引起愤怒的原因是患者不甘心,但又不得不接受"患癌"的事实,认为世界不公平,为什么会偏偏选择自己,而后会将其愤怒的情绪转向他人,有的针对医务工作者,有的针对家属。愤怒背后往往是内疚、悲伤、无助等情绪。

3. 恐惧　通常是指害怕、内心紧张不安的一种心理状态。恐惧心理主要源于患者认为癌症是不可治愈的"绝症",得了癌症就等于宣判了死刑这样的错误认知。恐惧是肿瘤患者普遍存在的心理反应。肿瘤患者常见的恐惧包括对疾病未知的恐惧、对孤独的恐惧、对疼痛的恐惧、对分离的恐惧、对死亡的恐惧。

4. 焦虑　焦虑是指一种缺乏明显客观原因的内心不安或无根据的恐惧,是肿瘤患者常见的一种心理反应。焦虑除情绪上的表现外,还伴有交感神经功能亢进的躯体症状,表现为心慌、失眠、出汗、胃肠功能紊乱及烦躁不安、坐卧不安。恶性肿瘤患者在诊疗的各阶段均可能出现焦虑。适度的焦虑有利于患者对自身疾病的重视程度,增加治疗的责任心和遵从医嘱的程度。但过分的、长期的焦虑会破坏患者的免疫功能,对治疗和康复有害。

5. 抑郁　肿瘤患者最常见的心理反应是抑郁。抑郁是一种心境低落的状态,表现为整天沉默不语、悲观失望、对前途失去信心,自我评价降低、自我感觉不良、自我孤立、对周围事物不感兴趣、消极厌世等不良心境,时常伴有失眠、疲乏、食欲降低、无精打采、唉声叹气,严重者会出现自杀的愿望和企图,护理上应做好自杀风险的评估和预防。

（二）心理状态的影响因素

实施心理护理之前,首先需确定导致患者心理问题的原因。只有弄清患者产生心理问题的主要原因,提供个性化、针对性的心理护理,心理护理才能取得更好的效果。临床上主要考虑以下几种影响因素:

1. 年龄　人在不同的生长发展阶段具有不同的身心特点,也就决定了不同年龄阶段的患者具有不同的心理特点。例如,儿童患者常有分离性焦虑、恐惧、皮肤饥饿、行为异常、哭闹多、遵医行为较差等心理行为特点;中年患者既是社会的中坚力量,又是家庭的精神和物质支柱,负担和压力较大,会有焦虑与急躁、悲观与抑郁、更年期综合征等心理特点;而老年患者由于机体功能衰退影响,常自我感觉身体不适,出现敏感多疑、焦虑不安、孤独寂寞、无价值感、对身边的新事物感到无趣等心理反应,同时他们也面临生活事件的多重打击,如退休、亲友的亡故、社会支持网络的缩小等,使其更多地关注死亡,内心可能感到更加恐惧。

2. 人格特征　不同人格特征的人患病后,对疾病的态度和情感反应都会有不同的表现。例如,内向型人格容易形成条件反射,易出现焦虑、抑郁、沮丧等情绪;外向型人格不易形成条件反射,但容易出现冲动和难以控制的倾向等。因此,在实施心理护理时考虑人格差异是非常必要的。

3. 疾病不同阶段　肿瘤患者在诊断初期、治疗阶段、康复期、终末期等疾病不同阶段会有不同的心理反应。如诊断初期常表现为对自身疾病的怀疑、否认、恐惧、怨恨、沮丧和对抗治疗等不良情绪;进入治疗阶段后,由于对治疗效果、不良反应、手术可能给自己带来的痛苦和残疾,以及放疗和化疗的损伤等不确定事件担忧,不良情绪可能有所加重。而康复期的患者虽然病灶已被清除或控制,但"肿瘤患者"的标签作用依然困扰着他们,加之需要重新考虑工作、人际关系、经济负担和可能的复发,患者会时时处在焦虑、恐惧、自卑、自责、抑郁等不良情绪状态中。因此,每个阶段的心理护理的重点都是不一样的。

4. 疾病及治疗方式　不同肿瘤及其治疗方式对患者的心理行为将产生不同的影响。如乳腺癌和妇科恶性肿瘤患者不仅遭受疾病的躯体痛苦,还要面临切除乳房或者生殖器官的打击,她们会认为自己不再是个完整的女人,担心影响夫妻关系及性生活质量,导致自我形象紊乱和低自尊;行 Miles 术和姑息造瘘术的肠癌患者由于肠造瘘口存在,会认为"自己很脏",往往出现自卑、依赖、焦虑、抑郁等情绪。

5. 其他　性别、应对方式、所获得的社会支持以及其他负性生活事件等均可能影响患者的心理行为。如男性更容易表现出"泰山压顶不弯腰""喜怒不形于色"。重返工作岗位后,领导和同事过分关心,有时会使患者产生一种远离社会的感觉。

（三）心理评估方法

1. 观察法　可在诊疗活动中进行,患者不受干扰。观察内容包括患者的仪表、举止、姿势和运动、语言、眼神、情绪反应等,基于获得的信息再结合其他评估方法,进而推断患者的心理状态。如患者"一小时内如厕数次"可能反映了其紧张焦虑的情绪。

2. 会谈法　依据个体情况可以包括:躯体状况、个人史、存在的问题、家庭状况、情绪等进行深入交谈。在交谈的过程中应巧妙地运用沟通技巧。

3. 测评法　即通过标准化的方法对患者进行测评,简要了解其心理状态。最常用的测评工具为量表及问卷。肿瘤患者常用的心理测评工具:

（1）一般症状评估:常用的有症状自评量表（SCL-90）、抑郁自评量表（SDS）、焦虑自评量表（SAS）、心理痛苦管理筛查工具（DMSM）。

（2）应激及相关问题评定:包括生活事件量表（LES）、应对方式问卷、医学应对问卷、社会支持量表、领悟社会支持量表等。

（3）其他:自我效能、生活质量评估等。

（四）心理护理的方法和技术

1. 支持性心理护理　指护士充分运用各种沟通技巧,关心和耐心倾听患者,取得患者信任,识别患者的情绪和心理变化,给予尊重、陪伴、理解、鼓励、指导和帮助,满足患者自尊、安全、环境等方面的心理需求,使患者稳定情绪,重建心理平衡。

2. 心理干预　心理干预不同于支持性心理护理,后者具有广泛性,而前者更具有针对性,指针对患者的心理问题,采用一定的心理治疗技术进行干预性护理,调动患者的积极性来理解和解决自己的问题,使其缓解心理压力,更好地面对现实。可用于肿瘤患者心理干预的相关技术有人本主义疗法、认知行为疗法、行为疗法、团体治疗、运动疗法、音乐疗法、正念减压训练、催眠疗法、家庭疗法、沙盘游戏治疗等。现将临床容易操作的技术介绍如下。

（1）放松训练:指通过放松身体,达到心理放松的各种技术,是行为疗法中使用最广的技术。此法简便易行,实用有效,较少受时间、地点和经费等限制。

1）深呼吸放松训练:指用鼻子吸气、嘴巴呼气的腹式呼吸。让患者取舒适体位,松开束腰的皮带或衣物,先用鼻子深吸一口气,同时默数1、2停;然后用嘴巴慢慢、轻轻地呼气,同时默数4、3、2、1、停。集中注意自己的呼吸,呼吸要慢、均匀和顺其自然。每天做1~2次,每次5~10分钟,逐渐可延长到20~30分钟。经常做深呼吸对放松身心、缓解焦虑大有好处。

2）想象放松训练:主要指通过想象一些广阔、宁静、舒缓的画面或场景,达到身心放松的目的。常见的想象场景是大海、滑雪、沙滩等。护士可以这样指导患者:想象躺在绿草如茵的小溪边,头上摇曳着鲜花,沁人心脾;耳边溪水潺潺,不时传来欢快的鸟鸣。在这世外桃源仙境里,舒服极了,心里感到从未有的宁静,一切烦恼焦虑烟消云散……平时可指导患者多练习和使用此法,掌握几个能使自己放松的画面或场景。

3）渐进性肌肉放松训练:相对上述两种方法较复杂也难做些,要求患者首先学会体验肌肉紧张和肌肉放松的感觉,先使肌肉紧张 10 秒,然后放松 15~20 秒。指导患者从手部开始,按照上肢、肩头部、颈、胸腹、臀、下肢,一直到双脚,按顺序渐次对各组肌肉进行先紧张后放松的练习,最后达到全身放松,努力体会肌肉紧张后的舒适、松弛感觉,如热、酸、软等感觉。

以上三种放松训练可以单独使用,也可以结合运用。需要注意的是,平时就应多加练习和运用训练,若平时能熟练掌握,经常使用,遇到焦虑恐惧时就会运用自如。

(2)团体治疗:团体治疗是将问题相似的如肠癌术后携带肠造口患者组成小组(6~12人),通过定期聚会,小组成员彼此交流经验,分享各自的体验和情绪,扩大社会支持。在小组治疗过程中,患者学习了与他人共情的能力,当自己帮助别人时,也获得了自尊。与个体心理治疗相比,团体治疗具有高效、经济、方便、成果易巩固等优势。

二、肿瘤患者的人文关怀

(一)护理文化中的人文关怀

人文是指人类社会的各种文化现象,来自拉丁文 humahiras,其基本的核心含义是"人性与教养",它的核心思想是把人作为一切活动的出发点和归宿,把人放在第一位,以人为本。关怀来源于英语 caring,意为照顾、顾及、爱护、帮助、考虑、挂念等,它是护理的核心概念与中心任务。

护理人文关怀的本质是以"整体人的生命价值"为本的理念体现在专业性关怀行为中;其范围由 5 个要素所组成,即理解患者的文化背景、尊重患者的生命价值、表达护士的关爱情感、协调患者的人际关系、满足患者的个性需要,5 个要素共同构成护理人文关怀的复杂系统,相互依赖,相互作用。

(二)人文关怀措施

1. 以人为本,建立和谐的护患关系 肿瘤患者在诊断初期心理状态比较复杂,护士应热情接待患者入院,主动向患者问好并自我介绍,及时提供舒适的病室,介绍住院须知、病区环境、主管医生和护士,使患者尽快熟悉医院环境。良好的护患关系是实施人文关怀的关键。

2. 收集患者的相关信息 利用治疗和护理时巧妙地进行沟通,掌握患者的心理、文化、家庭背景等,从精神、生活、心理等各方面关心、体贴、鼓励患者,理解患者的感受,使患者产生亲切感和安全感。同时应熟悉患者的病情、治疗方案,给予个性化心理护理,使患者积极配合治疗和护理。工作中善于与患者沟通,把人文关怀传递给患者,使患者感受到关怀。

3. 重视语言和非语言艺术 护士应热爱护理专业,有强烈的责任感、同理心和爱心。例如,由于氯化钾对血管的刺激引起患者疼痛,患者出现烦躁,拒绝继续滴注氯化钾。此时护士若在其穿刺口上方轻轻抚摸一下,患者感觉疼痛减轻了。这样一个细微动作表达了对患者的关怀,使患者情绪稳定地接受治疗和护理。

4. 帮助患者树立战胜疾病的信心 定期召开公休座谈会,让患者及家属互相认识、交流和鼓励,使患者感受到自己仍是一个整体的人、社会的人,满足他们爱与归属的需求。鼓励患者适当活动并参与轻劳动,不但使身体得到锻炼,也可以让患者感受到自己的作用和价值,从而面对现实,树立战胜疾病的信心。

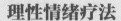

理性情绪疗法

　　理性情绪疗法（Rational-Emotive Therapy，RET）是美国著名心理学家埃利斯首创的一种心理治疗理论和方法，是认知行为治疗中的一种。这种方法旨在通过纯理性分析和逻辑思辨的途径，改变求助者的非理性观念，以帮助他解决情绪和行为上的问题。RET 的核心理论 ABC 理论认为，使人们难过和痛苦的（Consequences），不是事件本身（Activating events），而是对事情的不正确解释和评价（Beliefs）。由于理性情绪疗法是一种着重认知取向的方法，因此它对那些年纪较轻、智力和文化水平较高的人更有效果，对于那些过分偏执、敏感多疑以及有领悟困难的人，则可能难以奏效。护理人员在心理干预中应注意个体差异性。

（刘明慧）

第四节　肿瘤患者的社会支持

学习目标

　　完成本节内容学习后，学生将能：
　　1. 复述社会支持的概念。
　　2. 列出社会支持的分类。
　　3. 描述肿瘤患者社会支持的来源及社会支持对肿瘤患者的影响。
　　4. 应用社会支持量表对肿瘤患者的社会支持情况进行评价。

　　社会支持是一种可利用的外部资源，近年来一直受到国内外身心医学领域的关注。肿瘤是一种严重影响人的身心平衡的应激因素，社会支持可通过应激缓冲模型和独立作用模型促进肿瘤患者的康复。良好的社会支持可保证患者在治疗及护理的各个阶段不至于因为疾病而丧失基本的生存条件，维持肿瘤患者的最佳的心理和身体健康状态，从而提高治疗效果及生活质量。

一、社会支持的概念及分类

　　社会支持的概念内涵丰富且复杂，其研究可追溯至 20 世纪 70 年代，不同学科的学者给出了不同的定义。国外较多学者认为社会支持是个体通过正式或非正式途径与他人和群体接触并获得信息、安慰和保证。在我国，人们更愿意把社会支持理解为来自个人（如家庭、亲属、朋友、同事、伙伴）或组织（如社区、党团、工会）等社会各方面所给予的精神上及物质上的帮助和支援。社会支持从性质上可分为以下三类：客观支持、主观体验到的支持及对支持的利用度。客观支持包括物质上的直接援助，社会网络、团体的参与及稳定的家庭等，是客观存在的现实支持,这是人们赖以满足生理和心理需求的重要资源;主观体验到的支持是个体在社会中受尊重、被支持和理解而产生的情感体验和满意程度,与个体的主观感受密切相关,也称领悟社会支持;对支持的利用度是个体通过调动社会网络获取他人帮助与支持的程度,有些人虽然可以获得支持,却拒绝别人的帮助。

二、社会支持的来源

（一）家庭支持

家庭支持是社会支持中最主要的支持部分,配偶是第一位,其次是子女及兄弟姐妹。家庭对患者的支持、关心、鼓励,不但能使肿瘤患者感受到亲情的温暖,而且可使其在精神上、心理上获得安慰。家属恰当的照顾可增加患者的自尊及被爱的感觉,减轻心理负担,改善身体功能和情绪功能,促进肿瘤患者更好地配合治疗与护理,促进患者康复。

（二）医护人员的支持

1. 情感性支持　如与患者建立良好的护患关系,认同、尊重并信任患者,鼓励患者树立战胜疾病的信心,以积极乐观的态度面对生活。

2. 信息性支持　如为患者及家属讲解肿瘤放化疗不良反应的防治、护理、康复相关知识,以提高患者正确认识肿瘤和自我护理及康复的能力;在治疗过程中将病情通过恰当的方式告知患者及家属。

3. 医疗护理支持　如为患者提供合理的治疗及护理措施,督促患者按时服药、开展功能锻炼,根据患者的病情动态制订护理计划。

4. 评价性支持　如纠正患者不良的生活习惯,引导患者正确认识自身价值。

（三）社会组织的支持

社会上有许多“抗癌协会”“癌症俱乐部”等健康组织,为患者提供了正式或非正式的社会支持。政府部门、医疗机构及社会各界应积极促成这样的健康组织并协助它们在城市社区及基层农村开展活动,以此唤醒全社会对肿瘤患者的关爱,对肿瘤防治事业的支持。随着信息时代的发展及网络和手机的普及,QQ及微信群、公众号的建立,为肿瘤患者的沟通交流提供了良好的平台。

1. 患者间的相互支持　可邀请康复较好的患者为其他患者介绍康复经验,现身说法,使其相互关心、信任,从而联合起来与肿瘤抗争。癌症自助组织为肿瘤患者提供了分享抗癌经历的平台,通过参与自助组织活动,能够了解他人的经历,学习他人克服困难的成功经验,提高自己解决问题的能力,从而有助于生活质量的提高。此外,也可通过团体心理与行为干预加强患者间沟通交流,帮助提升患者的心理素质和应对能力。

2. 国家医疗卫生政策和社会慈善机构的支持　随着我国医疗保险政策的不断完善,覆盖人口逐步扩大,即使在偏远的农村地区,恶性肿瘤属于新型农村合作医疗基金报销支付特殊病种,对缓解肿瘤治疗给患者带来的经济压力起到了极大的支持作用。此外有一些社会资源的医疗费用补助,如贫困患者可向某些医院或社会慈善机构申请救助。

三、社会支持对肿瘤患者的影响

（一）社会支持与肿瘤患者的心理状态

肿瘤治疗时间较长,医疗费用高昂,手术及放化疗引起的不良反应,治疗效果及预后难以估计等因素,容易引发患者的不良情绪,从而对患者的躯体及心理带来不同程度的影响,一般来说,不同肿瘤阶段有不同的心理反应,其中较常见的是抑郁状态。社会支持可影响肿瘤患者自身的认知能力,减轻心理应激反应,缓解精神紧张状态,从而明显改善肿瘤患者的心理状况。

（二）社会支持可改善肿瘤患者的生活质量

良好的社会支持系统能促进患者采取面对等积极的应对方式,通过提供支持和信息反馈来缓冲患者的精神压力,进而促进生命质量的提高;而积极的应对方式能大大提高患者的主观支持和对社会支持的利用度,进而提高患者的生命质量。但有研究表明,社会支持对肿瘤患者生活质量的生理方面无明显保护作用,即无论患者对社会支持如何满意,都不能使患者在生理上免受疾病的折磨,也不能减轻放化疗的不良反应。

（三）社会支持能提高肿瘤患者的治疗依从性

良好的治疗依从性是肿瘤患者疾病康复的重要保证。社会支持不仅给患者提供治疗的经济来源,同时对提高患者的治疗依从性有着积极的意义。主观支持对防止或减少服药依从性差起到积极的作用,客观支持如社会网络及家庭、同事的存在与支持是患者改善不良生活方式的有效途径。

四、社会支持的评价方法

社会支持的评价主要包括以下三方面的内容：①社会支持类型;②社会支持的来源;③社会支持的数量及利用度。

1. 社会支持评定量表　该量表由肖水源设计,包括客观支持、主观支持和对支持的利用度 3 个维度共 10 个条目。所有条目均为正向计分,得分越高表明获得的社会支持越大。该量表在国内身心医学的研究应用较为广泛,具有较好的信度及效度。

2. 领悟社会支持评定量表　该量表由 Zimet 等人编制,我国的姜乾金等对其进行了翻译及修订。该量表测试被试者自我感觉和自己理解到的社会支持。该量表含有家庭内支持和家庭外支持两个分量表,包括家庭支持（4 项）、朋友支持（4 项）及其他支持（4 项）三部分共 12 项内容,每项内容按 1~7 记分,从 1= 极不同意到 7= 极同意。总分由 3 个部分的得分相加而成,分数越高,说明得到的社会支持程度越高。该量表强调个体主观体验到的社会支持,忽略了客观支持。

知识拓展

肿瘤患者自助组织

是指由肿瘤患者自发组织的、共同商讨解决问题的办法和分享各自面对困难时的经验和知识的组织或团体。肿瘤患者参加自助组织有益于康复。自助组织为肿瘤患者提供了一个共同交流有关肿瘤治疗和预后的知识和经验的机会,提高了患者与其他人沟通交流的能力,且"助人自助",即成员在帮助他人的同时也是在帮助自己,对促进肿瘤患者的社会支持具有重要作用。

（覃惠英）

第五节　肿瘤患者生活质量的评价

肿瘤患者生活质量可综合反映肿瘤患者的生存、预后及生活状况,已成为评价肿瘤患者治疗与康复结局的终末指标。生活质量的评价对治疗期及疾病晚期或终末期的肿瘤患者都尤为重要。

一、生活质量的概念

生活质量(Quality of Life,QOL)也被译为生存质量、生命质量、生命质素等。生活质量的概念及内容仍存在很多争议,1993 年世界卫生组织将其定义为不同文化和价值体系中的个体对与他们生活目标、期望、标准以及所关心的事情有关的生活状态的自我体验,包括生理健康、心理状况、独立能力、社会关系、生活环境、宗教信仰与精神寄托 6 个领域。虽然关于生活质量的概念的认识尚未统一,但有两点得到了公认:①生活质量是一个多维的概念,包括身体机制、心理功能、社会功能以及与疾病或治疗相关的症状。②生命质量是主观的评价指标,应由被测者自己评价。

二、生活质量的研究概况

肿瘤患者生活质量的研究可以追溯到 20 世纪 40 年代,当时 Karnofsky 提出了行为状态量表(Karnofsky performance status,KPS),首次对肿瘤患者进行身体功能测量,但这尚不是真正的生活质量评价,而仅仅是对体能状况的初步评价。1983 年美国癌症协会(ACS)建立了心理肿瘤专业,并于 1986 年成立了国际心理肿瘤协会(IPOS),从此生活质量的研究在肿瘤患者临床中的应用日趋活跃。近年来,肿瘤患者生活质量仍然是研究热点,国内外相关的研究很多,截至 2017 年 3 月,笔者检索了 Pubmed 标题中含有 cancer 和 quality of life 的论文,共检出 6846 篇文章,其中近五年的文章达 2688 篇之多,检索万方数据库主题中含有"癌症"和"生活质量"的论文,共命中 6843 条,其中 2013 年至 2017 年发表的有 2599 条,由此可见,国内外对肿瘤患者生活质量的研究仍在如火如荼地进行着。世界各地对各种肿瘤的生命质量研究几乎均有报道,以乳腺癌、肺癌、肠癌等较为多见,可能与这几种肿瘤的发病率相对较高有关。研究内容包括各种治疗、干预措施对肿瘤患者生活质量的影响,如 Shobeiri 等的一项随机对照试验发现有氧运动可以改善乳腺癌患者生活质量的功能领域和症状领域。也有较多研究致力于各种癌症特异性量表的研制及有效性验证,如荷兰版的 EORTC

QLQ-CR29 在结直肠癌患者中应用的有效性验证,另有学者开展了对接受中医治疗的肺癌患者生活质量评价系统的研究。

三、生活质量评价的意义

因恶性肿瘤较难治愈,很难用治愈率来评价治疗效果,生存率的作用也有限,因此,肿瘤患者生活质量的评价逐渐取代以生存期和疗效为研究终点的肿瘤治疗评价体系,生活质量的评价对治疗期及疾病晚期或终末期的肿瘤患者都尤为重要。肿瘤患者生活质量评价的价值主要体现在如下几个方面:①为筛选抗癌药物提供参考依据,可从一定程度反映药物疗效及不良反应。②可评价肿瘤治疗效果,从而为选择治疗方案提供依据。③可作为生存期的独立预测因素,有助于预测肿瘤患者治疗预后和对远期生存状态进行分析。④生活质量是姑息性治疗的首要考虑问题,有助于对晚期肿瘤患者选择最好的管理方案。

四、生活质量的评价工具

生活质量评价主要由相关量表进行测定,目前国内外的相关评价工具多达上百种,介绍几种应用广泛、具有代表性的量表。肿瘤患者生活质量评价工具可分为一般普适性量表、肿瘤普适性量表和肿瘤特异性量表三大类。

(一)一般普适性量表

一般普适性量表并非针对癌症患者开发,主要针对某一类疾病或者患者整体的生活质量,主要反映被测者生活质量的共性部分。其优点是适用范围广,可以跨越不同的疾病和人群使用,不含针对某特定疾病的评估项目,并允许组间进行比较;缺点是不能充分提供某一特殊疾病和医疗干预资料,信度、效度和反应度等评价指标稍差。如美国波士顿健康研究所研制的健康调查简表(the Medical Outcome Study Short Form36-Item Health Survey, SF-36)、世界卫生组织开发的与健康有关的生命质量测定量表(WHOQOL-100)等。

(二)肿瘤普适性量表

肿瘤普适性量表是针对肿瘤患者而开发的量表,目前国内外应用较广泛的有欧洲癌症研究与治疗组织的生活质量核心量表(EORTC QLQ-C30)、癌症治疗功能评价系统的普适性量表(FACT-G)及癌症患者生活质量测定量表体系(QLICP),此外还有 Schipper 等开发的肿瘤患者生活功能指标(FLIC)等。

1. 欧洲癌症研究与治疗组织的生活质量核心量表(European Organization for Research and Treatment of Cancer-Quality of Life Questionaire-C30, EORTC QLQ-C30)

(1)量表的编制:该量表是 1986 年由欧洲癌症研究与治疗组织研制,用于评价癌症患者生活质量。该量表的第 3 版于 1999 年问世,并被普遍采用。此量表保留了原量表的所有条目,另外增加了 3 个问题,增强了量表的内部一致性。EORTC QLQ-C30 是世界上测量癌症患者生活质量使用最多、范围最广的问卷之一,目前已被翻译成 100 多种语言,3000 多项研究使用该量表进行生活质量的评价。该量表是专为癌症患者设计的量表,具有较好的特异性,问卷设计全面,能较好地反映生活质量的多维结构,并且该量表的信效度及敏感性已在欧洲及多个国家进行了验证,适用于不同文化、不同社会背景的患者。

(2)量表的结构及计分方法:QLQ-C30 V3.0 由 5 个功能领域(躯体、角色、认知、情感和社会功能)、3 个症状领域(疲乏、疼痛、恶心呕吐)、1 个总体健康状况/生活质量领域和

6个单一条目(每个作为1个领域,气促、失眠、食欲减退或丧失、便秘、腹泻和对疾病导致的经济压力的感知)共15个领域构成,共30个条目。该量表中,第29、30条分为七个等级,评1~7分,其余每个条目分4个等级:从来没有、有一点、较多至很多,评1~4分,将各领域包括的所有条目得分相加再除以该领域总条目数得到该领域的得分。我国学者将该量表汉化并进行信度、效度评定,结果显示具有较好的信度、效度及可行性,适合于中国的肿瘤患者。

2. 癌症治疗功能评价系统的普适性量表(Functional Assessment of Cancer Therapy General, FACT-G)

(1)量表的研制:FACT是1987年由美国芝加哥西北大学结局、研究和教育中心开始研制,1993年诞生癌症治疗功能评价系统的普适性量表(FACT-G)和一些特定癌症子量表模块构成的量表群。随后开始跨文化的语言调试,率先应用于欧洲肿瘤临床试验中,开启了FACT-G的推广并促进了分量表的形成。目前已被翻译为50余种语言,应用于不用文化背景癌症患者生活质量的评价。

(2)量表的结构及计分方法:第4版的FACT-G由27个条目构成,包括躯体状况(7条)、社会/家庭状况(7条)、情感状况(6条)和功能状况(7条)4个部分。各条目采用五级评分法,分为一点也不(0)、有一点(1)、有些(2)、相当(3)、非常(4),逆向条目则反向计分。万崇华等对其进行翻译并在552例恶性肿瘤患者中进行心理学检测,其中文版具有良好信度,各领域的重测信度均在0.85以上;4个领域内部一致性信度的Cronbach's α值均在0.8以上,并进行反应效度检测,说明量表能敏感地反映生活质量的变化,具有较好的反应度。

3. 癌症患者生活质量测定量表体系(quality of life instruments for cancer patients, QLICP) QLICP是我国学者万崇华等于2007年在借鉴国外现有量表开发经验的基础上独立研制成的具有中国文化特色的癌症患者生活质量测定系列量表。QLICP-GM共32个条目,由身体功能、心理功能、社会功能、共性症状及副作用4个领域组成。QLICP-GM采用五点等距评分法,记为1~5分,在量表中有正负性条目之分,正性条目得分越高代表生命质量越好,负性条目得分越高代表生命质量越差。

(三)癌症特异性量表

仅针对某种具体的癌症患者,如仅针对宫颈癌患者的量表,包括该疾病所特有的内容,如性生活方面。其中最著名的是欧洲EORTCQLQ和美国FACT两个系列的癌症量表。此外,我国学者万崇华等自主研制的癌症患者生活质量测定量表体系(QLICP),均采用普适性模块与特异模块相结合的方式,形成针对各种特定癌症的特异量表。用共性模块的条目进行相互比较,新增的特定条目反映不同肿瘤的特点(表8-5-1)。

表8-5-1　常见癌症的生活质量测定特异量表

癌症	FACT 系列	QLQ 系列	QLICP 系列
肺癌	FACT-L	QLQ-LC13	QLICP-LU
乳腺癌	FACT-B	QLQ-BR23	QLICP-BR
头颈癌	FACT-H&N	QLQ-H&N35	QLICP-HN
直肠癌	FACT-C	QLQ-CR38、QLQ-CR29	QLICP-CR

癌症	FACT 系列	QLQ 系列	QLICP 系列
肝癌	FACT-Hep	QLQ-HCC18	QLICP-LI
食管癌	FACT-E	QLQ-OES24、QLQ-OES18	QLICP-ES
胃癌	FACT-Ga	QLQ-STO22	QLICP-ST
膀胱癌	FACT-Bl	QLQ-BLM30、QLQ-LLS24	QLICP-BL
前列腺癌	FACT-P	QLQ-PR25	QLICP-PR
胰腺癌	FACT-Pa	QLQ-PAN26	QLICP-PA
卵巢癌	FACT-O	QLQ-OV28	QLICP-OV
宫颈癌	FACT-Cx	QLQ-CX24	QLICP-CE
脑癌	FACT-Br	QLQ-BN20	QLICP-BN
血液肿瘤	FACT-Leu	QLQ-CLL16	QLICP-LE

（覃惠英　吴晓丹）

第九章　肿瘤患者的姑息护理

学习目标

完成本章内容学习后,学生将能:
1. 了解肿瘤姑息护理的内涵。
2. 列出护士在肿瘤姑息护理中的作用。
3. 描述终末期症状的管理。
4. 应用循证依据为患者提供身、心、社、灵全方位支持。

第一节　概　　述

一、姑息照顾的发展史

姑息照顾的发展史实际上是临终关怀的发展史。临终关怀模式是为了满足临终阶段的患者和家属的需求而产生和发展起来的。临终关怀在中国香港称为"善终服务",在中国台湾省称为"安宁疗护"。

现代临终关怀的建立是以 1967 年桑德斯博士(Dame Cicely Saunders)在英国伦敦创办的圣克里斯托弗临终关怀院为标志的。20 世纪 70 年代中期临终关怀进入美国,护理先驱弗洛伦斯·沃尔德(Florence Wald)带领多学科团队建立了美国第一家临终关怀机构。此后,全世界范围内掀起了临终关怀运动。1982 年,中国台湾省、中国香港有了自己的临终关怀机构,1988 年天津医学院建立了第一所临终关怀研究中心。

美国的临终关怀在 20 世纪 80 年代进入医疗保健体系,由医生判断预期生存时间不超过 6 个月的患者可接受临终关怀照顾,进入传统的临终关怀项目则不再接受延长生命的治疗。但同时也出现了问题,很多慢性消耗性疾病的生存期很难被准确预测,有患者因为一些原因,例如不想被当作临终患者对待,因此不能从临终关怀照顾模式中受益。然而,以患者和家属为中心,以提高生活质量为目的临终关怀照顾模式正是这些慢性消耗性疾病以及进展期疾病患者所需要的。由此,与临终关怀理念一致的姑息照顾的概念和模式逐渐被重视和发展起来,并努力整合到患者的整体医疗照顾中。强调姑息照顾模式应从患者的疾病早期开始,贯穿疾病始终,到了临终阶段可通过临终关怀模式或项目得到加强。此后,在长期的临床实践中,医疗和护理根据各自在多学科团队中的专业特点和作用逐渐形成了姑息医学(palliative medicine)和姑息护理(palliative nursing)学科,并在实践中不断得到发展和完善。世界卫生组织(WHO)根据全球死亡率数据提出成年人如患包括痴呆症、癌症、慢性阻塞性肺病等12种慢性迁延性疾病,需要提供以控制症状为主,以提高生活质量为目的的姑息照顾模式,当患者疾病进展或进入终末期则通过安宁疗护模式进一步加强。近几十年,我国癌症发病率呈逐渐增高趋势,虽然肿瘤治疗手段发展迅速,但因恶性肿瘤死亡的人数仍较高,这一人群对以提供舒适和支持为主的姑息照顾模式的需求与日俱增。

二、姑息照顾的实践模式

根据患者接受姑息照顾的地点可分为居家照护、住院照护两种模式。

居家照护的模式指终末期患者住在家里,由家属提供基本生活照顾,由医疗机构定期巡诊提供帮助,巡诊小组由经过专业培训的医生、护士、药师、营养师、理疗师、心理咨询师等多学科人员组成,为患者提供注射药物、伤口换药、疼痛控制、生活护理、心理支持等。志愿者可参与陪伴和提供支持。居家照护的模式满足了一部分患者希望最后的时间能和家人在一起的愿望,且费用低,又能够缓解医院床位紧张的状况。但主要照顾者压力较大,需要专业人员提供帮助。

住院照护如医院的姑息治疗病区、临终关怀院、护理之家、康复院等。在一些发达国家,基于医院的姑息照顾项目发展迅速,根据医院资源又分为初级、二级和三级照护模式,不同水平的姑息照顾模式可提供不同形式的医疗服务。资源有限的医院多采取初级姑息照顾模式,医护人员需接受基础的疼痛和症状控制的培训,可为所有患有严重疾病和终末期患者提供基本的姑息照顾。二级姑息照顾模式是指在此基础上,由来自姑息照顾团队的专家提供专业的咨询和支持。三级姑息照顾模式多由拥有专家团队的教学医院和学术中心提供,在初级和二级水平基础上,可对临床疑难病例进行会诊、咨询和解决,或作为示范项目去发展其他中心。三级水平的医护人员和医疗机构有参与教育、培训和科研,推动专业团队建设及学科发展的责任。二级和三级模式可提供多种形式的服务,包括住院姑息照顾单元、多学科咨询小组、居家照护、姑息照顾门诊、居丧服务项目等,通常这些形式在同一个医疗照顾体系下管理,以保证所提供照护的质量,同时也保证患者和家属在不同疾病阶段和不同场所能够接受连续姑息照顾。

三、姑息护理的内涵

2010年世界卫生组织(WHO)修订了1982年提出的姑息照顾的定义,修订后的定义为"姑息照顾是为患有严重疾病的患者和家属提供照顾的一种方法,通过预防、评估、治疗疼痛和其他生理、心理和精神问题,提高患者和家属的生活质量。"这一定义强调了生活质量而不是数量,同时肯定死亡是生命周期的正常组成部分。新的姑息照顾的定义提出这样的照顾模式可以整合到延长生命的治疗中,在患者临近死亡时更要加强。

姑息照顾是多学科协作提供诊疗的模式,护士是姑息照顾团队中不可或缺的成员。姑息护理的内涵等同于姑息照护,即秉承整体照护的理念,以患者和家属作为一个照护单元,为患者提供身、心、社、灵的全方位照护,并可实施于不同的健康照顾场所。主要任务包括:提供有效的疼痛和其他症状控制;识别患者和家属的心理、社会和精神需求,并根据需求制订整体照护计划;恰当应用治疗性沟通技巧为患者和家属提供辅导和支持;尊重患者的意愿促成符合伦理和法规的治疗决策;为失落、悲伤和居丧期的家属提供支持等。

从事姑息护理的护士不仅要有专业的护理知识和技能、还需要具备真诚、关爱、同情等素质,同时具备应变思维、决策能力、领导力、协作能力及较强的沟通能力。护士以独特的照顾角色和恰当的沟通与患者和家属建立一种信任和治疗性关系,这是从事姑息护理必备的核心能力,也使它成为有别于其他护理领域的一门专业。

在姑息护理中,护士的压力也是值得关注的问题,在临床看到患者的症状不能得到有效控制感到无能为力;看到没有益处的生命支持措施的使用给患者增加痛苦;患者、家属和医护人员之间不恰当的沟通导致患者不能自主做出符合自己利益的决策;面对悲伤的家属不知道如何抚慰等,如果不能很好地处理,就会出现负性感受,甚至感到压力和疲溃。而系统的教育和培训可以帮助提升护士从事姑息护理的能力,从而减轻工作中的压力和疲溃。

四、姑息护理的教育与培训

护士是多学科团队的主要成员,是小组、患者和家属之间的纽带。由于护士连续为患者直接提供照顾,与患者和家属接触时间较为频繁,常常成为他们信任的人,也有更多机会参与患者终末期的决策,并可能成为决策的引导者、呼吁者或代言人,特别是关于治疗目标和时机的转换。无论对住院患者,还是在专业门诊、康复科及随访门诊的患者管理中,护士都发挥着积极的作用,包括指导患者进行症状自我管理、引导患者接纳疾病,适时转换治疗目标及参与决策,除了与患者和家属的沟通,护士在多学科团队在影响团队其他人员更好地推进诊疗照顾计划的实施中起到积极地沟通和协调的作用。护士要成为健康系统中的重要力量,则需要去接受更好地培训和教育,才能在变革中发挥参与和引领的作用。

国外姑息护理教育已经开展了多年,1991 年世界卫生组织癌症及姑息治疗委员会通过了国际肿瘤护理协会开设的《姑息护理核心基础课程》,提出了姑息护理的教学内容需包括姑息护理的原则、沟通、疼痛和其他症状的管理、应对失落和死亡以及伦理问题,并由此开始了对从事姑息护理的专科护士的培训和认证。

美国护理学院协会(American Association of Colleges of Nursing, AACN)1997 年提出的护士为患有严重疾病的患者和家属提供高质量护理的必备能力,并于 2016 年做了更新,护士应具备的能力主要包括:促进和满足患有严重疾病患者在疾病全程对姑息照护的需求;熟悉终末期患者的人口学动态变化、对照护的需求及卫生经济学现状,为提供姑息照护做好专业准备;在讨论照护目标和决策过程中尊重患者和家属的文化、精神、意愿、以及在不同信仰和习俗中的多样性;与患者、家属及团队其他成员进行有效沟通以共同提升照护质量;恰当应用伦理学原则;熟练掌握疼痛等症状全面评估和管理的专业知识技能;帮助患者、家属、同事和自己应对痛苦、失落和悲伤等。

基于美国"平静死亡的文件"提出的"护士为终末期患者和家属提供高质量护理需具备的能力",美国护理学院协会(AACN)和 City of Hope(COH)为注册护士发展了终末护理培训教程(End-of-life Nursing Education Consortium, ELNEC),并建立了师资培训项目,自 2000 年起,该项目举办系列姑息护理师资培训,先后进入学校、医疗机构的继续教育课程以及社区,通过视频、课堂等方式进行培训,每年举办各种专项讲座、工作坊、研讨会,以使更多护士有机会参加学习从中受益,至 2014 年,ELNEC 培训项目已走进 79 个国家。2015

年,由中华护理学会肿瘤专业委员会组织、北京大学肿瘤医院护理团队牵头把 ELNEC 培训教材翻译成中文,并参考其课程设置对肿瘤护理继续教育课程和专科护士培训内容进行了进一步完善,在姑息护理领域的专科护士认证以及高级实践护士的培养也在进一步探索中。

美国临终关怀与姑息护理协会为从事临终关怀和姑息护理的护士提供各种学习资源、教育和培训的机会,协会附设的培训认证机构为不同水平的姑息照顾小组和管理人员提供培训和认证。目前有高级临终关怀与姑息护士认证、基础临终关怀与姑息护士认证、儿童临终关怀和姑息护士认证、临终关怀和姑息执业护士和姑息护士助理等。这些经过培训和认证的临终关怀与姑息护理高级实践护士在不同的健康照顾场所引领着姑息照顾模式日趋成熟。

我国关于肿瘤姑息护理的系统培训从 2009 年中华护理学会启动的肿瘤专科护士培训开始,肿瘤姑息护理作为完整的章节纳入到肿瘤专科护士的培训课程中,包括了症状控制、沟通与死亡教育、伦理问题、精神护理、悲伤辅导等。中华护理学会每年举办继续教育学习班、工作坊、各种学术会议传播姑息护理的理念、知识和技能。

随着恶性肿瘤患者的增加,随着医疗模式的转变,随着国家健康体系和政策的变化,护士在健康照顾体系中的作用逐渐得到重视。在临终关怀与姑息护理领域,作为护士,只有加强教育和培训,提高知识结构和实践能力,才能适应转变,承担责任,更好地在健康照顾体系中发挥作用。依据成熟的指南,科学设置课程,分层次开展系统培训,将循证依据用于护理实践,是当前国内姑息护理发展的迫切任务。

（陆宇晗）

第二节　舒适照护

一、概述

（一）定义

舒适是指个体身心处于轻松自在、满意、无焦虑、无疼痛的健康、安宁状态时的一种自我感觉。

（二）影响舒适的相关因素

1. 身体方面　躯体症状如疼痛、呼吸困难、腹胀、水肿、伤口异味等;因疾病迁延导致自理能力受限,不能进行身体清洁或被动体位而引起不适。

2. 心理、灵性方面　指心理的感觉,如满足感、安全感、尊重感等,灵性方面指意义和价值感。

3. 环境方面　休养环境的嘈杂,异味,通风不良等。

4. 社会方面　包括人际关系、家庭、学校、职业等。

（三）舒适照护的重要性

舒适护理是一种整体的、个体化的、创造性的、有效的护理模式。它通过对护理活动和舒适的研究,使人在生理、心理、社会交往、灵性等方面达到愉快的状态。舒适照护是整体化护理内涵的一部分,其涵盖范围广,在病情许可的条件下,所有的护理活动都要力求保证患者的舒适。

二、增进舒适的方法

(一)提供舒适的环境

舒适环境的管理是重要的护理活动之一,适宜的声响、光线、气味、温湿度能提高患者的环境舒适度,从病区环境的布置到病床的放置都要以患者舒适为原则。舒适的环境包括满足患者对安静的需求;病室内墙壁家具选择适宜的颜色;保持空气的清新;适宜的温湿度;充足的光线等。

(二)保持舒适的体位

舒适体位是指能使患者感到轻松自在,肢体处于功能位置,同时维持皮肤完整,避免易发生压疮的体位。原则上,无论患者取何种卧位都要保持头与脊椎呈一条直线,维持患者身体各个关节在功能位上;根据患者实际情况变换体位,避免局部长期受压;注意患者安全,预防身体各部位受伤;变换体位时预先与患者沟通,取得患者的理解和配合。下面介绍常用的体位:

1. 仰卧位　是卧床患者最常取的卧位。协助患者平卧,头部距离床头 5~10cm;用枕头垫高头部、颈部及肩部;用手深入患者的颈部及腰下的凹陷处,若悬空即以小枕支托;在双膝下置一个标准枕支托;在两小腿下置一小枕,双腿外侧可放长圆枕或毛毯卷;床尾置一个长条枕,双足抵住枕头;置小枕于手肘至手腕处,维持患者肩关节及肘关节功能位。询问患者的感受,检查各关节及骨隆突处是否受压,在身体悬空处垫上小枕。

2. 翻身侧卧位　将患者双手抱于胸前,将对侧膝盖屈曲立起,脚踏放在近侧脚的膝盖旁,扶住患者肩部与臀部,翻向执行者。也可使用翻身单协助翻身。放入 L 形枕,长边放在患者后背帮助支托背部维持侧卧,短边夹在双腿中间避免双膝摩擦。较瘦者后面可再多放一长型糖果枕,避免 L 形枕移位。注意脊椎是否呈一直线,完成翻身动作后要拉上床档预防坠床。

3. 半坐卧位　先用床头低床尾高的姿势将患者往床头移位。单人时,可利用从腋下拉枕头的方式或直接拉中单的方式将患者向床头拉动;双人时,可站在两侧拉中单的方式往床头移位,或一双手置于肩下一双手置于腰臀部一同往上移位。将床头抬高呈 30°~50°,将 U 形枕至于患者背后,使膝盖屈曲,置一条形枕于膝下;根据情况,使用合适形状的枕头垫高头部并支托颈部、腰部及手肘;各置一小枕于两小腿下,让足跟悬空;床尾置一个长条枕,让双足抵住枕头;检查各关节及骨隆突处是否受压,在身体悬空处垫上小枕。

在帮助患者摆放舒适体位时应注意:将床调高到执行者腰部;放下床档后再执行操作,操作完毕后及时将床档立起,避免坠床;执行完操作后将床高调至适当高度。至少每 2~3 小时协助翻身,观察骨突处是否有压疮;如患者有特殊原因取被迫体位需交班并采取其他有效措施预防压疮。

(三)保持身体清洁卫生

1. 头发舒适护理　健康的头发清洁、有光泽、整齐、密度适度、分布均匀,头皮清洁、无头皮屑、无损伤。头发的生长和脱落与机体营养状况、内分泌状况、遗传因素、压力及某些药物的使用等因素有关。接受过放化疗的肿瘤患者由于药物及放射线的影响,对于毛发均有不同程度的损伤。通过梳头和洗头,增进头皮血液循环,促进头发生长,祛除污垢和脱落的头皮屑,消除异味。对于病情较重、自我完成困难的患者,护士或照顾者应予以帮助,保证患者舒适。

照顾者需要帮助患者进行头发健康状况的评估,对于头部有病灶或头部放疗的患者要评估头皮的一般状况。根据自理能力和病情决定清洁头部的方法。对于因自理能力下降不能独立完成梳头动作的患者照顾者应每天协助梳头。根据患者的自理能力和卫生习惯决定洗头频率和方法。无论哪种方法都应确保患者安全、舒适及不影响治疗为原则。洗头时要注意保护隐私,注意保护患者双耳、双眼,防止操作中水流入。床上洗头时保护床单、枕头及盖被不被沾湿,如床单位不慎沾湿应立即更换。

2. 口腔舒适护理 口腔内环境温暖潮湿并常有食物残渣,当机体防御功能下降,或因进食或饮水障碍等造成自我口腔清洁能力下降时,可能导致口腔内致病菌大量繁殖,甚至继发口腔感染性疾病。因此,保持口腔清洁非常重要,主要措施如下:

(1)刷牙:能够自理的患者鼓励其自理,协助准备刷牙器具。对卧床或限制活动的患者,可协助患者取半坐位或将床头抬高。刷牙时间在每餐后和睡前。建议使用软毛牙刷减少对口腔黏膜的刺激。昏迷的患者,由护士提供口腔护理。也可使用推荐的漱口液湿润过的洁牙棒。在口腔护理前后,需要操作者认真洗手,以免交叉感染。

(2)义齿护理:如果患者的义齿能够取下,餐后及睡前建议把义齿取下来用牙刷清洁。可使用清水或义齿专用溶液浸泡义齿。如果义齿松动或不合适,可能会引起口腔黏膜损伤,应及时请口腔科会诊矫正。

(3)唇部护理:在刷牙、漱口或口腔护理之后可在嘴唇涂上水溶性润滑剂以保持口唇湿润,避免使用油性产品。

(4)漱口:漱口是清洁口腔常用的方法,但不能代替刷牙。漱口避免使用含有乙醇的漱口水,因乙醇可能使口腔黏膜干燥引起不适。

3. 皮肤舒适护理 沐浴是清洁皮肤的常用方法,沐浴不但可以使患者的皮肤保持清洁舒适;同时增强皮肤排泄功能,促进皮肤血液循环,放松肌肉,促进睡眠;并有助于早期发现皮肤问题,及时治疗。

(1)淋浴和盆浴:病情较轻,能够自行完成洗浴的患者可采用淋浴或盆浴。洗浴时要注意环境的安全。帮助患者准备洗浴用品及清洁衣物,放于浴室便于取用处。浴室勿加门栓,应备有呼叫器,护士应在可呼唤到的地方,并经常询问患者沐浴的情况。当患者使用呼叫器时,护士应立即赶到,在确保患者安全的前提下保护患者隐私。洗浴用水温保持在41~46℃。如患者采用盆浴,时间不应超过20分钟,浸泡过久易导致疲劳虚脱。沐浴完毕应根据情况协助患者移出浴盆,帮助患者擦干皮肤,协助患者穿好衣裤,返回病室。

(2)床上擦浴:对于病情较重,卧床,生活不能自理的患者可进行床上擦浴。沐浴前做好充分评估并向患者解释,告知操作的目的及过程,所需要的时间,需要患者如何配合,询问患者是否如厕。如家属陪伴可以与家属共同完成。擦浴过程中要注意观察患者病情变化及皮肤情况,如出现寒战、面色苍白、脉搏加快等症状应立即停止擦浴,告知医生给予处理。擦浴时注意保护患者隐私,尽可能减少暴露。擦浴时注意保护伤口和管路,避免伤口受压、管路打折或扭曲。

（3）超音波洗澡机：目前在我国台湾地区的安宁疗护病房广泛用于舒适沐浴。我国大陆部分医院的姑息病房也有配备使用。

（四）保持良好的休息与睡眠

1. 休息 休息是指通过改变当前的活动方式，使身心放松，处于一种没有紧张和焦虑的松弛状态。临床中护士可以通过增加身体的舒适度；促进心理的放松；保证环境的舒适等方法来帮助患者达到放松与休息。帮助患者维持休息环境，避免不必要的打扰。

2. 睡眠 睡眠是一种周期发生的特殊直觉状态，由不同时相组成，对周围环境可相对的不做出反应。我们可以通过增加身体的舒适度；减轻心理压力；创造良好的睡眠环境；合理使用药物；建立良好的睡眠习惯；做好晚间护理等方法帮助患者改善睡眠质量。

（王 云）

第三节 濒死期常见症状管理

一、濒死期的定义

濒死（dying），一般指由于各种疾病或损伤而造成人体主要器官功能趋于衰竭，经积极治疗后仍无生存希望，各种迹象显示生命活动即将终结，死亡不可避免并将要发生的时候。由于患者都是独特的个体，病情不同，更多文献建议以患者所呈现的症状来判断，当患者身体器官及系统的功能渐失，出现以下症状时，则可以确认患者已经进入濒死阶段：严重的虚弱无力感；憔悴的外观；越来越嗜睡或烦躁不安；经口摄食越来越困难；注意力越来越差；方向感渐失；皮肤颜色变化；肢体温度改变。

二、濒死期患者的临床表现

（一）神经系统

许多癌症患者在生命末期出现意识混乱。首先表现为嗜睡，随即又转入间断或持续的睡眠状态，对于时间、地点、人物混淆不清。有的患者在嗜睡之后继之出现木僵状态，为一种可唤醒的无意识状态，对周围事物无正确反应，答非所问，最后陷入昏迷，意识完全丧失，肌肉松弛，感觉及反射均消失。有些濒死期患者也可以始终保持清醒状态。

（二）感觉／认知系统

濒死期患者的视力会下降，瞳孔对光反射迟钝，眼睛呈半开状，有时会出现眼球结膜水肿，但听觉依然存在。

（三）心血管系统

心血管系统的变化随心脏功能减弱而改变，从而造成脉搏次数增加、减弱或不规则；血压降低；心脏及肺功能不良导致远端肢体发绀；皮肤湿冷、色素沉着；全身冷汗、水肿；部分患者出现发热。

（四）呼吸系统

濒死前的呼吸困难通常是多种因素造成且无法完全改善，随着呼吸频率加快患者常伴随明显焦虑,临终前的呼吸形态通常会浅而费力,出现呼吸暂停的频率也会增加,且出现陈－施式呼吸形态(Cheyne-Stroke Respirations)。

（五）泌尿系统

随着病情加重,患者的尿量会逐渐减少,有时可能出现尿潴留或尿失禁;在最后阶段,尿量会越来越少,甚至无尿。

（六）肌肉骨骼系统

主要表现为虚弱无力,身体活动耐力降低、身体变得不灵活、关节僵硬、移动时可能会感到疼痛,有时甚至无法进行有效的吞咽动作;肠道运动功能减低,粪便堆积干结于肠道内而发生便秘。

三、濒死期患者常见症状的护理

（一）疼痛

国外有调查显示 75% 的终末期患者存在着未缓解的疼痛,在我国晚期癌症患者疼痛发生率为 60%~80%,积极控制疼痛是终末期护理的首要任务。患者的主诉是疼痛评估的金标准。但在一些终末期患者,因体力虚弱、疾病进展、治疗限制、意识模糊或谵妄等情况下可能出现沟通障碍或认知障碍,这些患者的疼痛常常被忽略而得不到有效控制。美国疼痛治疗护理协会(ASPMN))推荐了对不能用言语沟通的患者进行疼痛评估需遵循的优先级别原则:①如果有可能,尽量获得患者的主诉;②寻找引起疼痛的潜在病因和其他原因;③观察患者提示其疼痛存在的行为;④获得主要照顾者关于疼痛和行为改变的汇报;⑤尝试使用镇痛试验缓解因疼痛引起的行为改变。在存在沟通和认知障碍的患者,一些疼痛行为可提示疼痛的强度,包括面部表情、身体动作、保护性行为、特殊语言和发生、精神状态及行为方式的改变等方面,医护人员可以从以上方面的表现与以往的变化来发现疼痛存在的线索。评估工具,行为疼痛量表(behavioral pain scale, BPS)和重症监护疼痛观察工具(critical care pain observation tool, CPOT)可用于这些人群的疼痛评估。

在终末期患者包括濒死期的疼痛控制中,有时医护人员担心药物副作用如呼吸抑制而限制用药,从而使患者的疼痛得不到有效控制。事实上,规范使用镇痛药物,呼吸抑制的发生率极低。终末期患者合并呼吸抑制常与多种因素有关,包括静脉输注阿片类药物、肾衰竭、服用美沙酮、同时服用镇静剂、呼吸系统感染及肥胖等。医护人员应能够识别容易发生呼吸抑制的高危人群,用药过程中密切监测患者的镇静程度,如镇静过度,可考虑减少阿片类药物用量,如患者合并肾衰竭,应减少或避免使用吗啡,改用其他镇痛药物治疗。因阿片类药物的镇痛作用没有顶限,因此,从镇痛方面考虑阿片类药物用于疼痛治疗没有最大剂量限制,药物最佳剂量是在镇痛效果和药物不良反应之间找到平衡。医护人员需认识到,全程控制疼痛,让患者舒适尊严离世是医护人员的职责,这样的过程中镇痛药物总是会有一个最后剂量,而濒死期患者的死亡往往因为疾病进展而非疼痛治疗用药。

终末期患者的疼痛常常由多种因素引起,并与其他症状同时出现。包括:因各种原因出现焦虑、失眠,或对死亡的恐惧和担忧,阿片类药物不良反应,压疮和伤口处理等因素均可能加重疼痛及疼痛体验。终末期患者由于多种因素容易发生便秘,尤其在接受阿片类药物镇痛治疗的患者,护士应指导患者按时服用缓泻剂,及时发现和正确处理便秘,避免继发粪便嵌塞及肠梗阻,给患者增加痛苦。对于终末期患者,医护人员应全面评估疼痛及相关因素,从而提供有针对性的诊疗护理措施。

（二）呼吸困难和临终喉鸣

在终末期患者，由于疾病进展导致呼吸功能衰竭出现的呼吸困难是一种极为痛苦的症状。抗精神病、抗焦虑药物和苯二氮䓬类镇静药物可减少氧气消耗，阿片类药物吗啡不仅有镇静作用，还可以改善冠脉循环，从而提高心脏功能和氧气输送，是缓解终末期呼吸困难的有效措施。

护理上应注意：根据医嘱给予药物以缓解症状。补充氧气对缓解濒死期患者的呼吸困难是无效的，有研究显示濒死期患者的主观反应和氧气水平之间很少有关联，虽然给氧不能提高濒死期患者的舒适度，但可缓解家属面对患者的痛苦时的焦虑。建议濒死患者给氧采用鼻导管方式，因为使用面罩会阻碍患者与家属的言语沟通。适当抬高床头，调整患者的舒适度。利用开窗、室内空调、风扇保持空气流通使患者感觉呼吸较为顺畅。指导患者使用放松技巧可以缓解患者焦躁不安的情绪。与家属充分沟通，说明症状的变化，并尽可能维持患者的舒适。

濒死期患者由于喉头肌肉松弛无力，无法将聚集在喉头部的口腔分泌物吞咽或排出，呼气的同时震颤喉部肌肉而发出"呼噜呼噜"类似痰音的噪音，这样的声音十分明显，常困扰着家属，让他们感到焦虑。此时，可向家属解释这是患者濒死阶段的正常现象，并不会给患者造成不适、不影响呼吸且并非痰液阻塞，吸痰也不能改善症状，反而会增加患者痛苦。可加强口腔护理，缓解口干不适。采取舒适体位，有些患者取侧卧或半坐卧位，可让音量有所减轻。可遵医嘱使用一些抗胆碱或激素类药物。在给药同时，护士需要随时评估药物作用、症状改善情况及副作用。

（三）躁动/谵妄

濒死期患者的躁动及坐立不安通常由多种因素造成，如疼痛、呼吸困难、全身瘙痒、尿潴留、感染、虚弱无力等症状未得到有效控制；某些药物如阿片类药物、抗抑郁药、吩噻嗪类药物可能增强神经肌肉的兴奋性，也可能是导致躁动的因素之一；患者的心理情绪因素如焦虑、恐惧、害怕也会出现躁动。症状加剧时患者有可能出现认知错误、错觉及幻觉等情形。

谵妄是一种短暂的、通常可以恢复的、以认知功能损害和意识水平下降为特征的脑器质性综合征。谵妄是晚期癌症患者最常见的精神错乱，癌症终末期患者有75%会发生谵妄。患者出现谵妄往往表现为意识混乱，定向力障碍，包括时间、地点、人物的认知障碍。可能出现紧张恐惧、躁动不安、行为冲动、言语杂乱无章、喃喃自语，或对空搏斗、惊恐逃跑，甚至出现攻击行为。可能出现幻觉，内容多为逼真鲜明生动的形象。

躁动和谵妄患者的主要护理措施如下：

1. 将患者安置于安静、安全的环境中　减少外界刺激，白天保持充足光线，夜间减少光源。允许家属陪伴使患者有安全感。

2. 对由躯体疼痛引起的谵妄患者应准确评估，充分镇痛。

3. 不能自主排尿　出现膀胱充盈是导致终末期患者烦躁的一个常见原因，护士应注意评估，如确定存在应及时处理。

4. 粪便嵌塞　也是引起终末期患者烦躁的因素，护士应注意评估，及时正确处理。

5. 保护患者避免伤害他人或自己　原则是尽可能不要约束患者，但在预防意外的状况下,可以给患者带上保护手套,避免受伤。

6. 准确及时给予药物治疗 使用抗精神病类药物或镇静药物,应注意服药安全,并注意观察药物不良反应。

7. 密切观察意识变化,详细记录。

8. 对一些终末期谵妄患者,护士需考虑他们是否因为有未了的心愿或未完的事务牵挂导致心理精神痛苦所致,应恰当应用沟通技巧,充分评估,以提供有效的支持。

（四）排泄紊乱

濒死患者由于血液循环导致肾衰竭,表现为尿少而颜色深,甚至尿失禁或尿潴留。胃肠道因蠕动减弱,表现气体积聚于肠胃,患者常感到腹胀与恶心。肛门及膀胱括约肌松弛,患者常出现大小便失禁。

在疾病末期,由于患者意识不清,难以说明尿液潴留引起的不适,但可能会表现为烦躁不安,因此,护士需要主动评估,查看膀胱充盈情况,必要时可给予导尿。当尿量变少时,要告知家属这是患者濒死期正常的生理变化。

如患者排尿失禁可使用接尿装置引流尿液。女患者可用女士尿壶紧贴外阴部接取尿液;男性患者可用尿壶接尿但要避免尿壶边缘对皮肤的磨损;也可用阴茎套连接集尿器接取尿液。但此方法不宜长期使用,每日要定时取下阴茎套和尿壶,清洗会阴部。

如患者排便失禁可使用看护垫、尿不湿等,此时必须注意皮肤的照护,及时更换看护垫或尿不湿,排便后及时清理排出物,清洁会阴部皮肤,每日给予会阴部护理至少一次,避免粪便浸润导致皮肤损伤。同时密切评估排出物的颜色、性状及量,可能提示病情的变化。

四、濒死患者的心理变化及应对

从患者得知自己患病到终末期,通常会经历恐惧、焦虑、抱怨、愤怒、沮丧、疏离感等情绪经验。当患者的生理功能渐渐衰退至临终期时,患者常常会意识到身体状况的改变,在"能量已经耗尽"的情形下,心理反应也跟着退缩,焦虑恐惧感降低而沮丧感增加,患者常常会表现出"无奈""听天由命"的情绪反应,也有些患者会觉得快要"解脱"了。临死觉知是患者死亡过程中的一个重要组成部分。生命终点何时到来没有人能够确切给予答案,但一些癌末期患者就在临近死亡的那一刻会清楚意识到自己将命不久,会透露一些信息或表现情绪的变化,这种对死亡的知觉,称为临死觉知。患者在出现一些不寻常的话语、动作时,似乎是神志不清的表现,首先要确定是否为谵妄。因病情导致患者出现说话有气无力,词不达意,或有情绪的转变,甚至喃喃自语,说一些自己才知道的话语。如以旅行当比喻;预知死亡的时间;回忆过去等现象。濒死者不仅仅只是用语言方式表达,还可以借着各种非语言来告诉我们他们的状况。像是拼命用手抓、试着去触碰医护人员和照顾者见不着的人或物、面带微笑、点头、挥手、沉默、专心凝视等。

护理上应注意:指导陪护者注意倾听濒死患者所说的每句话、每件事情。遇到不解的状况时,要用温和的语气询问,并耐心地等待回答,不要催促,不要勉强和猜测。不论患者说话多荒谬或偏离现实,都要接受,不要试图改变或反驳,否则会让患者感到孤立和挫折,从而不再愿意交流。照顾者尽量不错失任何一个讯息,同时要注意各种关键意义的表达,并注意分析每个接收到的讯息,尽力达成其心愿。若不知道该说什么,就什么都不说,陪伴、倾听、用肢体语言表示对他的关心。如果获得的是"何时才能让我走得平静"等讯息,不可忽视,因为此刻他正要求你为他做某件事情。我们要尽量想办法完成并随时告诉他。当无法完成时,也应坦白告知真相,并帮助应对失望情绪。若获得的是"将在何时离开",就需考虑濒死者是否希望有人陪伴,则要允许家属陪伴在旁。

五、死亡后的护理

当患者脉搏、呼吸、心跳完全停止,血压消失,各种反射消失,瞳孔散大且固定,所有有意识及无意识的活动都停止时,此时进入了临床死亡期。护理人员要妥善进行死亡那一时刻遗体的处理,帮助家属安排后事的处理。同时进行必要的哀伤辅导。

(一)尸体护理

在死亡后的几个小时,逝者的身体会发生变化,以下措施可以帮助照顾者帮助尸体保持清洁,维护良好的外观。包括:拉上隔帘或屏风,维护逝者的隐私,减少对同病室其他患者情绪的影响。请家属暂离或共同进行尸体护理。确保患者仰卧,并用枕头把头部略微抬高,使用大单或薄被遮盖尸体。清洁面部,将义齿放回到患者口中,帮助患者闭上口眼,若眼睑不能闭合,可用毛巾湿敷或于上眼睑下垫少许棉花,使上眼睑下垂闭合。嘴不能闭紧者,轻柔下颌或用毛巾卷起来放在下颌之下以保持颌骨闭合。用血管钳将棉花垫塞于口、鼻、耳、肛门、阴道等孔道。动作尽量轻柔。清洁全身,拔除各种导管,胸腹腔引流管在拔除前尽量放出引流液,缝合伤口用敷料覆盖。为逝者穿上衣裤,填写身体识别卡,通知太平间。并根据家属的需求和意愿提供殡丧相关信息支持。

(二)丧亲者居丧期的护理

做好尸体护理,体现对逝者的尊重,是对丧亲者心理的极大抚慰。引导丧亲者面对现实,陪伴他们并认真聆听他们的倾诉。鼓励其宣泄感情,哭泣是最常见的情感表达方式,创造适当的环境让他们在逝者身旁多些时间,诉说离别的话。评估丧亲者的需要,尽可能提供帮助和支持,如无法做到也要耐心解释,以取得谅解与合作。发现家属中的重要人物和"坚强者",鼓励他们互相安慰,相互给予支持和帮助。患者去世后,丧亲者会面临许多需要解决的家庭实际问题,一般临终关怀机构可以通过信件、电话、访视等方式对死者家属进行追踪随访,以保证死者家属能够获得来自医护人员的连续的关爱和支持。

(王 云 陆宇晗)

第四节　沟通与死亡教育

一、沟通

在姑息护理过程中,沟通是最核心的要素,它是姑息医学和姑息护理作为一门艺术和科学相结合的学科体现方式。1998 年美国护理学院协会(AACN)在发布的"平静的死亡:终末期护理推荐的能力和课程指南"中提出终末期护理的一个核心能力是沟通,护士应抱有同情心与患者、家属及小组成员进行有效沟通。

（一）沟通的定义及特性

沟通有很多定义，目前普遍被接受的定义是：沟通是个体之间思想、感情和意见等信息的交流。传统意义上的沟通是指信息传递的过程，信息由讲话者传递到听者的头脑中，最终双方对信息的内容表示认同。

Elaine Wittenberg-Lyles 等学者提出：在姑息护理中，沟通并不仅限于信息的传递，姑息护理中的沟通是沟通者双方相互创建含义和相互影响的过程。沟通本身具有多种特性，沟通无时无刻不存在，具有随时性；沟通双方既是信息的发出者，也是信息的收集者，具有双向性；信息的收集会受到沟通方式的影响，沟通具有情绪性；沟通的结果是由双方决定的，具有互赖性。王维利等在研究中认为认知沟通系统是一种开放系统，具有系统的整体性、沟通系统内部各要素相互依存性、内部结构层次性、目的性、内容的针对性、沟通边界的模糊性、沟通系统输出的非线性、信息在传播过程中的多向性、沟通系统建立的阶段性、系统本身自我调节和控制等特性。

（二）常用的沟通技巧与障碍

1. 常用的促进有效沟通的技巧

（1）倾听：倾诉是一种心理的释放和安慰的途径，是患者传递信息和情感的主要方式。倾听需要主动、专心，并不断思考，迅速判断患者的问题和需求，在倾听时，可以恰当应用肢体语言如身体前倾、目光交流、点头、肢体接触如握手等来向患者表达关注、鼓励和支持。

（2）共情：也称为移情、同理心或同感。应用共情时需注意不能评判对方的行为和思想，要站在对方的立场思考问题，理解并肯定患者的感受和表述。仔细观察患者/家属的各种反应，解读对方的肢体语言；准确表达自己的理解和认同；把握自己的角色，不要完全受患者的情绪的影响。

（3）把握谈话的主题和方向：在护患沟通前，护士要做好计划，包括明确谈话的对象、时间、地点以及谈话的主题。在沟通过程中，明确的谈话主题有助于沟通目标的实现。

（4）提出开放式的问题：开放式问题有助于鼓励患者/家属的倾诉，有助于护士收集到更多更全面的信息。例如，"您的家庭成员都有哪些人？""告诉我都发生了什么？""您哪里不舒服？""您是怎么来到医院的？"

（5）提供信息：护士在传递信息前需评估患者的信息需求，根据评估结果提供相应信息；患者只能被告之他实际需要的信息而尽量不要多于他想要知道的信息；患者只能在同一时间接受很少量的信息；不要使用专业术语。

2. 影响有效沟通的障碍

（1）生理因素：由于患者的疾病因素，如意识不清、极度疲乏、如失语、聋哑或患有老年痴呆等疾病均可影响患者正确表达和接收信息；由于治疗原因如喉癌术后，或重症患者经口机械通气也会影响正常交流。

（2）心理因素：在患者的临终阶段，在谈及疾病进展和死亡临近的话题时，许多患者不能接受和面对当前的疾病状况，对死亡感到恐惧，因此不愿提及而采取回避和否认态度。而护士方面，由于担心相关专业知识不足、缺乏沟通经验，或担心告知实情后患者/家属的情绪反应，或担心控制不住自己情绪等可能采取回避和敷衍的态度。

（3）环境因素：嘈杂、拥挤的沟通环境会加重患者和家属的焦虑和紧张，影响沟通的效果,甚至会引发负性情绪。

（4）语言因素:护患沟通中医护人员使用专业用语过多,患者不易理解或产生概念上的误解和不理解,影响相互之间的沟通效果。另外,语言不同也会导致沟通上的理解偏差。

（5）文化因素:患者来自不同国家、不同地域或不同种族,有着不同的文化背景和价值观,这种文化决定了患者对待事物或事件的思考、态度和行为方式,决定了他们对疾病的认识、对治疗的选择、对死亡的态度以及人际关系的处理方式。在姑息护理中,文化因素是影响有效沟通和决策制定的重要因素。

（6）沟通方式:不恰当的沟通方式影响护患沟通的效果,常见的阻碍有效沟通的语言和行为有:①正常化:主观评论,表现出缺乏对患者的观点或感受的理解,不认为患者的感受是独特的,值得重视的。②主观断定或保证:让患者错误地感觉到你的承诺必然实现,无需表达顾虑和担忧。③不恰当的建议:强加自己的观点于患者。④诱导问题:提出问题的同时自己已经给出了回答。⑤闭合式问题:这一类问题的答案只有肯定和否定,患者的回答内容的范围受限,而不能充分表达自己的感受。⑥推诿:当患者说出不适主诉,不予回答而是推给别人。⑦问题转移:谈话中把问题转移到亲属或朋友,表现出患者的观点并不重要。⑧选择性应答:如患者告诉护士"疼痛有所减轻,但还有些难受";护士却说"不痛时好好休息"。⑨独自高兴:医护人员自己保持好的情绪,希望去影响患者,从而阻止了患者表达真实感受。

（7）其他因素:沟通效果还受到许多因素的影响,例如患者和家属的经济状况、患者的家庭、社会支持资源缺乏、护士缺乏专业知识和主动沟通的意识、日常工作量大没有充足的时间用于与患者和家属的交流等。

（三）姑息护理中特殊情境的沟通

1. 告知坏消息　在姑息护理中,传递坏消息给患者和家属是重要的沟通情境之一。坏消息包括癌症的诊断、疾病进展、预后不良、疾病进入终末阶段、临近死亡等。

通常认为,完全开放式的沟通如实告知病情和预后,鼓励患者说出焦虑和担忧是有益的,医护人员应根据患者期望的话题和信息需求来决定沟通内容。常用的告知实情的原则和技巧包括:尊重患者的知情权,告知实情;沟通前多学科团队成员应首先达成共识,保证患者从不同人员处接收到相同的信息;组织家庭会议形式告知;告知实情前,评估患者和家属的关系、评估他们对疾病、治疗、预后等信息了解程度,以及患者和家属对医护人员的信任程度,有助于沟通顺利进行;告知前做好准备,选择合适的时间,舒适、安静、隐私的环境等;告知坏消息时要坦诚且清晰表述,过于委婉地表达、或提供模糊的信息、或短时间提供大量信息可能起不到预期效果;恰当应用沟通技巧,包括停顿、沉默、倾听、移情、观察等,鼓励患者和家属表达情感和提出问题;恰当应对各种情绪反应,如否认、愤怒、或沮丧等;讨论后续医疗护理计划,尊重患者和家属的意愿做出决策。

2. 关于治疗时机的转换　对于威胁生命的疾病,随着疾病进展,当积极的抗肿瘤治疗不再起作用或患者不能耐受的情况下,治疗的重点则应由以积极治愈性治疗为主的阶段转换到以姑息治疗为主,有助于患者适时得到适宜的治疗和照护,从而有效提高生活质量,同时也可提醒患者即将到来的死亡,能够有时间去处理未完的事务。

在沟通过程中,应注意以下原则和要点:①首先应评估患者对自己的疾病和当前疾病状况的理解,例如"你如何看待自己当前的疾病状况？"②如实且明确告知当前疾病状况,"目前疾病已经没有更好的方法控制进一步发展/目前你的状况不适合再接受抗肿瘤治疗,下一步的治疗重点是控制症状,减轻痛苦,提高生活质量"。③为患者提供支持治疗的资源,协调下一步照护场所和计划,包括联系疼痛门诊建档和随访,协调转诊到可提供症状控制和支持性照护的基层医疗机构,或可提供居家照顾的社区卫生服务中心,让患者和家属感到没有被放弃,医护人员仍然会提供连续的支持和照护。

3. 谈论预先医疗照护计划　预先医疗照护计划是指患者在意识清醒时,在获得病情预后和临终抢救措施的相关信息下,根据个人的生活经验和价值观,表明自己对临终阶段的治疗和护理的意愿,并与医护人员和(或)亲友沟通其意愿的过程。用来表达临终治疗护理意愿的口头和书面意见被称为生前预嘱,也称预先指示或预先指令,它通常包含在临终阶段自己不能做决策的时候希望谁来做决策代理人以及选择何种医疗决策。

与患者和家属讨论预先医疗照护计划沟通要点如下:①将该话题做正常化的陈述,如"我想和你讨论一下我们要和所有患者讨论的一个话题""我想与你谈谈你对下一步治疗和护理的意愿"。②请患者说出对自己疾病的理解,如"你如何理解自己当前的疾病状况?"③请患者说出自己的意愿和期望,如"你希望将来是怎样的?""你有没有想过如果事情不是按照你期望的发展?""什么样的活动、经历或照顾对提高你的生活质量最重要?"④引导患者思考临终治疗决策,如"你是否知道心肺复苏及生命支持措施?你有没有想过你的呼吸或心脏可能骤停,你希望我们怎么做?""如果你不能说话或没有能力做决定时,你希望谁来代你做决定?"⑤在谈论预先医疗照护计划时,要与家属进行沟通,如"你的亲人有没有谈到他到了临终阶段希望得到什么样的治疗和照顾?""你是否了解生命支持措施?"让家属能够思考这些问题,并促进他们与患者之间的沟通,了解和尊重患者的意愿,从而起到更好的支持作用。

4. 谈论生命支持措施的使用　生命支持措施指用医疗仪器、设备或人为措施维持患者的生命,例如心脏加压泵、肾脏透析、人工喂养、心肺复苏、呼吸机通气支持等。在一些疾患者群,这些措施可以使病情逆转,但大多终末期癌症患者疾病进展到多器官功能衰竭,这些措施一旦使用,不但不能逆转病情,反而加重患者的痛苦,延长死亡的过程。

护士作为多学科团队中的主要成员,应熟悉伦理学原则,并主动引导和参与关于临终抢救和生命支持措施使用的话题的沟通。沟通原则如下:①选择合适的时间和安静的环境,便于倾听和交流。②评估患者对当前疾病状况和预后的了解,判断是否与实际情况一致。③尊重患者的文化和价值观,引导患者说出对生活质量的定义和理解。④恰当应用沟通技巧,假设一种情境,如果疾病不能治愈,需要使用心肺复苏或气管插管等措施维持生命且不能撤除,询问患者的意愿。⑤结合患者的病情分析使用生命支持措施的利弊,耐心解答患者和家属的问题,支持患者和家属做出符合他们的利益、意愿和价值观的决策。⑥与患者和家属共同讨论后续治疗护理计划,包括积极控制症状、提供心理社会支持,保证终末阶段生活质量。

5. 多学科协作组成员之间的沟通　姑息照顾是以多学科协作的形式为患者提供全方位的支持和照顾,无论何种协作形式,护士总是团队中必不可缺的组成人员,并在患者的全程管理中发挥作用。有效的沟通可以促进小组成员的紧密协作,提高解决问题的能力,共同促进目标的实现。保证各学科成员的有效协作应做到以下方面:①所有成员都应积极参与到患者的照顾中,参与程度取决于患者和家属的问题和需求,每个人在小组中的专业和作用都应被明确和尊重。②每个成员在解决问题的过程中都有发言权。③小组需要在一起定期分享信息，讨论工作目标、进度和方向，彼此协作，分工完成，保持一致的目标和方向，共同解决患者和家属的问题。

目前在国内部分规模较大的医院及肿瘤专科医院先后成立了姑息治疗或症状管理多学科协作组。护士作为协作组的重要成员，在促进成员有效沟通、目标实现方面发挥重要作用，包括对疑难病例组织多学科协作小组讨论；评估和判断患者和家属存在的问题，及时与相关专业人员沟通，例如患者有心理社会需求，可请心理治疗师和社工及时介入；还包括执行诊疗护理措施，评价干预效果，及时反馈给协作组相应成员等。

二、死亡教育

（一）概述

1. 死亡的概念　《辞海》（1979）生物分册中注释：死亡是机体生命活动和新陈代谢的终结。人和高等动物的死亡可分为因衰老而发生的生理死亡/自然死亡，因疾病造成的病理死亡，因机体受到机械性、化学性或其他因素造成的意外死亡。死亡的过程分为临床死亡和生物学死亡两个阶段。临床死亡是指反射消失、心跳、呼吸停止，但组织细胞似进行着微弱的代谢活动；生物学死亡指机体的生理功能陷于不能恢复的状态，细胞的功能停止。

传统的死亡标准是以心肺功能的停止为标志，这一标准沿袭了数千年之久。但是医学界和伦理学界没有停止对新的死亡概念和标准的探索。由于医学技术的进步，心肺死亡标准失去了它的权威性，心跳和呼吸停止并不表明必然死亡。1968年世界医药科学组织评议会在日内瓦召开，他们借鉴了美国哈佛医学院提出的"脑功能不可逆性丧失"的脑死亡的标准，提出了判断脑死亡的标准：对周围环境没有反应；完全没有反射和肌肉张力；没有自主呼吸；如果不用人工辅助器，动脉压会骤降；脑电图呈直线反应。由于呼吸、心跳的停止可以用机器和药物来维持，但脑功能不可能，由此脑死亡的概念更科学地反映了死亡现象的本质特征。目前，脑死亡的定义和标准普遍被医学界和社会接受，许多国家已通过立法形式确认了"脑死亡标准"的权威性。脑死亡概念的确立及立法是医学科学对生命现象认识的进一步深化，也是生命伦理学上的突破，它避免了大量医疗资源的浪费，也推动了器官移植技术的进步，让更多的患者受益。

2. 死亡态度　死亡态度即人们对死亡的思考或看法。通常死亡态度有三种类型：接受死亡，认为死亡是不可避免的，生老病死，是人类自然规律；蔑视死亡，多见于有宗教信仰的人，认为死亡是一种解脱或新生活的开始；否认死亡，认为医学的发展可以让人永生。人类对死亡和濒死的态度受到多种因素影响，可概括成社会性因素和个人因素两大类。社会性因素包括居住地域的传统文化、生活习惯、政治环境等。不同的历史时期，不同国家、民族、地域由于其物质文明和精神文明发展不同步，人们对死亡和濒死的态度有很大差异。人们对死亡的态度还受到个人因素的影响，包括个人的年龄、性别、文化程度、职业、家庭环境、社会阅历、宗教信仰、健康状况等因素。

过去中国人对待死亡和濒死普遍存在不接受的态度，对死亡具有很强的排斥性。但近几十年，随着社会经济和文明的进步，人们在关注优生、优活的同时，也越来越关注优逝。优逝即传统意义上的善终，又称为尊严死亡、平静死亡等。Weisman（1972）提出优逝指意识到并接受即将来临的死亡,而且能够妥善处理情感上和物质上的重要事情。也有学者提出优逝不能被广泛定义,更多指遵从个人的意愿和方式处理事情,它取决于临终者的体验。无论何种定义对优逝的构成要素均包括症状控制、社会关系、心理社会和存在的意义几个方面,例如没有疼痛、获得尊重、良好的家庭关系和医患关系、接受死亡、做好准备、不成为他人的负担、人生有价值、良好的环境、有独立和自理能力、维持希望和快乐等。目前已有许多研究在探索全面的照顾模式以促进这一目标的实现。在中国,优逝的概念也逐渐被引进到医学生教育和临床实践中。

3. 对医护人员开展死亡教育的必要性　西方国家自 1960 年起,死亡教育就成为学校教育的一门学科。人们不再认为死亡是需要回避的话题。死亡教育是引导人们科学、人道地认识死亡,对待死亡,以及利用医学死亡知识服务于医疗实践和社会的教育。

现代社会疾病谱发生了很大变化,慢性病正在成为人类健康的主要威胁,由于这类疾病迁延难愈、易反复、并呈渐进性加重等特点,特别是恶性肿瘤患者,面对不能治愈的现实,对死亡的预期和对死亡的接受过程中,要经过一个艰难的心理历程。临终患者在医院中获得常规化救治,并在医院中死去,是现代社会死亡的一个特征。大多数患者和家属没有科学的死亡观,对死亡持否认态度,或忌讳谈论死亡,或极度恐惧死亡,导致患者在临终阶段无法接受死亡将至的事实。有的患者对医护人员产生怨恨情绪,有的患者在绝望和恐惧中选择了自杀,有的患者在希望和恐惧的心理痛苦中离开人世,给自己和家属留下遗憾。对临终患者进行死亡教育,帮助他们安详、舒适地离开,并帮助家属接受事实,顺利度过悲伤期,是肿瘤姑息治疗的任务之一,也是肿瘤专科护士的重要职责。

护理是接受死亡的职业,护士又是特殊的死亡教育者。但是临床中发现,许多护士自身对死亡没有正确的认识,对死亡持反感态度,不愿意理睬临终患者或和临终患者在一起,护士对临近死亡的患者感到害怕和焦虑,采用不同的防护措施保护自己;对主动谈及死亡的患者和家属回避或加以阻止;以非人格化的态度对待临终患者。另外,护士缺乏对死亡的心理调适和处理技能,不知道如何与临终患者及其家属沟通;缺乏对临终患者对死亡态度及心理阶段的评估知识;不了解死亡过渡阶段护士应起的作用;缺乏帮助死亡患者家属减轻悲伤的知识和技能等。因此,肿瘤专科护士必须首先接受死亡教育,才能对临终患者及家属进行死亡教育。

对医护人员开展死亡教育的目的主要包括以下四个方面:①帮助人们形成科学的人生观和死亡观,能够以正确的态度对待死亡和濒死;②提高护士照顾临终患者的知识和能力,从而增强自信,减轻工作中的压力;③提高护士与患者和家属有效沟通的能力,帮助他们接受和面对死亡,并为离世做好充分准备;④提高护士照顾临终患者的专业能力,有效控制症状,帮助患者安详、舒适、尊严离世,有效提升生命的意义和品质,从而促进优逝目标的实现。

（二）进行死亡教育的原则和方法

1. 尊重患者的权利,告知实情　在临床,家属往往出于善意的"保护"要求医护人员隐瞒实情,而大多数医护人员对患者提出的问题也常常采取避重就轻的态度而仅把实情告诉家属。

许多研究显示隐瞒病情给患者带来的种种弊端,也给医护人员的临床工作带来了很多不便。根据医学伦理学原则,患者有权了解自己的病情、治疗及预后,有权参与自己的治疗意见,并在医生的专业建议下做出符合自己意愿的决策。患者只有知情,才可能接纳疾病,而接纳疾病是接纳死亡的前提。因此,医护人员应了解并尊重患者的权利,尤其是患者进入临终阶段,应在全面评估的前提下告之病情信息,并尊重患者对临终或濒死阶段的治疗和抢救措施的意见,引导患者正确坦然地对待死亡,而不应采取回避或敷衍的态度。

2. 充分评估患者对待死亡的态度及其影响因素　一个人的思维方式和想法决定了他对待事物或事件的态度,从而影响他的行为。患者对死亡的态度决定了他对治疗的反应、选择何种治疗方式、如何处理人际关系,以及面对死亡的应对方式。而死亡态度又受到社会因素和个人因素的影响,因此,医护人员在进行死亡教育前应全面评估患者的死亡态度及影响因素,包括患者的所在的社会、团体、地域、种族、语言、文化程度、信仰、生活阅历、健康状况、家庭关系等。对患者不同的死亡观念及言行不能妄加评断。尊重患者的文化和信仰,理解患者对死亡的态度、观念和表达,使用患者的语言谈"死",而不应取笑或刻意去纠正患者的说法。

全面评估患者的死亡态度有助于确定辅导的方向和目标,引导患者对死亡保持开放、乐观、顺应的态度。明确影响患者死亡态度的相关因素,有助于医护人员理解患者对人、对事、对物的思想、态度和行为方式,从而促进有效沟通,制定个体化、有针对性的辅导计划。

3. 针对不同心理阶段进行死亡教育　肿瘤患者从诊断、治疗、复发、转移、到临终阶段,每一阶段都有复杂的心理体验。初次诊断癌症且疾病尚未进入终末阶段,患者处于茫然、困惑或否认中,此时不宜谈论死亡的话题,应为患者提供正确的诊疗信息,指引他们进入规范治疗的路径。当进入治疗阶段,患者的情绪状态逐渐趋于平稳,大多数患者会平静坦然地谈论将来,包括死亡,他们表示自己已经做好了最坏的打算,但是要做最好的治疗。这个阶段医护人员应引导患者提前做好预嘱,包括病情危重不能沟通时希望谁来做决策代理人、临终抢救的治疗决策、希望得到怎样的照顾以及身后事的安排等,尽可能不等到危机来临的时候做决定。进入临终阶段,患者的情绪反应逐渐变得复杂。美国精神医学专家伊丽莎白·库伯勒·罗斯总结出患者进入临终阶段通常会经历的心理阶段包括:否认期、愤怒期、协议期、沮丧期、接受期。这五个心理阶段可能顺次出现,可能交替出现,也可能仅出现其中一个阶段。医护人员应准确评估患者对死亡的心理反应,针对不同心理阶段进行死亡教育,适时给予辅导和支持。

当患者得知自己患了癌症、病情加重或进入临终阶段,通常第一反应是否认,医护人员应理解这是患者正常的防御性反应,给他们时间去接受,不要勉强他们谈论病情或死亡,也不要强化否认反应。陪伴和耐心倾听很重要。

否认反应通常不会持续过久,取而代之的是愤怒,患者通常表现出抱怨、发脾气、嫉妒、甚至憎恨,而且常常将这些愤怒情绪发泄在医护人员和主要照顾者的身上,让照顾者感到委屈、难过、无所适从。医护人员应耐心倾听了解患者引发愤怒的原因,给予理解、尊重和包容,让他们感到被理解,被关怀,同时鼓励患者参与自我照顾,在参与的过程中感受自己存在的价值,有助于帮助患者恢复平静和理智。

有的患者进入协议期,出现讨价还价的行为,向医护人员做出一些承诺,希望能够拖延时间去完成一些事情,或源于恐惧,或源于内疚。医护人员应充分评估患者出现这些行为的想法,给予更多的理解、关怀和疏导,但不应根据患者的要求提供过度或不合时宜的治疗。

有的患者可能进入抑郁期或沮丧期,面对无法治愈的病情、无休止的治疗、身体形象改变、沉重的经济负担及临近的死亡等,患者常感受到强烈的失落感,表现为消极、绝望、悲伤,甚至出现自杀倾向。医护人员应评估了解患者沮丧的原因,陪伴、倾听,鼓励患者说出顾虑和担忧,提供有针对性的辅导,并恰当应用沟通技巧帮助患者建立和维持希望。

如果患者在前几个心理阶段得到很好的支持和辅导,最终患者将进入接受期,这个阶段患者通常表现平静,不再恐惧和绝望,他们需要休息,并开始思考如何为离开做准备。医护人员应充分评估患者的需求及可获得的资源,制订可行计划,协助患者完成心愿。

4. 当患者谈及死亡话题,全面评估患者的意愿和信息需求坦诚回答　很多临终患者会问这样的问题"我是不是要死了?"医护人员经常不知如何作答而采取敷衍或回避的态度,而这种态度又会增加患者的不确定感,让患者更加困惑和焦虑。事实上,一些患者已经在心理上做好了各种应对准备,他们迫切需要知道真实的答案;而另一些患者在心理上并没有做好接受坏消息的心理准备,只是试探,希望医护人员的回答是否定的。因此,医护人员首先应判断患者的真实意愿,可以向患者提问题如"你为什么这样想,你为什么觉得自己要死了?"用这样的问题评估他们是否已经做好心理准备。对于有心理准备的患者医护人员应坦诚回答,恰当应用沟通技巧如实告知患者当前的疾病状况,引导他们接受和面对。而另一些患者可能转移话题谈论其他事情,这提示他们实际上没有准备好接受坏消息,这时,医护人员不应勉强患者谈论死亡。

此外,告诉患者的信息内容取决于患者希望知道的信息、患者的实际想法和愿望以及以往应对危机的能力。对于在心理上准备好接受"死亡临近"这一消息的患者,医护人员应运用恰当的沟通技巧,引导他们提出问题,鼓励他们说出对死亡的顾虑和担忧,并结合患者的具体情况给予充分的解释。回答患者的问题应现实,例如患者说"我死前会不会很痛?"医护人员应告之患者有很多种方法控制疼痛,将尽所能减少他们的痛苦。

5. 尊重患者的权利,引导患者讨论预立医疗照护计划　随着医学技术的进步,许多患有致命性疾病患者的生命终期依靠气管插管、呼吸机、人工喂养等生命支持措施得以维持。对大部分终末期癌症患者这些措施的使用不但不能逆转病情,反而增加患者的痛苦,延长了死亡的过程。不仅如此,很多情况下,患者已经无法表达意愿和参与决策,这些措施使用的决策多来自于家属,是否符合患者本人的意愿也无从得知。很多时候,家属的意见也不尽一致。医护人员应尊重患者的自主权和决策权,与患者和家属连续沟通疾病进展情况,在合适的时机,恰当应用沟通技巧,讨论终末阶段可能面临的治疗选择、不同治疗决策的利弊、患者希望的生活质量和意愿等,引导患者讨论预立医疗照护计划,以便在终末阶段不能决策时也能得到符合自己意愿的治疗和照顾。

6. 协助终末期患者建立和维持希望　癌症给患者带来打击,面对疾病不能治愈,死亡即将来临的事实,许多患者感受到强烈的失落、疏离、悲伤和威胁感,尤其到了终末阶段,这种感觉更为强烈。姑息护理中,医护人员有责任为患者减轻痛苦和提供支持性照顾,评估和理解患者的希望和绝望,应用循证护理措施帮助终末期患者重拾希望,维持希望,尽可能促进患者在生理、心理、社会和精神方面达到完好状态,让最后的生命阶段过得舒适、充实和完满。常用的护理措施如下:

(1)提供安静的、单独的空间给患者表达,有足够的时间倾听患者诉说,对患者的主诉表示尊重和关注。保持坦诚的态度、目光接触、感受患者的音调,恰当应用身体语言,反馈的信息与患者需求的信息保持一致。

（2）希望是患者的一种主观感受,通过访谈全面评估患者的疾病状况、与他人的关系、对生命意义的理解、当前生活的目标、如何去实现目标以及可能的影响因素等,根据评估结果制定有针对性地护理措施。

（3）未缓解的躯体症状给患者带来痛苦和挫折感,有效控制症状是患者保持希望的重要措施。医护人员需应用专业知识和技能帮助患者有效控制痛苦症状。

（4）恰当应用幽默,幽默有时是应对令人震惊的事件产生影响的有效方式,发掘死亡的幽默寓意,以一种幽默的方式运用它,可能驱散死亡焦虑。指导患者学习放松技术;用象征、比喻、艺术的表达帮助患者理解疾病和死亡的含义;鼓励患者读诗、听音乐、看画、制作礼物、策划和参加创意活动;鼓励阅读书籍、电影或其他艺术作品、分享积极的故事等。

（5）尊重患者的信仰,为其参加信仰或灵性实践活动提供便利。

（6）评估患者的主要家庭和社会关系,帮助建立和维持一种开放、坦诚、相互信任的关系,指导他们主动了解患者的需求,采取尊重、倾听、肯定的态度给患者以最大的支持,以减轻患者的孤独感和维持希望。

（7）引导患者回顾人生,寻找生命的意义和积极的应对方式。通过这样的方式增强自我控制感,在当前的健康状况下找到现实可及的目标,并协助其完成心愿。

7. 死亡临近时,积极预防和控制痛苦症状　死亡临近的症状通常出现在死前 2~3 天,一些症状加重,新的症状出现。呼吸困难、临终喉鸣、尿失禁或潴留、躁动、易激惹、谵妄和恶心呕吐是较为常见的症状。有一些死亡以患者逐渐睡去为特征。另一些患者以症状加重为特征,包括躁动,谵妄,幻觉,有时抽搐,继之昏迷至死亡。护士应进行细致评估,特别是对已经出现认知障碍、不能沟通的患者,准确识别痛苦症状并做出细致评估,对症状进行积极地预防和控制,最大化控制痛苦症状,将死亡过程的痛苦最小化,从而保证患者舒适尊严离世。在做治疗决策时可召开家庭会议,需要有医护人员、患者、家属或决策代理人参加。医护人员告知患者当前的疾病状况,将要进行治疗的利与弊,如气管插管、呼吸机、心肺复苏等,引导患者和家属做出符合患者利益的决策。

8. 死亡教育的对象应包括家属在内　提供以患者和家属为中心的照顾是姑息护理的重要原则。护士应充分评估患者的家庭社会支持系统的作用,与家属建立信任关系。指导家属与患者进行坦诚沟通,尊重患者的自主权,共同应对终末期的各种问题。并教会家属理解和应对患者在不同疾病阶段的情绪反应,指导家属陪伴、倾听、支持和关怀患者,引导和帮助患者进入接受期,并协助家属帮助患者建立和维持希望,寻找现实可及的目标,并帮助他们完成心愿。

在患者濒死期,向家属解释各种征象,提醒家属主动与患者沟通,了解患者离开前还希望见到哪些人,并与他们道别;告诉家属可以坐下来陪伴、触摸、倾诉,表达他们对亲人的爱;允许亲人离开,向患者保证他/她离开后你会好好活着,让患者毫无牵挂地离开。

患者死亡之后,护士应与家属和主要照顾者保持连续的沟通并提供支持性的建议和辅导,包括解释各种身体的变化,尊重习俗和个人意愿做好殡丧计划,提供早期哀伤辅导等。在美国,殡丧条例中提出如果死亡发生在医院,工作人员应主动与家属或决策者提出关于器官捐献的可能性。在中国,器官捐赠相关工作和政策在逐步推进和完善,公众的意识也逐渐提升。医护人员也应具备这样的理念、意识及沟通能力,从而让更多有需要的患者受益。

（陆宇晗）

第五节　灵性照护

一、定义

灵性(spirituality)又称精神性,关于灵性的定义有很多,许多研究探讨这一似乎难以理解的现象,目前尚无统一的定义可以涵盖灵性所有的意义。Reed PG 提出经典的灵性定义,是指通过内在的、人际间的以及与超越个人的事物间的关联获得意义。有学者认为灵性是人性的一个方面,是指个体追寻和表达的一种方式,也是他们感受自己与某一时刻、与自己、与他人、与自然、以及对自己有重要意义的人或事物之间的关系的方式。O'Brien M.E 则将灵性广泛地定义为激励个人超越物质世界的事物。在安宁疗护与姑息照顾领域,灵性更多强调个体赋予生命意义和价值方面的内容。需要注意的是灵性不能等同于宗教,灵性存在于任何有思想的个体,无论他的信仰体系如何,而宗教是用以表达灵性的一种方式。

二、重视灵性照护

终末期患者不仅仅承受着躯体痛苦,同时承受着许多灵性困扰,忽略它必将影响到整体护理的效果。在临床,医护人员往往意识不到它的存在而忽略了患者的灵性需求。然而,当患者的疾病进展或面对死亡时,它显得非常重要。因为患者的灵性思考和内容决定了他对治疗的反应、选择何种治疗方法、如何处理人际关系,以及面对死亡的态度。越来越多的证据显示灵性健康状态与终末期患者的生活质量密切相关,如灵性健康可以保护患者,帮助应对终末期绝望,减少自杀倾向等。灵性的外在表现通常由个人的文化背景、生活经历及其他个人因素的影响,有的人感受到灵性困扰,而另一些人则可能已经在疾病过程中获得了灵性健康和成长,医护人员应重视终末期患者的灵性问题和需求,积极提供灵性关怀及照护措施,给患者支持和力量,从而有效提升终末期生活质量。

有多学科专家共识提出实践指南:所有入院时应进行灵性筛查,如存在灵性需求则需提供指引;推荐使用结构式评估用于记录和评价灵性照护的效果;所有安宁照护人员都需接受培训以能够识别和汇报患者的灵性痛苦;灵性筛查和评估应被记录;患者的情况发生变化时应进行再评估。

三、灵性评估

（一）灵性问题

进行灵性评估首先应了解哪些问题属于灵性问题。大量描述性研究提出终末期患者和照顾者的灵性需要。Puchalski 和同事提供了较为全面的灵性问题和需求清单:生命缺乏意义和目标;失去希望和绝望;宗教困惑;被遗忘;愧疚和病耻感;失去尊严;缺乏爱,感到孤独;

迁怒于上帝和他人；感到被抛弃；失去控制；和解；悲伤和失落；感激。

（二）灵性评估方法

患者就诊，护士应进行初步筛查，如发现患者有灵性需求，则需进一步深度评估收集信息为制订灵性照护计划提供依据。

常见的筛查问题包括：灵性或宗教对你有多重要？是否有一种精神信念或实践对你对应对困难特别有帮助？最近你经历了那么多，能告诉我你从哪里获得力量，激励你前行？你对将来抱有哪些希望和梦想？你对你的家庭事务有哪些安排？告诉我你生命中哪些时候遇到巨大挑战？你是怎么度过的？哪些资源你现在还可以获得？

一些较为成熟的灵性评估模型可以为全面的灵性评估提供指引。如 Maugens TA 于 1996 提出的"SPIRIT"模型，主要针对有宗教信仰的患者，评估患者的宗教背景、信仰和实践对患者的重要性、支持性资源、基于灵性文化背景对医疗照护的期望，以及对参与决策的影响等。Anandarajah G & Hight E 于 2001 提出"HOPE"灵性模型，通过提出问题评估患者获得希望的来源、可获得灵性支持的资源、个人的灵性实践形式，以及对医疗团队提供照顾的影响。此外，还有"FICA""FACT""MVAST"等灵性工具可对灵性问题及需求进行全面评估。

还有一些标准化的问卷可用于灵性健康水平和灵性需求。例如：FACIT-Sp（the Functional Assessment of Chronic Illness Therapy-Spiritual Well-being），包含 12 个条目，5 级评分法，用于测量信仰方面和存在的意义方面的灵性健康。DSE（Dairly spiritual Experience），是标准化的筛查工具，测量日常生活中对神圣事物（上帝/神），以及自己对与其之间的关系的感知。SNAP（Spiritual Needs Assessment for Patients），用于测量心理社会维度、灵性维度及宗教需求。这些标准量化的问卷为进一步探索灵性健康状态和需求提供工具，识别和确认患者的灵性需求是提供灵性照护的基础。

四、灵性照护

灵性照护指通过用心陪伴、深度聆听、见证、移情等方式与患者建立一种治疗性关系，从而发现患者的灵性痛苦和需求，并积极呼吁、倡导和实施有效措施以提供支持、满足需要及协助实现愿望。主要灵性照护措施如下：

1. 全面评估患者的社会因素和个人因素　灵性的外在表现通常由个人的种族、社会、教育背景、社会角色、经济条件等因素决定，并影响其思考和应对的方式。因此，全面评估这些影响因素，有助于理解其对治疗的态度及行为方式，以促进有效沟通。

2. 熟悉灵性问题的常见表达方式　评估患者的灵性问题时不要带有个人偏见，不要将个人的价值观和信念强加于患者，也不要尝试用自己的文化去理解或试图改变他人，也不要妄加评判，而应给予充分理解、尊重和支持。

3. 灵性照护渗透在整体护理的方方面面以及疾病全程，找出什么是对患者最重要的人或事，并根据患者的意愿提供支持和照顾是灵性照护的关键。如积极控制症状维持尊严、提供可口的食物、隐私的空间、亲人的陪伴等。

4. 关注终末期患者的灵性困扰　当终末期患者表达对疾病和死亡的困惑和担忧、失落和悲伤等灵性困扰时，医护人员应积极回应，鼓励患者表达情绪和情感，恰当应用治疗性沟通技巧引导其面对，感恩惜福，活在当下，回顾人生，协助完成现实可及的愿望。终末期患者躁动或谵妄优势需要考虑灵性痛苦因素。

5. 恰当应用仪式和支持患者的灵性表达方式是提供灵性照护的重要措施 对于有宗教信仰的患者来说,恰当应用宗教仪式和实践方式可帮助患者获得意义和力量。但仪式不一定要和宗教联系,它可存在于生活的任何情境中,灵性可以通过多种仪式或形式表达,根据对患者的重要性而产生意义,例如晨起散步、听音乐、固定时间与朋友聚会、准备一份礼物庆祝节日、睡前给孩子讲个故事等。只要是患者能从中感受到快乐和意义的表达形式,医护人员应积极创造条件去满足,这也是灵性照护的措施。

6. 用心陪伴和深度聆听是提供灵性照护的重要措施 在患者需要的时候真正地出现在他的身边,带着真诚、善良和关爱的陪伴,与患者之间建立一种联系,让患者感受到被尊重和关怀。认真聆听患者的表达,理解他想要所表达情绪和情感,了解什么对患者是最重要的。体验他人的情绪,理解他深层的顾虑和担忧,从而提供有针对性的帮助。移情对提供灵性照护很重要。把自己放在别人的角度去理解和思考,有助于理解患者充分表达情绪和情感。

7. 灵性照护需要团队协作完成 护士不是唯一提供灵性照护的人,但因护士独特的照顾角色,一定是更能够去了解患者需求的人。如患者希望请人来祷告,可请神职人员;如患者需要完成遗嘱或预嘱,可以请律师和社工。如发现患者想要回家,护士则可通知医生和团队成员支持患者达成心愿。在安宁疗护中,许多照护目标需要多学科团队协作完成,而护士是其中重要的倡导者和协调者。

总之,提供灵性照护需要恰当应用陪伴、倾听、移情等方式与患者建立一种治疗性关系,发现患者的灵性痛苦和需求,积极呼吁倡导去帮助患者满足需要和实现愿望,这种能力需要在临床实践中不断地探索和总结。

(陆宇晗)

第六节 终末期伦理问题

一、关于告知癌症患者实情

(一)影响医护人员告知患者实情的顾虑和障碍

1. 担心告知病情真相给癌症患者带来负面影响是医护人员和患者家属选择不告知的主要原因。

2. 医生担心未得到家属的同意而告知患者实情会引起不满和医疗纠纷。

3. 医护人员未得到充分的告知实情的技巧培训。

(二)告知癌症患者诊断和预后的益处

1. 体现对患者的尊重 患者希望医生能及时、详细地告知病情,医生交代诊疗方案、在诊疗过程中可能会出现的情况及预后,使患者感受到平等和被尊重,从而对医生的信任。

2. 有利于患者配合治疗 患者只有在了解自己所患疾病后才能积极接受和配合各种治疗措施,以平和的心态面对疾病。

3. 给患者时间实现自己的愿望 告知患者病情及预后可以让晚期癌症患者有机会、

有计划、有意义地安排自己有限的生命,选择完成现实可及的愿望,也体现了对患者的人文关怀。

（三）如何告知癌症患者病情

癌症的病情告知并非简单地告诉或交代,而应根据患者对疾病的认识程度、性格特征、心理承受能力、文化教育水平和患者家属的意愿等方面灵活应对。具体应该注意以下问题：

1. 全面评估疾病状况　包括患者疾病诊断分型、分期、后续治疗情况、疾病可能的发展方向、可能出现的症状、对功能有哪些影响和预计生存期等；评估患者的社会因素和个人因素,根据评估结果提供个性化的信息支持。

2. 获得患者及家属或者主要照顾者的同意　选择适当的时间、适当的地点、适当的人员参与病情讨论。

3. 将准确的信息以合适的方式告知患者及其家属或者照顾者。

4. 医护团队不同成员向患者本人或者不同家属提供的信息和方法的一致性。

二、临终决策中的伦理问题

国内外有关临终决策的内容主要涉及拒绝复苏、生命维持治疗、预先指示等相关问题。拒绝复苏主要是患者不希望实施胸外按压、除颤、使用起搏器等。生命维持治疗主要包括使用人工呼吸装置、器官移植、心肺复苏术、营养支持、血液透析等。预先指示是指患者在个人意识清楚且具有决策能力时预先设立的医疗照护选择,包括生命意愿和医疗委托人。

（一）拒绝复苏、生命维持治疗的伦理问题

随着医疗抢救技术的进步,越来越先进的技术、仪器（如呼吸机、心脏起搏器、血液透析等）运用于延长临终患者生物学意义的生命,以期延缓死亡的自然过程和推迟死亡时间。在癌症患者终末期医疗决策问题上,根据伦理学原则,患者可根据自己的文化、态度及信仰等做出符合自己意愿的决策。撤除生命支持措施的推荐指南见表9-6-1。

表 9-6-1　撤除生命支持措施的推荐指南

阐述决定	医疗团队成员在撤除生命支持措施的问题上达成共识；明确决策者（患者或代理人），并与患者/家属商定执行步骤；将决定以及医疗计划都记录在病历中
明确目标	确保患者保持舒适；方便亲人探视和陪伴
确认步骤	患者和家属的需求目标保持一致,即保持患者的舒适；叙述撤除生命支持措施的计划；确保及时治疗增加痛苦的症状（例如：足够的镇痛和镇静）；告知预期生存时间
安静的环境	提供隐私空间；允许探视和陪伴；移除各种线、管,关闭显示器和警报；保留一个静脉通道用来实施镇静或镇痛给药治疗
撤除后症状管理	主治医生要参与；备好控制症状的药物；给药应该以预期剂量为指导；药物应该滴定至有效剂量；持续输注效果通常优于单次给药
终止治疗	停止非必要的医疗措施；不延长生命或加速死亡；可逐日终止
移除机械通气	保持患者的舒适
濒死期护理	医生确认并告知家属患者已经死亡；向家属再次确认患者及家属的决定是正确的；多学科团队事后检视

（二）预先指令、患者自主决策行为、生命支持治疗的医嘱

预先指令（Advance Directive，AD）是预立医疗照护计划的一种形式，通常是一个书面声明，声明在患者不能与医护人员进行沟通的情况下谁来代理决策和采取何种医疗措施。预先医疗照护计划还有两个其他的形式：生前预嘱和永久医疗委托书。永久的医疗委托书将个人权利授权给另一个人在其不具备能力时代替其做出医疗决策。

患者自主决策行为（Patient Self-determination Act，PSDA）是预先指令的延伸。美国国会 1990 年通过了《患者自主决定权》法案，法案规定医院、养老院等医疗机构必须在成年患者入住时提供有关预先指令的信息，并有义务教育机构内员工关于预立医疗照护计划的相关知识。法案也明确指出患者有权接受或拒绝医疗措施，有权设立预先指令等。

生命支持治疗的医嘱（Physician Orders for Life-Sustaining Treatment，POLST）是一个关于临近死亡的患者是否进行生命支持治疗的特定标准化医嘱。作为法律文件 POLST 表格由患者和医生签署，并且是患者在不同医院转诊时的交接文件。

无论是预先指令、患者自主决策行为还是生命支持治疗医嘱，均应在患者清醒并可接受疾病晚期事实的情况下，由主管医护人员与患者及家属共同制定。这符合伦理学有益无害的原则，也是维护患者的尊严和权利，实现优逝的重要措施。但是国内在这方面的相关法律法规、医疗保障制度以及公众教育等仍有待进一步完善和发展。

随着终末期护理实践范围的不断扩展，护士承担越来越多的角色，在实践中也会面临更多的伦理困境和挑战，作为医护人员不但要掌握专业知识，还要遵循伦理学自主、不伤害、有利和公正的基本原则，以患者和家属为中心，引导和支持他们做出符合患者价值观和利益的决策。

（刘晓红）

第七节　对主要照顾者的支持

一、概述

（一）定义

照顾者（Caregiver）是指负责照顾和看护弱势群体的人，近年来，国内外专家对主要照顾者的定义主要为：①具有照顾责任但在照顾过程中不取酬劳的人。②同患者生活在一起照顾患者的生活起居及处理医疗相关问题的主要亲属。③患者的家庭成员，包括父母、配偶、子女和兄弟姐妹，且与患者同住。目前绝大多数的照顾责任主要由亲属承担，部分由护工、保姆等非家庭成员承担，可见家庭是患者基本也是最主要的社会支持体系。

（二）以家庭为中心的照顾

以家庭为中心的照顾是姑息护理的一个基本原则,终末期的患者处于整个家庭系统之中,患者的疾病影响整个家庭,反过来家庭成员的反应也影响着患者。因此,制订护理计划不仅包括患者个体的需求,而且包括患者所处的家庭系统。对主要照顾者的支持应从患者疾病诊断开始直到患者离世后的整个居丧期。

二、肿瘤患者的主要照顾者的需求

（一）信息方面需求

1. 患者疾病治疗及预后相关信息　对于照顾者来说,他们最迫切想了解患者的疾病诊断、疾病阶段、治疗计划以及疾病的预后。这些信息可以帮助他们对自己和患者的后续工作、生活和治疗的安排做好应对和准备,此外,主要照顾者了解这些信息也可以为患者在不同阶段的诊治护理中提供更好的支持和照顾。

2. 参与护理的相关知识和技能　恶性肿瘤的治疗周期较长,主要照顾者在患者全程诊治中发挥作用,特别是在治疗间歇期、治疗康复期或终末期居家照顾阶段,主要照顾者承担起陪伴和护理的主要任务,他们需要更多的参与和承担照顾任务的护理知识和技能。

（二）心理、精神、社会方面的需求

1. 主要照顾者的心理情绪反应　主要照顾者面对患者不同阶段的情绪变化,他们感到无所适从,不知道如何与患者沟通,如何应对。尽管家庭成员已经被告知了疾病诊断的严重性,但是通常从确诊开始,主要照顾者的心情就会随着疾病的发展经历各种起伏。当意识到患者无法恢复时,主要照顾者开始感受到分离前的焦虑和悲伤。这时,主要照顾者的心理精神痛苦需要得到医护人员专业的支持和帮助。

2. 主要照顾者的压力　照顾者负担调查研究常用的测量工具包括: 照顾者负担量表（Zarit Caregiver Burden Interview, ZBI）、照顾者的压力指标（Caregiver Strain Index, CSI）及自设量表。有研究采用 ZBI 调查照顾者的负担与生存质量的关系表明照顾负担水平显著影响照顾者的生活质量。照顾者的心理、精神压力表现在知道实情后出现震惊、否认、恐惧等情绪反应,自己难以接受坏消息的同时又担心患者知道实情后思想负担重、难以承受、不利于治疗等,从而不愿意告诉患者实情,但是在隐瞒的背后他们承受着巨大的心理压力和精神上的痛苦。

三、对肿瘤患者主要照顾者的支持

（一）信息支持

主要照顾者在患者全程诊疗过程中起到陪伴和支持的作用,因此他们对患者的疾病、诊疗、康复等信息的了解有助于更好地发挥作用。医护人员不但要尊重患者的知情权,同时也要关注主要照顾者对疾病诊疗信息的需求,准确评估和识别主要照顾者的信息需求,与患者和主要照顾者均保持连续开放的沟通,及时告知疾病的诊断、分期、发展、并发症、预后等信息,让他们都能够了解当前的疾病状况,以便患者和家属共同商量做好关于各自的工作、生活和照顾等方面的安排。

（二）应对情绪反应,接纳疾病

当患者刚诊断为癌症开始治疗时,通常人们更多关注患者的疾病治疗而容易忽略患者和照顾者的心理、情感、社会需求。然而,有调查表明,癌症一经诊断,患者和主要照顾者就出现明显的心理、精神上的困扰和痛苦,因此,患者和主要照顾者的心理、精神、社会需求在治疗一开始就应得到足够地关注。医护人员应及时评估主要照顾者的心理、情绪反应和需求,根据具体情况给予支持和辅导。

在临床工作中,有的照顾者会说"想到他过几天就有可能永远地离开我了,再也没有一个人可以听我说说心里的话了,心里就特别难受。"这就是预感性悲伤,实际上,这种悲伤从诊断癌症就开始了,只是到了患者临终阶段表现得格外严重,癌症患者从出现临终征兆,进入濒死期到临床死亡这一过程通常有一段时间,实践中发现,在这一阶段对其主要照顾者实施健康教育,可以有效降低患者照顾者的焦虑水平,及时评估照顾者的悲伤程度,鼓励照顾者倾诉,多陪伴患者,和患者沟通交流,分享内心的悲伤感受,谈论有关死亡的感觉或彼此安慰鼓励,医护人员应适时提供持续的病情变化信息,并及时提供心理情绪的支持,对于预防和减轻丧亲后的悲伤,顺利度过悲伤期非常重要。

（三）促进坦诚沟通,鼓励患者自主决策

医护人员应主动与主要照顾者沟通,让他们理解隐瞒给患者带来的种种弊端,并从患者的权利和感受出发与他们进行坦诚沟通,让患者感到主要照顾者是他们最有利的支持者,能够共同面对疾病和各种困境,共同参与决策。同时患者与主要照顾者的坦诚沟通可消除患者对疾病的不确定感,有助于增进彼此的理解和情感沟通,消除以往的积怨及减轻过分的内疚和哀伤,表达彼此对对方的爱和嘱托,协助患者达成心愿,使他们在有限的时光过得无憾。

（四）指导参与患者的护理

有些患者希望自己生命的最后阶段在家里度过,在家中,患者生活在熟悉的环境里,有家人陪伴,可自主安排自己的时间和活动。主要照顾者从在家照顾自己体弱多病的亲人的过程中获得责任感和充实感。但是晚期癌症患者症状复杂,家属没有经过专业培训,会感受到很大的压力,因此,医护人员应加强对照顾者的护理知识和技能的培训,还要教会主要照顾者识别患者的高危症状,一旦出现能够及时和医护人员沟通。在心理精神支持方面,鼓励家属多陪伴患者、倾听,表达情感。鼓励家属参与患者的照护活动,以减轻患者的孤独情绪,家属也从参与的过程中得到安慰。

（五）提供社会家庭支持

照顾肿瘤患者的时间长短及照顾者的经验直接影响着照顾者的生活质量,在长期照顾患者的过程中,对患者疾病复发的恐惧和对治疗不确定感给照顾者带来精神上的压力和经济负担,同时,对患者的长期照顾使他们失去自我时间、失去个人生活和工作等,这些都影响着主要照顾者的生活。

因此,医护人员应及时评估主要照顾者的负担和需求,提供照顾技能的培训,提供情感支持,建立家庭支持服务系统,帮助照顾者处理家庭照护中的各种压力,在生理、心理、精神、社会方面提供更多的帮助和关怀。同时,应加强三级医院和基层医院的转诊扶持机制,提高基层医院提供居家照顾的能力,也可根据患者的疾病阶段采取住院与居家的交替照顾,由此减轻主要照顾者的负担和压力。

（国仁秀）

第十章 肿瘤患者的营养支持

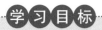

完成本章内容学习后,学生能将:
1. 复述肿瘤患者营养支持的输注途径。
2. 列出营养风险筛查工具。
3. 描述肠内营养支持并发症的防治。

第一节 肿瘤患者的营养风险筛查与评定

一、概述

肿瘤患者营养不良发生率较高,常见原因有摄入不足、疾病对营养代谢的影响、手术创伤的应激反应和术后禁食等,临床常表现为体重下降、肌肉减少,切口愈合、器官功能恢复及住院时间延长等。了解饥饿(尤其是长时间禁食)、感染和创伤状态下机体代谢的变化,对制订合理有效的营养治疗计划及对疾病转归的预测等都有指导意义。

(一)禁食时的代谢变化

机体对禁食的反应受能量贮存、饥饿的持续时间以及其他应激性因素的影响。根据机体有无应激又将禁食分为单纯性饥饿和应激性饥饿。

1. 单纯性饥饿 当机体发生短期饥饿 <72 小时时,体内胰岛素分泌减少,胰高血糖素和儿茶酚胺增加,导致糖原和脂肪分解,净蛋白分解加快;机体代谢速率刚开始加快,大约 2 天后开始降低;能量消耗基本维持原水平。当饥饿 >72 小时时,胰岛素水平进一步降低,糖原贮存耗竭,葡萄糖氧化减低,同时脂肪分解增加,肝脏生酮作用加大,净蛋白分解速率减慢;机体代谢速率减慢,能量消耗降低。

2. 应激性饥饿 应激状态时,由于神经 – 内分泌和细胞因子的影响,机体原本对单纯长期饥饿的适应性反应(如保持机体蛋白)无法起作用,并且胰岛素抵抗严重,葡萄糖氧化降低,肌肉蛋白质分解及糖异生速率加快;机体代谢率增加,能量消耗增多。

(二)手术、创伤后的代谢变化

严重创伤、感染和大手术后,患者会发生一系列代谢异常的改变,包括高分解、高代谢、营养物及激素异常代谢等。多数研究认为,严重创伤、感染的外科患者,其静息代谢率（REE）值比非应激患者高30%左右，择期手术后能量消耗增高约10%，创伤感染和大手术后一般增高20%~50%；烧伤患者REE的增高更为突出，严重者增高可达100%以上。

手术创伤可引起机体的应激反应，激素、血液、代谢及免疫系统随之发生变化以维持机体内稳态。手术应激反应的病理生理主要是影响内分泌引起炎症反应，应激反应程度与组织损伤情况有关。一方面，损伤会刺激下丘脑－垂体－肾上腺轴，导致皮质激素，肾上腺素、胰高血糖素、生长激素、醛固酮、抗利尿激素分泌增加；另一方面，炎症反应介导大量细胞因子分泌，导致免疫系统激活并刺激下丘脑－垂体－肾上腺轴，产生炎症和内分泌反应的相互作用。此外，手术应激使肠壁通透性增高、肠道上皮绒毛萎缩，发生消化，吸收不良和肠屏障功能受损，通常术后第5天才可恢复正常。在创伤感染、大手术后早期，骨骼肌即被大量分解，释放出大量氨基酸，同时肝脏尿素合成增加，致使尿素氮排出增多，形成明显的负氮平衡；机体糖代谢能力下降，表现为胰岛素抵抗、糖异生及糖无氧酵解增加等；创伤后脂肪成为主要能源，因此，外科应激患者脂肪分解显著增加，血浆中游离脂肪酸和甘油三酯明显升高。这些变化进一步扰乱了机体内稳态，影响细胞能量代谢和功能，成为导致脏器功能损害的重要原因之一。

二、营养风险筛查与评定

（一）营养状态评定的目的

当前，外科医师较以往更加关注患者的围手术期营养干预，作为当今医学史上的一个重要进展，营养支持的优点毋庸置疑，但其不足之处在经过大量的临床实践后人们也逐渐了解到，不合理地使用营养支持也会给患者带来不利影响。因此，科学评估患者的营养状态，明确哪些患者在围手术期进行何种的营养支持最合理是需要首先解决的问题。只有准确把握了营养支持的适应证、营养物质供给的量与质以及供给的方法，才能降低其并发症的发生，更好地发挥营养支持的作用，才能更利于患者的预后。

围手术期的营养支持主要涉及手术前和手术后。部分患者需要手术前即开始营养支持，这类患者在术后需继续延用营养支持；也有患者术前无需额外营养干预，但术后因长时间不能经口进食而需要启动营养支持，或因术后发生并发症以致营养需要量加大而需增加营养的供给量。需要注意的是，在患者出现明显的营养不良表现后才启动的营养干预，不仅其疗效大大减低而且实施难度明显增加。因此，围手术期营养支持宜及时、适时。患者在术前应全面评估其营养状况，并且将营养支持列入总体的治疗计划。

（二）营养风险筛查及评定

目前国内外指南均认为，对入院患者应在24~48小时内进行营养风险筛查，对有营养风险患者进行营养评定，并对存在营养风险或营养不良的患者制订营养支持计划。营养风险指现存或潜在的与营养因素相关的导致患者出现不良临床结局的风险，其与生存率、病死率、并发症发生率、住院时间、住院费用、成本－效益比及生活质量等临床结局密切相关。营养评定是通过临床检查、人体测量、生化检查、人体组成测定等多项主观或客观的手段或指标判定机体营养状况，确定营养不良的类型和程度，监测营养支持的疗效。理想的营养风险筛查工具和营养评定方法应当能够准确判定机体营养状况，预测患者因营养问题而发生并发症发生率和病死率是否会增加，预测营养相关性并发症的发生，从而提示预后。因此,应采用适当的营养风险筛查方法和营养评定工具,鉴别患者是否存在营养风险,判定机体营养状况,预测营养状况对临床结局的影响,为制订合理的营养支持计划提供根据。

(三)择期手术患者术前营养筛查和评定

2016 年 9 月,发布的《成人围手术期营养支持指南》中推荐,营养风险筛查 2002(nutritional risk screening 2002, NRS-2002)可作为营养风险筛查工具。营养评定方法包括体重丢失量、体重指数(body mass index, BMI)、去脂肪体重指数(fat free mass index, FFMI)、主观综合评价法(subjective global assessment, SGA)、患者提供的 SGA(pg-SGA)、通用工具(malnutrition universal screening tool, MUST)、简易营养评定(mini nutritional assessment, MNA)、营养风险指数(nutritional risk index, NRI)等,血生化指标(如清蛋白)可作为辅助的评价指标。理想的营养风险筛查工具和营养评定方法应当能够准确判定机体营养状况,预测营养不良患者发生并发症及病死的可能性。

临床上常用的营养评定方法有多种,均存在一定的局限性。营养状况的评价内容包括骨骼肌、内脏蛋白质、脂肪的储备以及免疫功能。评定方法包括人体测量、血浆蛋白水平测定和免疫功能测定等。如何评定围手术期外科患者的营养状况,目前尚无公认的、简便而精确的标准。

1. **体重**　若体液稳定,体重的变化大致可以反映骨骼肌、内脏蛋白质及脂肪储备的变化,与体内能量代谢平衡密切相关,因此,体重评定仍不失为一种简单实用的方法。但对于有水钠潴留、胸腹腔积液和肥胖等患者,体重评价应慎重。此外了解近期体重变化,也有重要意义:三个月内体重下降 10%、20%、30%,分别提示有轻度、中度和重度营养不良。

2. **人血白蛋白**　尽管受很多因素的影响,人血白蛋白浓度在目前仍是一个广泛应用的评定营养状况和预测临床结局的指标。由于其半衰期比较长(21 天),白蛋白不适合用于确定营养状况的急性改变。其他半衰期短的内脏蛋白,如前白蛋白、转铁蛋白、纤维连接蛋白和视黄醇结合蛋白等,不仅可以用于营养状况的评定,也可作为营养支持过程中营养状况是否改善的标志和预后指标。但需要注意的是,液体转移、血管通透性增加、应激导致肝脏蛋白质合成功能下降等因素,限制了内脏蛋白作为一个评定营养状况和评定营养支持是否恰当的指标的准确性。

3. **免疫功能**　营养不良时亦伴有免疫功能的下降,常用的指标有淋巴细胞总数和迟发皮肤过敏试验,但后者因反应率低而应用价值小。

4. **人体学测量**　包括患者体重、上臂围、肱三头肌皮褶厚度、上臂肌围(MAC)、身高及由此而计算的 BMI、人体成分测定等。

5. **其他评定营养状况的方法**　如何评定营养状况目前尚无公认的简便而又精确的标准,除了上述提到的方法外,还先后提出众多的筛选及评价营养状况的公式和量表。比较认可的有 NRS 2002、主观全面评估(SGA)、MNA 等营养风险筛查与评定量表。

经评估术前已存在营养风险或营养不良,病情又允许适当等待时应该选择进行术前营养支持。术前营养支持的目的是改善患者的营养状况,使其能耐受手术、减少术后并发症(这里所指的并发症是那些非手术操作造成的直接并发症)、提高康复率和缩短康复期等。

三、营养风险筛查工具

（一）营养风险筛查（nutrition risk screening，NRS 2002）

见表 10-1-1 和表 10-1-2。

表 10-1-1　营养风险筛查（nutrition risk screening，NRS 2002）

Table 1：开始评估		Yes	No
1	BMI<20.5？		
2	患者 3 月内是否有体重丢失？		
3	最近一周患者是否有进食的减少？		
4	患者是否患有重症疾病？（e.g.重症监护治疗）		

注：是：任何问题有"是"的回答，进行表 2 的评估；否：所有问题，患者需要每周再进行评估（如：患者有接受大型手术），需要考虑采用预防性的营养治疗计划以避免可能的营养风险

表 10-1-2　营养风险筛查（nutrition risk screening，NRS 2002）

Table 2：全面评估			
营养状况的受损程度		疾病的严重程度（=需要增加）	
不存在 Score 0	正常营养状况	不存在 Score 0	正常营养需求
轻度 Score 1	3 月内体重丢失 >5% 或未来的时间内，食物摄入低于正常需要量的 50%~75%	轻度 Score 1	臀部骨折，慢性疾病，特别是并发急性感染：肝硬化，COPD，慢性血液透析治疗，糖尿病，肿瘤
中度 Score 2	2 月内体重丢失 >5% 或 BMI 18.5~20.5+ 全身损伤或未来的时间内，食物摄入低于正常需要量的 25%~50%	中度 Score 2	大型腹部手术，脑卒中，严重肺炎，恶性血液系统的疾病
严重 Score 3	1 月内体重丢失 >5%（3 月内体重丢失 >15%）或 BMI<18.5+ 全身损伤或未来的时间内，食物摄入低于正常需要量的 0%~25%	严重 Score 3	头部损伤，骨髓移植，重症监护患者

分数：　　　　+　分数：　　　= 总分

如果年龄大于 70 岁的患者，再增加 1 分（年龄调节分数）

Score≥3：患者处于营养风险中，应开始实施营养治疗
Score<3：每周进行营养的再评估（e.g. 择期大型手术），预防性的营养治疗是否能规避患者所处的营养风险

（二）微营养评定法-简表（mini nutritional assessment-short form，MNA-SF）

1. 过去三个月内，是否因为食欲缺乏、消化问题、咀嚼或吞咽困难而减少食量？

分值 0= 食量严重减少　　　　1= 食量中度减少　　　　2= 食量没有改变

2. 过去三个月内体重下降情况

分值 0= 体重下降 >3kg（6.6 磅）　　　　　1= 不知道

2= 体重下降 1~3kg 之间（2.2~6.6 磅）　　3= 体重没有下降

3. 活动能力?

分值 0= 需长期卧床或坐轮椅　　1= 可以下床或离开轮椅,但不能外出

2= 可以外出

4. 过去三个月内,患者是否受到心理创伤或患上急性疾病?

分值 0= 是　　　　2= 否

5. 精神心理问题?

分值 0= 严重痴呆或抑郁　　　　1= 轻度痴呆　　　　2= 无精神心理问题

6. 体质指数（BMI）（kg/m^2）

分值 0=BMI<19　　　　1=19≤BMI<21　　　　2=21≤BMI<23　　　　3=BMI≥23

7. 如果无法得到体质指数,用小腿围（CC）（cm）

分值 0=CC<31　　　　3=CC≥31

累加各项总得分

结果判断:正常营养状态（12~14 分）营养不良风险（8~11 分）营养不良（0~7 分）

（三）主观全面营养评价表（SGA）

见表 10-1-3。

表 10-1-3　主观全面营养评价表（SGA）

评价内容			评价结果		
（1） 体重改变:	您目前体重?		kg		
	与您六个月前的体重相比有变化吗?		A	B	C
	近二周体重变化了吗?　　　　不变 – 增加 – 减少		A	B	C
（2） 进食:	您的食欲?　　　　　　好 – 不好 – 正常 – 非常好		摄食变化:		
	您的进食量有变化吗?　　不变 – 增加 – 减少		A	B	C
	这种情况持续多长时间?		摄食变化的时间:		
	您的食物类型有变化吗? 没有变化 – 半流食 – 全流食 – 无法进食		A	B	C
（3） 胃肠道症状:	近 2 周以来您经常出现下列问题吗?		A	B	C
	①没有食欲:从不 – 很少 – 每天 – 每周 1~2 次 – 每周 2~3 次				
	②腹泻:从不 – 很少 – 每天 – 每周 1~2 次 – 每周 2~3 次				
	③恶心:从不 – 很少 – 每天 – 每周 1~2 次 – 每周 2~3 次				
	④呕吐:从不 – 很少 – 每天 – 每周 1~2 次 – 每周 2~3 次				
（4） 功能异常:	您现在还能像往常那样做以下的事吗?		A	B	C
	①散步:没有 – 稍减少 – 明显减少 – 增多				
	②工作:没有 – 稍减少 – 明显减少 – 增多				
	③室内活动:没有 – 稍减少 – 明显减少 – 增多				
	④在过去的 2 周内有何变化:有所改善 – 无变化 – 恶化				

续表

评价内容				评价结果		
（5） 疾病和相关 营养需求：	疾病诊断 代谢应激：			A	B	C
（6） 体检：	皮下脂肪	良好	轻－中度	重度营养不良	A	B	C
	下眼睑						
	二/三头肌						
	肌肉消耗	良好	轻－中度	重度营养不良	A	B	C
	颞部						
	锁骨						
	肩						
	肩胛骨						
	骨间肌						
	膝盖						
	股四头肌						
	腓肠肌						
	水肿	良好	轻－中度	重度营养不良	A	B	C
	腹水	良好	轻－中度	重度营养不良	A	B	C

SGA 评分等级：A　　　B　　　C

（孙文彦　葛瑞彬）

第二节　肿瘤患者营养支持原则与输注途径

最先基于解决外科患者营养需求而逐渐发展起来的"营养支持"，规范的营养治疗可减少并发症和医疗费用，缩短患者住院时间，提高整体治疗水平。

营养诊疗的三个关键步骤：营养风险筛查、营养评定与营养干预。筛查是由临床医护人员、营养师等应用最简便、可重复且经济的方法。快速、早期寻找患者因各种原因而出现潜在营养问题的可能性，对筛查有风险的患者需进一步行全面营养评定，以制订和实施个体化地营养支持计划。

一、肠内营养支持

肠内营养（Enteral Nutrition，EN）是一种采用口服或管饲等途径经胃肠道提供代谢需要的能量及营养物质的营养治疗方式。对于存在营养风险/不良的患者，只要其胃肠道有功能，应尽早开始肠内营养支持。

（一）形式

1. 口服营养补充　患者能够自主进食,但摄入量长期不足时可考虑经口补充营养制剂,但需要经静脉补充维生素和钾、磷、镁,并定期监测血电解质浓度。

2. 管饲肠内营养　患者无法自主进食或吞咽困难而胃肠道功能良好,可经胃或空肠进行营养支持。肠内营养配方选择需同时考虑患者的肠道耐受性和能量需要量。

（二）适应证

有营养支持指征且胃肠道有(部分)功能的患者,具体为:

1. 经口摄食不足或不能实施:吞咽、咀嚼困难、意识障碍或昏迷等。

2. 非高流量的消化道瘘。

3. 短肠综合征。

4. 炎性肠道疾病。

5. 急性胰腺炎。

6. 慢性消耗性疾病。

7. 纠正和预防围手术期营养不良。

8. 特殊疾病。

（三）禁忌证

胃肠道功能衰竭、完全性肠梗阻或高流量小肠瘘的患者。

（四）输注途径

进入消化道的途径很多,临床应用时具体视胃肠道的病理情况、预计应用管饲持续时间和最适合患者的途径而定,可参考图 10-2-1:

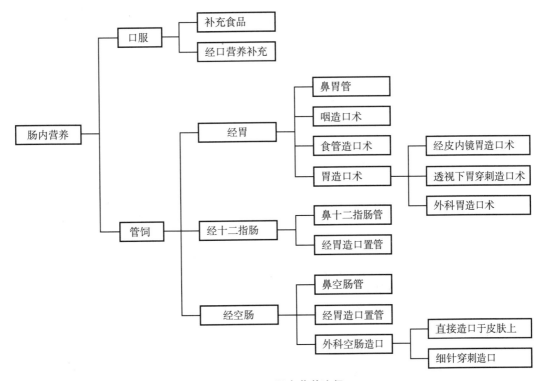

图 10-2-1　肠内营养途径

（五）选择原则

需综合考虑患者病情、机体状况和代谢需要、共存疾病及胃肠道功能个体化选择,可参考图10-2-2:

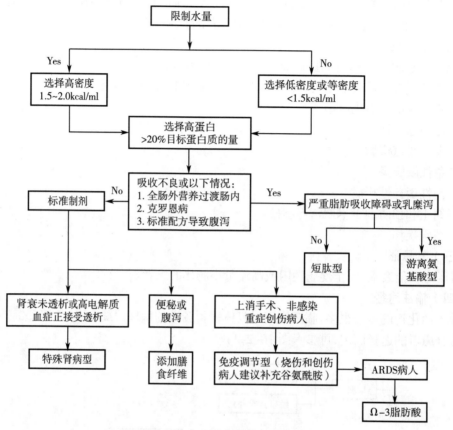

图 10-2-2 肠内营养应用原则

二、肠外营养支持

肠外营养(Parenteral Nutrition, PN)是经静脉为无法经胃肠道摄取和利用营养物的患者提供所需要的营养物质,包括碳水化合物、脂肪、必需和非必需氨基酸、维生素、电解质及微量元素以满足维持机体代谢所需。当患者完全禁食所有营养物质均经静脉途径提供时称为全静脉营养。

（一）适应证

有营养支持指征但无法实施肠内营养的患者,具体为:

1. 完全性肠梗阻、高流量消化道瘘、短肠综合征。

2. 重症活动期炎性肠病。

3. 重症胰腺炎,无法耐受肠内营养或热卡供应不足时,需联合应用肠外营养。

4. 放射性肠炎。

（二）禁忌证

1. 严重水、电解质、酸碱平衡紊乱。

2. 休克,血流动力学不稳定。

（三）输注途径

1. 周围静脉营养（PPN）　周围静脉置管（PVC）适用于那些接受较低渗透压营养液,短期治疗且有较好周围静脉的患者。

2. 中心静脉营养（CPN）　中心静脉置管（CVC）又分为经外周置入中心静脉导管（PICC）、直接经皮穿刺中心静脉置管、隧道式中心静脉置管（CVTC）、输液港（Port）。

（四）肠外营养组分

肠外营养液是将机体所需的营养成分（如氨基酸、葡萄糖、脂肪、电解质、微量元素和维生素）在无菌条件下按要求规范混合配制。

1. 葡萄糖　碳水化合物是非蛋白能量的主要来源,供能比例为 50%~60%；经口或经肠内摄入时,每克能产生 4kcal 热量,而经肠外营养途径,每克碳水化合物（以水合葡萄糖计）产能约合 3.4kcal；人体每天葡萄糖的最大利用率约 750g,但临床实践中每天用量以 200~300g 为宜。

2. 脂肪乳　除了提供热量还是必须脂肪酸（EFA）的来源,供能比例约 20%~30%,推荐每天每公斤体重摄入 1g 脂肪；对于脂代谢障碍患者,脂肪比例可限制在总能量的 15%~20%,仅提供每日 EFA 所需。一般来讲糖脂比控制在 6:4~4:6 均可。

3. 氨基酸　机体蛋白质需要量主要由患者的体重和年龄所决定。正常成人每日蛋白质生理需要量约 0.8~1.0g/kg 相当于氮量 0.15g/kg（每含 1g 氮表示为 6.25g 蛋白质）,而疾病和恢复期需要的蛋白质量增加约 1.0g~1.5g/kg/d 甚至可能随代谢的变化提高到 2g/kg,对于肝肾功能不全的患者需要相应地限制蛋白质剂量。大多数患者适宜的热氮比约 100~200:1。

4. 水　成人水分每天生理需要量约 2000~2500ml。

5. 矿物质（包括电解质和微量元素）　6 种电解质包括钾（氯化钾 4.5~6g/d）、钠（氯化钠 6~10g/d）、氯、钙（10% 葡萄糖酸钙 5~10ml/d）、镁（25% 硫酸镁 5ml/d）、磷（甘油磷酸钠 10ml/d）；铁、碘、锌、铜、硒、铬、锰、磷等微量元素；需在监测下调整,尤其对限制水、钠、钾患者慎重。

6. 维生素　9 种水溶性维生素和 4 种脂溶性维生素（一般不含维生素 K）。

（五）处方设计

1. 能量估算

（1）美国 FDA 推荐:成人 2000kcal/d；

（2）Harris-Benedict 公式:（W:体重,kg；H:身高,cm；A:年龄,岁）

男:BEE（kcal/d）=66.4730+13.7513W+5.0033H−6.7750A

女:BEE（kcal/d）=655.0955+9.5634W+1.8496H−4.6756A

能量需求 = BEE × 活动系数 × 应激系数

（3）在应激状态下计算能量需求的最简单的方法是常规应用"拇指法则":

25~30kcal/kg/d

2. 液体量估算　总液量一般包括三部分:治疗药物所需液体量、电解质所占液体量、每天的总热卡所需液体量。成人总液量可 40~60ml/kg 估算或根据公式:1500ml/m^2 × 实际 BSA（体表面积）计算,肠外营养液量不超过患者每日所需总液量除去所有治疗所需液体量后剩余的液量。

3. 特殊营养物质添加 营养方案可通过添加特殊成分如谷氨酰胺、ω-3 脂肪酸进一步完善,尤其是外科术后患者推荐补充鱼油脂肪乳以减轻应激反应。

(孙文彦 葛瑞彬)

第三节 肠外肠内营养支持的方法与并发症防治

一、肠外肠内营养支持的方法

营养不良不仅损害机体组织、器官的生理功能而且可增加手术风险提高手术后并发症发生率及病死率。大量临床研究结果显示,营养不良患者术后并发症(包括感染、吻合口瘘等)发生率、病死率升高,ICU 停留时间及住院时间延长,医疗费用增加,从而影响患者的临床结局及生活质量。而围手术期合理的营养支持能减轻患者分解状态和瘦体组织丢失,有助于患者早期下床活动并尽快恢复,明显降低术后并发症发生率,缩短住院时间和 ICU 停留时间改善临床结局。

(一)口服营养补充

欧洲肠外肠内营养学会(European Society of Parenteral and Enteral Nutrition, ESPEN)给出的 ONS 定义:是指除了正常食物以外,用特殊医学用途(配方)食品经口摄入补充日常饮食的不足。口服营养补充制剂可以是肠内营养剂、多元维生素和微量元素,甚至是鱼油、谷氨酰胺等药理性营养素。因此本质上讲,ONS 是属于营养支持中的肠内营养的一个分支。

ONS 主要是用于医疗用途,因此可以根据其实际应用分为以下三类:

1. 全营养素标准食物(nutritionally complete standard foods) 这类口服营养补充剂主要针对已经存在营养不良或者可能发生营养不良的患者,由于长期营养素缺乏或者有疾病导致的营养素需求增加或营养素吸收不良。主要面对广泛意义上的因为食物摄入不足导致营养不良的患者,而非针对某一类型的特殊患者。

2. 特殊疾病的全营养素标准食物(nutritionally complete foods for specific diseases) 这一类口服营养补充剂主要针对特殊疾病患者设计,例如肾脏病、肝病、胃肠道疾病、呼吸系统疾病以及重症患者等。特殊疾病患者往往需要增加、减少或者消除食物中某一种或者某一类特殊营养素的补充剂。在此类情况下,ONS 除了管理疾病本身以外还要提供机体所需的其他营养素。

3. 非全营养素食物(nutritionally in complete foods) 此类口服营养补充剂无法单独使用成为患者的唯一营养来源,因为不论是从营养素的种类和(或)营养素的含量上均无法满足患者的实际需求。这些食物可以是标准的或为特定的疾病患者准备的,也可以针对那些无法正常获得他们所需要的正常饮食的患者,通过使用方法与一定量的正常食品结合使用或作为能量、营养素的补充摄入。

多国营养学会均在指南中指出,营养不良的肿瘤患者和一些高风险的腹部手术患者,如果术前普通饮食无法满足能量需求,推荐首先通过 ONS 补充营养。大量临床研究结果显示,ONS 对于加速切口愈合、恢复机体组成、增加患者体重、减少术后并发症发生率和再入院率、缩短住院时间、改善生活质量均有积极作用。经口途径是供给营养素最符合生理条件且患者最愿意接受的方式,只要患者吞咽、消化功能相对正常而能顺利实现经口进食时,都应鼓励患者尽早 ONS。

（二）肠内营养

广义的肠内营养（EN）是指采用口服或管饲等途径经胃肠道提供代谢需要的能量及营养物质的营养治疗方式。本文中将口服单独列出（详见 ONS 部分）,EN 特指管饲肠内营养对于存在营养风险或不良,而 ONS 无法实现目标需要量或无法经口进食的患者,优先选择通过管饲进行 EN。多项针对外科（包括创伤、烧伤、头颅外伤、大型择期手术）患者的 Meta分析结果均证实了 EN 相比 PN 的潜在优势。虽然近年来随着血糖管理技术提高、新型脂肪乳剂的问世、精确的营养底物供给及导管感染等风险的管控和处理,EN 和 PN 之间的差异正在逐步缩小,但 EN 在维护肠道屏障功能和免疫功能、简化血糖管理方面仍然具有优势。

管饲喂养应根据肠道耐受性从低速度开始（20~30ml/h）。当患者耐受时逐渐增量,同时应密切监测患者的胃肠功能及管饲耐受性。对良好耐受患者喂养量应该在 72 小时内达到目标需要量,以优化营养支持的疗效。对胃肠道耐受性较差的患者,喂养量应在 7 天内逐渐谨慎地达到目标需要量。剂型方面,对于大多数使用 EN 的患者推荐使用标准聚合配方或高蛋白标准配方。

EN 管饲途径有鼻胃管、鼻十二指肠管、鼻空肠管、胃或空肠造瘘等多种,具体投给途径的选择则取决于疾病情况、喂养时间长短、患者精神状态及胃肠道功能,临床上应根据具体情况进行选择。鼻胃管更符合生理,置管技术简单、方便,早期开始营养支持的绝大多数患者都能耐受。只有当胃喂养难以耐受或患者有高吸入风险时才转换为幽门后置管。小肠内喂养管的放置需要较高的技术,可能导致喂养开始的延误。鼻胃管或鼻肠管留置超过 4 周会发生一系列并发症,包括鼻部糜烂、鼻窦炎、食管溃疡或梗阻等。因此,对于需要长期喂养的患者最好根据需要选择,通过内镜、影像引导或手术行胃造瘘或空肠造瘘置管。经皮内镜胃造瘘术及经皮影像引导下胃造瘘术的出现使患者有了更多的选择。多项研究结果已表明这两种方法较鼻胃管或鼻肠管对外科患者更为安全、有效。胸、腹部手术患者术后早期经鼻肠管和经空肠造瘘喂养的并发症发生率和疗效并无差异。对于胃、食管吻合手术患者推荐将喂养管放置于吻合口远端。对于经肠喂养患者,管饲在肠道内的位置越低,反流误吸风险也越低。多项研究的结果也证实,通过吻合口远端置管（空肠造瘘术）或术中经鼻插至远端（鼻空肠管）的方式对患者进行管饲更能使其在临床结局方面获益。

总之,EN 治疗的有效实施,依靠临床医师和营养医师充分了解各类特殊医学用途的膳食或药品制剂的类别、组成、特性、制备及评价等,并充分利用现代肠内营养支持途径技术,使不能、不足或不愿正常摄食患者的营养状态得以维持并改善。

（三）肠外营养

肠外营养（PN）是指经静脉途径供应患者所需要的营养物质,包括碳水化合物、脂肪、必需和非必需氨基酸、维生素、电解质及微量元素。目的是使患者在无法正常进食的状况下仍可以维持营养状况进而促使体重增加及创伤愈合,可以保证幼儿继续生长发育。PN 又分为完全肠外营养和部分补充肠外营养。

凡是需要进行围手术期营养支持但又不能或不宜接受 EN 均为 PN 的适应证。EN 绝对禁忌证包括消化道机械性梗阻、不受控制的腹膜炎、肠缺血及重度休克。对于这些无法使用 EN 的营养不良患者应进行 PN 支持。尽管近年来许多研究结果显示，以前被认为是 EN 禁忌证的某些情况如非机械性肠梗阻、腹腔开放、早期肠瘘、胃肠道出血、肠壁水肿或使用升压药维持血压稳定的患者，通过适量、谨慎的方法应用 EN 也有提高临床结局的可能。但对营养不良患者或高风险患者虽然能够接受 EN，然而由于疾病等原因 EN 无法提供机体对能量及蛋白质的目标需要量时仍需要补充或联合应用 PN。对于 EN 联合 PN 的患者，随着 EN 耐受性增加 PN 需要量降低，两者间的转换需谨慎进行，以防止过度喂养。通常来说，当 EN 提供的能量和蛋白质 >60% 目标需要量时即可停用 PN。

（四）围手术期营养支持的实施

1. 术前营养支持　围手术期营养支持特别是术前的营养支持是否需要，既取决于患者的营养状况，也与手术时间和手术类型相关。证据表明，营养状况良好的患者可以耐受一般手术创伤，严重营养不良患者、需进行胸、腹部大手术的营养不良患者，是术前营养支持的主要适应证。术前营养支持的时间一般为 10 天左右，时间太短往往难以达到预期效果。具体每个患者所需的时间长短，需视病情与营养支持的效果而定。若患者病情不允许术前等待的时间过长而其营养支持的效果又明显时，7~10 天即可达到目的。病情虽重但允许等待，且营养需长时间才能改善者，则应在进行数周甚至数月的营养支持后再实施手术。

2. 术后营养支持　术后是否应用营养支持需对营养评定参数、手术创伤及应激程度、术后禁食时间等因素进行综合考虑。术后营养支持指征包括：

（1）术前营养支持者，术后应继续营养支持；

（2）严重营养不良而术前未进行营养支持者，术后应进行营养支持；

（3）术后估计超过 1 周以上不能进食者；

（4）术后出现严重并发症者，因代谢需要量增加或禁食时间延长者，需进行营养支持。

术后尽可能早期给予营养支持已成为共识。手术后早期 EN 的重要性不仅仅是提供营养底物，更重要的意义在于降低机体高分解代谢反应和胰岛素抵抗，减少炎性因子释放、促进合成代谢和机体恢复，维护肠黏膜屏障及免疫功能，防止肠道细菌移位。大量临床研究结果显示，术后早期 EN 有助于改善营养状态、促进切口愈合、减少并发症、缩短住院时间。指南推荐，无法自主经口进食的高营养风险患者，应该在术后 24 小时内开始 EN 支持。尽管术后早期 EN 对临床结局的益处已经被证实，但值得注意的是许多范围广泛、操作复杂的手术后早期，患者血流动力学不稳定、内环境紊乱、胃肠道功能严重受损早期 EN 往往难以实施。或者单纯 EN 难以满足机体对能量和蛋白质的需求，而长时间的能量及蛋白质负平衡将会增加并发症发生率和病死率，此时联合应用 PN 可改善临床结局。

二、肠外肠内营养支持并发症的防治

（一）EN 并发症及防治

EN 并发症包括：消化道并发症、机械性并发症、导管性并发症和代谢性并发症。

1. 消化道并发症　腹泻是 EN 最为常见的并发症，在一些特定的患者中发生率可高达 60%。腹泻的发生往往与 EN 使用不当有关（如温度过低、输注速度过快、乳糖不耐受、麦胶性肠病等），可以通过合理应用及更换适宜的制剂（如含纤维素的制剂）避免或降低发生率。

有时一些其他因素也会导致腹泻,如抗生素相关性腹泻、感染性腹泻、脂肪吸收不良等。其次,代谢性并发症还包括恶心、呕吐和便秘等情况。营养液输注速度过快过量,营养液的高渗透压导致胃肠道不能耐受,营养液中脂肪比例过高,营养液的气味难闻等是引发恶心、呕吐的常见诱因。胃排空障碍是恶心、呕吐的最主要原因。输入营养液时应注意浓度、速度、温度和液体量的控制,营养液预热至 37℃左右可减轻对胃肠道的刺激。操作时遵循从慢到快,由少到多,先增加量再提高浓度的原则,可减缓营养液输注速度,适量应用促胃动力药物等。

2. 机械性并发症　误吸发生率为 1%~4%,因呕吐导致的误吸常发生于虚弱或昏迷的患者。呕吐或咳嗽后易发生食管反流导致吸入性肺炎,严重的可危及生命。为了减少误吸的风险,可将患者床头抬高 30°~45°并在喂养结束后保持 30 分钟。胃潴留患者易发生胃食管反流使误吸风险增高,目前指南不推荐常规监测胃残留量,并明确提出不把胃残留量作为决定是否停止 EN 的标准。

3. 导管性并发症　导管移位和导管堵塞是导管性常见并发症。前者主要因操作不当及患者自身原因造成,后者主要因导管使用过程造成。导管堵塞多是由于喂养前后没有冲管,加入某些不溶性药物,随意将食物通过喂养管给予等原因造成。如发生堵塞可尝试用碳酸氢钠通管。建议选择合适管径的喂养管结合营养泵持续匀速输注,同时加强对置管者的护理与观察。

4. 代谢性并发症　EN 所引起的代谢性并发症较 PN 低。但常见类型与肠外营养相似,包括水电解质紊乱、血糖紊乱、再喂养综合征等。

（二）PN 相关并发症及防治

PN 支持应用不当或监测不及时,可能会引起再喂养综合征、高血糖、低血糖、肝脏损害及胆汁淤积、代谢性酸中毒、感染性并发症等一系列较严重的后果。

1. 置管并发症　大部分是留置中心静脉导管过程中导致的各种并发症。有少数是长期应用导管护理不当或拔管操作所致,如气胸、血胸、动脉损伤、空气栓塞、心律不齐等。此多与操作技术相关,建议由专科人员进行置管操作。

2. 输注路径相关并发症　包括感染、血栓性静脉炎、导管断裂和闭塞等。感染性并发症主要指中心静脉导管相关感染,是 PN 最常见最严重的并发症,其包括导管的局部感染或全身相关血流感染。局部感染是发生在导管局部皮肤或周围组织的感染,腔隙感染及隧道感染;全身感染是指导管所致菌血症或败血症。临床上局部感染常表现为局部皮肤红、肿、化脓等症状,部分患者可有发热或低体温。导管感染引起菌血症或败血症患者常可出现寒战、高热、呼吸急促、低血压,严重者可出现意识模糊。实验室检查见白细胞及中性粒细胞增高。如果临床上表现为菌血症但无明显感染部位时应怀疑导管相关感染存在,此时应进一步作有关检测以明确诊断,必要时应及时拔出导管。严格的无菌操作及认真的护理可有效地减少导管感染发生率。

3. 代谢性并发症　可分为急性并发症和慢性并发症。

（1）急性并发症:水、电解质紊乱（K,Na,Cl,Ca,P 等）、高血糖、低血糖、高脂血症和脂肪超载综合征、肾前性氮质血症等。输注 PN 的患者应严格监测出入量及血清电解质和血糖水平。静脉输入脂肪乳剂的患者应监测其脂肪廓清情况,通常采用浊度目测法必要时可查血甘油三酯水平。此外 PN 时由于大量葡萄糖的输入,机体不能及时利用使血糖水平骤增易发生高血糖及高渗性并发症,患者可出现脱水、多尿、嗜睡或昏迷。高渗性昏迷一旦发生,应立即停止葡萄糖的输入用低渗盐水(0.45%)以 950ml/h 速度输入以降低血渗透压。同时,胰岛素以 10~20U/h 经静脉滴入,促使血糖进入细胞内,从而降低血糖浓度。

再喂养综合征:指机体经过长期饥饿或严重营养不良,重新摄入营养物质后出现的代谢、生理改变,主要表现为以低磷血症为特征的电解质代谢紊乱及由此产生的一系列多器官系统受损症状,如心律失常,呼吸肌无力,麻痹、手足抽搐、神经错乱、肝功能不全、腹泻、便秘、肾病、血红蛋白尿等多系统受损表现。最好的处理办法是预防。首先,注意识别高危患者在营养支持前先纠正电解质紊乱,经验性补充磷、钾、镁,必要时延迟营养治疗 12~24 小时,预防性补维生素 B 及复合维生素,密切监测血电解质、出入量及心电图变化,尤其在营养支持开始的第 1 周内热量逐步增加,糖脂双能供给,可以适当提高脂肪供能比例。

(2)慢性并发症:机制复杂处理起来也更困难,因此重在预防,如胆汁淤积和肝功能损害、肠屏障功能损害及肠源性感染、代谢性骨病等。

1)胆汁淤积与肝损伤:是 PN 实施中常见的并发症,其原因与长期过高的能量供给、葡萄糖、脂肪与氮量的提供不合理、胆汁淤积及某些营养制剂中的某些成分有关。过多的热量无论是以糖或脂肪供能的超量输入,特别是过量葡萄糖进入体内后不能被完全利用,而转化为脂肪沉积于肝内引起脂肪肝,尤其是对那些原有肝病基础或伴有疾病,如败血症、中或重度营养不良,短肠或极短肠及肠道已有损伤(化疗或放疗)患者中更易产生。早期这种肝损害往往是可逆的,停用 PN 或减少用量后肝功能大都可恢复正常。但是长期使用 PN 的患者或不适当应用,可造成严重的肝损害。除脂肪肝外肝内毛细胆管胆汁淤积、门静脉炎等均可发生,其进展可形成门脉系统的纤维化导致肝功能不全重者可引起肝衰竭及死亡。另外,长期全 PN 使肠道处于休息状态,肠道激素的分泌受抑制容易胆汁淤积形成胆石。因此建议全 PN 患者应每周监测肝肾功能,定期行肝、胆囊超声检查。

2)肠屏障功能受损:长期全 PN 支持可破坏肠道黏膜的正常结构和功能,导致肠黏膜上皮绒萎缩、变稀、皱褶变平、肠壁变薄,从而使肠道屏障结构受到影响功能减退,导致肠道细菌移位而引起肠源性感染。防治的关键是早期启动 EN。

3)代谢性骨病:多见于长期应用 PN 治疗的儿童患者其容易发生佝偻病,原因是 PN 溶液中所含的钙、磷量极少远不能满足生长发育的需要。因此临床上除注意钙、磷的补充外还应适量补充维生素 D 以防止代谢性骨病的发生。

（孙文彦 葛瑞彬）

第十一章 肿瘤治疗中的职业危害及防护

学习目标

完成本章内容学习后,学生将能:
1. 复述肿瘤治疗的职业危害,化疗药物对人体危害的途径。
2. 列出化疗药物污染环境相关危险因素及环节。
3. 描述化疗职业防护的重要措施;电离辐射的防护原则;放射源的管理。
4. 应用化疗职业防护措施,规范操作流程。

第一节 化学治疗的职业危害及防护

一、肿瘤化疗治疗的职业危害

化疗能够消灭、抑制肿瘤生长、延长肿瘤患者生命,是抗肿瘤治疗的重要手段。但是,化疗药物在抑制、杀伤肿瘤细胞同时,对正常组织细胞也存在不同程度的危害,不仅提升肿瘤患者在接受治疗过程中继发第二肿瘤的风险,还会对医护人员的健康产生影响,接触化疗药物的时间越长,产生毒性作用也越高,许多发达国家通过环境监测和生物监测手段对化疗药物调配环境及工作人员职业暴露危险进行评估,结果显示不管是准备调配区还是化疗药物使用区域均存在很大程度的污染。而长期接触危害药品的护士或药师也被检测到了某些生物学效应指标的改变,导致职业的危害。毒性包括近期毒性和远期毒性。

(一)近期毒性

1. 黏膜刺激性症状如咳嗽、眼睛不适;恶心、腹泻;舌炎、口腔炎等。在没有通风的区域,工作人员在配制和给予抗肿瘤药物后发生头晕、头痛、过敏性反应。

2. 致疱作用 直接接触化疗药物,导致不同程度的局部组织坏死,引起蜂窝织炎及刺激皮肤黏膜,尤其是眼睛。

3. 骨髓抑制 化疗药物对人体最严重的毒副反应是骨髓抑制。骨髓细胞是人体生长最活跃的细胞种类之一,常对化疗药物敏感,表现为白细胞、红细胞、血小板下降。有一组数据显示,职业接触抗肿瘤药物的护士出现外周白细胞下降者占42%,外周血小板下降者占33%。同时血中粒细胞和单核细胞的凋亡率明显高于无抗肿瘤药物接触史者。

(二)远期毒性

1. 遗传毒性 ①一些研究者考察了工作时间暴露于细胞毒药物与染色体畸变的关系。

研究检查了各种损害标志物:姊妹染色单体互换(SCE)、结构畸变(如缝隙、裂断、异位)及外周血淋巴细胞的微核。有研究者发现一个或多个损害标志物增加,突变频率也增加;②Anneke、Richard 等人对配制化疗药物的医务人员进行的一项调查结果也表明,他们的健康可能受到一些职业性的损害,这些人员尿液中导致突变物增多,淋巴细胞中姊妹染色体变换频率加剧,以及染色体断裂等现象,这些情况比非直接接触的情况下要多;③接触时间长短也对染色体有明显损害作用。在一项对护士的细胞遗传研究中,发现接触化疗药物平均累积时间达 1078 小时的一组护士,有轻微的染色体畸变;而平均达到 2150 小时的护士缺口染色体和姊妹染色半体的交换频率增高。

2. 生殖影响　职业暴露于化疗药物对生殖的影响已得到了充分证实。国内外流行病学调查资料表明,护士孕前和孕期接触化疗药物,对胚胎和胎儿的生长发育会产生不良影响,可导致孕期流产或胎儿先天畸形,另外可导致妇女月经不调、女性不孕等。Hamminki 等人发现,当研究组的对象是外科或综合医院病房护士时,自发流产和正常妊娠护士的暴露程度并无差异。当考察抗肿瘤药物暴露与先天畸形的关系时,结果发现每周暴露一次以上者的风险比为 4.7。Selevan 等研究发现,抗肿瘤药物暴露与自发流产存在关系,风险比为 2.3。这几项考察表明不良生殖后果与工作场所中化疗药物污染有关。

3. 致癌作用　抗肿瘤药物本身大多也是致癌物质,并可抑制人体免疫功能。经常接触化疗药物若干年就有可能发生白血病、恶性淋巴瘤等恶性肿瘤。McDiarmid MA 等的研究结果显示,暴露于化疗药物的工作人员会出现 5 号和 7 号染色体的异常,是癌症发生发展的前驱。

二、化疗药物污染的危险环节

(一)药物储存、配制过程

1. 药品过期、药瓶破裂污染环境。
2. 无抗肿瘤药物集中配制中心及生物安全柜等设备。
3. 用注射器转移药物时导致药物溢出,从药瓶中拔针时导致药物飞溅。
4. 打开安瓿时,药物粉末、药液、玻璃碎片向外飞溅。
5. 针筒排气时药液外溢,针筒中药物过多。
6. 溶解瓶中的药物时未减压,拔针时造成部分药物喷出。

(二)运输、使用过程

1. 运输过程中注射器针帽脱落、输液袋破损造成药液外溢。
2. 未使用密封箱运输,药袋破损后药液外漏,污染工作环境。
3. 输液排气时药液外溢。
4. 更换输液时,拔输液管针头发生药液外漏。
5. 液体滴空,再次排气时药液外溢。
6. 废弃物处理过程中可能发生化疗药物接触的情况。
7. 药物污染的材料,如药瓶,安瓿、静脉输液管、输液瓶、输液袋等暴露放置。
8. 处置吸收或沾染了化疗药物的患者被服或其他织物,如毛衣、床单、被褥、桌布、抹布等。
9. 处理患者体液、呕吐物或排泄物,如血液、尿液、粪便、呕吐物、腹腔积液、胸腔积液、汗液等。

10. 清除溅出或溢出的化疗药物。

三、化疗药物职业危害途径

（一）经呼吸道途径

化疗药物散发到空气中形成肉眼看不见的气雾和小液滴,通过呼吸道进入人体,危害健康。在配制、使用和废弃药物处理过程中,都可能发生药物的扩散。

1. 配制溶解药物粉剂时,药瓶内药液过多,压力过大,造成药物喷溅,弥散在空气中。

2. 注射器在排气时,药物同样会形成肉眼看不见的气雾或小液滴散发在空气中。

3. 操作后的空安瓿、注射器、输液管、化疗泵等会有残留药液挥发在空气中,形成气雾或气溶胶。

4. 化疗药物污染环境,未规范清洁,造成药物挥发。

（二）经皮肤或黏膜途径

1. 护士在操作过程中药液不慎溅到皮肤或眼睛,经皮肤吸收对身体损害。

2. 配制化疗药物过程中注射器或碎安瓿损伤皮肤。

3. 被化疗患者体液、呕吐物、排泄物污染。

（三）经消化道途径

1. 在化疗药物污染的空气中进食。

2. 接触化疗药或未彻底清洁手,污染食物。

3. 在配制化疗药物或执行化疗药物时吃东西,使用被污染的食物容器。

四、职业安全措施

（一）化疗防护原则

一是医院工作人员尽量减少不必要与化疗药物的接触;二是尽量减少化疗药物对环境的污染。

（二）职业安全防护管理五要素

根据化疗防护原则,从人、机、料、法、环五要素进行管理,提高职业安全防范意识,按规程操作,减少化疗药物对医院工作人员的危害。

1. 法　指制度。2011 年 3 月 1 日,我国原卫生部印发并规定实施的《医疗机构药物管理暂行规定》中明确提出:医疗机构要根据临床需要建立细胞毒性药物静脉液体配制中心,实行集中配制和供应。2014 年 5 月 1 日实施的《静脉治疗护理技术操作规范》也提出,配制抗肿瘤药物的区域应为相对独立的空间,宜在 II 级或 III 级垂直层流生物安全柜内进行。医院建立防护规章制定,如肿瘤科工作人员准入制度,工作人员职业防护培训制定,化疗药物配制、转运、交接、使用制度,化疗药物相关医疗废物处理制度,化疗药物外溢处理制度,工作人员保健制度等。

2. 人　指医院工作人员。执行化疗的医务人员必须经过专业培训,包括入职培训及继续教育培训。培训内容主要包括:化疗药物的种类、作用机制、危害、危害途径等相关知识;化疗药物配制及使用相关护理操作规范;职业防护意识及能力的培养,包括抗肿瘤药物配制中的个人防护、对抗肿瘤药物配制过程中产生污物的处理规范,正确使用防护用具,掌握安全配药柜操作规程及维护方法等;医院感染管理和医疗废物管理的相关知识。定期评估工作人员职业防护知识、行为,发现问题,及时整改,从而提高专业人员对化疗药物潜在危险的认识,制定合理的防护措施,使专业人员全面掌握并执行化疗安全防护操作规范。对经常接触化疗药物的医护工作者应建立健康档案,包括:建立个人健康档案;定期进行体检,每年至少一次,包括肝肾功能、胸透、血常规、心电图等指标的监测。白细胞计数低于 3.5×10^9/L 的人员应安排暂时调离接触化疗药物的岗位;部门内部进行人员调整,使其危害降到最低限度;合理安排休假,设特殊职业休假制度。

3. 机　指医院防护设备。保证临床在使用化疗药物过程中达到安全防护,必须将化疗药物处理中心化。医院设置静脉输液中心(PIVA),有生物安全柜设备及百级层流环境,建立处置间、缓冲间、操作间。PIVAS 的空气洁净度利用层流净化技术控制,摆药区空气洁净度 30 万级、配制缓冲间空气洁净度 10 万级、配制区空气洁净度万级,局部层流台和生物安全柜空气洁净度达百级。如果没有集中配制中心,科室内完成配液工作时,一定要选择病房僻静处备药,不能有流动气流,需要安装通风设备,操作者背对气流方向,排气筒必须高过医院的建筑。

4. 料　医疗器具、防护工具。使用软包装输液袋,一次性自动排气输液器,聚氯乙烯手套、乳胶手套、防护鞋、护目镜、一次性防渗透防护服、一次性口罩、密封袋、化疗药物溢出处理箱、选用单药多种剂量的水剂。

5. 环　执行化疗环节。

(1)备药:

1)保存防护化疗药物要注意与其他药品严格分开放置,为了防止药瓶碰撞破裂,化疗药应置放专用的防漏小盒内,设专用的化疗药柜及冰箱,保管储存药品时做好警示(黄色)标志。

2)配制人员在缓冲区脱去工作服、更换鞋子,进入第一更衣室洗手、消毒、风干,再进入第二更衣室再次更换鞋子、穿连体无菌服、戴口罩和无菌手套,手套用 75% 乙醇溶液湿润后进入配制间,操作中手套破损应立即更换。

3)准备好配制室环境,紫外线消毒操作台,确保生物安全柜在有效运行中,铺一次性防护垫,减少药液污染,一旦污染或操作完毕,应及时更换。每天都用消毒液彻底清洗生物安全柜的内表面,定期检测高效过滤器,每月用采点法对生物安全柜内和配制间的空气进行细菌培养,检测细菌及微粒并存档。送药箱、送药车车身每日送药后用含氯制剂擦拭后方可放回配制中心。

4)割据安瓿前应轻弹其颈部,使附着的药粉降至瓶底。打开安瓿时垫以方纱,以防划破手套。

5)瓶装药物稀释及抽取药液时,应插入双针头,以排除瓶内压力防止针栓脱出造成的污染。

6)抽取药液用一次性注射器,并应注意抽出药液以不超过注射器容器 3/4 为宜。抽取药液后放置于垫有聚氯乙烯薄膜的无菌盘内备用。每次用后按污物处理。

7)在完成全部药物配制后,需用 75% 乙醇或含氯消毒剂擦拭操作柜内和操作台表面。

8)配药后所用一切污染物应放置于污染专用垃圾袋集中封闭处理。药瓶及注射器放在密封袋内,按医疗垃圾处理。

9）操作完毕后脱手套用洗手液及流动水彻底洗手,脱去防护服,沐浴,漱口。

（2）给药：

1）给药护士做好个人防护,戴口罩及双层手套。

2）静脉给药时,采用密闭式静脉输液,用软包装输液袋,自动排气输液管。

3）静脉输液时,用生理盐水排管,更换输液时,将输液袋口朝上,防止拔针时药液外漏。

4）化疗结束后的化疗泵,仍然会渗漏化疗药物,丢弃前要装入密封袋或用专用导管帽套住,防止渗漏。

5）操作过程中如不慎药液溅到皮肤上或眼睛内,立即用大量清水或生理盐水反复冲洗,必要时按化疗药液外漏处理,再到相应专科处理。

6）发放口服化疗药物时勿徒手拿药。

7）局部用药如腔隙注药,保持健侧卧位,腰椎穿刺注药后,局部方纱无菌薄膜压迫穿刺口,防化疗药液渗漏。

8）工作人员避免在执行化疗药物过程中进食,增加化疗药物危害风险。

9）工作人员下班后,进行洗漱后才离开单位。

总之,加强对接触化疗药物工作人员的工作科学规范管理,加强工作人员的自我防护知识教育,进行专业培训,实行常规性防护知识考核,制定接触化疗药物的操作规程、安全防护措施;加强公共卫生监督、完善监测系统及防护措施,将化疗药物职业伤害降到最低。

（范育英）

第二节　放射治疗的职业危害及防护

一、放射治疗的辐射源及设备

（一）放射治疗使用的源

1. 放射性核素放出的 α、β、γ 射线。

2. X 线治疗机和加速器产生的不同能量 X 射线。

3. 各类加速器产生的电子束、质子束、负 π 介子束,以及其他重粒子束等。

（二）放射治疗的主要方式

放射治疗主要分为以下三种方式：

1. 远距离照射（体外）　源位于人体外,集中照射人体某一部位。

2. 近距离照射（体内）　将放射密封源直接置于患者被治疗的组织内或者人体的天然腔内（如口腔、鼻咽、食管、子宫颈等）进行照射,又称为组织间放疗、腔内放疗。

3. 放射性核素内照射治疗　利用人体某种器官对某种放射性核素的选择性吸收,将该种放射性核素通过口服或静脉注入人体进行治疗,如 ^{131}I 治疗甲状腺癌,^{32}P 治疗癌性胸腔积液等。

（三）放射治疗的主要设备及建设要求

放射治疗的主要设备与辐射源见表11-2-1。

表 11-2-1　放射治疗的主要设备与辐射源

放射治疗类型	放疗设备名称	辐射源		
		核素	射线	能量（MeV）
远距离治疗	X射线机			
	^{60}Co治疗机	^{60}Co	γ	平均1.25
	γ刀	^{60}Co	γ	平均1.25
	医用电子加速器		X	4~25
	X刀		电子束	4~25
近距离治疗	后装机	^{192}Ir	γ	平均0.36
		^{137}Cs	γ	0.662
		^{60}Co	γ	平均1.25

1. 医用治疗X射线机　医用治疗X射线机与医用诊断X射线机的防护原理、原则和方法基本相同。X线辐照装置（特指本身不具备放射性、仅在某一特定条件下才能产生射线的装置，放疗科该类装置有电子直线加速器、模拟定位机和深部X线机等）的放射卫生防护，应分别执行GB 9706.5《能量为1~50Mev医用电子加速器专用安全要求》和GBZ 126—2011《医用电子加速器放射卫生防护标准》以及有关X线机的放射卫生防护标准。

2. 医用电子加速器　电子加速器是利用微波电场对电子进行加速，使其获得兆伏级能量的装置。医用加速器开机运行时，机房内主要有以下几种辐射：主射线辐射、漏射线辐射、散射线辐射、中子辐射、感生放射性物质，同时会产生一定有害气体［如臭氧（O_3）、氮氧化物、氡、六氟化硫等］。因此，加速器治疗室尺寸、迷路，治疗室的墙体、防护门X射线和中子屏蔽厚度等都要进行科学的设计和计算。对于感生放射性物质，应待其衰变至可接受水平时，才在活化物体周围活动。同时要保证治疗室的通风量足够，使有害气体的累积不会达到危害人的程度。

国家对医用电子加速器的运行辐射安全、源的辐射安全、应急自动终止照射和防止超剂量照射等方面均有具体要求。医用电子加速器设备安装后，需请求省级具有资质的防护监测机构进行验收，确保加速器的各项指标满足国家标准GB 9706.5《能量为1~50MeV医用电子加速器专用安全要求》、GBZ 126—2011《医用电子加速器卫生防护标准》和GBZ/T~201《放射治疗机房的辐射屏蔽规范第2部分：电子直线加速器放射治疗机房》等。

3. 钴-60治疗机　钴-60治疗机的辐射源是放射性核素^{60}Co，其半衰期是5.27年，是常用的γ射线体外束远距离放疗设备。国家标准GBZ/T 161—2004《医用γ射线束远距治疗防护与安全标准》对钴-60治疗机设备本身及技术指标等做了详细要求。

4. γ刀　γ刀是γ射线立体定向治疗系统的简称，其放射源为^{60}Co密封源。其治疗室尺寸、迷路，治疗室的墙体、防护门厚度等都应科学合理的设计。

5. 后装治疗　后装治疗是近距离放射治疗的主要方法之一。后装技术是指用手动或遥控的传动方式将一个或多个密封放射源从储源器传送到预先定好位置的施源器后,进行腔内治疗的技术。用于后装技术的治疗装置即后装治疗机。目前常用的后装辐射源包括:^{137}Cs、^{60}Co、^{192}Ir、^{125}I。

二、放射治疗的职业危害

射线与物质发生反应的实质是使原子发生不同程度的电离或激发,或是与原子核发生核反应。前者能引起化学反应或生物学效应,后者使一种物质变成另一种物质。辐射破坏活细胞的正常生理功能,由此引发生物体的辐射损伤。

（一）电离辐射的生物效应

放疗射线作用于组织后,组织内细胞群会发生一系列物理、化学和生物反应,造成一系列后果,最终表现为生物损伤。包括早期效应和迟发效应;躯体效应和遗传效应;确定效应和随机效应及电离辐射的旁效应。

（二）电离辐射对机体组织的损伤

机体不同组织放疗敏感性不同。依据 B-T(Bergonie Tribondeau)法则,人体组织的放射敏感性与其细胞分裂能力成正比,与分化程度成反比。

1. 造血系统的电离辐射损伤　血液系统的辐射损伤主要是造血细胞增殖能力的抑制或丧失,使血细胞的来源减少,引起外周血细胞数量的下降。较大剂量的照射则能引起血细胞寿命的缩短。因此,造血组织的辐射损伤可以通过外周血细胞的变化来反应,易于观测。其中,白细胞及淋巴细胞绝对数最敏感,是早期检测指标。

2. 消化系统的电离辐射损伤　消化道黏膜(尤其是小肠绒毛上皮细胞)是更新快,增殖活跃的组织,对射线的敏感性很高。受射线照射后,上皮细胞的分裂会很快受到抑制,肠淋巴组织被破坏。由于消化道内食物残渣的刺激,易于继发感染。

消化系统受照射后,早期即可出现恶心、呕吐、食欲缺乏,继而出现腹泻、血便等症状。

3. 皮肤的电离辐射损伤　皮肤是辐射敏感性较高的组织之一。皮肤的电离辐射损伤包括急性放射性皮肤损伤和慢性放射性皮肤损伤。急性放射性皮肤损伤,指身体局部收到一次或短时间(数日)内多次大剂量(X、γ 及 β 射线等)外照射所引起的急性放射性皮炎及放射性皮肤溃疡。慢性放射性皮肤损伤,指由急性放射性皮肤损伤迁延而来或由小剂量射线长期照射(职业性或医源性)后引起的慢性放射性皮炎及慢性放射性皮肤溃疡。

皮肤受到照射后,常见的症状包括毛发脱落、指甲发育不良、局部红斑和溃疡等。国家标准 GBZ 106—2016《职业性放射性皮肤损伤诊断》对其有详细说明。

4. 中枢神经系统的电离辐射损伤　中枢神经系统一旦发生损伤,往往是不可逆的。1Gy 的照射就可出现脑电图的异常。10Gy 以上的照射可引起脑组织水肿、出血,严重者发生神经细胞坏死等形态学改变。50Gy 以上的一次大剂量照射,可引起受照射者全身痉挛乃至死亡。

5. 生殖系统的辐射损伤　放射线会抑制男性精原干细胞和精原细胞的分裂,从而影响男性的生育功能。女性的所有卵原细胞在胚胎时期就已经发育到卵母细胞的阶段,所以与男性相比,女性性腺的放射敏感性较低。

三、放射治疗的职业防护

（一）电离辐射的防护原则

电离辐射的防护原则是防止有害的非随机效应,限制随机效应的发生率,使之达到可以接受的水平。

国家 GB 18871—2002《电离辐射防护与辐射源安全基本标准》对电离辐射防护的要求是:①实践的正当性:考虑了社会、经济和其他有关因素之后,其对受照射个人或社会所带来的利益足以弥补其可能引起的辐射危害时,该实践才是正当的;②剂量限制和潜在照射危险限制:由来自各项获准实践的综合照射所致的个人总有效剂量和有关器官或组织的总当量剂量不超过规定的相应剂量限值(规定的特殊情况除外);③防护与安全最优化:受照剂量的大小、受照射的人数、受照射的可能性均保持在可合理达到的尽量低水平。

（二）外照射的防护措施

外照射是指电离辐射源发出的射线从体外对人体的照射。外照射的防护措施包括:①时间防护:尽可能减少在辐射场的停留时间,应采取轮换或快去快回的办法;②距离防护:辐射剂量率与辐射源的距离平方成反比。因此尽可能远离辐射源,这样能减少辐射;③屏蔽防护:在人体与放射源之间设置屏蔽,使射线逐步衰减和被吸收。屏蔽防护是一种安全而有效的措施,根据不同的情况,应采用不同的材料对射线进行有效的阻隔。

（三）内照射的防护措施

内照射是指进入人体的放射性核素作为辐射源发出的射线从体内对人体产生的照射。内照射的防护关键是预防。内照射的防护措施包括:

环境控制:①隔离污染源,尽量减少污染物的扩散;②保持工作场所的通风,降低放射性污染的浓度;③保持工作环境、工作台面的清洁;④做好经常性的环境监测,及时处理污染物。

个人防护:①进入工作场所,应该佩戴防护用品、用具;②离开工作场所,应更衣、洗手、淋浴;③禁止在工作场所吸烟、饮水、存放食品;④保护好伤口;⑤保持个人良好的卫生习惯。

（四）放射治疗的防护原则

放射治疗应遵循医疗照射的防护原则。

1. 放射治疗正当化　放射治疗是应用电离辐射治疗疾病的一种医疗手段。接受放射治疗的患者,面临双重危险:①未能控制原发疾病而危及生命;②正常组织受照射的危害。因此,放疗医生应根据患者的病情选择最适合的治疗方式。

2. 放射治疗最优化　放射治疗的策略是既要使局部控制肿瘤的机会增加到最大,又要使用适宜的辐射剂量和治疗计划,使正常组织并发症的发生率和程度降低到可接受水平。

3. 对 4 种照射均需防范　在放射治疗过程中,职业照射、医疗照射、公共照射和潜在照射均可能存在或发生。为确保安全,对这四种照射均需要进行防范。

（五）源的管理

国家标准 GB 18871—2002 的标题为《电离辐射防护与辐射源安全基本标准》,可见辐射源的安全管理与电离辐射的防护同样重要。许可证持有者应对其所负责源的运行操作的安全负全部责任。许可证持有者应通过与源的供方、设计者和建(制)造者以合同等法律上有效的方式,保证源符合有关防护与安全要求及相应质量标准,并经过检查,确认其符合相应技术规格要求。

放射源的更换必须由合格的专业技术人员,在放射防护人员的监督下进行。换源后,必须对防护情况、参考点空气比释动能率等进行全面检测后方可投入使用。退役放射源必须妥善包装,请主管部门检测并出具报告后,退还给供源单位或送到指定的放射性废物存放点。

（六）医学放射工作人员的管理

1. 加强防护教育　放疗科应按合理的比例配备医师、物理师、剂量师、技师和维修工程师,人员上岗前必须经过专门的辐射防护培训及考核,并取得放射工作人员证。同时,还要按规定通过国家组织的全国医用加速器（Co 一印治疗机）上岗考试。国家颁布了GBZ/T 149—2015《医学放射工作人员放射防护培训规范》（2015 年 6 月 1 日实施）,对医学放射工作人的培训和考核做了具体要求。在实际工作中应确保物理剂量人员在放射治疗与防护安全管理工作中的权威性。

2. 进行个人剂量检测　应对每一位放疗工作人员的职业照射水平进行监控,使之不超过以下限值:

（1）由审管部门决定的连续 5 年的年平均有效剂量（但不可作任何追溯性平均）,20mSv;

（2）任何一年中的有效剂量,50mSv;

（3）眼晶体的年当剂量,150mSv;

（4）四肢（手和足）或皮肤的年当剂量,500mSv。

接受外照射的辐射工作人员,一般在胸前佩戴个人剂量计,监测周期一般为两个月或一个季度,并将结果记入个人剂量档案。热释光剂量片以其佩戴方便、价格低廉和可重复使用等优点,可作为个人剂量计首选。对于非密封源工作场所内的工作人员,要进行内照射个人剂量检测。某三甲医院连续对医生、护士及技师连续四年的个人剂量监测发现,医务人员的人均年剂量小于 5mSv,明显的低于国家标准限值,其中介入放射的医务人员剂量最高。

3. 加强健康监护　放射工作人员应注意营养和休息,提高自身免疫力,定期休假,远离放射源。应建立个人职业健康档案,每 1~2 年进行 1 次职业体检,将结果记入档案。妊娠和哺乳期的妇女应尽量远离辐射源。

4. 应用个人防护用品　个人防护用品是辐射防护的一种重要手段。应根据实际情况配备各类个人防护用品（防护围裙、防护手套和防护面罩等）,并应有适当的备份。所有的防护用品都应该妥善保管,定期检查防护性能。

（七）患者及其陪护人员的管理

管理应包括对在辐照过程中可能出现的突发现象的应急处理及对治疗或治疗后可能出现的正常组织放射损伤的防治。所有放疗装置如出现故障或有性能指标达不到有关规定时,必须停机,待问题解决并经物理工程人员许可后,方可开机治疗患者。对陪护人员的放射防护主要是避免因陪伴患者而接受不必要的辐射,以最大限度地保护患者及其陪护人员。

（八）放射性废物的管理

在可行的条件下,应使废物的生产最小化;排放不得超过批准限值,包括总量和浓度;应有流量和浓度监控设备,排放是受控的;废液排放应是槽式排放;不得将放射性废液直接排入普通下水管道。

知识拓展

生物安全柜的管理

1. 类型　生物安全柜可分为三种类型。一级生物安全柜本身没有风机，不能保护操作人员及医院环境，所以不用。二级生物安全柜具有保护操作人员及医院环境的作用，适用于具挥发性或毒性、放射性物质。医院使用较多的是二级 B2 型生物安全柜。三级生物安全柜适用于高风险的生物试验，安全防护等级最高。

2. 管理　生物安全柜的后侧及两侧尽量留下 30cm 的空间，柜子上至少留有30~35cm 的高度，以便于维护。操作完成以后应将安全柜内的物品全部撤离，并用 75%乙醇对柜内的表面和工作台、侧面、背面及玻璃的里面进行全面擦拭消毒。应定期检测高效过滤器，每月对生物安全柜内和配制间的空气进行细菌培养，检测细菌及微粒并存档，确保配制环境安全。

（范育英）

第三节　肿瘤科护士的职业压力及应对

学习目标

完成本节内容学习后，学生将能：
1. 复述职业压力的概念。
2. 列出肿瘤科护士职业压力的来源及分类。
3. 描述肿瘤科护士应对职业压力的方法。
4. 应用相应方法对自身承受的职业压力进行正确应对。

　　面对纷繁复杂、竞争激烈的现代社会，经历各种各样的压力，每个人也会采取不同的应对方式。如何很好地适应工作中的各种压力是每一个护士需要思考的问题。学习有关职业压力的理论知识，可以使肿瘤科护士进一步认识职业压力并积极应对生活、学习、工作中的压力，能够全面评估自身压力，采取恰当的措施减轻压力，提高身心适应能力并促进身心健康。

一、肿瘤科护士职业压力概述

（一）职业压力的概念

　　压力（stress）是个体对作用于自身的内外环境刺激做出认知评价后引起的一系列非特异性生理及心理紧张性反应状态的过程。压力是一个包括刺激、认知评价及反应的动态过程，并应将三者作为一个整体来看待。职业压力（job stress）就是指当个人的能力与需求不能与工作环境相匹配时所引起从业人员的身心压力状态。

虽然人人都有产生工作压力的可能性,但从事医疗卫生行业的人更为明显。护理是医疗卫生行业中压力最大的职业之一。护理工作是一种需要体力及脑力相结合的双重劳动。肿瘤科护理工作的性质决定了肿瘤科护士必须经常面对肿瘤患者、家属、医生、其他医务工作者等,多数学者指出,肿瘤科护士处于中等压力水平。

（二）肿瘤科护士的职业压力源

压力源（stressor）又称应激源,指任何能使个体产生压力内外环境中的刺激。换句话说,任何机体内外环境中的刺激,只要能引发干扰内稳态的就是压力源,包括任何与机体原有的生理及心理状态相异的因素。

肿瘤科护士的职业压力源多种多样,是由护理工作的性质及特点决定的。报道最多的主要有护理专业及工作方面的问题、工作量及时间分配问题、环境及资源方面的问题、患者护理方面的问题、管理及人际关系方面的问题等。一般认为,肿瘤科护士特有的压力源可分为个人、人际与环境三方面因素。

1. 个人因素

（1）个性因素及自我概念:个人性格特征影响个体对压力的反应及处理方式,影响个体自己及他人对自我的评价,个人如对自己产生负向的自我对话如"大家不喜欢我""我没有能力处理肿瘤患者的问题""别人比我好"等将对自尊及自信造成重大的影响。

（2）个人需求:例如努力想获得肿瘤患者的认可与赞赏,以及追求自主性与控制感的需求。一旦个人这些需求无法满足,或觉得无力感时,将容易产生失望、遗憾及自我责备的情绪。

（3）个人动机:动机或驱力诱发个人的行为表现,会受到自我及他人的期望影响。若动机或驱力不足,个人对所处情景的评价及压力反应会受到影响。

2. 人际因素

（1）助人关系的建立:其压力表现在以下四个层面:

1）以问题为中心的助人关系:一旦问题解决,大多数的助人关系也宣告结束,随着肿瘤患者的离开,尤其当患者未能取得好的效果去世时,护士容易产生负向感受,如失落感。

2）缺乏正向反馈:相比较之下,负向反馈来得更容易、更直接,所以缺乏正向反馈是一种压力源。肿瘤科护士希望自己对患者的悉心照料能够得到患者及家属的认可,但当病情恶化时,患者及家属常不能认可肿瘤科医生护士的付出。

3）肿瘤患者情绪压力的影响:当患者情绪问题大到个人无法协助时,会产生罪恶与难以负荷的沉重感,肿瘤科护士可能出现冷漠或远离患者的行为,以调适自我内心深处的焦虑。

4）肿瘤患者病情:肿瘤患者病情的改善常是缓慢渐进,甚至不好转反而恶化。此事实会使肿瘤科护士在努力后,感到失败及自我无效性挫折,未处理此负面情绪,容易责怪他人,如"医生不早一点输血",或责怪患者本身,如"他自己要酗酒这么多年""有异常不早些返院处理"等方式来表现。

（2）肿瘤的轨道特性:有些肿瘤患者可获治愈,有些则处于缓解期,患者可与疾病共存,但是有些肿瘤却让患者迅速死亡,令人措手不及。这些不同的肿瘤疾病轨道特性,让肿瘤科护士在护理患者时有强烈的不确定感,常会以经验来预期患者的疾病轨道,一旦与预期差距过大则会产生愤怒、遗憾与无助感。

（3）治疗结果：治疗成功让人感到有希望；治疗失败容易有罪恶感；见到患者发生因治疗带来的不良反应或并发症，可能产生矛盾心情；加上若医疗团队对于患者的治疗目标缺乏共识，更会造成许多压力。由于肿瘤的特殊性，常出现治疗结果不能按预期发展，比预期差的治疗结果会引起护士职业压力。

（4）介入期延长：在肿瘤科，护士与患者间的助人关系，除在住院期间外，常出现无限期延长情形，甚至直到患者的死亡。对护士而言，即要不断获得患者家属的反馈，也同时为满足患者家属更多的需求而付出。当这种介入期延长时，肿瘤科护士将情感负荷过度而深感压力。

（5）对死亡的反应：每个人都害怕面对死亡，肿瘤科护士一再暴露于死亡情景，会促使个人看见自己对死亡的害怕，并思及自己的死亡概率。当每一次面对死亡的经历，未能与人倾诉分享时，此种对于死亡的感触或压力，会积蓄于内心深处。

3. 环境因素

（1）社会环境：社会的不断进步，人们对医疗护理质量的要求也不断提高。但由于国内对特殊性职业的保护、相关医疗制度及职业保险尚未完善，社会贫富差距，各阶层间矛盾日益突出，医患关系紧张；中国传统社会对护理工作的认可度低，护士地位低，且护士工作负荷大、职业风险高，晋级及深造的机会少等社会环境的因素，致使护士职业压力高于普通人群。肿瘤患者的护理人员除了承受上述的工作压力外，还需面对特殊的工作压力。

（2）角色压力源

1）角色模糊：由于缺乏清楚的肿瘤护理专科范围定义，致使在医疗团队中不易获得尊重与信任。

2）角色冲突：不论是护士或其他医疗成员，一旦发展新角色领域，均可能对各自的传统性角色产生冲击，如肿瘤专科护士角色的发展，对护理专业带来的冲击。若角色冲突越高，将导致压力越大及工作满意度降低。

3）角色负荷过重：个人无法同时符合多种角色期待，而出现身体与情绪耗损、低成就感、对患者、同事以及单位产生负面感受。又可分为质与量两种过度负荷，前者指工作所需的知识技能远超过个人所具备的；后者则指各种角色的工作量超过个人所能承担的；当质与量同时超过负荷时则容易发生疲溃。

（3）自主性与权威性：护士虽然承担很大的责任，但并被赋予职业相应的权利不够，所以更容易因缺乏自主性而产生挫折与无助感。

（4）团体内及团体间的冲突：影响因素如竞争、资源不足、彼此目标分歧以及工作的相依程度等。冲突存在于护理人员之间时，即为集体内冲突，容易因此模糊了专业的定位、影响单位团队的稳定性、产生疏离感以及无法坦诚分享。

（三）肿瘤科护士的工作疲溃感

1. 工作疲惫感　高强度的肿瘤护理工作压力如果持续过长，就会导致职业性疲溃感（job stress burn out）。所谓疲溃感是一种强烈而持久的工作压力所造成的一种无助、无望的心理体验，它是一种与职业有关的综合征。工作疲惫感是情绪疲倦感、工作冷漠感和工作无成就感的综合表现。

2. 影响因素

（1）对护士个人的影响：它将破坏护士个人的内稳态而产生生理、心理反应，最终导致身心不健康。

（2）对医疗团体的影响：虽说工作压力是属于个别性的，但也会影响整个团体。如果护士因身心的不健康导致工作低效率、请假、辞职等，必将影响所在病区的护理工作，大量的护士流失将影响整个医院医疗系统的运作。

（3）对护理质量的影响：护士工作压力过大，会造成护理质量下降，导致患者满意度低下。

（4）对家庭的影响：护士工作压力过大，也会影响护士的家庭生活，影响其生活质量。

二、肿瘤科护士职业压力应对

说起压力，人们总把它当成贬义词。但日常生活中压力难以避免，个体适应外界环境又不能缺少压力的刺激。压力与个体的生存、发展和健康有着密切的联系，具有积极和消极的双重作用，压力过强或过弱对个体都会产生影响。人体在压力下会出现一定的身心反应，同时为了维持内环境稳态，个体必须使用一定的技巧应对压力以适应环境。如果适应成功，就会保持或恢复内稳态。如果适应不成功，则会产生各种身心反应甚至疾病。应对（coping）是指给面对压力时所采用的认知或行为方式，是压力过程的另一中介变量，对身心健康起着重要的作用。

（一）隔离技巧

1. 设置界限   注意区分同情与共情之间的不同，肿瘤科护士应定时审视自我的情感表达，不要在工作中掺杂个人情感因素；提供最佳护理实践，保证护理工作的准确和专业；铭记个人的角色和职业范围，不要越界工作或扮演职业外的角色，必要时可与同事、老师探讨自己的执业范围与界限；学会将工作与生活分开，下班后离开工作地点，就不要再去思考工作上的事情。

2. 远离压力源   允许自己在繁忙的工作中有短暂的休息，如利用午餐时间给自己放个假；当感到工作压力过大，可以通过申请更换照顾对象、工作时间、工作内容等方式远离压力源。

3. 原谅   可以将自己所受到的压力、委屈写下来，在文字中表达自己的不满和愤懑，表述自己的理由和观点，以这种方式宣泄内心的压力。如果不奏效，可以重复书写。在书写过程中，理清事件的逻辑和条理，最终原谅对方。完成这一过程后，也可以销毁这些文字，并以此作为事件的终结。

4. 事后总结   在经受压力事件后，医护人员可以向信任的同事倾诉，或向有经验的人寻求指导和帮助。给自己一些时间和空间去回想事件的经过。必要时可以寻求心理咨询或专业干预。

5. 想象   利用想象的手法，帮自己完成角色的转化。例如，当迈出工作单位的大门那一刻，想象有一把刀将你与工作剥离，向自己强调已将患者交给了其他可信任的同事；将下班洗澡的过程想象成洗去身上的压力的过程；将换下工作服的过程想象成角色变化的仪式。

（二）放松技巧

1. 腹式呼吸法   采取放松姿势，深吸气使腹部膨起，憋气，然后经口呼气，每个动作持续 4 秒。以 3 轮呼吸为一个周期。定期利用此法,可帮助护士放松。

2. 自我说服法 遇到压力或问题时,第一个反应可能是"不行,我做不到";这时护士应注意分析事件,分清哪些是真的困难、哪些是臆想出来的困难,直面事实真相和困难本身,以解决问题为最终目的,告诉自己"这件事非常棘手,我需要帮助";最后,在问题解决时,要肯定自己"我就知道我能做到"。

3. 肌肉放松法 取舒适坐位或卧位,将自己的脚趾尽可能紧地蜷起并坚持 5~10 秒,然后松开并放松 10~15 秒。在小腿、大腿、背部、肩部、颈部、面部和头部,依次重复以上的动作。

4. 意向导引法 在一个安静的地方,深呼吸 2~3 次,将思想放松,想想自己在一片海滩上,天空蔚蓝,白云悠闲地飘浮在空中,阳光温柔的洒在你身上,暖洋洋的,沙滩轻柔的托载着你的身体,使你感到舒适而柔软,海浪拍打着岸边,一只海鸥在海边飞翔,不时发出鸣叫。然后想想自己的身体开始下沉……最后,慢慢调整好状态后睁开眼睛,舒展身体。

5. 冥想法 选取一个安静、舒适的场所(光线柔和或采用自然光),在待定的时间(如早餐前或傍晚),取舒适的姿势(坐位),集中注意力想某件事(工作以外事)。每天练习 10~20 分钟。

(三)团体疗法

1. 团队合作 允许团队中有压力的护士暂时离开压力源,转为照顾病情简单的患者,团队为有压力的护士提供一些支持和帮助,如哭泣时的纸巾、拥抱、鼓励等,或让其休假以调整自身状态,也可与同事分享自己的经历以减少孤独感。

2. 事件应激会谈 事件应激会谈是以减轻不良事件造成的压力,保护医护人员,减少压力应激反应为目的的群体会议。目前比较常用是由 Mitchell 与 Evans 在 1995 年提出的 Mitchell 模式,分为七步,但必须由专业人员主持。

3. 悲伤支持小组 悲伤支持小组采用公开与自愿的会员制,通常是由一名咨询师或特定人员主持。会员们在小组提供的一个安全隐秘场所或平台中表述自己的真实感受。同时,在悲伤支持小组帮助下,护士能够对经历的事件做一个终结,走出哀伤。

4. 技巧培训小组 技巧培训小组是由一名知识丰富的人员领导的一组人员,主要利用成功的案例培训护士以应对各类事件的技巧,并通过角色扮演的方法,让护士熟悉并掌握这些技巧。

5. 社会支持小组 以地理位置为主要依据进行分组,主要是自然形成的小组,社会关系对支持小组的形成有着重要影响。

(四)尊重生命,热爱生命

1. 赋予意义 照顾肿瘤患者,能够使护士收获很多;能够与人进行更深层次的沟通;通过努力,将痛苦的时光转换为成长和精神疗护的过程;学会珍视脆弱而又神秘的生命过程;发现生活的目标和意义。护士要学会接受患者永远地离开,表达哀伤,早日脱离痛苦,重新投身到工作中。

2. 精神放松法 给自己一些时间去欣赏美景,重新发现大自然的神奇。对于有宗教信仰的人,可以定期去做礼拜,也可以向牧师、智者寻求指点和帮助。也可以让自己有一些私人的时间和空间,让自己的精神放松一下。

3. 反思练习 每天回想一下自己的经历,无论是积极的还是消极的,成功的还是失败的,可以是某个想法或问题,也可以是某个事件,从中总结出经验与教训。另外,可以每天在纸上写下自己今天做的或遇到的三件好事,可以是成功抢救患者这类的大事,也可以是一个笑容、一个拥抱这样的小事,甚至可以是自己所听到的一个笑话。每当出现负性情绪时,可以拿出自己写下的这些好事,反复阅读,借此让自己心情愉悦,赶走负性情绪。

4. 应对职业道德　护士应不断地增加自己的技能水平和认知水平,积极参加与自己专业相关的培训和继续教育,以适应快速发展的医疗护理技术。正向肯定自己取得的成功或成就,也可以不断拓展自己的职业范围,规划好自己的职业发展方向。

5. 维持工作与生活的平衡　在工作角色与生活间划一条界限。护士帮助"过量"的信号包括:虽然有同事值班,依然告知患者或家属自己的电话号码;允许家属随时打电话;在非工作时间与患者见面;与肿瘤患者如家人一般地相处;参与到肿瘤患者家庭的决策中;家属反过来安慰你,担心肿瘤患者的病情变化会影响你的生活等。护士应学会享受生活,以一种健康的、平衡的方式生活,以一种正常的,积极的方式庆祝生活中的幸福事。建议护士去参加健身活动,保证充足的睡眠,与能对自己产生积极影响的人交朋友,去不同的地方旅游,去培养健康的兴趣爱好如唱歌、跳舞、画画、阅读等。

（吴晓丹）

第三篇

专科技能与操作

第十二章 化疗静脉给药相关操作

学习目标

完成本节内容学习后,学生能将:

1. 掌握便携式输注泵和静脉化疗给药的操作要点。
2. 描述便携式输注泵和静脉化疗给药的观察要点。
3. 复述便携式输注泵和静脉化疗给药。

第一节 便携式输注泵的配制和使用

便携式输注泵(化疗泵),即随身携带的持续化疗输液装置,能维持化疗药的血药浓度,持续杀灭肿瘤细胞。适用于需持续化疗的患者。常用的化疗泵包括电子便携式化疗泵、一次性便携式化疗泵,下面将以一次性便携式化疗泵为例介绍便携式化疗泵使用的操作。

一、操作流程与步骤

(一)评估

1. 了解药物、消毒剂的过敏史;一周内的血象指标及肝肾功能检验结果;并确认已签署《化疗知情同意书》。

2. 了解用药方案,根据医嘱双人核对配制药液量,即医嘱要求的剂量 = 化疗药物剂量(ml)+ 溶媒稀释量(ml)。

3. 评估患者病情、意识、自理能力、合作程度;了解既往用化疗泵情况。评估患者血管通路及接头状况。

(二)物品准备

1. 备齐用物。合适型号的化疗泵;需配制的药液;50ml 注射器若干,乙醇棉球罐,砂轮,弯盘;清洁手套适量(PVC 手套,乳胶手套);快速洗手液、利器盒、污物桶。

2. 查对药液并检查相关物品。

3. 核对并检查化疗泵,贴瓶贴于化疗泵。

(三)配制流程

1. 洗手,戴双层手套(内层 PVC 手套,外层乳胶手套),铺治疗巾,妥善放置所需用物。

2. 锯开所有的安瓿,放置在治疗巾的左边待用,应避免跨越无菌区。

3. 旋下加药口保护帽放于治疗巾左上角待用,应避免跨越无菌区。

4. 再次核对药名、剂量,按要求逐一抽吸药液;药液注入化疗泵。

（1）排尽空气后取下针头。

（2）一手将化疗泵倒置，使填充口向下，另一手持注射器，将注射器针乳头直接插入化疗泵加药口，然后顺时针旋转锁紧（图12-1-1）。

（3）上面的手稳住化疗泵，下面的手持注射器垂直向下用稳定的压力，将药液注入化疗泵内。逆时针旋转将注射器从化疗泵取下。

（4）依次注入至所需药量后，盖上加药口的保护帽。

5. 排气　取下延长管末端保护帽，排除化疗泵及延长管内空气，再将保护帽盖上，检查管路无渗漏，瓶贴注明配制时间及操作者。

6. 化疗泵放入治疗盘备用，处理用物，脱手套，洗手。

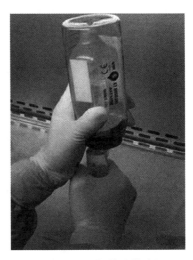

图 12-1-1　便携式输液泵

（四）连接化疗泵

1. 携用物至床边，核对患者身份，药物核对（包括化疗泵型号）。

2. 置患者舒适体位，暴露输注部位，天冷注意保暖。

3. 洗手、戴双层手套（内层 PVC 手套，外层乳胶手套），去除已结束的输液器，乙醇棉球多方位消毒输液接头或接口的横切面及外围 15 秒以上；如果首次使用导管，应抽回血以确定导管在静脉内，并用 10ml 及以上的生理盐水脉冲式冲管。

4. 再次核对患者身份，取下化疗泵翼状保护帽，再次排尽空气，连接输液接头并旋紧；流量限速器应贴紧皮肤，妥善固定，活动时避免导管打折。

5. 记录补液巡回单，化疗泵使用登记表上记录用药的日期、时间、以及预计结束时间，并签名。

6. 核对患者身份，核对药物以及化疗泵的型号。

7. 协助患者妥善放置化疗泵（化疗泵内弹力储液囊和鲁尔锁定接头保持在同一水平），恢复舒适体位。

8. 告知患者携带化疗泵的注意事项。

二、观察要点

1. 每天定时观察化疗泵储液囊的变化，可在化疗泵表面标记储液囊位置，便于观察储液囊缩小情况。

2. 妥善放置化疗泵的输注管道，经常观察导管有无折叠。

3. 使用化疗泵期间应观察患者用药后的不良反应，有病情变化及时报告医生。

三、注意事项

1. 严格无菌操作，应在生物安全柜内配制；抽取药液时，应注意排尽注射器内空气。

2. 告知患者携带化疗泵期间的自我管理。

（1）化疗泵内弹力储液囊和鲁尔锁定接头尽量保持在同一水平。

（2）保持流量限速器紧贴皮肤。

（3）保持输注管路不折叠，勿过度牵拉外露导管，防止接头脱落。

（4）不可热敷局部肢体；输注侧手臂不可剧烈活动或提重物。

（5）观察化疗泵储液囊的变化，如有异常时应告知护士。

（顾玲俐　陈凤珍）

第二节　化疗药物的静脉给药

静脉化疗给药是通过静脉途径将化疗药物输入人体。下面将以中心静脉导管及外周静脉留置针为例介绍静脉化疗给药的操作。

一、使用范围

（一）适应证

1. 对化疗敏感的实体肿瘤和各种淋巴造血系统肿瘤。

2. 新辅助化疗能提高手术切除率、局部控制率、治愈率的肿瘤。

3. 术后辅助化疗能提高治愈率的肿瘤。

4. 局部晚期和转移性肿瘤的姑息性治疗以及放化疗综合治疗。

5. 肿瘤急症：如上腔静脉压迫综合征。

（二）禁忌证

1. 恶病质。

2. 活动性感染或出血。

3. 严重的心肺功能异常。

4. 完全性肠梗阻。

5. 血象及肝肾功能不符合化疗要求。

6. 未控制的精神疾病。

7. 妊娠或哺乳妇女。

8. 行为状态评分（Karnofsky Performance Status，KPS）<70分。

二、操作流程与步骤

（一）评估

1. 核对医嘱，检查有无药物配伍禁忌。确认化疗前用药已执行（止吐药物、抗过敏药物）。

2. 了解药物、消毒剂的过敏史及高危既往史；一周内的血象指标及肝肾功能检验结果；并确认已签署化疗知情同意书。

3. 评估患者病情、年龄、自理能力、合作程度；了解以往化疗药的用药情况；查看患者血管通路状况或静脉状况。

（二）物品准备

1. 备齐用物，放置合理。

（1）已配制完毕的药液；备用状态治疗盘（止血带、棉签、棉球、消毒剂、胶布、小污物杯）；无菌盘内备有≥10ml生理盐水的注射器若干；合适的输液器，如采用外周静脉给药，应备静脉留置针、无菌透明敷料（6cm×7cm）。

（2）清洁手套若干（如 PVC、乳胶手套），手消毒液，污物桶，利器盒。

2. 查对药液并检查相关物品。

3. 根据需要正确消毒瓶口，连接输液器。

（三）患者准备

1. 核对患者身份，核对药物。

2. 询问/协助患者排尿；取舒适体位，暴露输注部位。

（四）操作方法

1. 洗手，戴手套。

2. 排出输液器内空气，并检查有无渗漏；如采用静脉留置针给药，按无菌要求连接静脉留置针和生理盐水注射器/输液器。

3. 根据不同的输注途径

（1）经外周静脉给药，需生理盐水建立静脉通路：选择合适的穿刺血管，扎止血带，消毒皮肤，留置针与皮肤成 15°~30° 角进行穿刺，见回血后再进入少许，松止血带，生理盐水推注时无局部疼痛肿胀，回血通畅，连接输液器，用透明敷料妥善固定，注明穿刺时间及操作者姓名。

（2）经中心静脉导管给药：用乙醇棉球消毒输液接头至少 15 秒，抽回血以确定导管在静脉内，再用 10ml 及以上的生理盐水脉冲式冲管，连接输液器。

4. 根据药物性质、患者病情和年龄调节滴速。

5. 核对患者身份、药名，记录。

三、观察要点

1. 给药前要评估患者的年龄、病情、过敏史、化学治疗方案、药物性质等，选择合适的输注途径和静脉治疗工具。

2. 静脉推注化疗药物时，速度不宜过快，并检查有无回血，局部有无肿胀、有无疼痛。

3. 静脉输入化疗药物时应观察输液情况，以及局部情况。如疑似或发生肿胀、输液不畅，以及患者主诉疼痛，需拔出外周留置针重新注射，局部按化疗药物外渗处理。

4. 用药过程中及用药后应密切观察患者的全身情况，有病情变化及时报告医生。

四、注意事项

1. 化疗给药建议选择采用中心静脉给药，如 PICC、PORT。

2. 化疗药物建议在静脉配制中心集中配制，病区护士接收后严格查药品，核对无误根据医嘱准确给药。

3. 根据输注药品说明书要求合理选择输液器。

4. 经外周静脉化疗给药应注意：

（1）应尽量避开手指、手腕、肘窝和下肢静脉，以及施行过广泛切除性外科手术的肢体的末端，乳腺癌根治术后避免患肢注射。

（2）不宜选择 24 小时内有穿刺史的静脉及穿刺点远端的静脉进行穿刺给药。同一部位不可重复穿刺，避免发生化疗药物外渗。

（3）化疗前必须先用生理盐水建立静脉通路。化疗结束后应用相容性溶液 10~20ml 冲管。

（4）不宜用于发疱性药物、刺激性药物静脉输注。使用静脉留置针进行化疗给药，应当天输液结束后拔除。

5. 严格按照化疗顺序规范给药。

6. 做好化疗药物的职业防护，如发生化疗药溢出，按化疗药溢出处理。

（顾玲俐　陈凤珍）

第十三章　血管通道管理相关操作

学习目标

完成本章内容学习后,学生将能:
1. 掌握中心静脉导管的维护的技术及观察要点。
2. 列出 PICC 的使用范围及观察要点。
3. 描述 PICC 操作流程与步骤。

第一节　经外周静脉置入中心静脉导管的置管技术

经外周静脉置入中心静脉导管(Peripherally Inserted Central Catheter, PICC)的置管技术是指经上肢贵要静脉、肘正中静脉、头静脉、肱静脉,颈外静脉(新生儿还可通过下肢大隐静脉、头部颞静脉、耳后静脉等)穿刺置管,导管尖端位于上腔静脉或下腔静脉的导管留置方法。因其操作简捷、使用安全、维护简单、便于长期留置等优势,在临床应用越来越广泛。

一、使用范围

（一）适应证

P1CC 宜用于中长期静脉治疗,可用于任何性质的药物输注,不应用于高压注射泵注射造影剂和血流动力学监测(耐高压导管除外)。具体包括:

1. 需要持续中、长期静脉输液,治疗时间超过 7 天者。
2. 需反复输入腐蚀性或刺激性药物,如化疗药物、pH<5 或 pH>9 的药物、渗透压高的药物(>900mOsm/L),如高糖、脂肪乳、完全胃肠外营养(TPN)、氨基酸等。
3. 外周静脉血管条件差或缺乏外周静脉通路,难以维持静脉输液者。
4. 长期需要间歇治疗者。
5. 危重患者或低出生体重早产儿。

（二）禁忌证

1. 绝对禁忌证

（1）上腔静脉压迫综合征(上腔静脉完全阻塞)者。

（2）确诊或疑似导管相关性血流感染、菌血症或脓毒血症者。

（3）感染性心内膜炎者。

（4）确诊或疑似导管材质过敏者。

2. 相对禁忌证

（1）上腔静脉压迫综合征（上腔静脉部分压迫）者。

（2）严重的凝血功能异常者。

（3）乳腺癌根治手术患侧手臂。

（4）预置管部位拟行放疗或有放射治疗史、血管外科手术史。

（5）血栓性静脉炎、上腔静脉置管血液透析、安装起搏器、置入式心律转复除颤器者。

二、操作流程与步骤

（一）操作前准备

1. 环境准备　置管室环境清洁、明亮，紫外线消毒 30 分钟。

2. 患者准备　①心理准备：通过护士宣教解释，了解置管目的、穿刺过程、注意事项及配合要点，消除紧张情绪。②签署知情同意书。③皮肤准备：将穿刺手臂洗净，更换干净的病号服。④置管前排尿、排便，做好穿刺准备。

3. 操作者准备　①查对医嘱及知情同意书签署情况。②评估患者：了解患者神志、生命体征、心肺功能等，有无放射、血管手术及血栓形成史等，查相关检验检查结果：血常规、肝功能、凝血功能等；评估患者配合与肢体活动情况；查看预置管部位皮肤、血管有无损伤、感染、瘢痕硬结等，确定穿刺血管。③自身准备：洗手，戴口罩，戴圆帽。④备齐用物，检查所需物品有效期和质量，推车携用物至患者床旁。

4. 物品准备　根据所置入的导管前端开口方式不同，准备的物品略有不同，详见表 13-1-1。

表 13-1-1　物品准备

	三向瓣膜式	前端开口式
1	PICC 置管包 1 个：治疗碗 1 个（含大棉球 6 个、止血钳或无菌镊各 2 个），治疗巾 1 个，止血带 1 个，大铺巾 1 个，孔巾 1 个，弯盘 1 个（含方纱 4 个、手术剪 1 个、无菌胶贴 3 个、透明敷料 1 个）	同左侧
2	PICC 导管 1 个	
3	无菌物品：10ml 注射器 1 支，20ml 注射器 2 支，一次性无菌手术衣 1 包，一次性无粉无菌手套 2 付，无针输液接头 1 个，棉签 1 包	同左侧
4	液体和药物：100ml 生理盐水 1 袋，250ml 生理盐水 1 瓶	肝素盐水（1~10u/ml）按需准备，其他用物同左侧
5	消毒剂：75% 乙醇 1 瓶，0.5% 碘伏 1 瓶（乙醇和氯己定也可）	同左侧
6	其他：治疗车 2 辆，一次性防水垫巾 1 个，纸/皮尺 1 个，一次性抗过敏胶布 1 卷，弹力绷带 1 包，医疗垃圾桶和生活垃圾桶各 1 个，锐器桶 1 个，手消液 1 瓶	同左侧
7	血管超声引导系统 1 台，超声引导系统专用针器 1 套（选配），非无菌与无菌超声探查耦合剂各 1 支（超声引导下置管需备）	同左侧

（二）操作方法（见表13-1-2）

表 13-1-2　操作方法

	三向瓣膜式	前端开口式
1	核对医嘱,核对床号、姓名,向患者解释操作目的以取得合作	同左侧
2	摆体位,术肢外展与躯体呈90°,暴露穿刺部位	同左侧
3	在穿刺肢体下垫一次性防水垫巾,放置止血带	同左侧
4	选择穿刺部位,静脉选择原则为:首选贵要静脉,次选肘正中静脉,备选头静脉（如为超声引导下置管,血管超声仪摆放在操作者对面,便于操作者在目视屏幕下双手操作。在血管超声引导下选择血管步骤:先摸到肘窝处的动脉搏动,大概在肘窝上2cm处先找到肱动脉与肱静脉,涂抹少量的耦合剂,用探头轻轻压迫,可见搏动的肱动脉,与之伴行的可被压扁的为肱静脉。因贵要静脉接受肱静脉后,经肱二头内侧沟上行至臂中部,穿深筋膜汇入肱静脉,所以将探头向内侧、向上慢慢移动,找到内径较大的血管,用探头压迫,可以压扁,不见搏动就是首选的穿刺血管贵要静脉。在预穿刺处做好标记）	同左侧
5	测量导管置入长度及上臂围并记录:①从预穿刺点沿静脉走向至右胸锁关节,然后向下至第3肋间即为导管置入长度。②在肘横纹上方10cm处测量双侧上臂围	同左侧
6	速干手消毒液消手	同左侧
7	打开PICC置管包,戴无菌手套	同左侧
8	消毒:以穿刺点为中心,75% 乙醇棉球消毒皮肤3遍,0.5% 碘伏棉球消毒3遍,消毒范围为整臂消毒	同左侧
9	取无菌治疗巾垫在术肢下,将止血带放好	同左侧
10	脱手套,速干手消毒液消手	
11	穿无菌手术衣,戴无菌手套	同左侧
12	铺大治疗巾及孔巾,覆盖术肢,暴露穿刺点	同左侧
13	助手将3支注射器打开,放入无菌区内,并协助术者抽取10ml肝素盐水1支、20ml生理盐水2支备用	同左侧

	三向瓣膜式	前端开口式
14	助手打开 PICC 导管外包装、输液接头外包装,将其放入无菌区内	同左侧
15	应用 20ml 生理盐水预冲导管、减压套筒、延长管、输液接头,检查导管完整性并用生理盐水浸润导管	应用 20ml 生理盐水预冲导管、输液接头、穿刺针,检查导管完整性并用生理盐水浸润导管;撤出导丝至比预计长度短 0.5~1cm 处,按预计导管长度修剪导管
16	将预冲好的 PICC 导管(含减压套筒、延长管、输液接头)、穿刺针、20ml 生理盐水注射器、弯盘(含方纱 ×4、手术剪 ×1、无菌胶贴 ×3、透明敷料 ×1)置于术者旁无菌区内。如为超声引导下置管,需套上无菌探头罩:助手在超声探头上涂抹适量耦合剂,并协助操作者罩上无菌保护罩(含探头和导线),无菌罩和探头之间应充分贴合,不可有气泡,固定牢固;在穿刺点附近涂抹少许无菌耦合剂(导针器选配,根据血管深度选择导针器规格,并安装在探头上的导针器固定槽)	将预冲好的 PICC 导管、输液接头、10ml 肝素盐水注射器、20ml 生理盐水注射器、弯盘(含方纱 ×4、手术剪 ×1、无菌胶贴 ×3、透明敷料 ×1)置于术者旁无菌区内。如为超声引导下置管,需套上无菌探头罩:助手在超声探头上涂抹适量耦合剂,并协助操作者罩上无菌保护罩(含探头和导线),无菌罩和探头之间应充分贴合,不可有气泡,固定牢固;在穿刺点附近涂抹少许无菌耦合剂(导针器选配,根据血管深度选择导针器规格,并安装在探头上的导针器固定槽)
17	扎止血带:助手位于对侧,在预穿刺部位上方倒扎止血带,嘱患者握拳,使静脉充盈	同左侧
18	再次核对后进行穿刺:①以 15°~30° 角实施穿刺。见回血后降低穿刺角度再进针 0.5~1cm,使插管鞘尖端进入静脉,鞘内可见回血。固定穿刺针,向前推进插管鞘,将插管鞘送入静脉。②助手协助松止血带,嘱患者松拳,压紧穿刺鞘前端血管,垫纱布固定穿刺鞘,撤穿刺针。(如为超声引导下置管,穿刺前在超声引导下再次定位血管,非主力手固定好探头,保持探头位置垂直于皮肤,边看超声仪屏幕,边缓慢穿刺,观察针鞘中的回血,穿刺成功后固定穿刺针保持不动,小心地移开或分离探头。)降低穿刺针角度,经穿刺针送入导丝 10~15cm,松止血带、松拳,撤出穿刺针保留导丝,紧邻穿刺点旁局麻,自穿刺点沿导丝方向扩皮,扩张器及插管鞘沿导丝送入血管,插管鞘下方垫无菌纱布,压迫插管鞘前端血管同时固定插管鞘,导丝及扩张器一同撤出	再次核对后进行穿刺:①取出穿刺针,握住回血腔两侧,去除针帽,以 15°~30° 角实施穿刺。②见回血后降低穿刺角度再进针 0.5~1cm,使插管鞘尖端进入静脉,鞘内可见回血。进一步推进插管鞘,确保插管鞘送入静脉。③从安全型插管鞘中退出穿刺针,非主力手示指按压插管鞘前端止血,拇指固定插管鞘,嘱患者松拳,助手协助松止血带,按住白色针尖保护按钮,确认穿刺针回缩至针尖保护套中,鞘下垫无菌纱布。(如为超声引导下置管,穿刺前在超声引导下再次定位血管,左手固定好探头,保持探头位置垂直于皮肤,边看超声仪屏幕,边缓慢穿刺,观察针鞘中的回血,穿刺成功后固定穿刺针保持不动,小心地移开探头。)降低穿刺针角度,经穿刺针送入导丝 10~15cm,松止血带、松拳,撤出穿刺针保留导丝,紧邻穿刺点旁局麻,自穿刺点沿导丝方向扩皮,扩张器及插管鞘沿导丝送入血管,插管鞘下方垫无菌纱布,压迫插管鞘前端血管同时固定插管鞘,导丝及扩张器一同撤出

	三向瓣膜式	前端开口式
19	置入导管：非主力手在未送入导管前压紧穿刺鞘前端血管，主力手将导管自插管鞘内缓慢、匀速送入静脉时非主力手松开，导管送入肩部附近时嘱患者向穿刺侧转头并将下颌贴肩，以防止导管误入颈静脉	同左侧
20	拔出插管鞘：送导管至预定长度后，嘱患者头恢复原位。在鞘末端处静脉压迫止血并固定导管，无菌纱布覆盖，然后拔出插管鞘（如为超声引导下置管，助手用超声仪检查颈内静脉，初步判断导管是否异位）	拔出插管鞘：送导管至预定长度后，嘱患者头恢复原位，在鞘末端处静脉压迫止血并固定导管，无菌纱布覆盖，然后拔出插管鞘，使其远离穿刺部位（如为超声引导下置管，助手用超声仪检查颈内静脉，初步判断导管是否异位）
21	撤出支撑导丝：将导管与导丝的金属柄分离，非主力手轻压穿刺点上方以保持导管的位置，主力手缓慢平行撤出导丝，去除插管鞘	撕裂并移除插管鞘：撕裂插管鞘并从导管上移除
22	修剪导管长度：体外保留导管5cm，以无菌剪刀垂直剪断导管（注意不要剪出斜面或毛茬）	撤出支撑导丝：非主力手固定导管圆盘，主力手缓慢平行撤出导丝
23	安装减压套筒及延长管：将导管穿过减压套筒与延长管上的金属柄连接，注意一定要推进到底，导管不能起褶，将翼形部分的倒钩和减压套筒上的沟槽对齐，锁定两部分	抽回血（不要将血抽到圆盘内）。用20ml生理盐水脉冲方式冲管
24	抽回血，脉冲方式冲管。连接预冲好的输液接头，生理盐水正压封管	连接预冲好的输液接头，肝素盐水正压封管
25	撤孔巾：无菌方式撤除孔巾，注意不要牵拉导管；用无菌生理盐水纱布清洁穿刺点及周围皮肤的血迹，待干	同左侧
26	安装导管固定器（思乐扣）：①皮肤保护剂擦拭预固定部位皮肤，等待10~15秒后完全干燥。②箭头指向穿刺点摆放导管固定器，将导管固定在固定器内，将锁扣锁死。依次撕除固定器的背胶纸，将固定器固定在皮肤上	无该步骤
27	固定导管：①将无菌方纱置于穿刺点上方，吸收渗血。②贴透明敷料：透明敷料完全覆盖导管及固定器（思乐扣）进行无张力粘贴，按压敷料周边及导管边缘使敷料粘贴牢固。③胶带蝶型交叉固定导管及透明敷料，再以胶带横向固定贴膜下缘	同左侧
28	在透明敷料下方边缘贴上记录穿刺日期、操作者姓名的胶带，酌情应用弹力绷带加压包扎固定导管，协助患者取舒适卧位，整理床单位	同左侧

续表

	三向瓣膜式	前端开口式
29	脱手套,脱手术衣。向患者及家属宣教导管留置期间注意事项	同左侧
30	洗手,回治疗室,整理用物,垃圾分类处理	同左侧
31	在执行单上签名及执行时间	同左侧
32	请医生开X光片检查医嘱,确认导管位置(理想位置:PICC尖端位于上腔静脉与右心房交界处)	同左侧
33	书写护理记录及导管维护记录	同左侧

三、观察要点

1. 严格遵循无菌技术操作原则,消毒、铺巾,建立最大化无菌屏障,以穿刺点为中心消毒皮肤,整臂消毒。

2. 应避免重复穿刺,推荐使用超声引导穿刺技术,使用超声评估血管情况,并在超声引导下进行PICC置管,提高穿刺的成功率,减少并发症。

3. 测量长度要准确,避免导管进入右心房引起心律失常。

4. 导管送入肩部附近,嘱患者向穿刺侧偏头,下颌贴近锁骨上缘,过瘦或无意识患者由助手协助压迫颈内外静脉,防止PICC导管误入颈静脉。

5. 送管动作轻柔、缓慢匀速,每次不超过2cm。如遇送管困难,表明静脉有阻塞或导管位置有误,不可强行送管,防止损伤血管,应退出导管,调整穿刺侧肢体位置或体位,同时舒缓患者紧张情绪,或停止片刻,再试行送管。

6. 置管过程中,与患者交流,询问患者不适,严密观察患者病情变化与反应。

7. 连接减压套筒时,务必将接头锁紧,防止导管滑脱,导致导管移位引起栓塞。

8. 有凝血功能障碍的患者,密切观察穿刺点,注意改善凝血功能,穿刺点出现出血时及时更换敷料。

9. 非耐高压导管禁用小于10ml的注射器冲管或封管,以免压力过大损坏导管。

10. 禁止在导管上贴胶布,以免影响导管强度和完整性。

11. 三向瓣膜式导管露出体外部分及导管固定器(思乐扣)应全部覆盖于透明敷料内,保证导管处于无菌范围之内,减少导管相关性血流感染发生率;前端开口式导管露出体外部分至圆盘应全部覆盖于透明敷料内。

12. 定时观察穿刺点有无红、肿、热、痛、渗液、渗血或分泌物;穿刺点及PICC导管行走周围皮肤组织有无红、肿、热、痛、硬结或变色等;置管侧肢体有无肩膀、颈部酸胀、麻木、疼痛、肿胀、活动受限等;透明敷料是否卷边、松动或污染等。发现异常情况,及时报告,妥善处理,并详细动态记录。

13. 置管后应在护理记录单、PICC置管记录单、PICC患者维护手册上详细记录相关信息,如置管日期、时间、置管部位、血管、方式、置管过程、置入长度、外露长度、X线定位结果等。

14. 做好 PICC 置管患者宣教工作,发给患者 PICC 维护手册,并交代妥善保管,维护时随身携带手册,以便护士查阅和记录。

15. 对免疫力低下、白细胞低的易感患者,应加强防护,提高机体免疫力的同时,严密观察病情变化,置管和维护过程中严格执行消毒隔离和无菌操作原则。

16. 护士应识别 PICC 导管置管部位的静脉、动脉和神经的正常解剖位置,置管过程中患者主诉有异常样感觉时,应立即停止置入或小心地拔除导管,并报告医师和做好相关记录。

（王　蕾　孙文彦）

第二节　中心静脉导管的维护技术

中心静脉导管的恰当维护对有效预防导管相关性血流感染及其他相关并发症,有积极的影响,直接影响到导管留置的时间和护理质量。中心静脉导管的维护技术主要包括 PICC 维护技术、CVC 维护技术和输液港维护技术。

一、PICC 和 CVC 维护技术

【使用范围】

（一）适应证

1. PICC 和 CVC 置管次日进行维护。

2. 常规维护　应根据敷料的类型来决定中心静脉导管的维护频率。无菌透明贴膜应至少每 7 天更换 1 次;纱布敷料应至少每 2 天更换 1 次。

3. 如果穿刺部位出现渗液、疼痛或者感染的其他症状以及敷料失去完整性、移位,应尽快更换敷料进行维护。

4. 输血或血液制品、输 TPN 后及抽回血后需立即冲管,输液结束冲管并正压封管。

（二）禁忌证

无。

【操作流程与步骤】

（一）物品准备

换药包(垫巾 1 个、0.5g 棉球 10 个、镊子 2 把、方纱 3 块、PVC 手套 2 副)、棉签、10ml 注射器 2 支、10ml 生理盐水(单包装)、10u/ml 肝素盐水、输液接头、无菌透明贴膜、75% 乙醇、2% 氯己定或 0.5% 碘伏、一次性垫巾、皮尺、胶布、手消液、签字笔、锐器盒。

（二）患者准备

1. 导管维护前患者排尿、排便,了解维护的目的、过程和配合方法。

2. 取舒适体位。

（三）操作方法

1. 评估患者　包括穿刺点有无发红、肿胀、渗血、渗液;导管有无移动,是否置管深度改

变;贴膜有无潮湿、脱落、污染、是否完整、是否到期;患者配合程度。

2. 洗手、戴口罩。

3. 备齐用物,携用物至患者床旁,核对床号、姓名,查对维护手册。解释操作目的和配合要求。

4. 用皮尺测量肘横纹上 10cm 处臂围并记录。

5. 穿刺肢体下垫一次性垫巾。

6. 揭开固定输液接头的胶布,用乙醇棉签清洁输液接头下皮肤,去除胶痕。

7. 手消毒。

8. 打开输液接头包装,用 10ml 注射器抽取生理盐水,连接输液接头,排气备用。

9. 打开换药包。

10. 按无菌原则倒取适量消毒液,同时在一块无菌方纱上倒取适量 75% 乙醇。

11. 打无菌透明贴膜至无菌区内。

12. 戴无菌手套,调整无菌区内物品摆放位置,铺无菌垫巾。

13. 更换输液接头

(1)主力手持无菌纱布包裹住旧接头将其卸下。

(2)取 75% 乙醇方纱消毒路厄式接头横截面及周围,给予用力多方位擦拭 15 秒。

(3)连接已预冲的新接头。

14. 冲封管

(1)抽回血(回血不可抽至接头或注射器内),判断导管通畅性。

(2)采用脉冲方法冲洗导管。

(3)正压封管(根据接头特点决定夹管和移除冲管注射器的顺序)。

(4)脱手套。

15. 更换透明敷料

(1)去除透明敷料外胶带。

(2)0°角平拉透明敷料。

(3)自下而上去除原有透明敷料。

(4)评估穿刺点有无红肿、渗液,导管长度是否与维护手册一致。

(5)手消毒,戴无菌手套。

(6)消毒:非主力手持无菌纱布覆盖在输液接头上,提起导管,主力手持镊子夹住乙醇棉球,避开穿刺点直径 1cm 处,去脂、消毒 3 遍,消毒范围以穿刺点为中心直径 15cm(大于贴膜的面积)。更换镊子,夹住碘伏棉球,放平导管,以穿刺点为中心顺时针消毒皮肤、导管,至导管连接器翼形部分,取第二个碘伏棉球,非主力手 180° 翻转导管,逆时针消毒,取第三个碘伏棉球,翻转回导管,顺时针消毒。消毒面积小于乙醇面积(CVC 消毒时,因有缝线固定,碘伏消毒无需翻转导管)。

16. 嘱患者屈肘,摆放导管位置(CVC 维护无此步骤)。

17. 无张力粘贴透明敷料:敷料边缘对齐导管连接器翼形部分 2/3 处,放置后沿穿刺点先"塑形"体外导管部分,然后按压整片透明敷料,边压边去除纸质边框。

18. 取一条胶带蝶形交叉固定导管及透明敷料;取另一条胶带固定在蝶形交叉上。在记录胶带上标注操作者姓名及日期、PICC 名称,贴于透明敷料下缘。

附：使用思乐扣固定法：在摆放思乐扣处涂抹皮肤保护剂，待干15秒；按思乐扣上箭头所示方向（箭头应指向穿刺点）摆放思乐扣；将导管安装思乐扣的立柱上，锁定纽扣；依次撕除思乐扣的背胶纸；将思乐扣贴在皮肤上；透明敷料无张力粘贴，透明敷料应完全覆盖住思乐扣；胶带蝶型交叉固定贴膜下缘，再以胶带横向固定蝶型交叉，胶带横向固定延长管；在记录胶带上注明维护日期、操作者签名，贴于透明敷料下缘。

19. 整理用物，脱无菌手套。

20. 整理床单位，向患者交待注意事项。

21. 洗手，在治疗单上签名及时间，填写维护记录单/手册。

【观察要点】

1. 严格无菌操作原则。

2. 零角度去除原有敷料，注意切忌将导管带出体外。

3. 乙醇对穿刺点有刺激性，勿用乙醇棉球直接消毒穿刺点。

4. 消毒皮肤及导管后应充分待干。

5. 禁止使用小于10ml的注射器冲、封管。

6. 禁止将胶布直接贴于导管上。

7. 禁止将体外导管部分人为地移入体内。

8. 禁止接头重复使用。

9. 固定导管时，采取无张力粘贴，以减低皮肤张力。

10. 不能将导管放在贴膜外，减少导管相关性血流感染。

11. 一旦发现导管堵塞，不可强行推注液体，否则有导管破裂或导管栓塞的危险，先检查导管夹是否关闭，是否打折，排除以上因素后，若为不完全堵塞，可遵医嘱先肝素化，再使用尿激酶溶解导管内的血凝块，严禁将血块推入血管。

12. 输入全血、血浆、蛋白等黏性较大的液体后，应当以生理盐水冲管，防止管腔堵塞。输入化疗药物前后，均应使用兼容溶液冲管。当所输药品与生理盐水有配伍禁忌时，可先采用5%的葡萄糖等其他等渗溶液冲洗，由于葡萄糖可为微生物的被膜生长提供营养，所以需要再用生理盐水将导管中的葡萄糖溶液冲洗干净。

13. 告知患者留置深静脉导管期间穿刺部位防水、防牵拉；保持局部清洁干燥，不要擅自撕下贴膜，贴膜有卷边、松动，贴膜下有汗液时及时维护，避免置管部位污染；如留置PICC导管，置管侧手臂避免过度活动，避免提重物、拄拐杖，衣服袖口不可过紧，不可测血压及行静脉穿刺，避免激烈咳嗽。

二、输液港维护技术

【使用范围】

（一）适应证

1. PORT在治疗间歇期至少每4周维护一次。

2. 持续输液时无损伤针应每7天更换一次。

3. 连续性输液，建议至少每八小时冲洗一次，避免阻塞。

4. 当敷料有污染或潮湿情况时，须立即进行维护。

（二）禁忌证

无。

【操作流程与步骤】

（一）物品准备

一次性换药包 1 个、10ml 注射器 2 支、输液接头、无损伤针、无菌纱布或无菌剪口纱布、无菌剪刀 1 把（必要时）、无菌透明敷料、75% 乙醇、2% 氯己定或 0.5% 碘伏、10ml 生理盐水（单包装）、100u/ml 肝素盐水、棉签、胶布、手消液、锐器盒、签字笔。

（二）患者准备

1. 维护前患者排尿、排便，了解维护的目的、过程和配合方法。

2. 取舒适体位。

（三）操作方法

1. 评估患者　了解患者诊断、神志、生命体征、治疗方案、输液港置入及维护情况、相关检验和检查结果；查看注射座周围皮肤有无压痛、肿胀、有无血肿、感染；轻触注射座，判断注射座有无移位、翻转；了解置入侧肢体、肩部及颈部有无麻木、酸胀、活动受限等。

2. 洗手、戴口罩。

3. 备齐用物，携用物至患者床旁，核对床号、姓名，查对维护手册。解释操作目的和配合要求。

4. 暴露输液港穿刺部位，检查穿刺部位，确认注射座的位置。

5. 手消液洗手，打开换药包，将 10ml 注射器、无损伤针、输液接头、透明敷料以无菌方式打入包内。

6. 倒取适量乙醇及碘附消毒液于棉球上。

7. 戴第一副无菌手套，持无菌 10ml 注射器，抽吸 10ml 生理盐水。

8. 持镊子夹住乙醇棉球以输液港注射座圆心为中心，由内向外螺旋式消毒皮肤 3 遍，消毒面积 15cm×15cm，大于敷料面积，乙醇待自然待干后再用 0.5% 碘伏棉球重复以上步骤。

9. 脱手套，手消液洗手，更换第二副无菌手套，铺无菌孔巾，连接无损伤针及输液接头，排气。

10. 用非主力手触诊，找到注射座，确定注射座边缘，定位穿刺隔，非主力手的拇指、示指和中指呈三角形固定注射座，将输液港拱起，主力手持无损伤针，自三指中心垂直刺入，穿过隔膜，直达储液槽底部（穿刺动作轻柔，感觉有阻力不可强行进针，以免针尖与注射座底部推磨形成倒钩）。

11. 穿刺后抽回血，确认针头是否在输液港内及导管是否通畅，用 10ml 生理盐水脉冲方式冲管，血管通路及附加装置内部容积的基础上再加 20% 的肝素盐水正压封管（仅维护不输液有此步骤，然后按拔针流程完成操作）。

12. 连接输液接头。

13. 固定　根据需要在无损伤针下方垫适宜厚度的无菌纱布，达到无损针垂直刺入输液港隔膜，撤孔巾，然后覆盖透明敷料，固定好无损伤针，最后用胶布蝶形和横形固定延长管。

14. 在记录胶带上标注维护日期及操作者姓名，贴于透明敷料下缘。

15. 整理用物,按医疗垃圾分类处理用物,脱无菌手套。

16. 协助患者穿好上衣,整理床单位,向患者交代注意事项。

17. 洗手,填写维护手册及治疗单打勾签字。

【拔针操作流程与步骤】

（一）物品准备

清洁手套 1 副、无菌敷料（5cm×7cm）1 贴、10ml 注射器 2 支、75% 酒精、2% 氯己定或 0.5% 的碘伏、10ml 生理盐水（单包装）、100u/ml 肝素盐水、棉签、无菌棉块、手消液、锐器盒。

（二）患者准备

1. 维护前患者排尿、排便,了解操作的目的、过程和配合方法。

2. 取舒适体位。

（三）操作方法

1. 评估患者　查看注射座周围皮肤有无压痛、肿胀、有无血肿、感染;轻触注射座,判断注射座有无移位、翻转;了解置入侧肢体、肩部及颈部有无麻木、酸胀、活动受限等。

2. 洗手、戴口罩。

3. 查对各项无菌物品的完整性及有效期。

4. 携用物至患者床旁,查对床号及住院患者腕带,请患者自述姓名,查对维护手册。

5. 抽取 10ml 生理盐水,血管通路及附加装置内部容积的基础上再加 20% 的肝素盐水备用。

6. 揭开固定输液接头的胶布,用乙醇棉签去除胶布痕迹,"0"角度撕除透明贴膜,检查局部皮肤。

7. 手消液洗手、戴清洁手套。

8. 连接生理盐水注射器,抽取回血,见回血后脉冲式冲洗导管。

9. 输液港连接肝素盐水注射器,正压封管;封管方法:注射最后 0.5ml 溶液时缓慢拔出无损伤针,以维持系统内正压。

10. 去除固定无损伤针的胶布,非主力手两指固定好输液港注射座,主力手捏住两个针翼,轻柔垂直拔出无损伤针头（防止针刺伤）。

11. 检查拔出的针头是否完整。

12. 用棉块压迫止血 5 分钟。

13. 碘伏棉签消毒穿刺点后用无菌敷料（5cm×7cm）覆盖穿刺点。

【观察要点】

1. 针头必须垂直刺入,以免针尖刺入输液港侧壁。

2. 穿刺动作轻柔,感觉有阻力不可强行进针,以免针尖与注射座底部推磨,形成倒钩。

3. 置入蝶翼针每 7 天更换一次。

4. 使用 10ml 以上注射器进行注射。

5. 输注血制品或抽血后须以 20ml 生理盐水以脉冲方式冲洗管道。

6. 使用两种以上不同药物时,应使用 10ml 以上生理盐水以脉冲方式对输液港进行适时的冲洗,以防止因药物化学成分不同而产生的沉淀。

7. 任何经由管路加药或冲洗时应使用 10ml 以上注射器,以减少压力过大损伤导管。

8. 若回抽血液不顺时,建议采用以下几种方式处理:以生理盐水冲洗输液港;请患者改变姿势并咳嗽;转动针头方向;请患者做深呼吸动作。

9. 重视夹闭综合征的临床表现如:抽血困难、冲管或输液时有阻力,且与患者体位、手臂或肩关节的活动有关。置管侧肩部后旋或手臂上举、仰卧时会有所改善。

（王 蕾 孙文彦）

第十四章　职业防护相关操作

第一节　化疗废弃物的处理

化疗废弃物的管理是化疗防护的重要环节,妥善的处置有利于医院环境及其人群的保护。细胞毒性废弃物,应当按照规定收集,并标明清楚。化疗废弃物处理的相关做法如下。

一、评估

1. 评估化学治疗废弃物的种类。主要分为两类:损伤性化疗药物废弃物及感染性化疗药物废弃物。损伤性化疗药物废弃物主要包括未用完的化疗药物,化疗药物空瓶及针头等,感染性化疗药物废弃物包括受化疗药物污染的一般物品如输液器、输液瓶/袋、注射器、处理桌面外溢药物及擦拭加药后桌面的纱布等。

2. 确定化学治疗废弃物是否已跟其他物品分开放置。

二、物品准备

1. 备齐用物。防漏双层黄色密封袋,密闭、坚固、防漏容器,"化疗废弃物"的标识,吸湿纸巾或清洁纸巾,防护服、双层防护手套等。

2. 对密封袋及防漏容器进行检查,无破损、渗漏和其他缺陷。并贴上写有"化疗废弃物"的标识。

三、处理流程

1. 操作人员穿戴好防护服、口罩及双层防护手套。

2. 将化疗药物应与其他医疗废弃物分开收集。

3. 明确化疗废弃物的种类,将感染性化疗药物废弃物及损伤性化疗药物废弃物区分处理。

4. 感染性化疗药物废弃物,应用双层黄色防漏的密封袋包裹后置入密闭、坚固、防漏的容器内,同时标明"化疗废弃物"。

5. 损伤性化疗药物废弃物,如为未用完的化疗药物,应放入坚固、密闭、防漏容器中,返还给供应商,由供应商进行专门处理。如为使用过的锐器物则直接置于坚固、密闭、防漏容器中。

6. 对盛放化疗药物废弃物的容器进行加盖,使封口紧实、严密。

7. 确认在盛放化疗药物废弃物的容器及包装上有"化疗废弃物"的警示标识。并贴上标签注明废弃物产生单位、产生日期及类别。

8. 将化疗废弃物进行转运,统一处理。

四、注意事项

1. 若发生泄漏,须用吸湿纸或清洁纸巾进行处理,此过程产生的污物也应按化疗废弃物处理。

2. 医护人员使用防护服需经高温处理及时更换,避免交叉污染。

3. 病房内化疗药物废弃物存放不能超过 24 小时。

4. 放入包装和容器内的化疗药物废弃物禁止取出,不可与其他废弃物一起运送。

（范育英）

第二节 化疗药物溢出的处理

化疗药物溢出会造成人员及周围环境的污染,根据溢出物的体积或剂量,可分为三个类型:少量溢出、大量溢出及生物柜内超大量溢出。少量外溢是指溢出物的体积≤5ml 或剂量≤5mg;大量外溢是指溢出物体积 >5ml 或剂量 >5mg;生物安全柜内超大量外溢,指药物外溢≥150ml。下面介绍处理方法。

一、评估

1. 化疗药物溢出的地点。
2. 化疗药物溢出的体积或剂量。
3. 溢出的化疗药物的种类。
4. 溢出环境中暴露的人员。

二、物品准备

1. 化疗药物溢出包,化疗药物溢出的处理必不可少的一项物品是化疗药物溢出包,内含物品:防水隔离衣、一次性口罩、乳胶手套,面罩、防护目镜,鞋套、吸水垫、纱布、棉球、两个垃圾袋、小铲子、小扫帚。

2. 锐器盒、PVC 手套,标识"化疗废弃物"、清洁剂、去污粉。

三、护士准备

1. 着隔离防护衣、戴护目镜、着鞋套。

2. 洗手、戴口罩、带双层防护手套。

四、操作流程

（一）少量溢出的操作流程

1. 将化疗溢出包打开，将溢出物用纱布擦去，如有玻璃碴应放入锐器盒中。

2. 药物外溢地面用清洁剂洗 3 遍，再用清水洗干净，纱布等其他被污染的物品应弃于放置细胞毒性的垃圾袋中并封口。

3. 反复使用的物品，如砂轮、印章、乙醇喷壶等，用清洁剂洗 2 遍再用清水洗干净。

4. 将上述已封口的垃圾袋装入第二层垃圾袋，封口后置于细胞毒性废物专用一次性容器中，并标记"化疗废弃物"。

5. 弃去手套，用肥皂水和清水刷洗手和暴露的皮肤。

6. 记录药物名称、溢出量、外溢如何发生、处理外溢的过程、暴露人员。

7. 上报相关部门并登记。

8. 用物处理　按化疗废弃物处理流程。

（二）大量溢出的处理流程

1. 关闭空调，立即标明污染范围，隔离污染区，严禁其他人接触。

2. 将化疗溢出包打开。

3. 液体药物，用纱布或棉球吸附药液；若为药粉，用湿布或棉球轻轻擦拭，以防药物粉尘扬起；如有玻璃碎片，用小铲子拾起并放入锐器盒中。

4. 用大量水加去污粉冲洗污染表面 3 次，最后用 75% 乙醇擦拭 3 次。

5. 将溅出的药物、擦抹用纱布、棉球、湿布、防刺容器及所有参加清除溢出物人员的防护工作服应置于专门的塑料袋中封口，并套入第 2 层垃圾袋，标明"化疗废弃物"。

6. 弃去手套，用肥皂水和清水刷洗手和暴露的皮肤。

7. 记录药物名称、溢出量、外溢如何发生、处理外溢的过程、暴露人员。

8. 上报相关部门并登记。

9. 用物处理　按化疗废弃物处理流程。

（三）安全柜内溢出的处理流程

除了按照上述大量外溢处理流程清洗完药物外溢地方后，应该对整个生物安全柜内面进行另外的清洁。处理流程如下：

1. 柜内表面包括凹槽之内必须用清洁剂彻底清洗干净，清洁剂清洗 3 遍后再用清水清洗干净。

2. 如果溢出物污染了高效过滤器，则将整个高效过滤器封存。

五、注意事项

1. 化疗药物溢出处理前应先明确化疗药物溢出的类型。

2. 如有人员暴露，应先对暴露人员进行处理。如果皮肤接触化疗药，应立即脱去被污染的外套及手套,用大量清水冲洗,然后用肥皂清洁被污染处,避免引起任何皮肤刺激。若眼睛被污染,则用大量生理盐水或用洗眼剂或等渗溶液冲洗受污染眼睛 15 分钟,并尽快到眼科接受治疗,有条件的医院可以配备洗眼器。

3. 所有细胞毒性药物准备、配发、使用、运输和丢置的地方应备有化疗溢出包。

4. 如果溢出物产生气化、工作人员处理时则需戴上面罩。

5. 操作过程注意做好个人防护。

6. 清理时从污染边界开始,逐渐向污染中心进行反复冲洗、擦拭等处理。

(范育英)

第三节　放射性废弃物的处理

医用放射性废物是指在核医学临床诊疗工作中产生的放射性比活度或放射性浓度超过国家规定值的液体、固体和气载废物。应根据废物的性状、体积以及所含核素的种类、半衰期、比活度选择相应的处理方法,使之不致在工作场所造成不必要的电离辐射危害,不致造成环境污染。

一、评估

1. 评估放射性废弃物的来源与分类,主要分为三类。

放射性固体废物:放射性核素发生器;遮盖用的纸、手套、空的药水瓶和注射器;用放射性核素治疗的住院患者使用过的各类物品;用放射性核素治疗患者的废弃组织等。

放射性液体废物:放射性核素的残液;患者的分泌物、排泄物;实验与诊断使用过的液体闪烁液;其他放射性核素与药物操作或实践中产生的放射性液体。

放射性气体废物:使用 ^{133}X 做通气试验的患者呼出的气体;^{14}C 呼气实验受试者呼出的气体;放射性药物生产、转运和使用过程中产生的放射性气溶胶等。

2. 确定放射性废弃物是否已跟其他物品分开放置。

二、物品准备

1. 备齐用物　应一次性备齐全部用品,按实际情况准备:放射性废物处理专用容器、长柄镊子、纱布、棉球、一次性胶手套、密封袋、乙醇、写有"放射性废弃物"的标识等。操作者应做好个人卫生防护:戴帽子、口罩、铅眼镜、铅衣、手套等防护用品;皮肤暴露部位有伤口时,应包扎处理;操作时佩带个人剂量器。操作人员必须有熟练的放射性废物操作技术,注意力要集中,操作要细心,防止放射性废弃物洒落,尽量缩短操作时间。

2. 对密封袋、铅盒、放射性废物处理专用容器进行检查,无破损、渗漏和其他缺陷。并贴上写有"放射性废弃物"的标识。

三、处理流程

操作人员应做好个人卫生防护准备,将放射性废弃物与其他医疗废弃物分开收集,明确放射性废弃物的种类,不同性质的放射性废弃物处理方式不同。疑有放射性污染的用品也应按放射性废物处理。

1. 放射性液体的处理

(1)放射性废液:需利用放射性废水专用处理装置或分隔污水池轮流存放和排放放射性废液。放射性浓度小于或等于"公众导出食入浓度"DIC(公众)的废液可作非放射性废液处理,排入下水道系统。

此外,也可将废液注入容器存放 10 个半衰期后,排入下水道系统。如废液中含有长半衰期核素,可先固化,然后作固体废物处理。

(2)患者排泄物的处理:使用放射性药物的患者在诊疗期间应使用有辐射防护标志的专用卫生间,对患者排泄物实施统一收集和管理。

2. 放射性固体废物的处理

(1)放射性固体废物收集:按废物可燃与不可燃、有无病原体毒性分类收集废物。收集废物的污物桶应具有外防护层和电离辐射标志。污物桶放置点应避开工作人员作业和经常出入的地方。污物桶内应放置专用塑料袋直接收纳废物。装满后及时转送贮存室。

(2)放射性固体废物存放:

1)放射性固体贮存应符合放射卫生防护要求,放射性贮存间安装通风设备,出入口有电离辐射标志。

2)废物袋、废物桶及其他存放容器必须在显著位置,标注废物类型、核素种类、比活度范围和存放日期等。

3)注射器及碎玻璃等物品的废物袋外应附加外套。

(3)放射性固体废物处理:

1)放射性固体废物按半衰期长短分类收集,置放射性贮存室内自然衰变。污染有病原体的固体废物,必须先消毒、灭菌,然后按固体放射性废物处理。

2)短半衰期核素(半衰期 <15 天)存放 10 个半衰期,放射性比活度降低于 7.4×10^4Bq/kg 后,作为非放射性废物处理;长半衰期放射性废物暂存放衰变室,交由专门机构回收处理。

3)GBq 量级以下废弃密封放射源必须存放在足够外照射屏蔽能力的设施里待处理。

4)放射性废物存放需标明名称、放置日期以及处理日期,并进行登记。外送前需测定放射性活度,达到排放规定水平后用红色胶袋密封包装;交接时需登记交接日期、废物名称、重量、生产科室、经手人、交接单位。由专人放置医院废物存放点。

3. 放射性气载废物的处理

1)凡使用 ^{133}Xe 诊断检查患者的场所,应具备回收患者呼出气中 ^{133}Xe 的装置,不可直接排入大气。

2)放射性浓度小于或等于"公众导出空气浓度"DAC(公众)的气载废物为非放射性废气,可以直接排放。

知识拓展

化疗药物溢出包

化疗药物溢出包,又称溢出防护包(protection packages for chemotherapy drugs),是医务人员在化疗药物溢出时,避免发生职业暴露的防护用具,2014 年 5 月 1 日实施的《静脉治疗护理技术操作规范》中提出,使用抗肿瘤药物的环境中,应配备溢出包,内含物品:防水隔离衣、一次性口罩、乳胶手套,面罩、防护目镜,鞋套、吸水垫及垃圾袋等,用于抗肿瘤药物外溢时的处理。孙红等对全国 27 个省市 147 个三级甲等医院共 584 个科室进行问卷调查,发现只有 28.8% 的医院在抗肿瘤药物环境中使用溢出包,说明在我国化疗药物溢出包的使用仍然亟待推广。

(范育英)

第四篇

专科管理与教育

第十五章 肿瘤护理质量管理

第一节 建立肿瘤护理敏感质量指标的意义

护理质量评价是护理质量管理的中心环节,以往的护理质量管理是通过工作检查和评审来促进护理质量的改进,用了较多时间和方式进行过程检测,而较少关注护理服务对患者健康结局的影响,缺乏统一规范的质量指标和测量方法,使得检查结果很难用以统计分析、改善临床护理实践。与广义的护理质量一样,目前肿瘤护理的质量是通过测量肿瘤患者的健康结局指标,来衡量肿瘤科护士提供的护理服务是否是最适宜的、且不断改善的。我国的肿瘤护理质量评价体系尚处于不断完善的阶段,正逐渐形成统一的指标、规范的指标收集、分析、反馈和使用标准。众多学者和临床实践者正在探索建立适合我国医院护理服务环境的肿瘤护理敏感质量指标,将那些敏感性强且稳定可靠性好的指标列入常规的肿瘤护理质量评价中,以推进我国肿瘤护理质量持续改善。

一、量化质量指标,为制定决策提供客观依据

肿瘤护理质量评价聚焦肿瘤患者的躯体症状及抗肿瘤治疗的常见并发症等核心要素,定量评价与患者结局最为相关的护理实践,有助于护理质量的监控、测定、分析和改进。目前国际上对护理敏感质量指标的采集均是可测量的,包括若干个满意度指标和"护士工作环境"等相对"软"指标也有统一的调查量表。可见,肿瘤护理敏感质量指标的量化,使得这些指标用详细数字说明具体问题,使护理质量评价的表现形式更为直观和清晰。例如"化疗住院患者跌倒发生率""化疗药物外渗发生率"等结果指标除需考虑患者和护士自身因素外,还提示管理者考虑护理人力配置是否不足,是否调整科室的床护比以及不同级别护士配比等结构指标来解决护理服务的人力投入问题,从而降低患者跌倒发生率和药物外渗发生率。

二、根本原因分析,加强护士专科培训

管理者在使用肿瘤护理敏感指标时,通过监测结果指标对质量的优劣作出判断,了解护理质量现状,通过根本原因分析,查找与结果指标相关的结构、过程层面可能存在的问题,进而对这些问题进行预防。例如根据患者化疗期间跌倒发生率的高低,提示管理者除考虑患者自身因素外,还需重点对筛查和预防化疗患者跌倒的相关护理实践过程进行检查,并考虑是否存在科室安全措施不到位、护理人员因经验或培训不足导致的知识欠缺等因素。管理者可以据此加强肿瘤科护士的专科培训,采取多种可改善的措施提高护士的专业能力,从结构、过程层面上降低患者化疗期间跌倒发生率,保障患者安全。

三、规范护理实践,提高肿瘤护理质量

通过对肿瘤患者健康结局密切相关的敏感指标的监测,可以发现临床护理工作中存在的问题,进而不断改进工作,提高肿瘤科护士的专业素质,最终提高肿瘤护理质量,使患者受益。以"化疗药物外渗发生率"指标为例,通过监测该指标,进行根本原因分析,确定化疗药物外渗的主要原因可能为:血管通路选择不当;患者静脉条件差等。管理者据此提出并施行改进措施,如评估患者治疗方案、药物性质等,若为强刺激性发疱性药物,需及时与主管医生沟通,结合患者具体情况给予相应置管,尤其是中心静脉导管的使用;同时可改进化疗给药规范,规定具有一定资质的护士才可进行化疗给药;此外,要求护士在选择血管及穿刺部位时遵照相应原则。通过效果评价评估以上措施的有效性,最终形成标准化化疗给药流程,降低化疗药物外渗发生率,减轻患者痛苦,使患者受益。

四、监测不良事件指标,改善肿瘤护理质量

在肿瘤护理质量管理中,不良事件指标是质量监控最应关注的内容,是反映护理结局的重要信息,也是反映患者安全的重要指标,对保障患者安全具有重要意义。肿瘤护理敏感质量指标与高风险或不良事件的特定因素相关,有助于管理者以点带面进行重点管理,达到质量管理的目的,最终改善患者结局。如"化疗住院患者跌倒发生率"指标,通过对化疗期间跌倒不良事件的监测,可以了解该机构或护理单元跌倒风险评估、预防措施落实情况,还可以了解患者化疗期间的症状控制情况,如患者跌倒的原因是否是因其恶心、呕吐导致水电解质补充不足,或化疗期间伴疼痛使用镇痛药物过量,或伴骨转移引起患者肢体功能障碍,或伴骨髓抑制引起头晕、乏力等。据此管理者可制定详细的整改措施,预防患者跌倒事件的发生,降低不良事件发生率,保障患者安全,提高肿瘤护理质量。

（董凤齐　强万敏）

第二节　肿瘤护理敏感质量
指标的特点和应用原则

肿瘤诊治医学的发展促进了肿瘤专科护理特色和护理模式的形成,肿瘤护理质量的全面控制和持续改进也越来越被重视。在肿瘤的"结构—过程—结果"全程护理质量评价方

面,各国家的医疗机构开始关注肿瘤护理敏感质量指标的研发和应用。肿瘤护理敏感质量指标主要是结合了患者安全目标,以护理质量管理需求为导向,突出肿瘤护理的专科发展特色和临床应用价值。

一、肿瘤护理敏感质量指标的特点

(一)与肿瘤护理实践密切相关

肿瘤本身及各种治疗会使患者出现不同程度的毒副反应和复杂的心理社会改变,护士在其中承担着执行医嘱、症状控制、预防和减轻放/化疗副作用等的重要角色。因此,肿瘤护理敏感质量指标在基于一般护理敏感指标的基础上更突出了肿瘤护理的专业特色和工作内容,如肿瘤患者疼痛控制满意度的评价,更加关注护士的干预措施对患者症状控制的心理感受。美国肿瘤护理学会指出,导致护理敏感指标的干预措施必须是属于护理实践范畴的,是护理过程的一部分,并且必须有实验依据。因此,肿瘤护理敏感质量指标是可以通过护理工作为主导进行改善的指标,管理者可以通过优化资源配置、制订护理规范和制度影响这些指标,护士通过改善工作流程或落实工作规范共同促进护理质量的改进。

(二)对护理质量评价的特异性高

肿瘤护理敏感质量指标通过几个少而精的指标,让管理者把握质量工作的关键环节,做到见微知著,以点带面。例如,通过对化疗药物外渗发生率的持续监测和动态分析,可以发现静脉化疗流程及护士执行相关规范中存在的问题,为制定整改措施提供客观性的可量化依据。构建敏感指标是重点思想及把握关键的体现,因此,通常肿瘤护理敏感质量指标考量的是质量工作的要点和重点,即护理工作流程的关键节点或对患者健康危险大的事件,如疼痛缓解率反应的是护士对肿瘤患者的疼痛评估、工具使用、疼痛缓解效果等疼痛管理工作的重点内容,对提高疼痛患者的生活质量具有重要意义。

(三)注重肿瘤患者安全及生存质量

肿瘤护理质量管理的最终受益者是肿瘤患者,因此,肿瘤护理敏感指标更加注重与患者结局相关的重要事件,重视疾病本身及诊治对肿瘤患者造成的安全隐患和身心改变。如化疗引起的跌倒发生率是通过动态监测发现化疗对肿瘤患者造成的不安全影响因素,进而对肿瘤患者化疗期间的护理措施进行改进和再规范,将结果预防和主动监控相结合,从而提高肿瘤护理质量的预控能力。因此,监测肿瘤护理敏感质量指标,对影响患者结局的不安全因素进行干预,可以提高患者安全及生存质量。

二、肿瘤护理敏感质量指标的应用原则

(一)确保数据来源真实可靠

肿瘤护理敏感质量指标的管理是通过"数据说话",真实、可靠的数据是实施敏感性指标监测的重要前提。要发挥指标的作用,首先要能够获得计算指标值所必要的信息和数据,既要保证指标值反映的真实性,又要保证数据信息的可靠性,否则,指标监测就失去了质量评价的重要意义。因此,肿瘤护理敏感质量指标要求原始数据及相关信息的客观和真实。

(二)提升数据信息质量

原始数据信息是基于科室层面的基本资料收集,数据及相关信息可以通过科学的方法或工具进行采集,电子信息系统或者手工报表都可以完成。上报信息渠道的通畅和便捷也

是肿瘤护理敏感质量指标应用的重要保障,在数据信息应用的过程中,要及时发现漏洞,不断完善信息渠道,提升数据信息质量。国家及省级护理质控中心的建立和完善为逐步实现护理质量信息化管理提供了一个良好的大数据平台。

（三）注重敏感指标的内涵

指标测量值的直观性为管理者带来了便利,如果只看到数值而不关心指标值背后的深层涵义,指标管理就会变得"机械"。运用肿瘤护理敏感质量指标进行管理时,不应仅依靠指标值进行判断或决策,应该保留一定的弹性空间,不能把指标值作为唯一的决策依据。同时考虑组织内外环境的变化,结合历史数据和同行资料作纵向和横向的比较,通过指标数据循迹追踪,查找护理工作流程和护理管理中存在的问题。

（四）重视指标值的分析和结果反馈

利用敏感质量指标进行管理的一个重要步骤是信息反馈和质量改进,向责任人合理地反馈质量指标监测和评估结果对质量的全面提升至关重要。当指标的相关责任人明确后,反馈和辅导便能够有的放矢,明确责任可以帮助责任人查找问题根源并辅导其改善护理质量。另外,将指标监测结果与其他组织成员交流和分享,会警醒和提示其避免出现同样的问题,预防可能出现的安全隐患和质量薄弱环节。

（董凤齐　强万敏）

第三节　肿瘤护理质量敏感指标的筛选及监测方法

随着国外护理敏感性质量指标的蓬勃发展,国内学者也开始对护理质量敏感性指标进行探索研究。肿瘤护理质量敏感指标以"结构—过程—结果"理论为基础,采用质性研究的方法,系统回顾国内外文献,遵循国际上敏感性指标的开发流程进行研发。经过专家函询及小组会议讨论,多位国内肿瘤护理专家达成共识,初步筛选出化疗住院患者跌倒发生率、化疗药物外渗发生率、疼痛缓解率3项肿瘤护理敏感质量指标。其内容涉及肿瘤患者突出躯体症状以及抗肿瘤治疗的常见并发症。将该指标应用于肿瘤护理实践,有助护理质量监控、测定、分析和改进,提高肿瘤护理服务的标准化及规范化,促进肿瘤护理质量的持续改进,最终改善肿瘤患者生存质量。

一、化疗住院患者跌倒发生率

（一）指标的定义及意义

1. 指标定义

（1）化疗住院患者跌倒:指住院患者从化疗第一周期用药开始直至最后一周期用药结束出院,患者在住院期间任何场所发生的跌倒。

（2）化疗住院患者跌倒发生率:统计周期内化疗住院患者发生跌倒例次数与周期内化疗住院患者人日数的千分比;或者是统计周期内化疗住院患者发生跌倒例次数与周期内化疗患者例数的百分比。

（3）跌倒伤害：指患者跌倒后造成不同程度的伤害甚至死亡。

跌倒对患者造成的影响，根据美国护理质量指标国家数据库（National Database of Nursing Quality Indicators，NDNQI）做出的分级定义：

1）无，没有伤害。

2）严重度 1 级（轻度）：不需或只需稍微治疗与观察的伤害程度，如擦伤、挫伤、不需要缝合的皮肤小撕裂伤等。

3）严重度 2 级（中度）：需要冰敷、包扎、缝合或夹板等医疗或护理处置与观察的伤害程度，如扭伤、大或深的撕裂伤、皮肤撕破或小挫伤等。

4）严重度 3 级（重度）：需要医疗处置及会诊的伤害程度，如骨折、意识丧失、精神或身体状态改变等。

5）死亡：患者因跌倒产生的持续性损伤而最终致死。

2. 指标的意义　静脉化疗会大大增加跌倒发生风险，主要与化疗期间出现骨髓抑制、乏力、呕吐易导致水电解质紊乱，药物神经毒性引起的肢体感觉异常，大量饮水引起的尿频，触发神经内分泌反应等有关。化疗患者发生跌倒会造成骨折甚至更为严重的损伤，不仅增加了患者躯体上的痛苦，还会增加焦虑程度，延长住院时间，增加住院费用，甚至危及患者生命。

对化疗住院患者跌倒进行监测和上报，管理部门能够及时获得化疗住院患者跌倒的发生频率，伤害率及其他与跌倒发生相关联的信息。通过根因分析，总结得出化疗住院患者跌倒的特异性因素，从而完善预防化疗住院患者跌倒的管理制度，优化护理流程。最后实现通过某些特异性工具早期辨别出具有较高跌倒危险的化疗患者，并通过循证获得预防化疗住院患者跌倒的最佳措施予以实施，防止类似事件的再次发生，从而提高化疗住院患者的安全性。因此对化疗住院患者跌倒发生率的监测具有非常重要的意义。

（二）测量方法

1. 指标类型　结果指标。

2. 计算公式

$$化疗住院患者跌倒发生率 = \frac{同期化疗住院患者跌倒发生例次数}{统计周期内化疗住院患者人日数} \times 1000‰$$

说明："统计周期"可根据质量管理部门要求确定，如每月、每季度、每年；"化疗住院患者跌倒"的纳入标准：所有住院化疗患者、日间病房化疗患者发生的跌倒。同一患者多次跌倒次数累加。

统计周期内化疗患者人日数为该周期内每天经历过化疗患者例数之和，例如，记录某年 6 月 1 日至 6 月 30 日每日某病区化疗患者例数，然后将这 30 天内经历过化疗患者数进行累加，得到 6 月份该病区的化疗住院患者人日数。此种计算方法主要考虑了住院天数对化疗住院患者跌倒发生率的影响，住院时间延长会增加化疗患者在住院期间发生跌倒的风险，通过进一步分析可以得出化疗患者发生跌倒的高风险期，可以在此阶段采取针对性干预。

3. 数据及来源　计算化疗住院患者跌倒发生率，首先要确定统计周期，通过不良事件上报表（表 15-3-1）及护理记录，获得统计周期内化疗住院患者跌倒发生的例数，统计周期内住院患者化疗人日数通过病房化疗日报表获取，若医院具有完善电子信息管理系统，相关数据可以直接从化疗医嘱信息系统中获取。另外,为了便于做分层分析,通常还会将患者个体特征(年龄、性别、诊断等)及相关因素信息一并进行采集。通过对采集信息的根因分析,可以发现病区或医院层面存在的化疗住院患者跌倒发生的危险因素,方便管理者制定有针对性的整改措施。

表 15-3-1　化疗患者跌倒事件上报表

一、基本情况

1. 科室:　　名称:　　发生时间:　　上报时间:　　上报方式:□自报　□非自报

2. 当事人:　　姓名:　　工作年龄:　　职称:　　岗位:　　年龄:　　分级:　　班次:

3. 发现人:□当事人　□护士长　□同事　□医生　□家属　□患者　其他:

4. 发生地点:□普通病房　□卫生间　□楼道　□床旁　□病房重症室　□ICU　□门急诊　□手术室
　　其他:

5. 发生时段:□工作日　□周六日　□节假日　时间:

6. 患者姓名:　　性别:□男　□女　年龄:　　诊断:　　住院号:　　护理级别:

7. 患者自理能力:□无需依赖　□轻度依赖　□重度依赖　□完全依赖

8. 发生跌倒患者合作程度:□清醒自主卧位　□清醒被迫卧位　□清醒被动卧位　□昏迷被动体位
　　□昏迷躁动　其他:

9. 使用药物情况:□化疗药(第周期化疗,包括药物)　□镇静催眠/麻醉镇痛药　□降压利尿脱水药
　　□降糖药　□抗癫痫惊厥药　□抗精神失常药　□散瞳药　□抗阵挛肌松药

10. 跌倒时伴随症状:□肢体感知觉异常　□恶心呕吐　□腹泻　□疲乏　□贫血　其他:

11. 跌倒时机:□化疗前　□化疗中　□化疗后

12. 患者及家属反映:□未提及　□表示理解　□激动　□投诉　□纠纷　其他:

13. 发现时患者表现:□无症状　□疼痛　□出血、破溃　□骨折　□生命体征变化　其他:

14. 发现后立即采取的处置措施:□扶助上床　□给予治疗措施　□抢救　其他:

15. 伤害等级:□无　□严重度1级(轻度)　□严重度2级(中度)　□严重度3级(重度)　□死亡

16. 事件结果等级:□Ⅰ级《警讯事件》　□Ⅱ级(不良后果事件)　□Ⅲ级(未造成后果事件)　□Ⅵ级
(临界错误事件)

17. 其他说明:

二、简述事件经过(上报人填写)

（三）指标的使用方法

　　防范和减少住院患者跌倒是原国家卫生计生委十大安全目标之一,也是《三级医院评审实施细则》评价医院护理质量的一项核心指标。

　　通过该指标的监测,管理者可直接了解化疗住院患者跌倒发生情况,定量评价和监测影响化疗住院患者发生跌倒的临床实践、规章制度是否健全、跌倒风险评估是否准确,预防跌倒的措施是否落实,护士掌握预防跌倒的相关知识是否全面等问题。对肿瘤化疗住院患者

跌倒的发生和管理进行全面监控。根据监控结果有针对性地制定、完善化疗患者预防跌倒管理制度,优化预防跌倒流程、提高护理人力资源配置等,以降低化疗住院患者跌倒发生率,保证患者安全,促进护理质量持续改进。

(四)评述

1. 跌倒风险的准确评估与识别是有效预防化疗患者跌倒的前提 引起化疗住院患者跌倒的危险因素多而复杂,总体可分为两大类,即内在危险因素和外在危险因素,具体如下:

(1)内在危险因素

1)疾病因素:反复多次化疗的患者体质虚弱,容易导致体力不支;另外伴有癌性疼痛可导致患者活动能力下降及步态发生改变;骨转移患者下床活动时负重增加易引发病理性骨折;脑转移患者往往会出现意识改变,定向力差等,这些因素都会增加化疗患者跌倒发生的风险。

2)年龄因素:年龄是癌症的危险因素之一,化疗患者中超过50%的人群在65岁及以上年龄组。高龄同时也是患者发生跌倒的重要危险因素,每年有30%的65岁以上老年人出现跌倒,80岁以上老年人跌倒发生率则高达50%,随着年龄增加跌倒发生率会同步增加,且年龄大于75岁的患者跌倒伤害程度更加严重。因此,老年化疗患者更容易发生跌倒,需要引起医护人员的高度重视。

3)心理因素:癌症属于慢性身心疾病,具有难治性、病程长、治疗周期多等特点,随着治疗时间的延长,化疗患者往往会产生自我负担感,自我感觉增加了家庭及社会的负担,不愿麻烦护士和家属,过高评估自身能力,对危险认识不足,这些因素增加了跌倒的危险。沮丧、抑郁、焦虑等不良心理情绪进一步增加了其跌倒的风险。

(2)外在危险因素

1)药物因素:化疗药物的毒副反应,如恶心、呕吐导致的水电解质紊乱,骨髓抑制引起的乏力、头晕,水化引起的尿频、尿急,神经毒性引起的肢体感觉异常等均会增加化疗患者发生跌倒的风险。此外,部分化疗患者伴有入睡困难、合并高血压、糖尿病等内科疾病,需要应用镇静、降压、降糖药等,这药物也会引起头晕、体位性低血压等不良反应,更进一步增加了化疗患者发生跌倒的危险性。

2)环境因素:患者对医院环境不适应、光线不适宜、地板湿滑、床高度不合适、过道有障碍物、卫浴设备太高或太低、无扶手装备等,这些因素都会增加化疗患者跌倒的风险。

3)护理人员因素:护士人力配置和患者跌倒发生有直接关系,护理人员配置不足,尤其夜班护理人员的短缺,导致夜班护理人员对跌倒高危人群的观察不足,大大增加了化疗患者跌倒发生风险。

确定化疗住院患者的跌倒高危因素并准确识别高危跌倒患者是预防跌倒发生的重要条件。目前国内外针对住院患者跌倒评估工具有10余种,然而由于化疗患者跌倒因素的复杂性和多变性,以往量表不能满足化疗患者的跌倒风险评估需求,目前国内外并无针对化疗住院患者跌倒风险评估工具,有研究者在国内外文献的基础上,结合肿瘤患者的特殊性,构建了适合肿瘤住院患者的跌倒评估量表(表15-3-2),该量表针对肿瘤患者的特异性,增加了有无肿瘤骨转移、颅内转移、上腔静脉压迫综合征、是否使用镇静镇痛药物等肿瘤特异性项目,增加了对跌倒肿瘤患者跌倒识别的敏感性和针对性,可供临床医务人员参考。

表 15-3-2　肿瘤住院患者跌倒风险评估记录表

内容	项目	危险因素	分值
危险因素评估	年龄	>65 岁或 <10 岁	1
	既往史	跌倒、坠床史（1 年内）	2
	意识状态	烦躁、谵妄	3
		模糊	2
		嗜睡	1
	现病史	颅内病变 / 上腔静脉压迫综合征 / 骨转移	3
	感觉	视觉障碍影响日常生活能力	2
	身体状况	需要使用拐杖、手杖、助行器、轮椅	2
		步态不稳	2
		头晕	2
		疲乏 / 体位性低血压 / 重度抑郁	2
	使用药物	镇静催眠 / 麻醉镇痛药	2
		①降压利尿脱水药②降糖药③化疗药	1
		①抗癫痫惊厥药②抗精神失常药	1
		①散瞳药②抗阵挛肌松药	1
	排泄	①便秘②腹泻（下床排便者）	2
		①尿频②尿急（下床排便者）	2
	自理能力	不能自理	2
		部分自理	1

注：总评分 1~2 分为低度危险，3~5 分为中度危险，>5 分为高度危险

2. 采取有针对性的干预措施可有效降低化疗患者跌倒发生风险

（1）建立化疗患者跌倒安全管理制度：①创立安全文化氛围，建立预防化疗患者跌倒安全指引，提高护士安全管理防范意识；②建立完善的化疗患者跌倒上报机制，便于管理者分析得出化疗住院患者跌倒的特异性因素，并制定针对性的措施；③提高床护比，合理配置各班次护士人力资源；④医院多部门共同管理、协作，保证环境设施安全。

（2）积极控制化疗患者伴随症状：①动态化评估化疗患者恶心、呕吐、疲乏、头晕、感知觉障碍等伴随症状，并评估这些症状的严重程度，及时与医生进行沟通，给予相应药物治疗，并给予患者饮食、营养、活动等综合性护理干预，缓解患者化疗相关症状；②加强患者心理干预，通过给予患者心理疏导、放松训练、音乐疗法等认知行为干预，帮助患者消除焦虑、抑郁情绪，间接缓解化疗相关症状；③对于患者既往出现的化疗不良反应提前给予预期性干预，减轻症状的严重程度，降低跌倒高风险。

（3）提高护士对化疗住院患者跌倒的风险管理能力：①加强预防化疗患者跌倒专业知识培训，提高护士安全意识，使护士能够准确评估，及时识别化疗患者高危跌倒风险，并能够在跌倒发生后给予应急处理，减少或预防跌倒的发生；②对化疗患者实施系统化管理，化疗前对患者的年龄、病情、跌倒史及既往化疗反应等进行综合评估，化疗期间评估患者体征变化、饮食情况、不良反应及心理状态，对于高风险患者加强巡视和跌倒健康教育，保证环境安

全,进行班班交接,重点管理,做到早期预防,减少跌倒的发生。同时加强护士对化疗患者跌倒风险管理能力的培训,实现护理质量的持续改进。

（4）加强预防跌倒健康教育:①加强病区环境安全设施介绍、主动介绍化疗药物不良反应、教会预防跌倒的方法技巧等,并反复教育患者直至掌握;②通过健康宣教提高患者跌倒防范意识,对于过高评估自己能力的患者及时给予心理干预,预防跌倒的发生;③通过多种形式开展预防跌倒健康教育,以提高化疗患者对跌倒防范意识及落实防跌倒措施的依从性;④提高家属对化疗患者发生跌倒的防范意识,对于高危跌倒患者,应做到时时有陪护,尤其是患者在夜间起身活动及如厕等高危时段更应注意。

（五）此指标与其他指标的关联和联合应用

护理单元的人力资源配置相关结构指标会影响化疗住院患者跌倒事件的发生率。床护比、每24小时平均护理时数、护士资质结构比、不同班次护士人数配置、护士跌倒知识培训时数等会影响跌倒事件的发生率。护理人力不足,临床经验、专业知识缺乏都可导致护士对化疗患者存在的跌倒风险感知能力和预防能力低下,影响护理实践、患者安全和护理质量。因此,根据实际情况提高床护比,改善不同级别护士的合理配置等,对降低化疗住院患者跌倒发生率起到非常重要的作用。此外,能否快速准确识别化疗所致跌倒的高危人群,也直接影响患者跌倒发生率,因此,提高化疗高危跌倒风险评估准确率是减少化疗住院患者跌倒的有效措施。

二、化疗药物外渗发生率

（一）指标定义及意义

1. 指标定义

（1）化疗药物外渗:指化疗药物浸润至静脉或动脉穿刺部位周围的皮下或真皮下组织,可引起严重的组织损伤,表现为局部皮肤的疼痛、肿胀,甚至可引起组织缺血缺氧而坏死。美国 INS 标准根据药物渗漏的临床表现,将药物渗出分为五级,见表 15-3-3。

表 15-3-3 药物渗出临床表现与分级标准

级别	临床表现
0	没有症状
1	皮肤发白,水肿范围最大直径小于 2.5cm,皮肤发凉,伴有或不伴有疼痛
2	皮肤发白,水肿范围最大直径在 2.5~15cm,皮肤发凉,伴有或不伴有疼痛
3	皮肤发白,水肿范围最大直径大于 15cm,皮肤发凉,轻到中等程度疼痛,可有麻木感
4	皮肤发白,半透明状,皮肤紧绷,有渗出,皮肤变色,有瘀斑、肿胀,水肿范围最小直径大于 15cm,呈可凹性水肿,循环障碍,轻到中等程度疼痛,可为任何容量的血液制品、发疱性药物或刺激性液体渗出

（2）化疗药物外渗发生率:指统计周期内化疗药物外渗发生例次数占统计周期内静脉化疗人日数的千分比。

2. 指标意义 化疗药物外渗是化疗输注过程中最严重的安全问题之一,其发生率也是药物安全管理的评价指标之一。有研究报道,化疗药物外渗发生率在 0.1%~6% 之间,目前由于化疗前对血管通路的评估及合理使用,提高中小静脉给药率使得外渗发生率逐步下降。化疗药物外渗可造成患者额外的痛苦,轻度外渗可使患者局部产生疼痛、灼烧感、出现轻微红斑、瘙痒、肿胀;外渗进一步加重可引起红斑及疼痛加重,出现皮肤褪色、硬化,发展至脱屑或起疱;严重外渗甚至可引起组织坏死、焦痂及致残。这不仅增加了患者的身心痛苦,还直接延长患者的住院时间,增加患者住院费用,引起患者舒适及满意度的严重下降。

通过化疗药物外渗发生率的监测,一方面可以分析化疗药物外渗发生的现状、趋势、特征及相关因素,为有效预防和控制药物外渗的发生提供科学依据;另一方面又可以在持续监测过程中反映质量改进措施的落实情况,及时发现不足之处,及时给予针对性的防治措施,改善护理质量,提高患者满意度。

（二）测量方法

1. 指标类型　结果指标。

2. 基本公式

$$化疗药物外渗发生率 = \frac{同期化疗药物外渗发生例次数}{统计周期内静脉化疗人日数} \times 1000‰$$

说明:化疗药物外渗发生例次数是指在统计周期内所监测患者发生药物外渗的例数总和,如果患者在监测期间发生2次以上药物外渗,则计算相应次数。静脉化疗人日数是指在统计周期内所监测患者化疗天数总和。

3. 数据及来源　计算患者化疗药物外渗发生率,首先要确定统计周期,然后根据不良事件报表或外渗观察记录表,获得统计周期内患者静脉化疗发生外渗的例数。统计周期内住院患者静脉化疗人日数可通过静脉化疗医嘱信息及护理记录获取。对具有电子信息管理系统的医院,相关数据可以直接从系统中获取。为了便于数据整理及统计分析,每次外渗都应及时上报不良事件和建立外渗观察记录表,见表15-3-4,记录内容应包括:①患者姓名和住院号;②发生外渗的日期和具体时间;③外渗药物的名称和溶剂;④症状和体征;⑤静脉输入方式;⑥外渗的范围(外渗药物的量);⑦治疗的时间和日期。另外还可采用图像记录方式,便于追踪随访和治疗。

表 15-3-4　某医院患者化疗药物外渗观察记录表

科室　　　　　上报时间　　　　　发现时间

责任人:　工作年限:　年　职称:　　岗位:

发现人:○责任人　○护士长　○同事　○医生　○家属　○患者　○其他

发生地点:○普通病房　○门诊日间病房　○其他

发现时机:○用药中　○用药后

穿刺部位:　　输注工具:○钢针　○留置针　○中长静脉导管　○中心静脉导管

药物名称:　　药物性质:○发疱性　○刺激性　○非发疱性　○去角质性　○炎症性

外渗部位:　　局部组织损伤面积:×cm 或 × ×cm

外渗分级:○0级　○1级　○2级　○3级　○4级

局部损伤程度:○红斑　○发热　○肿胀　○苍白　○局部组织坏死　○溃烂　○其他

创面基底部颜色:创面渗液量:疼痛分级:

患者及家属反应:○未提及　○表示理解　○激动　○投诉　○纠纷　○其他

处理措施:○局部封闭　○冷敷　○热敷　○外敷中药　○局部制动　○止痛

（三）指标的使用方法

化疗药物外渗发生率是肿瘤护理安全质量管理的一个重要指标,其作为结局指标直接反映出临床护理安全质量的高低,间接反映出医疗机构的整体护理水平和管理水平。

通过指标持续数据监测,可以了解医院院内化疗药物外渗发生的现况、趋势,及时与国家标杆质量、基线质量对比,促进医疗机构发现自身存在的问题,找出化疗药物外渗发生的主要原因,如化疗药物本身毒副作用、血管通路选择不当、护士规范化操作执行较差、专业知识培训不足等,临床中应抓住这些主要问题进行干预,根据患者具体情况选择合适的血管通路,提高护士规范性操作执行率,加强护士化疗专业知识培训,以减少化疗药物外渗的发生,从而促进化疗护理安全质量的提高。

医院应建立化疗药物外渗风险循环管理系统,加强安全输液的管理,从药物外渗风险评估、跟踪、控制、质控等方面进行持续质量改进。一旦发生化疗药物外渗,医务人员应立即采取应急预案,及时记录和上报。护理部及医院质量管理委员会定期根据监测结果,进行数据整理分析,从结构、过程入手,制定整改计划,并监督计划实施落实情况,以降低化疗药物外渗发生率,减轻患者痛苦,保证患者安全,同时减少医疗纠纷。

（四）评述

1. 科学评估,准确识别高危因素是降低化疗药物外渗发生的前提　化疗药物外渗发生的相关因素包括:药物、给药途径、患者、护理人员和管理五大方面因素。

（1）药物因素:化疗药物对血管和组织的刺激程度不同,与药物酸碱度、渗透压、药物浓度、药物本身的毒性作用有关,是致化疗外渗损伤的最主要因素,其中发疱类药物刺激性最强,如阿霉素、表柔比星、柔红霉素、长春新碱、紫杉醇等药物,外渗后可引起局部组织坏死。

（2）给药途径因素:经外周静脉发生外渗与套管型号大小、材质选择、穿刺位置、导管固定等因素相关。经中心静脉导管发生外渗与导管位置、导管移位、导管完整性受损等因素相关。

（3）患者因素:外周血管条件差的患者,如弹性差、管径细、反复化疗致血管硬化者更易发生药物外渗,患者年龄、肥胖、是否存在淋巴水肿、感知觉障碍、患者化疗外渗相关教育掌握情况等亦都是外渗发生的危险因素。

（4）护理人员因素:与护士正确执行化疗给药规范、化疗期间是否按时巡视、化疗药物相关知识掌握、患者健康教育落实等有关。

（5）管理因素:与护士人员配置、护士化疗专业培训、化疗给药流程是否规范等因素有关。

化疗药物外渗高危因素较多且复杂,化疗前专业化的评估十分必要。护理评估是护理程序的首要环节,是护理工作顺利进行的基础。科学评估、准确识别高危因素可以帮助医务人员确定外渗高危人群,及时采取针对性的预防措施,从而减少化疗药物外渗的发生。

目前国内外尚无关于化疗药物外渗高危因素评估的统一量表,国内学者顾慧等研发的化疗药物外渗高危因素评估表,已证明在预测化疗药物外渗方面有较高的灵敏度,比较直观、简便、易于操作,可作为临床肿瘤化疗护理工作中药物外渗风险因素的评估,见表15-3-5。

表 15-3-5　化疗药物外渗高危因素评估表

因素	评分		
	3 分	2 分	1 分
药物刺激强度	强刺激	中刺激	弱刺激
给药途径	外周头皮针	外周套管针	深静脉置管
用药方式	静脉推注	静脉推注	静脉冲入
外周血管情况	充盈不好,很难找到	一般	充盈好
化疗周期数	3 次及以上	2 次	初次
患者依从性	差	一般	好
家庭支持	无陪护	偶尔有	照顾周到

注:每个条目根据发生外渗的危险程度不同分为轻、中、重 3 个等级,分别记 1、2、3 分,即危险性越高,评估分越高,反之则低。均数将平均分≥17 分的患者作为发生外渗高危人群,<17 分者为发生外渗的非高危人群

2. 积极预防,提供有效性干预是降低化疗药物外渗发生的关键　在临床护理工作中,针对外渗高危人群,应防胜于治,积极预防,根据化疗外渗发生的高危因素,提出以下四项可控性干预措施,可有效降低化疗药物外渗的发生率:

(1)建立化疗安全给药管理系统:①创造安全文化氛围,提高护士安全给药理念,变被动应对为主动预防;②建立完善的外渗上报机制,便于管理者系统分析外渗环节存在的问题,提出有效应对措施;③提高化疗科室床护比,保证化疗科室人员配置;④制定化疗给药的操作流程,统一规范落实执行标准。

(2)选择合适的血管通路:根据患者血管通路条件、药物性质、输注速度及持续时间等多方面因素,选择最佳的血管通路。①中心静脉通路的应用能有效地降低化疗药物渗漏的风险,因此对于长期化疗患者、输注刺激性或发疱性药物者,建议优先选择中心静脉导管;②短期输注非刺激性化疗药物时可选择外周静脉输注,穿刺时应注意套管型号大小、穿刺位置的选择,且避免 24 小时内在同一血管上穿刺,另外应妥善固定套管,防止套管脱出或移位,而导致化疗药物外渗。

(3)加强护士专业化培训:①应加强化疗药物外渗相关专业知识培训,提高护理人员化疗药物外渗防治知晓率,以做到准确评估,积极预防、及时发现和提早干预;②正确掌握化疗药物的输注浓度、速度和方法;③输注不同药物之间使用相容溶液冲管;④应用外周静脉输注化疗药物时增加巡视次数,观察穿刺部位有无外渗;⑤经中心静脉输注化疗药物外渗非常罕见,一旦发生后,外渗溶液可能会积于纵隔、胸膜或胸颈部的皮下组织,最常见的症状是急性胸痛,护士应学会识别中心静脉外渗表现,及时启动应急预案。

(4)强化患者健康教育:医务人员应向高危人群重点讲解化疗药物性质、不良反应以及药物外渗可能的临床表现,提高患者及家属认知,告知患者及家属若输注过程中一旦出现输液速度明显减慢或输注部位疼痛、肿胀等异常感觉,应立即通知护士,及早发现外渗征兆,减少化疗药物外渗的发生。

(五)此指标与其他敏感指标的关联和联合应用

1. 结构指标　人力资源相关结构指标与化疗药物外渗的发生有关,有研究指出,护士资质结构比、不同级别护士合理配置、肿瘤专科护士知识培训时数等对化疗药物外渗的发生

有一定影响,护理团队中如果低学历、低层级护士多,相对临床经验缺乏,则会导致化疗药物外渗的发生率增加。因此在一定程度上提高肿瘤专科知识培训时数,改善不同级别护士的合理配置,提高护士化疗药物外渗防治知识知晓率,对降低化疗药物外渗发生率有重要作用。

2. 过程指标 经中心静脉导管给药率、化疗药物输注正确率与化疗药物外渗的发生具有相关性,对于刺激性或发疱性药物的输注,提高中心静脉导管输注率是减少化疗药物外渗的最有效措施,中心静脉导管管径粗、血流量大,可迅速稀释药物浓度,减少对血管的刺激性,从而提高化疗静脉给药的安全性;护士熟练掌握化疗给药流程,提高化疗药物输注正确率,可减少化疗药物外渗的风险。

三、疼痛评估正确率

（一）指标定义及意义

1. 指标定义

（1）疼痛（Pain）:国际疼痛学会（International Association for the Study of Pain, IASP）将疼痛定义为一种与实际或潜在组织损伤相关的,包括了感觉、情感、认知和社会成分的痛苦体验。

（2）癌性疼痛:是指由肿瘤本身、肿瘤相关性病变及抗癌治疗所致的疼痛,癌性疼痛多为慢性疼痛,以晚期肿瘤患者多见。

（3）爆发痛:爆发痛（Breakthrough Pain, BTP）是在基础疼痛控制相对稳定和药量充足的前提下,自发的或由可知或不可知的触发因素引起的短暂疼痛加重。

（4）疼痛评估:疼痛评估是采用恰当的评估工具对患者疼痛的程度、部位、性质等相关内容进行评价的过程。它是一个长期动态的评估趋势过程,而非某个时间点的即时疼痛评估。患者的主诉是疼痛评估的"金标准"。

（5）疼痛评估正确率:统计周期内疼痛评分3分以上的癌痛患者疼痛评估正确的例数与同期住院癌痛患者总例数的百分比。

2. 指标的意义 评估是控制疼痛的基础,必须在疼痛干预前进行详尽、全面的评估,医护人员有责任寻找有效的方法和策略,正确评估肿瘤患者的疼痛。

癌性疼痛是伴随肿瘤患者最常见的症状之一,癌痛不仅给患者带来躯体上的痛苦,而且也能引起心理上的困扰,使其生活能力和生存质量明显下降。疼痛评估是与患者感受密切相关,它关系到患者症状的改善,因此把疼痛评估正确率作为肿瘤护理质量的敏感指标可以了解患者的疼痛是否得到有效控制,从而提高患者的生存质量。

疼痛评估的主体是护士,疼痛评估正确率是能通过护士主导去改善的指标,因此监测肿瘤病房护理人员疼痛评估的正确率,可以了解患者疼痛的改善情况,以利于与其他医务人员一起制定有效的干预计划和措施,更好的控制疼痛。

护理管理者可以了解特定时期内住院患者疼痛评估正确率的情况。在监测数据的基础上,纵向分析疼痛控制各环节要素所占的比率以及之间的关联,追踪和解剖问题的根源,有针对性地进行培训和改进,促使疼痛护理管理的不断完善。

（二）测量方法

1. 指标类型 过程指标。

2. 基本公式

$$疼痛评估正确率 = \frac{同期内癌痛正确评估例数}{统计周期内住院癌痛患者总例数} \times 100\%$$

说明：

分母：为统计周期内某一时段（如：某年、某季、某月），疼痛强度记录单上住院癌痛患者总例数。

分子：为同周期内评分 3 分以上的癌痛患者疼痛评估正确的例数，其中包括：常规评估、全面评估及动态评估。同时做到以上几点的例数为癌痛正确评估例数。

疼痛评估正确率可以用来佐证临床疼痛评估具体措施的实施情况，有助于规范疼痛评估的流程，了解疼痛管理现状，反映护理质量。

3. 评估工具　准确全面的疼痛评估是判断疼痛治疗效果的重要依据。2011 年，欧洲姑息治疗研究协作组推荐使用数字评估量表（Numerical Rating Scale, NRS）作为评价疼痛的首选工具。疼痛数字评估量表要求患者用 0~10 描述疼痛强度，分值越高，表示疼痛强度越大，0 分为无疼痛，1~3 分为轻度疼痛，4~6 分为中度疼痛，7~10 分为重度疼痛。此表适用于清醒合作的成年人，对表达困难的患者，如儿童、老年人，以及存在语言或文化差异或其他交流障碍的患者，可采用面部表情疼痛评分量表结合 NRS 同时使用，见图 4–1–3。

4. 数据及来源　计算患者疼痛评估正确率时，应先确定统计周期，通过查询疼痛记录单或护理记录单或护理信息系统获取。发现护士评估不正确时，同时应收集护士和患者的一般资料以及患者疼痛相关信息等，以便于进一步原因分析。其中，体温单中的疼痛描述项目，能够直观体现患者疼痛变化的趋势，简明疼痛评估量表及护理记录单能对患者疼痛情况进行全面的评估和记录。

（三）指标的使用方法

1. 护理管理者可以宏观监控疼痛管理效果及疼痛护理质量，抓住疼痛护理工作中的薄弱环节，从护理人员、患者和质量监管三个方面进行重点干预，通过加强护理人员疼痛管理培训，强化患者教育等措施，促进疼痛护理质量的持续改进，最终提高患者的生活质量。

2. 护士是疼痛管理的实施者和监控者，癌痛程度的评估错误、癌痛治疗方案和方法不当等，都可导致疼痛缓解率低。若问题在评估环节，则应改进评估方法、正确使用评估工具、加强护理人员疼痛管理培训等。

3. 积极寻找导致疼痛评估正确率低的患者方面因素，应对患者进行个体化原因分析，如患者疼痛管理观念错误（如：担心阿片类药物成瘾等）、服药依从性差等，应对患者提供针对性的健康教育，消除顾虑，提高其依从性。

（四）评述

1. 疼痛评估正确率作为敏感指标的重要性　疼痛评估最大的难点在于它是主观的、动态变化的，评估不到位、不规范是癌痛得不到充分治疗的一个重要原因，因此评估过程中遵循统一的疼痛评估标准和原则至关重要，原卫生部 2011 年《肿瘤疼痛诊疗规范指南》中提出的癌痛评估原则为"常规、量化、全面、动态"，并对其相关内容做了详细的阐释，其中：

（1）癌痛常规评估：是指医护人员主动询问肿瘤患者有无疼痛，对于有疼痛症状的肿瘤患者，将疼痛评估列入护理常规监测。

（2）量化评估：是指使用癌痛量化评估量表如数字分级法（NRS）、面部表情评估量表法及主诉疼痛程度分级法（VRS）等量化标准来评估患者疼痛的主观感受程度。

（3）癌痛全面评估：通常使用《简明疼痛评估量表（BPI）》对肿瘤患者的疼痛病因及类型，疼痛发作，止痛治疗，重要器官功能，心理精神，家庭和社会支持以及既往史等评估。

（4）动态评估：是指持续、动态评估癌痛患者的疼痛程度、性质、爆发性疼痛、疼痛减轻和加重因素以及止痛治疗的不良反应等。

（5）常规和量化评估一般在患者入院后8小时内完成；每日常规评估一次过去24小时基础疼痛强度；出现爆发痛时随时评估；连续3天基础疼痛强度分值小于4，则停止评估；首次全面评估在患者入院后24小时内进行。

科学评估、准确识别患者的疼痛是控制疼痛的关键环节，遵循这一原则能监测患者疼痛变化的全过程，保证疼痛评估方法的科学性和结果的准确性，使疼痛评估有章可循，有利于疼痛"评估—干预—再评估"的良性循环。

在疼痛管理的过程中，护理人员是疼痛评估的主要执行人，以一种方便常规的方式进行记录及再评估，还需要按照疼痛治疗的指南监测病情并针对不同的疼痛治疗方式进行宣教；医生须根据疼痛评估的结果按照镇痛治疗指南提供治疗并开具医嘱；药剂师须监控用药的合理性，提供药物的配制，并严格把控麻醉镇痛药品的管理。多学科的疼痛治疗管理团队能够有效地促进患者疼痛的评估和治疗，护士、医生和药剂师都是多学科团队的重要成员，因此应加强疼痛管理中各环节所涉及专业及科室之间的沟通，使患者享受到同质的、连续的疼痛管理服务，提高疼痛管理质量。

2. 疼痛评估的影响因素　患者的主诉是疼痛评估的"金标准"，护士借助疼痛评估工具对患者进行疼痛评估，因此疼痛评估的正确率受患者、护士以及疼痛评估工具这三个方面的影响。

（1）患者因素：患者作为疼痛评估的对象，其感受到的疼痛是疼痛评估的关键，但由于患者存在对疼痛的错误认知以及害怕止痛药的不良反应、成瘾性等原因，其主诉存在不真实性，影响疼痛评估。

（2）护理人员因素：疼痛评估实施的主体是护士，护士自身的认知和知识水平也会对疼痛评估造成影响，其中缺乏对癌痛的有效评估及准确的记录是影响规范化治疗疼痛的关键，突出表现为缺乏对患者进行综合评估。因此，应从提高护士疼痛相关知识和规范疼痛评估记录两个方面进行改善，从而促进疼痛评估及记录的规范化，提高临床疼痛评估质量。

（3）评估工具：选择恰当的量表是全面准确评估癌痛的重要前提，疼痛评估工具主要采用的是自评量表，包括一维量表（如：数字评分法、面部表情评分法等）和多维量表（如：疼痛简明量表）。一维量表简单易行，临床上常采用由数字评分法、文字描述评分法和修订版面部表情疼痛量表三者合并制成的"简易疼痛评估尺"对患者的疼痛程度进行评估。多维量表虽然相对烦琐，但可以对疼痛的生理和心理影响进行全面的评估。因此，护士在实际操作中要根据患者的实际情况，选择合适的评价工具。

（五）与其他指标的联合应用

在日常的医疗实践中,疼痛评估正确率作为过程指标,会对其他指标产生影响,疼痛评估正确率也可以与多个敏感指标联合应用,相互佐证,相互影响,共同促进护理质量的改善。

1. 疼痛缓解率　疼痛缓解率是描述疼痛缓解度在中度及以上患者占所有癌痛患者的比例,是由医务人员根据患者疼痛缓解的临床表现如睡眠、情绪、体位等变化情况参照疼痛减轻程度进行的综合判定,可科学化和数据化地反映疼痛控制措施的效果和执行情况,属于结局指标。疼痛评估正确率是反映护理人员对住院患者疼痛评估的情况,间接地反映疼痛控制措施的效果和执行情况,属于过程指标。过程指标是完成结局指标的保证,因此可以把二者联合应用来共同监测疼痛管理质量。

2. 压疮发生率　肿瘤患者疼痛时会导致其活动受限和强迫体位,其摩擦力和剪切力评分会受到影响,加之营养缺乏、皮肤潮湿等因素影响,会增加其发生压疮的危险,如果忽视了疼痛带来的影响就很容易造成压疮风险评估的准确度降低,因此将提高疼痛评估正确率与压疮发生率相结合进行护理质量控制,可有效降低患者发生压疮的风险,减轻患者的痛苦。

（董凤齐　强万敏）

第四节　肿瘤护理敏感质量指标的实践应用

确立肿瘤护理敏感质量指标,能够促进肿瘤护理质量科学化管理,与患者健康结果密切相关。肿瘤护理敏感质量指标的筛选:第一,突出肿瘤护理工作特点,否则难以筛选出对肿瘤护理工作特异性高、有指导意义的指标;第二,突出质量管理的要求,否则不能为质量管理者所应用;第三,突出少而精的特点,即能够为肿瘤护理质量管理带来"以点及面"的效果。通过构建和应用指标开展管理工作,给管理者提供一个落实科学管理的切入点,方便管理者通过客观的数据信息了解和理解质量现况及动态变化,进而发现问题,将问题反馈给责任人,并辅导其改善。一次又一次的分析、学习、对话和交流,使组织成员的素养提升,护理质量得到改善,管理者的目标也随之能达成,而最终受益的是广大的肿瘤患者。

根据肿瘤护理敏感质量指标的筛选标准,为了便于掌握敏感指标的使用和指导临床实践,促进质量的不断改进,选取化疗住院患者跌倒发生率作为护理敏感质量指标,通过案例对指标的应用进行演示说明以指导临床实践。

案例:某医院针对化疗住院患者跌倒发生率开展持续质量改进活动

背景:某三级甲等肿瘤专科医院将化疗住院患者跌倒发生率纳入肿瘤护理敏感质量指标,并对化疗住院患者进行日常持续性监测,具体结果如下:根据医院信息系统中住院患者信息,提取2014年全年收治化疗患者的总床日数为433 666,不良事件上报系统中关于化疗住院患者跌倒事件为13例,计算公式:

$$化疗住院患者跌倒发生率 = \frac{同期化疗住院患者跌倒发生例次数}{统计周期内化疗住院患者人日数} \times 1000‰$$

$$= \frac{13}{433\,666} \times 1000‰ = 0.029‰$$

同法计算,2015 年收治化疗患者总床日数 472 934,跌倒事件为 28 例,跌倒率为 0.059‰。该院通过对比发现,2015 年的发生率较 2014 年明显上升。为找到发生的根本原因,降低化疗住院患者跌倒发生率,该院开展了持续质量改进活动。

1. 成立持续质量改进项目活动组 该院设有安全管理小组,负责全院护理敏感质量指标的控制。2016 年 1 月至 12 月,由此小组负责本次持续质量改进活动的开展,对历史数据进行收集、统计、分析并进行临床措施改进以及实施效果评价。

2. 资料收集

（1）该院依据护理不良事件上报制度,化疗住院患者跌倒事件发生 24 小时内,由责任护士自动登录医院以及市质控中心信息系统进行双层次上报。

（2）安全管理小组依据 5W2H 对资料进行调取。

1）who:由安全管理小组成员完成资料的调取以及统计分析。

2）when:针对 2015 年 1 月至 12 月的数据进行统计收集。

3）where:全院上报跌倒不良事件发生的科室。

4）what:跌倒的不良事件。

5）why:了解全院化疗住院患者跌倒发生情况。

6）how:根据 2015 年全年护理不良事件上报系统中关于跌倒的事件进行初筛,根据"使用药物情况""事件发生与化疗相关性"以及"简述事件经过"三方面内容,判断跌倒的患者是否与化疗相关。

7）how many:2015 年共发生化疗住院患者跌倒事件 28 例。

3. 原因分析

为确定化疗住院患者跌倒事件的高风险因素,安全小组将 28 例跌倒事件的经过以及科室分析结果进行汇总,通过人员、材料、方法、环节 / 流程、制度五个方面进行根因分析（表 15-4-1）,最终确定 6 个主要因素（表 15-4-2）,并归纳为护理人员以及管理两大方面。

表 15-4-1 28 例跌倒事件分析汇总表

跌倒事件	人员方面	管理方面			
		材料	方法	环节 / 流程	制度
1	未能预测患者化疗后的风险			患者化疗后自行如厕	
2		护士未找到评估的依据			
……	……	……	……	……	……
28		跌倒指引内容局限,未起到作用			

表 15-4-2　28 例跌倒事件分析的主要因素

序号	归类	主要因素
1		护士对于患者接受化疗、出现化疗不良反应致跌倒的风险掌握不全面
2	人员方面	安全教育效果欠佳
3		再次评估效果欠佳
4		宣教内容针对性差
5	管理方面	预防跌倒评价体系不完善
6		对健康教育实施效果无监管

（1）护理人员因素

1）护士对于患者接受化疗、出现化疗不良反应致跌倒的风险掌握不全面。

2）安全教育效果欠佳：对于化疗前无高危因素的患者，护士对其化疗期间以及化疗后跌倒评估的重视程度不够，积极性不高。

3）再次评估效果欠佳：对于接受化疗以及化疗后出现不良反应的患者未做到再次全面、及时的评估。

（2）管理因素

1）宣教内容针对性差：仅有悬挂于病区楼道墙上的预防跌倒宣教展板，但没有针对化疗及出现不良反应导致跌倒风险的内容，健康教育效果欠佳。

2）预防跌倒评价体系不完善：未建立完善的管理体系，仅科室内的管理，医院有统一的预防跌倒指引，但内容缺乏针对性，缺少化疗相关的详细评估内容。

3）对健康教育实施效果无监管：仅有健康教育的过程，没有健康教育结果的评价，不能确保患者掌握。

4. 改善过程

（1）培训专业化、细化、多元化

1）专业化：护士培训材料中将化疗相关知识与跌倒事件相关联。例如：①不同化疗药物的性质、不良反应及产生机制；②化疗药物及不良反应对跌倒发生事件的影响以及发生跌倒的高风险时段；③化疗健康教育路径中增加跌倒相关防护知识。

2）细化：患者教育内容细化。告知患者：①容易导致跌倒化疗药物的种类、并发症状（恶心、呕吐）、高风险时段；②化疗后给予大量水化、碱化、利尿等治疗时，应有专人陪伴，在蹲起活动、如厕站起时、下床活动时尤其要注意；③环境中"小心地滑""防跌倒温馨提示"等安全标识张贴的位置，厕所安全设施是否具备等环节。

3）多元化：护理人员培训以及患者健康教育形式趋于多样化，易于接受。例如：①针对护理人员采取安全教育培训；②开展案例分享的活动；③为患者播放预防跌倒的宣教视频；④通过医院微信公众号平台推广预防跌倒科普知识；⑤制作图文并茂的健康教育手册。

（2）健康教育效果反馈

1）责任护士—组长双负责制：责任护士依据《预防跌倒告知书》的具体内容，对新入院患者及家属进行预防跌倒评估及相应健康教育,由专人对预防跌倒教育效果评价。

2）弥补短板:针对预防措施掌握欠佳的项目对患者及家属进行重点宣教,并再次检查效果。

（3）"以点带面"规范管理,完善"过程—结果"三级专项评价体系

1）科室层面:贯彻执行敏感指标日常监测,及时了解本科室化疗住院患者跌倒发生率的情况。一旦发生跌倒事件,一方面做到及时上报,另一方面积极组织科室成员采用根因分析法进行讨论,进一步查找跌倒防范评估、健康宣教落实、化疗期间不良反应观察等环节的不足之处,提出切实可行的改进措施。

2）护理部层面:管理者通过对全院化疗住院患者跌倒事件的数据监测,及时了解本院患者治疗期间的安全状况以及护理结局情况。通过监测、分析,查找管理中的漏洞,针对跌倒防护指引落实、敏感指标监控及上报等制度和流程进行重点改进。

3）质控中心层面:市质控中心通过信息化管理,对本区域内各医疗机构的化疗住院患者跌倒发生率进行动态监测,及时了解护理敏感指标监测的执行、护理质量现状以及患者安全情况。利用数据对比,为医疗机构开展针对性的专项质量改进活动,制定干预措施提供依据。

5. 效果评价　2016年全年收治化疗患者的总床日数 493 008,跌倒事件 11 例,跌倒率为 0.022‰,相比较 2015 年的 0.059‰下降了 62.7%（图 15-4-1 和图 15-4-2）,相比较 2014年的 0.029‰亦下降了 24.1%。

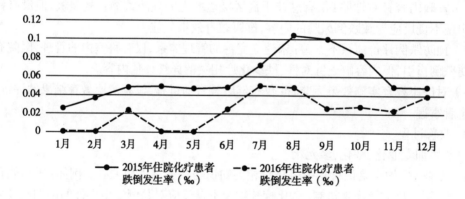

图 15-4-1　2015 年与 2016 年化疗相关性跌倒事件发生率比较

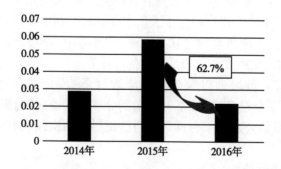

图 15-4-2　2014—2016 年化疗相关性跌倒事件发生率比较

　　该院管理者对敏感指标进行日常监测,用数据进行科学管理,及时发现临床中存在的问题,通过开展持续质量改进活动,针对管理中预防化疗住院患者跌倒事件的结构、过程面进行根因分析,有效降低了跌倒发生率,保障了患者安全,提高了护理质量。

（董凤齐　强万敏）

第十六章 肿瘤护理教育管理

学习目标

完成本章内容学习后,学生将能:
1. 复述肿瘤专科护士资质要求。
2. 列出肿瘤化疗护士临床实践课程目标。
3. 描述抗肿瘤药治疗相关的制度与程序。
4. 应用标准评价护士化疗给药的能力。

第一节 人员资质教育的管理

专科护士是护理事业中的高级护理人才,专科护士的发展在我国起步较晚,其发展符合卫生保健事业的需求,也给临床护士在专业发展上提供了全新的领域。美国、英国、日本等国开展专科护士认证时间已久,形成了较为规范的专科护士培养体系,对肿瘤专科护士的认证及资质要求有明确规定。

知识拓展

个案管理师的发展

个案管理是 20 世纪 70 年代由保险产业中产生,欧美国家于 90 年代将其引入医疗行业并迅速发展起来,1985 年美国新英格兰医院中心率先实施以护理人员为个案管理师的护理式照护系统。2001 年中国台湾当局健保局颁布的"乳癌论质计酬"计划标志着我国台湾地区第一个癌症患者个案管理模式的诞生。2006 年中国台湾护理学会联合中国台湾肿瘤护理学会出台了"肿瘤护理个案管理师认证办法",要求个案管理师需具备:具有五年以上临床护理工作经验,取得护理学研究所或护理系硕士班硕士学位(含)以上,目前从事护理工作。经认证合格者,由我国台湾护理学会核发个案护理师证书,每年会举办两次护理师认证,证书效期为六年。并规定申请个案管理师者必须完成 50 个小时的基础核心课程。

一、国际肿瘤专科护士资质要求

（一）美国肿瘤专科护士

1. 肿瘤专科护士专业认证类别　美国有专门的肿瘤专科护士认证机构（Oncology Nursing Certification Corporation, ONCC），为肿瘤专科护士提供认证证书，目前已提供6个肿瘤专科认证证书，包括2个初级专业认证，2个高级专业认证，2个专科认证。其中2个初级专业认证是：肿瘤专科护士认证（Oncology Certified Nurse）、儿科血液学肿瘤护士认证（Certified Pediatric Hematology Oncology Nurse, CPHON）；2个高级专业认证是：高级肿瘤开业护士认证（Advanced Oncology Certified Nurse Practitioner, AOCNP）、高级肿瘤临床护理专家认证（Advanced Oncology Certified Clinical Nurse Specialist, AOCNS）；2个专科认证，分别为乳腺专科护士认证（Certified Breast Care Nurse, CBCN）、血液/骨髓移植护士认证（Blood & Marrow Transplant Certified Nurse, BMTCN）。

2. 肿瘤专科护士认证要求

（1）初级肿瘤专科护士及初级专业护士认证要求：在美国，初级肿瘤专科护士及初级专业护士认证都要求是注册护士、至少一年工作经验、临床相关肿瘤护理实践1000个小时、至少接受10个学时继续教育。满足以上资质要求并通过资质认证考试，授予相应资格证书。

（2）高级肿瘤专科护士资质要求：高级肿瘤专科护士除了对注册护士、实践经历、继续教育学时有要求外，还增加了学历及学位要求，同时对实践要求、继续教育学时也略有不同。如高级肿瘤开业护士认证（AOCNP）标准依据学员学位不同分为两种：开业护士项目认可的肿瘤学护理硕士学位与其他专科护理硕士学位（如老年学），对于前一种，需临床实践500小时，接受继续教育30学时；对于后一种，需临床实践1000小时，接受继续教育30学时。高级肿瘤临床护理专家认证（AOCNS）与AOCNP分类方法一致，分为三类：专科护理硕士学位、一般护理硕士学位、美国或州护理学会认可的临床护理专家。第一类临床实践不少于500小时，后两类专科临床实践至少1000小时，三类都需要接受继续教育至少30小时。满足以上资质要求并通过资质认证考试，授予相应资格证书。

（3）专科认证要求：要求注册护士、至少一年工作经验，专科工作经验1000小时以上，至少接受10个学时的继续教育，满足以上资质要求并通过资质认证考试，授予相应资格证书。

（二）英国肿瘤专科护士

在英国，有很多类型专科护士，而护理与助产士理事会（the Nursing and Midwifery Council, NMC）只提供两种类型的专科护士培训项目，分别是社区公共卫生专科护士与实践专科护士，其中实践专科护士包括肿瘤专科护士、糖尿病专科护士等。

在英国，肿瘤专科护士资质入门要求注册护士在经过一定时间的专科实践后，在NMC进行注册，接受NMC认可的课程培训。一般认为，为期一年的专科护士培训需包括护理实践、健康管理、专业发展、临床带课实践四部分，理论与实践各占比50%。

（三）日本肿瘤专科护士

日本肿瘤专科护士由日本护理协会统一认证，通过日本护理协会的认证考试才能取得由日本护理协会颁发的肿瘤专科护士证书。护士资质要求硕士以上学历、5年以上临床工作经验同时具备3年以上临床专科护理工作经验的注册护士，由日本大学护士教育课程协会管理学习课程，日本护理协会进行肿瘤专科护士认证考核。日本专科护士认证有效期为5年，5年后要进行延续注册。其延续注册制度为：5年内完成2000小时的临床护理，5年内科研成绩需达到 50 学分以上（学术会议发表 1 篇文章 10 分,学会杂志发表 1 篇论文 10 分,参加专科护理领域新情报、新知识、新技术的课程学习 1 次 5 分,参加专科护理领域的学术会议 1 次 3 分）。

二、国内肿瘤专科护士资质要求

（一）中国大陆地区肿瘤专科护士

中国大陆地区目前尚无统一的肿瘤专科护士认证要求,国家原卫生部于 2007 年颁布了《专科护理领域护士培训大纲》,其中包括重症监护（ICU）护士培训、手术室护士培训、急诊护士培训、器官移植专业护士培训、肿瘤护理专业护士培训 5 个领域专科护士培训大纲,培训大纲包括培养对象、培训目标、培训时间、培训内容、考核要点。肿瘤专科护士培训对象要求具备 2 年以上临床护理工作经验的注册护士,培训时间为 2 个月,其中理论知识的集中学习 1 个月（160 学时）,临床实践技能学习 1 个月（160 学时）。各省市护理学会参照大纲要求,举办肿瘤专科护士培训班,学生完成相应的培训内容并考核合格后,颁发肿瘤专科护士培训合格证书。随着我国肿瘤专科护士培训人员数量的增加,中华护理学会对培训人员的准入做了调整,要求培训对象具有大专及以上学历,5 年以上临床工作经验并且包括两年以上肿瘤专科工作经验的护理骨干。

（二）中国台湾肿瘤专科护士

在中国台湾地区,肿瘤专科护士被称为肿瘤专科护理师。长庚纪念医院于 1984 年首创专科护理师制度,英文简称为 NSP（Nursing Specialist Practitioner）。之后,马偕医院于 1986 年率先设置专科护理师职位,并由具有硕士学位的护理人员担任,但其职称定为 Clinical Nursing Specialist（CNS）。于 1990 年,中国台湾卫生署委托中国台湾护理学会制订培训计划,将专科护理师纳入临床护理教育训练中,为专科护理师制度拓展奠定了基础。1992 年 7 月,中国台湾护理学会正式将专科护理师纳入进阶制度中,且规划专科护理师须具 N4 资格及接受相关的在职教育。专科护理师的学历要求应具硕士学位且临床工作 1~2 年,大学毕业临床工作 2~3 年或专科毕业临床工作 4~5 年。由于护理人员在职进修的普及,以及具有硕士学历的护理人员增加,专科护理师遴选标准逐步修订为:在国外接受过专科护理师训练,且在中国台湾教学医院担任该专科临床工作满一年者;专科护理学校以上毕业,且在教学医院工作经验满 3 年以上者。

（谌永毅　李旭英）

第二节　化疗护理培训与管理

一、临床实践

肿瘤化疗护士通过临床实践培训,将所学到的知识直接应用于患者护理。

（一）课程目标

1. 熟练演示护理操作安全准备、药物保存、药物运送、药物处置、药物溢出处理、给药、化疗药物和器械的丢弃。

2. 正确识别特殊化疗药物的理化性质和患者化验检查的结果。

3. 正确演示静脉穿刺技术,包括静脉选择和无菌操作技术。

4. 正确演示各种血管通路的使用和维护。

5. 正确识别患者和家属对特殊化疗药物相关知识的教育需求。

6. 正确识别特殊化疗药物外渗或过敏反应所引起的急性反应,并能给予正确的干预措施。

7. 熟练演示安全给予化疗药物和丢弃化疗废弃物。

8. 能够描述医院关于化疗药物给药的制度和程序。

9. 正确记录患者的相关信息。

（二）临床实践

1. 学员要在有资质的带教老师指导下工作以确保护理安全。

2. 带教老师要明确学习目标,并根据学员能力选择特定的患者人群。学员在带教老师的监督和指导下,为患者制定护理计划。

3. 根据学员的能力和技能达到特定的目标及医院的标准来确定临床实践的时间。

4. 学员能够熟练并独立完成非发疱性抗肿瘤药物的给药后,才能学习发疱性抗肿瘤药物给药。

5. 学员能够描述潜在的抗肿瘤药物反应、副作用,并能够采取相应的预防或处理措施。

（三）评价

通过临床护理实践评价表（见附录六、附录七）,评价护士对临床知识的掌握情况。担任抗肿瘤药物资质的护士必须从三个阶段证明其具备化疗给药资质。该护士应当在监督下完成至少一次发疱性药物的给药过程。具体评价内容如下:

1. 护士对抗肿瘤药物知识以及相关护理内涵的掌握情况。

2. 护士对抗肿瘤药物给药必需技能的掌握情况（例如静脉穿刺技术、血管通路连接和管理、留置导管护理）。

3. 护士在抗肿瘤药物给药开始前应该掌握对患者和家属进行健康教育的知识。

4. 护士掌握处理抗肿瘤药物意外反应的步骤（例如过敏反应、超敏反应、药物外渗）。

5. 学习者在有资质的带教人员监督指导下,至少进行 3 次抗肿瘤药物给药,其中 2 次为静脉推注或静脉冲入给药,第一次为非发疱性药物,第二次为发疱性药物。

二、继续教育

（一）肿瘤专科护士的继续教育

对于获得肿瘤专科护士证书的护士,建议每年接受继续教育,并评价其工作胜任能力。继续教育内容至少要强调抗肿瘤药物新知识、新进展的培训。可以通过临床考察、质量管理、问卷调查、工作胜任情况、继续教育培训的参加率、论文的审阅和考试等形式进行评价。

（二）其他科室护士的培训

为患者提供抗肿瘤药物治疗的注册护士都必须接受专科培训,包括理论培训和临床实践,内容包括抗肿瘤药物的使用途径、适应证、药物配制,血管通路选择。通过培训,达到以下目标:

1. 护士掌握抗肿瘤药物给药的相关知识,包括药理机制、毒副作用、剂量范围、使用频率、药物的代谢途径,潜在的反应与其他药物或食物的相互作用。

2. 抗肿瘤药物外渗的预防与处理。

3. 抗肿瘤药物外溢的处理及废弃物处理。

同时,医疗机构必须为该机构内的护士制定抗肿瘤药物专门教育和技能培训的计划并实施。

三、制度与程序

医疗机构的管理部门需要制定各项规章制度和操作程序,帮助医院提高实践的标准。制度与程序一旦确定下来,将要求工作人员严格遵守。如果因为没有遵守而导致患者的利益受损,不仅个人要负有法律责任,医疗机构也要承担相应的法律责任。

抗肿瘤药物治疗相关制度与程序包括:身份识别制度、化疗给药流程、安全查对制度、职业防护制度、药物配制制度、药物溢出处理流程、工作人员培训、药物外渗预防与处理流程、文件书写制度、药物保存与运送制度。

四、护理记录

肿瘤患者接受化疗需要填写知情同意书,出现化疗不良反应需要如实记录,化疗药物外渗后要记录外渗的药物、处理的流程。目前,国内没有统一的记录单的格式,在这里,引用美国肿瘤护理学会的《化学治疗与生物治疗实践指南及建议》中的化学治疗知情同意书(附录八),护理记录单(附录九),化疗药物外渗处理流程(附录十)。

（谌永毅　李旭英）

附 录

附录一　描述流行病学方法和指标

1. 发病（死亡）率（incidence and mortality rates）　肿瘤发病率表示某地某人群发生肿瘤的强度。死亡率表示在某时某地某人群死于所有原因或某种疾病的频率。一般以年为时间单位，分子是人群在该时段发生的肿瘤病例数或死亡数，人口为分母，相除得到发病率（分子是新病例总数）或死亡率（分子是死亡总数），以十万人口计。

2. 年龄别发病（死亡）率（age specific rate）　年龄别发病（死亡）率是一年或数年内某年龄组的平均发病（死亡）率，可根据各年龄别组平均人数和新病例（死亡）数计算。

3. 年龄调整（标化）率（age-standardized rate，ASR，age-adjusted rate）　在比较和分析不同人群、不同地区之间的发病水平时，为消除年龄结构的差异的影响，要对发病和死亡率进行年龄调整（也称年龄标化）。进行年龄调整后的率简称调整率或标化率。可以采用标准人口结构，如用我国人口普查的年龄结构或世界人口的年龄结构为标准计算调整率，简称中调率或世调率。

4. 构成比（relative frequency）　构成比是指按分类统计的某个部位（或各部位）肿瘤在全部肿瘤病例中所占比例，用百分数（%）表示，简称构成比。

5. 累积率（cumulative rate）　累积发病（死亡）率是指某病在某一年龄内的累积发病（死亡）率，即从出生到某一年龄时（74岁或64岁）每岁发病（死亡）率的总和，是从出生到某个年龄时发生（或死于）肿瘤概率的粗略估计。一般用百分率表示。在累积率小于10%时，其值与累积危险度非常接近。因此肿瘤统计的累积率可作为累积危险度（cumulative risk）的近似值。

6. 调整截缩率（truncated age standardized rate）　国际上在进行肿瘤流行病学研究时，有学者认为高龄病例的诊断较难确定，影响这一部分的发病统计的准确度。因此，提出截缩率（TASR）概念，即截取35岁（第8年龄组）至64岁（第13年龄组）6个年龄组的年龄别专率与世界标准人口构成计算的率。

常见肿瘤描述流行病学指标及计算方法见附表1-1。

附表 1-1　常见肿瘤描述流行病学指标及计算方法

指标	计算公式	说明	意义与用途
发病（死亡）率（C）	$C = \dfrac{R}{N} \times 100\ 000$	R = 某年某地肿瘤新病例数或死亡总数 N = 同期同地的年中人口总数	描述人群中肿瘤的发生与死亡强度。用肿瘤和人口的总数统计，也称粗率
年龄别发病（死亡）率（a_i）	$a_i = \dfrac{r_i}{n_i} \times 100\ 000$	r_i = 第i年龄组病例（或死亡）数 n_i = 第i年龄组人口数	描述人群各年龄组肿瘤的发生于死亡强度，用于不同年龄组发病和死亡强度的比较，是计算调整率的基础数据

指标	计算公式	说明	意义与用途
构成比（P）	$P=\dfrac{n}{N} \times 100\%$	$n=$ 某种肿瘤病例数 $N=$ 全部肿瘤病例数	描述某肿瘤在全部肿瘤中的比例
调整率或标化率（ASR）	$\text{ASR}=\sum\limits_{x} a_x w_x$	$a_i=$ 年龄别肿瘤发病（死亡）率 $w_i=$ 各年龄组标准人口构成	用于不同人群的发病率或死亡率间的比较
累积率（Cum.rate）	$\text{Cum.rate}=\sum\limits_{i=1}^{A} a_i t_i$	$a_i=$ 年龄组肿瘤发病（死亡）率 $t_i=$ 年龄组距	描述某人群在一定年龄段内累积的发病（死亡）率
调整截缩率（TASR）	$\text{TASR}=\dfrac{\sum_{i=8}^{13} a_i w_i}{\sum_{i=8}^{13} w_i}$	$a_i=$ 各年龄组肿瘤发病（死亡）率 $w_i=$ 年龄组世界标准人口构成	用于不同人群 35 岁至 64 岁之间发病率或死亡率的比较

附录二　实体肿瘤的疗效评价标准 1.1 版（Response Evaluation Criteria in Solid Tumors RECIST Version 1.1）

1　肿瘤在基线水平的可测量性

1.1　定义

在基线水平上,肿瘤病灶 / 淋巴结将按以下定义分为可测量和不可测量两种:

1.1.1　可测量病灶

肿瘤病灶:至少有一条可以精确测量的径线（记录为最大径）,其最小长度如下:

CT 扫描 10mm（CT 扫描层厚不大于 5mm）;

临床常规检查仪器 10mm（肿瘤病灶不能用测径仪器准确测量的应记录为不可测量）;

胸部 X– 射线 20mm;

恶性淋巴结:病理学增大且可测量,单个淋巴结 CT 扫描短径须 ≥15mm（CT 扫描层厚推荐不超过 5mm）。基线和随访中,仅测量和随访短径。

1.1.2　不可测量病灶

所有其他病灶,包括小病灶（最长径 <10mm 或者病理淋巴结短径 ≥10mm 至 <15mm）和无法测量的病灶。无法测量的病灶包括:脑膜疾病、腹水、胸膜或者心包积液、炎性乳腺癌、皮肤 / 肺的癌性淋巴管炎、影像学不能确诊和随诊的腹部包块,以及囊性病变。

1.1.3　关于病灶测量的特殊考虑

骨病灶、囊性病灶和先前接受过局部治疗的病灶需要特别注明:

骨病灶:

骨扫描,PET 扫描或者平片不适合于测量骨病灶,但是可用于确认骨病灶的存在或者消失;

溶骨性病灶或者混合性溶骨 / 成骨病灶有确定的软组织成分,且软组织成分符合上述可测量性定义时,如果这些病灶可用断层影像技术如 CT 或者 MRI 进行评价,那么这些病灶可以作为可测量病灶;

成骨病灶属不可测量病灶。

囊性病灶：

符合放射影像学单纯囊肿定义标准的病灶，不应因其为定义上的单纯性囊肿，而认为是恶性病灶，既不属于可测量病灶，也不属于不可测量病灶；

若为囊性转移病灶，且符合上述可测量性定义的，可以作为是可测量病灶。但如果在同一病人中存在非囊性病灶，应优先选择非囊性病灶作为靶病灶。

局部治疗过的病灶：

位于曾放疗过或经其他局部区域性治疗的部位的病灶，一般作为不可测量病灶，除非该病灶出现明确进展。研究方案应详细描述这些病灶属于可测量病灶的条件。

1.2　测量方法说明

1.2.1　病灶测量

临床评价时，所有肿瘤测量都要以公制米制记录。所有关于肿瘤病灶大小的基线评定都应尽量在接近治疗开始前完成，且必须在治疗开始前的 28 天内（4 周）完成。

1.2.2　评价方法

对病灶基线评估和后续测量应采用同样的技术和方法。除了不能用影像学检查，而仅能用临床检查来评价的病灶之外，所有病灶必须使用影像学检查进行评价。

临床病灶：临床病灶只有位于浅表且测量时直径≥10mm 时才能认为是可测量病灶（如皮肤结节等）。对于有皮肤病灶的患者，建议用含有标尺测量病灶大小的彩色照片作为存档。当病灶同时使用影像学和临床检查评价时，由于影像学更客观且研究结束时可重复审阅，应尽可能选用影像学评价。

胸部 X 片：当肿瘤进展作为重要研究终点时，应优先使用胸部 CT，因为 CT 比 X 线更敏感，尤其对于新发病灶。胸部 X 片检测仅当被测量病灶边界清晰且肺部通气良好时适用。

CT、MRI：CT 是目前用于疗效评价最好的可用可重复的方法。本指导原则对可测量性的定义建立在 CT 扫描层厚≤5mm 的基础上。如果 CT 层厚大于 5mm，可测量病灶最小应为层厚的 2 倍。MRI 在部分情况下也可接受（如全身扫描）。

超声：超声不应作为一种测量方法用于测量病灶大小。超声检查因其操作依赖性，在测量结束后不具备可重复性，不能保证不同测量间技术和测量的同一性。如果在试验期间使用超声发现新病灶，应使用 CT 或者 MRI 进行确认。如果考虑到 CT 的放射线暴露，可以使用 MRI 代替。

内镜，腹腔镜检查：不建议使用这些技术用于肿瘤客观评价，但这种方法在取得的活检标本时可以用于确认 CR，也可在研究终点为 CR 后复发或手术切除的试验中，用于确认复发。

肿瘤标志物：肿瘤标志物不能单独用来评价肿瘤客观缓解。但如果标志物水平在基线时超过正常值上限，用于评价完全缓解时必须回到正常水平。因为肿瘤标志物因病而异，在将测量标准写入方案中时需考虑到这个因素。有关 CA-125 缓解（复发性卵巢癌）及 PSA（复发性前列腺癌）缓解的特定标准已经发表。且国际妇科癌症组织已制定了 CA-125 进展标准，即将被加入到卵巢癌一线治疗方案的肿瘤客观评价标准中。

细胞学 / 组织学技术：在方案规定的特定情况下，这些技术可用于鉴定 PR 和 CR（如生殖细胞肿瘤的病灶中常存在残留的良性肿瘤组织）。当渗出可能是某种疗法潜在的不良反应（如使用紫杉烷化合物或血管生成抑制剂的治疗），且可测量肿瘤符合缓解或疾病稳定标准时,在治疗过程中肿瘤相关的渗出出现或加重,可通过细胞学技术来确诊,以区分缓解(或疾病稳定)和疾病进展。

2　肿瘤缓解评估

2.1　全部肿瘤和可测量病灶的评估

为评价客观缓解或未来可能的进展,有必要对所有肿瘤病灶肿瘤的总负荷进行基线评估,为后面的测量结果作参照。在以客观缓解作为主要治疗终点的临床方案中,只有在基线时具有可测量病灶的患者才能入选。可测量病灶定义为存在至少一处可测量的病灶。而对于那些以疾病进展(疾病进展时间或固定日期进展程度)为主要治疗终点的试验,方案入选标准中必须明确是仅限于有可测量病灶的患者,还是没有可测量病灶也可以入选。

2.2　靶病灶和非靶病灶的基线记录

基线评估时有超过一个以上可测量病灶时,应记录并测量所有病灶,总数不超过 5 个(每个器官不超过 2 个),作为靶病灶代表所有累及器官(也就是说只有一个或两个累及器官的患者最多选择两个或四个靶病灶作为基线测量病灶)。靶病灶必须基于尺寸进行选择(最长直径),能代表所有累及器官,且测量必须具有良好的重复性。有时候当最大的病灶不能重复测量时可重新选择一个可重复测量的最大病灶。

淋巴结因其为正常组织且即使没有肿瘤转移仍可为影像察觉而需要特别关注。定义为可测量结节甚至是靶病灶的病理性淋巴结必须符合以下标准:CT 测量短直径 ≥15mm。基线只需要检测短直径。放射学家通常借助结节的短直径来判断该结节是否已有肿瘤转移。结节尺寸一般用影像检测的两维数据来表示(CT 用轴平面,MRI 则从轴面、矢状面或冠状面中选择一个平面)。取最小值即为短直径。例如,一个 20mm × 30mm 的腹部结节短直径为 20mm,可视为恶性的、可测量的结节。在这个例子中,20mm 即是结节的测量值。直径 ≥10mm 但 <15mm 的结节不应该视为靶病灶。而 <10mm 的结节则不属于病理结节范畴,不必予以记录和进一步观察。

所有靶病灶的直径经过计算所求之和(包括非结节病灶的最长直径和结节病灶的短直径)将作为基线直径总和上报。如含有淋巴结直径,如上面提到的,只将短直径计算在内。基线直径总和将作为疾病基线水平的参考数值。

其余所有的病灶包括病理淋巴结可视为非靶病灶,无需进行测量,但应在基线评估时进行记录。如记录为"存在""缺失"或极少数情况下"明确进展"。广泛存在的靶病灶可与靶器官记录在一起(如大量扩增骨盆淋巴结或大规模肝转移)。

2.3　缓解标准

2.3.1　靶病灶评估

完全缓解(CR):所有靶病灶消失,全部病理淋巴结(包括靶结节和非靶结节)短直径必须减少至 <10mm。

部分缓解(PR):靶病灶直径之和比基线水平减少至少 30%。

疾病进展(PD):以整个实验研究过程中所有测量的靶病灶直径之和的最小值为参照,直径和相对增加至少 20%(如果基线测量值最小就以基线值为参照);除此之外,必须满足直径和的绝对值增加至少 5mm(出现一个或多个新病灶也视为疾病进展)。

疾病稳定(SD):靶病灶减小的程度没达到 PR,增加的程度也没达到 PD 水平,介于两者之间,研究时可以直径之和的最小值作为参考。

2.3.2　靶病灶评估的注意事项

淋巴结:即使鉴定为靶病灶的淋巴结减小至 10mm 以内,每次测量时仍需记录与基线对应的实际短直径的值(与基线测量时的解剖平面一致)。这意味着如果淋巴结属于靶病灶,即使达到完全缓解的标准,也不能说病灶已全部消失,因为正常淋巴结的短直径就定义为 <10mm。在 CRF 表或其他的记录方式中需在特定位置专门记录靶淋巴结病灶:对于 CR,所有淋巴结短直径必须 <10mm;对于 PR、SD 和 PD,靶淋巴结短直径实际测量值将被包含在靶病灶直径的和之中。

小到无法测量的靶病灶:临床研究中,基线记录过的所有病灶(结节或非结节)在后面的评估中都应再次记录实际测量值,即使病灶非常小(如 2mm)。但有时候可能太小导致 CT 扫描出的图像十分模糊,放射科医生也很难定义出确切的数值,就可能报告为“太小而测量不到”。出现这种情况时,在 CRF 表上记录上一个数值是十分重要的。如果放射科医生认为病灶可能消失了,那也应该记录为 0mm。如果病灶确实存在但比较模糊,无法给出精确的测量值时,可默认为 5mm。(注:淋巴结出现这种情况的可能性不大,因其正常情况下一般都具有可测量的尺寸,或者像在腹膜后腔中一样常常为脂肪组织所包绕;但是如果也出现这种无法给出测量值的情况,也默认为 5mm)。5mm 的默认值源于 CT 扫描的切割厚度(这个值不因 CT 不同的切割厚度值而改变)。由于同一测量值重复出现的概率不大,提供这个默认值将降低错误评估的风险。但需要重申的是,如果放射医生能给出病灶大小的确切数值,即使病灶直径小于 5mm,也必须记录实际值。

分离或结合的病灶:当非结节性病灶分裂成碎片状时,将各分离部分的最长径加起来计算病灶的直径之和。同样,对于结合型病灶,通过各结合部分间的平面可将其区分开来,然后计算各自的最大直径。但如果结合得密不可分,最长径应取融合病灶整体的最长径。

2.3.3　非靶病灶的评估

这部分对非靶病灶肿瘤的缓解标准进行了定义。虽然一些非靶病灶实际可测量,但无需测量,只需在方案规定的时间点进行定性评估即可。

完全缓解(CR):所有非靶病灶消失,且肿瘤标记物恢复至正常水平。所有淋巴结为非病理尺寸(短径 <10mm)。

非完全缓解/非疾病进展:存在一个或多个非靶病灶和(或)持续存在肿瘤标记物水平超出正常水平。

疾病进展:已存在的非靶病灶出现明确进展。注:出现一个或多个新病灶也被视为疾病进展。

2.3.4　关于的非靶病灶进展评估的特别注意事项

关于非靶病灶进展的定义补充解释如下:当患者存在可测量非靶病灶时,即使靶病灶评估为稳定或部分缓解,要在非靶病灶的基础上作出明确进展的定义,必须满足非靶病灶整体的恶化程度已达到必须终止治疗的程度。而一个或多个非靶病灶尺寸的一般性增大往往不足以达到进展标准,因此,在靶病灶为稳定或部分缓解时,仅依靠非靶病灶的改变就能定义整体肿瘤进展的情况几乎是十分稀少的。

当患者的非靶病灶均不可测量时:在一些Ⅲ期试验中,当入选标准中没有规定必须存在可测量病灶时,就会出现这种情况。整体评估还是参照上文标准,但因为这种情况下没有病灶的可测量数据。非靶病灶的恶化不容易评估（根据定义：必须所有非靶病灶都确实无法测量），因此当非靶病灶改变导致整体疾病负荷增加的程度相当于靶病灶出现疾病进展时，依据非靶病灶作出明确进展的定义，需要建立一种有效的检测方法来进行评估。如描述为肿瘤负荷增加相当于体积额外增加73%（相当于可测量病灶直径增加20%）。又比如腹膜渗出从"微量"到"大量"；淋巴管病变从"局部"到"广泛播散"；或在方案中描述为"足够至改变治疗方法"。例子包括胸膜渗出液从痕量到大量，淋巴受累从原发部位向远处扩散，或者在方案中可能被描述为"有必要进行治疗方面的改变"。如果发现有明确的进展，该患者应该在那个时点总体上视为疾病进展。最好具有客观标准可适用于不可测量的病灶的评估，注意，增加的标准必须是可靠的。

2.3.5 新病灶

新的恶性病灶的出现预示着疾病的进展；因此针对新病变的一些评价是非常重要的。目前没有针对影像学检测病灶的具体标准，然而一种新的病灶的发现应该是明确的。比如说，进展不能归因于影像学技术的不同，成像形态的改变，或者肿瘤以外的其他病变（如：一些所谓新的骨病灶仅仅是原病灶的治愈，或原病灶的复发）。当病人的基线病灶出现部分或完全反应时，这一点非常重要的，例如：一例肝脏病灶的坏死可能在CT报告上定为新的囊性病变，而其实不是。在随访中已检测到的而在基线检查中未发现的病灶将视为新的病灶，并提示疾病进展。例如一个在基线检查中发现有内脏病灶的患者，当他做CT或MRI的头颅检查时发现有转移灶，该患者的颅内转移病灶将被视为疾病进展的依据，即使他在基线检查时并未做头颅检查。

如果一个新的病灶是不明确的，比如因其形态小所致，则需要进一步的治疗和随访评价以确认其是否是一个新的病灶。如果重复的检查证实其是一个新的病灶，那么疾病进展的时间应从其最初的发现的时间算起。

病灶进行FDG-PET评估一般需要额外的检测进行补充确认，FDG-PET检查和补充CT检查结果相结合评价进展情况是合理的（尤其是新的可疑疾病）。新的病灶可通过FDG-PET检查予明确的，依据以下程序执行：

1）基线FDG-PET检查结果是阴性的，接下来随访的FDG-PET检查是阳性的，表明疾病的进展。

2）没有进行基线的FDG-PET检查，后续的FDG-PET检查结果是阳性的：

如果随访的FDG-PET阳性检查结果发现的新的病变灶与经CT检查结果相符，证明是疾病进展。

如果随访的FDG-PET的阳性检查结果发现的新的病变灶未能得到CT检查结果的确认，需再行CT检查予以确认（如果得到确认，疾病进展时间从前期FDG-PET检查发现异常算起）。

如果随访的FDG-PET的阳性检查结果与经CT检查已存在的病灶相符，而该病灶在影像学检测上无进展，则疾病无进展。

2.4 最佳整体疗效评价

最佳整体疗效评价是从试验开始至试验结束的最佳疗效记录，同时要把任何必要条件考虑在内以便确认。有时疗效反应出现在治疗结束后，因此方案应该明确治疗结束后的疗效评价是否考虑在最佳整体疗效评价之内。方案必须明确任何进展前新的治疗如何影响最佳疗效反应。患者的最佳疗效反应主要依赖目标病灶和非目标病灶的结果以及新病灶的表现情况。此外,还依赖于试验性质、方案要求及结果衡量标准。具体来说,在非随机试验中,疗效反应情况是首要目标,PR 或 CR 的疗效确认是必须的,以确认哪个是最佳整体疗效反应。

2.4.1　时间点反应

假设在每个方案的具体时间点上都会有疗效反应发生。表 1 将提供一个基线水平上疾病可测量的患者人群其在每个时间点上的总体疗效反应的总结。

2.4.2　评估缺失和不可评价说明

如果在某个特定时间点上无法进行病灶成像或测量,则该患者在该时间点上无法评价。如果在一个评价中只能对部分病灶进行评价,通常这种情况视为在那个时间点无法评价,除非有证据证实缺失的病灶不会影响指定时间点的疗效反应评价。这种情况很可能发生在疾病进展的情况。例如:一个患者在基线水平有 3 个总和为 50mm 的病灶,但是随后只有 2 个病灶可评价,总和为 80mm,该患者将被评价为疾病进展,不管缺失的病灶影响有多大。

2.4.3　最佳总缓解:全部时间点

一旦患者的所有资料都具备,其最佳总缓解可以确定。

当研究不需要对完全或部分疗效反应进行确认时最佳总缓解的评估:试验中最佳疗效反应是所有时间点上的最佳反应(例如:一个患者在第一周期疗效评价为 SD,第二周期评价为 PR,最后一周期评价为 PD,但其最佳总缓解评价为 PR。当最佳总缓解评价为 SD 时,其必须满足方案所规定的从基线水平算起的最短时间。如果没有达到最短时间的标准,即使最佳总缓解评价为 SD 也是不认可的,该患者的最佳总缓解将视随后的评价而定。例如:一个患者第一周期评价为 SD,第二周期为 PD,但其未达到 SD 的最短时间要求,其最佳总缓解评价为 PD。同样的患者在第一周期评价为 SD 后失访将被视为不可评价。

当研究需要对完全或部分疗效反应进行确认时最佳总缓解的评估:只有当每一个受试者符合试验规定的部分或者完全缓解标准而且在方案中特别提及的在随后的时间点(一般是四周后)再次做疗效确认后才能宣称是完全或者部分缓解。

2.4.4　疗效评估的特别提示

当结节性病灶被包括在总的靶病灶评估中,同时该结节大小缩小到"正常"大小时(<10mm),它们依然会有一个病灶大小扫描报告。为了避免过高评估基于结节大小增加所反映的情况,即便是结节正常,测量结果也将被记录。正如前面已经提及的,这就意味着疗效为完全缓解的受试者,CRF 表上也不会记录为 0。若试验过程中需要进行疗效确认,重复的"不可测量"时间点将使最佳疗效评估变得复杂。试验的分析计划必须说明,在确定疗效时,这些缺失的数据/评估可以被解释清楚。比如,在大部分试验中,可以将某受试者 PR-NE-PR 的反应作为得到了疗效确认。

当受试者出现健康情况整体恶化要求停止给药治疗,但是没有客观证据证明时,应该被报道为症状性进展。即便在治疗终止后也应该尽量去评估客观进展的情况。症状性恶化不是客观反应的评估描述:它是停止治疗的原因。

定义为早期进展,早期死亡和不可评估的情况是研究特例,且应该在每个方案中进行明确的描述(取决于治疗间期和治疗周期)。

在一些情况下,从正常组织中辨别局部病灶比较困难。当完全缓解的评估基于这样的定义时,我们推荐在进行局部病灶完全缓解的疗效评估前进行活检。当一些受试者局部病灶影像学检测结果异常被认为是代表了病灶纤维化或者瘢痕形成时,FDG-PET 被当作与活检相似的评估标准,用来对完全缓解进行疗效确认。在此种情况下,应该在方案中对 FDG-PET 的应用进行前瞻性描述,同时以针对此情况专科医学文献的报告作为支持。但是必须意识到的是由于 FDG-PET 和活检本身的限制性(包括二者的分辨率和敏感性高低),将会导致完全缓解评估时的假阳性结果。

2.5　肿瘤重新评价的频率

治疗期间肿瘤重新评价的频率决定于治疗方案,并应与治疗的类型和日程安排相符。但是在治疗的受益效果不清楚的 II 期试验中,每 6~8 周(时间设计在一个周期的结束点)进行随访是合理的,在特殊方案或情况下可调整时间间隔长度。方案应该具体指明哪些组织部位需要进行基线水平的评估(通常是那些最可能与所研究肿瘤类型的转移病变密切相关的组织部位)和评价重复的频率。正常情况下,靶病灶和非靶病灶在每次评估时都应进行评价,在一些可选择的情形下,某些非目标病灶评价频率可以小一些,例如,目标疾病的疗效评价确认为 CR 或怀疑有骨性病变进展时才需重复骨扫描。

治疗结束后,重新评价肿瘤取决于是否把缓解率或者是到出现某一事件(进展/死亡)的时间作为临床试验终点。如为出现某一事件时间(如:TTP/DFS[1]/PFS)则需要进行方案中规定的常规重复评价。特别是在随机比较试验中,预定的评价应该列在时间表内(如:治疗中的 6~8 周,或治疗后的 3~4 个月),不应受到其他因素的影响,如治疗延迟、给药间隔和任何其他在疾病评价时间选择上可能导致治疗臂不均衡的事件等。

2.6　疗效评估/缓解期的确认

2.6.1　确认

对于以疗效为主要研究终点的非随机临床研究,必须对 PR 和 CR 的疗效进行确认,以保证疗效不是评价失误的结果。这也允许在有历史数据的情况下,对结果进行合理的解释,但这些试验的历史数据中的疗效也应进行过确认。但在所有其他情况下,如随机试验(II 或 III 期)或者以疾病稳定或者疾病进展为主要研究终点的研究中,不再需要疗效确认,因为这对于试验结果的解释没有价值。然而取消疗效确认的要求,就会使防止偏移作用的中心审查显得更加重要,特别是在非盲态实验研究中。

疗效评价 SD 的情况下,在试验开始后的最短时间间隔内(一般不少于 6~8 周),至少有一次测量符合方案中规定的 SD 标准。

2.6.2　总缓解期

总缓解期是从测量首次符合 CR 或 PR(无论哪个先测量到)标准的时间到首次真实记录疾病复发或进展的时间(把试验中记录的最小测量值作为疾病进展的参考)。总完全缓解时间是从测量首次符合 CR 标准的时间到首次真实记录疾病复发或进展的时间。

2.6.3　疾病稳定期

是从治疗开始到疾病进展的时间(在随机化试验中,从随机分组的时间开始),以试验中最小的总和作为参考(如果基线总和最小,则作为 PD 计算的参考)。疾病稳定期的临床相关性因不同研究和不同疾病而不同。如果在某一特定的试验中,以维持最短时间稳定期的病人比例作为研究终点,方案应特别说明 SD 定义中两个测量间的最短时间间隔。

注意:缓解期、稳定期以及 PFS 受基线评价后随访频率的影响。定义标准随访频率不属于本指导原则范围。随访频率应考虑许多因素,如疾病类型和分期、治疗周期及标准规范等。但若需进行试验间的比较,应考虑这些测量终点准确度的限制。

附录三　CTCAE4.0 版不良事件的严重程度分级

附表 3-1　胃肠道毒副反应

分级	1	2	3	4	5
腹泻	与基线相比,大便次数增加每天 <4 次;造瘘口排出物轻度增加	与基线相比,大便次数增加每天 4~6 次;造瘘口排出物中度增加	与基线相比,大便次数增加每天 ≥7 次;大便失禁;需要住院治疗;与基线相比,造瘘口排出物重度增加;影响日常生活活动	危及生命;需要紧急治疗	死亡
口腔黏膜炎	无症状;仅临床检查和诊断发现;无需治疗	有症状;胃肠道功能改变;需要药物治疗	进食或胃功能重度改变;需要全肠外营养或住院治疗	危及生命;需要紧急手术治疗	死亡
恶心	食欲降低,不伴进食习惯改变	经口摄食减少不伴明显的体重下降,脱水或营养不良	经口摄入能量和水分不足;需要管饲、全肠外营养或者住院	—	—
呕吐	24 小时内 1~2 次发作(间隔 5 分钟)	24 小时内 3~5 次发作(间隔 5 分钟)	24 小时内发作 ≥6 次(间隔 5 分钟)需要管饲、全肠外营养或住院治疗	危及生命;需要紧急治疗	死亡

附表 3-2　血液及淋巴系统

分级	1	2	3	4	5
贫血	血红蛋白 < 正常值下限 $-10.0g/dl$	血红蛋白 <10.0-8.0g/dl	血红蛋白 <8.0g/dl;需要输血治疗	危及生命,需要紧急治疗	死亡
中性粒细胞计数降低	< 正常值下限 $-1.5 \times 10^9/L$	$<1.5-1.0 \times 10^9/L$	$<1.0-0.5 \times 10^9/L$	$<0.5 \times 10^9/L$	—
血小板计数降低	< 正常值下限 $-75 \times 10^9/L$	$<75.0-50 \times 10^9/L$	$<50.0-25 \times 10^9/L$	$<25.0 \times 10^9/L$	—
白细胞计数降低	< 正常值下限 $-3.0 \times 10^9/L$	$<3.0-2.0 \times 10^9/L$	$<2.0-1.0 \times 10^9/L$	$<1.0 \times 10^9/L$	—

附表 3-3　心脏毒性及实验室检查

分级	1	2	3	4	5
肌酸磷酸激酶增高	>正常值上限–2.5倍正常值上限	>2.5倍正常值上限–5倍正常值上限	>5倍正常值上限–10倍正常值上限	>10倍正常值上限	—
射血分数降低	—	静息射血分数50%~40%；低于基线值10%~19%	静息射血分数39%~20%；低于基线值>20%	静息射血分数<20%	—
心电图QT校正间期延长	QTc450–480ms	QTc481–500ms	至少在两个独立的ECGs上出现QTc≥501ms	QTc≥501ms或者从基线改变>60ms和尖端扭转型室性心动过速或重度心律失常体征/症状	—

附表 3-4　肾脏和泌尿及实验室检查

分级	1	2	3	4	5
急性肾损伤	肌酐水平增加大于0.3mg/dl；或者超过基线的1.5~2.0倍	肌酐超出基线2~3倍	肌酐超出基线3倍或大于4.0mg/dl；需要住院治疗	危及生命；需要透析治疗	死亡
慢性肾脏疾病	估算肾小球滤过率或肌酐清除率小于60ml/min/1.71m² 或蛋白尿2+；尿蛋白/肌酐大于0.5	肾小球滤过率或肌酐清除率30~59ml/min/1.71m²	肾小球滤过率或肌酐清除率15~29ml/min/1.71m²	肾小球滤过率或肌酐清除率小于15ml/min/1.71m²；需要透析或肾脏移植	死亡
血尿	无症状，仅临床观察或诊断所见，无需治疗	有症状；需要导尿或膀胱灌注；影响工具性日常生活活动	大量血尿；需要输血，静脉给药或住院主料；需要择期内镜，放射学或手术干预；影响自理性日常生活活动	危及生命；需要紧急放射学或手术治疗	死亡
蛋白尿	蛋白尿1+，24小时尿蛋白小于1.0g	成人：蛋白尿2+，24小时尿蛋白1.0~3.4g，儿童：尿液中（蛋白质/肌酐）比值0.5~1.9	成人：24小时尿蛋白≥3.5g，儿童：尿蛋白质/肌酐比值大于1.9	—	—
肌酐增高	>1~1.5倍基线数值	>1.5~3.0倍基线数值	>3.0基线数值	>6.0倍正常值上限	—

附表 3-5　肝脏系统毒性实验室检查

分级	1	2	3	4	5
丙氨酸氨基转移酶增高	>正常值上限 -3.0 倍正常值上限	>3.0~5.0 倍正常值上限	>5.0~20.0 倍正常值上限	>20.0 倍正常值上限	—
碱性磷酸酶增高	>正常值上限 -2.5 倍正常值上限	>2.5~5.0 倍正常值上限	>5.0~20.0 倍正常值上限	>20.0 倍正常值上限	—
天冬氨酸氨基转移酶增高	>正常值上限 -3.0 倍正常值上限	>3.0~5.0 倍正常值上限	>5.0~20.0 倍正常值上限	>20.0 倍正常值上限	—
血胆红素增高	>正常值上限 -1.5 倍正常值上限	>1.5~3.0 倍正常值上限	>3.0~10.0 倍正常值上限	>10.0 倍正常值上限	—
谷氨酰转移酶增高	>正常值上限 -2.5 倍正常值上限	>2.5~5.0 倍正常值上限	>5.0~20.0 倍正常值上限	>20.0 倍正常值上限	—

附表 3-6　肺毒性

分级	1	2	3	4	5
咳嗽	轻度症状；需要非处方干预	中度症状；需要药物干预；影响工具性日常生活活动	重度症状；影响自理性日常生活活动	—	—
呼吸困难	中度活动时呼吸短促	少量活动时呼吸短促；影响工具性日常生活活动	休息时呼吸短促；影响自理性日常生活活动	危及生命；需要紧急干预	死亡

附表 3-7　神经系统

分级	1	2	3	4	5
外周运动神经障碍	无症状，仅临床检查或诊断所见；无需治疗	中度症状；影响工具性日常生活活动	重度症状；影响自理性日常生活活动；需要辅助装置	危及生命的，需要紧急治疗	死亡
外周感觉神经障碍	无症状，深腱反射减弱或感觉异常	中度症状；影响工具性日常生活活动	重度症状	危及生命的，需要紧急治疗	死亡

附表 3-8　脱发和皮肤

分级	1	2	3	4	5
脱发	头发减少较此人正常头发量不足50%，远看不明显，而近看方能看出。需要改变发型来掩饰头发丢失，但不需要假发或假发片来掩饰	头发减少较此人正常头发量≥50%且他人很容易发现，如果患者希望完全掩饰头发减少则必需使用假发或假发片，伴有心理影响	—	—	—
手足症候综合征	无痛性轻微皮肤改变或皮肤炎（如红斑、水肿、角化过度）	痛性皮肤改变（如剥落，水泡，出血，肿胀，角化过度）；影响工具性日常生活活动	重度皮肤改变（剥落，水泡，出血，肿胀，角化过度）；伴疼痛；影响个人日常生活活动	—	—

附表 3-9　过敏反应

分级	1	2	3	4	5
超敏反应	一过性潮红或皮疹;<38℃的药物热;不需要治疗	需要干预治疗或者输液治疗;对症主料(如抗组胺药,NSAIDAs 的,麻醉药物)后迅速缓解;需要预防性服药≤24 小时	持续治疗(例如:对症治疗和(或)输液治疗后不能迅速缓解);起效后复发;后遗症(如肾功能损害,肺浸润)需要住院治疗	危及生命;需要紧急治疗	死亡

注:等级是不良事件的严重程度。CTCAE 根据下面的一般准则对各个不良事件的严重程度(1 级至 5 级)作了特定的临床描述:

1 级:轻度;无症状或轻微症状;仅为临床或诊断所见;无需治疗。

2 级:中度;需要较小、局部或非侵入性治疗;与年龄相当的工具性日常生活活动受限。

3 级:严重或者医学上有中药意义但不会立即危及生命;导致住院或者延长住院时间;致残;自理性日常生活活动受限。

4 级:危及生命;需要紧急治疗。

5 级:与 AE 相关的死亡。

工具性日常生活活动指做饭、购买杂货或衣物、使用电话、理财等。

自理性日常生活活动指洗澡、穿脱衣、吃饭、如厕、服药等,并未卧床不起。

附录四　常见靶向药物及不良反应

药物类别	药物名称	适应证	常见不良反应
单克隆抗体类	利妥昔单抗	B 细胞淋巴瘤	发热、寒战、恶心、头痛、乏力,少见皮疹、低血压、气管痉挛等
	曲妥珠单抗	HER2 阳性的乳腺癌	过敏反应:发热、寒战、头痛、皮疹,血压下降;心脏毒性:表现为呼吸困难、肺水肿、心脏扩大
	西妥昔单抗	Ras 基因无突变的晚期结直肠癌和晚期头颈部鳞癌	常见皮疹、疲乏、腹泻、腹痛、恶心、呕吐、便秘等;少数严重不良反应包括输液反应、间质性肺病、痤疮样皮疹等
	贝伐珠单抗	晚期结直肠癌、肾癌、非小细胞肺癌、宫颈癌等	①胃肠道穿孔/伤口愈合并发症;②出血:黏膜与皮肤出血、肺出血、胃肠道出血;③动脉血栓栓塞:脑血管意外、心肌梗死;④高血压危象;⑤肾病综合征;⑥心力衰竭;⑦输液反应

药物类别	药物名称	适应证	常见不良反应
小分子化合物	埃克替尼	EGFR 敏感突变的晚期非小细胞肺癌	皮疹、腹泻、转氨酶升高
	吉非替尼	EGFR 敏感突变的晚期非小细胞肺癌	①消化道反应：腹泻、恶心、呕吐、口腔黏膜炎；②皮肤和附件反应：皮疹、皮肤瘙痒；③肝功能异常；④全身症状：轻度乏力、脱发、体重下降、外周性水肿；⑤结膜炎、眼睑炎；⑥鼻出血、尿血；⑦呼吸困难
	厄洛替尼	EGFR 敏感突变的晚期非小细胞肺癌	皮疹、腹泻、食欲缺乏、疲乏、呼吸困难、咳嗽、恶心、呕吐
	克唑替尼	ALK 阳性的局部晚期或转移的非小细胞肺癌	视觉异常、恶心、呕吐、食欲减退、腹泻、水肿、便秘、转氨酶升高、疲乏、神经病变等
	伊马替尼	慢性粒细胞白血病、胃肠间质瘤	下肢水肿、皮疹、消化不良
	索拉菲尼	晚期肝细胞癌、晚期肾癌、分化型晚期甲状腺癌等	手足综合征、疲乏、腹泻、皮疹、高血压、脱发、瘙痒、恶心、食欲缺乏
	舒尼替尼	伊马替尼耐药的胃肠道间质瘤、晚期肾癌、晚期胰腺神经内分泌肿瘤	①全身反应：乏力、发热、疼痛；②胃肠道反应：食欲下降、恶心、呕吐、腹泻、便秘；③皮肤反应：外周水肿、手足综合征、皮炎等
	依维莫司	芳香化酶抑制剂耐药的 HER2 阴性乳腺癌、晚期胰腺神经内分泌肿瘤、索拉菲尼或索坦耐药的晚期肾癌等	非感染性肺炎、感染、口腔黏膜炎

附录五　女性性功能指数（FSFI）计分及评分方法

一、评分方法

下列 19 个问题，每个问题只能选择一个选项，选项的前方标记数字为评分。

1. 近 4 周内，您感到有性欲望或对异性有性兴趣的频率如何？

5= 总是有或几乎总是；4= 大多数时候（超过一半的时间）；

3= 有时（大约一半的时间）；2= 较少（不到一半的时间）；1= 几乎没有或没有

2. 近 4 周内，您怎样评价您的性欲望或性兴趣的等级（或水平）？

5= 非常高；4= 高；3= 中等；2= 低；1= 很低或没有

3. 近 4 周内，在性行为或者性交时，您感受到性唤起"性兴奋"的频率如何？

0= 没有性行为；5= 总是能够或几乎总；4= 大多数时候（超过一半的时间）；

3= 有时（大约一半的时间）；2= 较少（不到一半的时间）；1= 几乎没有或没有

4. 近 4 周内，您在性行为或者性交时性唤起（性兴奋）的程度（或水平）如何？

0= 没有性行为；5= 非常高；4= 高；3= 中等；2= 低；1= 很低或几乎没有

5. 近 4 周内，您在性行为或者性交时对性唤起（性兴奋）有足够的自信吗？

0= 没有性行为；5= 非常自信；4= 高度自信；3= 中度自信；2= 低度自信；

1= 非常低或没有自信

6. 近 4 周内，您在性行为或者性交时有多少次对性唤起（性兴奋）感到满意？

0= 没有性行为；5= 总是或几乎总是；4= 大多数时候（超过一半的次数）；

3= 有时（大约一半的次数）；2= 较少（不到一半的次数）；1= 几乎没有或没有

7. 近 4 周内，在性行为或性交时您经常感到阴道湿润吗？

0= 没有性行为；5= 总是或几乎总是；4= 大多数时候（超过一半的次数）；

3= 有时（大约一半的次数）；2= 较少（不到一半的次数）；1= 几乎没有或没有

8. 近 4 周内，您在过性行为或性交时阴道湿润的困难程度？

0= 没有性行为；1= 极度困难或根本不能；2= 非常困难；3= 困难；

4= 稍有困难；5= 没有困难

9. 近 4 周内，在性行为或性交过程中，有多少时候您觉得能够保持阴道润滑（湿润）一直到性活动结束？

0= 没有性行为；5= 总是或几乎总是能；4= 大多数时候（超过一半的次数）；

3= 有时（大约一半的次数）；2= 较少（不到一半的次数）；1= 几乎没有或没有

10. 近 4 周内，您维持阴道润滑（湿润）一直到性行为或性交结束的困难程度如何？

0= 没有性行为；1= 极度困难或根本不能；2= 非常困难；3= 困难；

4= 稍有困难；5= 没有困难

11. 近 4 周内，当您受到性刺激或性交时，达到性高潮的频率有多少？

0= 没有性行为；5= 总是或几乎总是能达到；4= 大多数时候（超过一半的次数）；3= 有时（大约一半的次数）；2= 较少（不到一半的次数）；1= 几乎不能或不能

12. 近 4 周内，您在性刺激或性交时，达到性高潮的困难程度如何？

0= 没有性活动；1= 极度困难或根本不能；2= 非常困难；3= 困难；

4= 稍有困难；5= 没有困难

13. 近 4 周内，您对您在性行为或性交时达到性高潮的能力满意吗？

0= 没有性行为；5= 非常满意；4= 比较满意；3= 满意和不满各占一半；

2= 不满意；1= 非常不满意

14. 近 4 周内，在性生活过程中您与丈夫（或性伴侣）的感情亲密度满意程度怎么样？

0= 没有性行为;5= 非常满意;4= 比较满意;3= 满意和不满各占一半;2= 不满意;1= 非常不满意

15. 近 4 周内,您对您和丈夫(或性伴侣)的性关系满意吗?

5= 非常满意;4= 比较满意;3= 满意和不满各占一半;2= 不满意;1= 非常不满意

16. 近 4 周内,您对性生活的整体满意度如何?

5= 非常满意;4= 比较满意;3= 满意和不满各占一半;2= 不满意;1= 非常不满意

17. 近 4 周内,在阴茎插入阴道时,有多少次您感到阴道不适或疼痛?

0= 没有尝试性交;1= 总是或几乎总是;2= 大多数时候(超过一半的次数);3= 有时(大约一半的次数);4= 较少(不到一半的次数);5= 几乎没有或没有

18. 近 4 周内,您在阴茎插入阴道后感觉阴道不适或疼痛的频率?

0= 没有尝试性交;1= 总是或几乎总是;2= 大多数时候(超过一半的次数);3= 有时(大约一半的次数);4= 较少(不到一半的次数);5= 几乎没有或没有

19. 近 4 周内,您在阴道插入过程中或结束后感到阴道不舒服或疼痛的程度如何?

0= 没有尝试性交;1= 非常严重;2= 比较严重;3= 中度;4= 低;5= 非常低或没有

二、计分方法

该量表由 19 个条目组成,包含了性功能评估的 6 个方面:性需求、性唤起、阴道湿润程度、性高潮情况、性满意程度以及是否存在性交疼痛。总分 2~36 分,FSFI 各领域评分与总评分参照 FSFI 评分表的评分公式。每个领域评分为该领域每个问题的评分和与该领域的系数相乘;6 个领域评分相加得到总分。

附表 5-1　FSFI 评分表

领域	问题序号	评分范围	系数	最低分	最高分
性欲望	1~2	1~5	0.6	1.2	6.0
主观性唤起能力	3~6	0~5	0.3	0	6.0
性活动时阴道润滑性	7~10	0~5	0.3	0	6.0
性高潮	11~13	0~5	0.4	0	6.0
性生活满意度	14~16	0(1)~5	0.4	0.8	6.0
性交痛	17~19	0~5	0.4	0	6.0
总分				2	36

附录六　肿瘤化疗给药资质评价记录单

姓名：_____

担任化疗资质审核的护士必须从三个阶段证明护士具备化疗给药资质。该护士应当在监督下完成至少一次发疱剂的给药过程。

化疗资质审核护士	日期	化疗给药

给药前	签字	
1. 如果需要,与药房和其他部门协调给药时间		
2. 确认已签署治疗知情同意书		
3. 确认化验值在可接受范围内,如果需要,想医生或执业护士报给化验结果		
4. 确认医嘱,正确转述		
5. 再次计算体表面积和药物剂量		
6. 确认化疗医嘱的药物、剂量、给药方式和途径		
7. 确认已经完成对患者的宣教、预处理、预先水化和其他准备工作		
给药时		
1. 与药剂师或其他护士核对医嘱与所给药物是否一致		
2. 确认患者		
3. 使用手套、防护服以及其他安全保护措施		
4. 确认静脉通路是否可用,选取合适的静脉位置		
5. 用 5~10ml 生理盐水冲管,确认是否在静脉内		
6. 演示安全的给药方式:		
● 通过侧臂或者中心静脉推注,每推注 3~5ml 需检查管路是否通畅（对儿科患者要更少量）		
● 确认合适的给药速度		
● 使用不同药物之间要冲管		
7. 演示对药物的特殊急性副作用给予正确的监测和观察		
8. 描述出现外渗时应给予的正确护理措施		
给药后		
1. 用至少 5~10ml 的生理盐水冲管		
2. 正确移除输液管路装置或冲洗 / 维护 VAD		
3. 根据流程丢弃化疗废弃物		
4. 记录给药、宣教以及患者反应		
5. 与患者、家属和相关人员交流治疗后的事宜		

附录七　临床护理实践评价表

　　根据护士在表格中所列项目中的表现是否合格,在相应的栏目中打钩。如果难以确认,在"难以判定"中打钩。在每一条目的评论中,列举出护士是如何达到要求的或者是如何表现的。

	是	否	难以判定
1. 参与医生、护士或其他健康照顾者(如家庭护理者或营养师)的多学科小组护理计划。 评论:			
2. 参与化疗并发症的护理,采取措施尽可能预防或减少并发症。 评论:			
3. 与患者及其家属成员讨论护理计划,尝试根据患者的要求来采取不同措施。 评论:			
4. 指导患者如何护理头发与头皮,采取措施减少头发丢失和形象受损。 评论:			
5. 回顾实验室检查指标,给予骨髓抑制患者关于保持能量、预防感染和出血措施的正确建议。 评论:			
6. 辨识出有口腔炎危险的患者,给予他们口腔保健知识以及预防措施。 评论:			
7. 展示采用药物、放松、转移注意力等方式来预防和管理恶心与呕吐的知识。 评论:			
8. 告知患者预防及管理胃肠道并发症(例如便秘、腹泻)。 评论:			
9. 通过辨识和采取护理措施来预防或管理潜在或已存在的过敏反应。 评论:			
10. 在备药、配药和弃去化疗药物过程中采取正确的防护措施。 评论:			
11. 展示足够的知识和技能来评估、管理、随访化疗药物外渗患者。 评论:			
12. 展示足够的技能来评估患者留置静脉通路的需求,并且了解为某位患者选取某种类型静脉通路应考虑哪些因素。 评论:			
13. 显示有足够的临床试验研究能力,能参与数据收集、药物管理以及患者的教育和随访。 评论:			

附录八　治疗知情同意书

患者姓名：＿＿＿＿＿＿＿＿＿　日期：＿＿＿＿＿＿＿＿＿＿＿＿＿＿＿＿＿＿

诊断：＿＿＿＿＿＿＿＿＿＿＿＿＿＿＿＿＿＿＿＿＿＿＿＿＿＿＿＿＿＿＿＿＿

治疗方案：＿＿＿＿＿＿＿＿＿＿＿＿＿＿＿＿＿＿＿＿＿＿＿＿＿＿＿＿＿＿＿

可能发生的副作用包括下列任何一项反应或联合发生下列多项反应：

过敏反应	皮肤和指甲着色	感染风险
贫血	注射部位皮肤溃疡	绝经期症状
疲乏	皮疹	月经不规则
便秘	光敏感	不孕不育
腹泻	麻木或刺痛	头晕
食欲下降	听力丧失	健忘
口腔溃疡	心脏损伤	继发性恶性肿瘤
恶心或呕吐	肾损伤	肌肉疼痛或虚弱
体重增加或减轻	血小板减少引发出血	
肝损伤	白细胞计数降低	
脱发		

除了以上指出的内容，还可能发生不可预测的不良反应。化疗药物对胎儿是有害的。如果我可能怀孕，我需要通知医生，这是非常重要的。无论我是男性还是女性，如果我在接受化疗期间仍然有性生活而且有生育能力。或者我的伴侣有生育能力，采取有效的避孕措施（医生可能会推荐使用避孕药、避孕套或激素）。在极少的情况下，癌症治疗可能会造成生命危险。

＿＿＿＿＿＿＿（患者姓名）护士已经提供给我关于我将接受药物的书面信息。我有机会询问任何关于这些药物的问题，并且对这些信息感到满意。

我的医生和护士已经向我详细介绍了我的治疗方案，我的医生同时和我讨论了治疗疾病的其他方法以及治疗的利弊。不能保证这个治疗能带给我和其他患者相同的结果。如果我在任何时候改变想法或者决定终止治疗，我的医生会继续为我提供后续治疗。

我已经读了以上信息并理解了推荐的治疗方案的利弊。我愿意接受治疗并授权于＿＿＿＿＿＿医生以及他指定的护士来实施治疗计划。

患者签名＿＿＿＿＿＿＿＿＿＿日期＿＿＿＿＿＿

我已经向该患者解释了药物可能的效果、不良反应以及可能出现的风险。

医生签字＿＿＿＿＿＿＿＿＿＿＿＿＿＿＿＿＿＿＿＿＿＿＿＿＿＿

护士签字＿＿＿＿＿＿＿＿＿＿＿＿＿＿＿＿＿＿＿＿＿＿＿＿＿＿

附录九　护理记录单

姓名_____　年龄_____　诊断_____

过敏史_____

医疗问题_____

日期					
注册护士签名					
随访形式					
血管通路装置					
冲洗血管通路装置					
评价					
发疱剂输注位置 1~5 左 / 右					
反应					
黏膜炎 0~3 级					
感染					
治疗方案					
解决情况					
脱发　0~3 级					
出血　是 / 否					
评价					
腹泻　# 次数 /24 小时					
治疗方案					
便秘　大便次数 / 每天或每周					
正常 / 异常					
治疗方案					
膀胱症状　0~5 级					
治疗方案					
症状减轻　是 / 否					
疼痛　是 / 否					
部位					
强度　0~10 级					
疼痛性质					
止痛药					
减轻程度　0~10 级					
疼痛充分缓解　是 / 否					
评价					

日期					
失眠　是 / 否					
治疗方案					
治疗有效　是 / 否					
疲乏　0~10 级					
恶心程度　0~3 级					
呕吐　# 次数 /24 小时					
持续时间					
止吐药缓解情况					
评价					
食欲评分　0~4 级					
饮食评分 1~5 级					
补充物,数量 /24 小时					
味觉变化　是 / 否					
其他					
咳嗽　是 / 否					
有痰　是 / 否					
治疗方案					
缓解情况　1,2					
气促　0~3 级					
吸痰情况					
性生活困难　0~3 级					
活动评价　1~4 级					
活动虚弱　0~3 级					
神经病变　0~3 级					
评价					
焦虑　0~3 级					
应对有效　是 / 否					
治疗方案					
心理咨询　是 / 否					
（专业）家庭护理机构					
姑息护理机构					
家庭保健服务机构					
社会服务机构					
患者宣教　1~7 级					
宣传方式					
其他					

日期	
注册护士签名	
随访方式	P= 电话随访　C= 门诊随访
血管通路装置	P= 输液港　H=Hick-man
冲洗血管通路装置	检查,说明肝素用量
评价	注明是否有取血困难等
注射发疱剂的位置	1-5: 1= 前臂远端腹侧 2= 前臂近端腹侧 3= 前臂远端背侧 4= 前臂近端背侧 5= 手背部 R= 右 /L= 左
反应	描述不适感、烧灼感、荨麻疹感、沿静脉走行、边缘情况、静脉炎、渗出(需要做标记)、坏死
黏膜炎	0= 无症状,1= 疼痛,2= 溃疡但能进食,3= 溃疡且不能进食
感染	明确念珠菌、疱疹病毒、细菌或其他感染
治疗方案	药物
解决情况	监测
脱发	0= 无,1= 头发变薄,2= 脱发 50%,3= 头发几乎全脱
出血	Y= 是　NO= 否
评价	明确部位
腹泻次数	次 /24 小时
治疗方案	药物
减轻	Y= 是　NO= 否
便秘	次 / 天或周
正常 / 不正常	正常或不正常的排便形态
治疗方案	药物
减轻	Y= 是　N= 否
膀胱症状	0= 无,1= 排尿困难,2= 尿频,3= 血尿,4= 尿失禁,5= 少尿
治疗方案	药物
减轻	Y= 是　N= 否
疼痛	Y= 是　N= 否
部位	
强度	0= 无痛 ~10= 能想象的最痛
性质	C= 持续,I= 间断
止痛药	药物,时间安排
减轻	0= 未缓解 ~10= 完全缓解
疼痛充分缓解	Y= 是　N= 否

日期					
失眠　是 / 否					
治疗方案					
治疗有效　是 / 否					
疲乏　0~10 级					
恶心程度　0~3 级					
呕吐　# 次数 /24 小时					
持续时间					
止吐药缓解情况					
评价					
食欲评分　0~4 级					
饮食评分 1~5 级					
补充物,数量 /24 小时					
味觉变化　是 / 否					
其他					
咳嗽　是 / 否					
有痰　是 / 否					
治疗方案					
缓解情况　1, 2					
气促　0~3 级					
吸痰情况					
性生活困难　0~3 级					
活动评价　1~4 级					
活动虚弱　0~3 级					
神经病变　0~3 级					
评价					
焦虑　0~3 级					
应对有效　是 / 否					
治疗方案					
心理咨询　是 / 否					
(专业)家庭护理机构					
姑息护理机构					
家庭保健服务机构					
社会服务机构					
患者宣教　1~7 级					
宣传方式					
其他					

附录十　外渗处理流程

化疗药物外渗记录表

患者_____　渗出时间_____　时间_____　今天的日期_____

药物_____　稀释（mg/ml）_____　渗出总量_____

血管通路	输注方法	治疗前评估
____外周静脉 　位置：_____ __PICC ____输液泵 　针头型号和长度：_____ ____静脉导管 ____其他	____静脉滴注 ____静脉推注 ____小壶输注 ____持续输注 是否使用输液泵？ □是　□否	位置：_____ 针头/导管的类型和型号：_____ 血管回血的情况和质量：_____ 评价：_____ "拍摄标有时间和日期的照片并附上"

描述

包括局部的冷/热敷、治疗、解毒剂的使用、外渗部位水肿和（或）发红的测量。
评估肢体的移动范围和活动时的不适

S:（患者的症状）_____

Q:（观察—附照片）_____

A:（评估）_____

P:（治疗）_____

医生通知：_____　说明：_____

评价：_____

会诊：	随访：
____整形手术　日期：_____ ____物理治疗　日期：_____ ____其他：_____	包括返回随诊、患者皮肤评估、体温监测和疼痛报告

备注：_____

签字：_____　日期：_____

参考文献

1. 蔡三军. 循证结直肠肛管肿瘤学. 上海：上海科学技术出版社，2016（1）：294-299.

2. 保罗维奇，惠特福德，奥尔森. 化学治疗与生物治疗实践指南及建议. 丁玥，徐波主译. 3 版. 北京：北京大学医学出版社，2013.

3. 国家癌症中心，原卫生部疾病预防控制局. 中国癌症发病与死亡 2003-2007. 北京：军事医学科学出版社，2012.

4. 胡必杰，刘荣辉，陈玉平. 中央导管相关血流感染预防与控制. 上海：上海科学技术出版社，2012.

5. 胡雁，陆箴琦. 实用肿瘤护理. 2 版. 上海：上海科学技术出版社，2015.

6. 黄晓军. 实用造血干细胞移植. 北京：人民卫生出版社，2014.

7. 李宝生，张福全，罗京伟. 临床肿瘤放射治疗学. 济南：山东科学技术出版社，2009.

8. 李进. 肿瘤内科诊治策略. 3 版. 上海：上海科学技术出版社，2017.

9. 刘宁飞. 淋巴水肿诊断与治疗. 北京：科学出版社，2014.

10. 卢根娣，杨亚娟. 静脉输液质量控制指南. 上海：第二军医大学出版社，2015.

11. 宁宁，侯晓玲. 实用骨科康复护理手册. 北京：科学出版社，2016.

12. 全国肿瘤防治研究办公室，全国肿瘤登记中心，原卫生部疾病预防控制局. 中国肿瘤死亡报告 - 全国第三次死因回顾抽样调查. 北京：人民卫生出版社，2010.

13. 石远凯，孙燕. 临床肿瘤内科手册. 6 版. 北京：人民卫生出版社，2015.

14. 唐丽丽，王建平. 心理社会肿瘤学. 北京：北京大学医学出版社，2012.

15. 王惠琴，金静芬. 专科护理临床实践指南. 杭州：浙江大学出版社，2013.

16. 温茂兴. 中医护理学. 3 版. 北京：人民卫生出版社，2014.

17. 闻曲，成芳，鲍爱琴. PICC 临床应用及安全管理. 北京：人民军医出版社，2013.

18. 吴国豪. 临床营养治疗理论与实践. 上海：上海科学技术出版社，2015.

19. 徐波，耿翠芝. 肿瘤治疗血管通道安全指南. 北京：中国协和医科大学出版社，2015.

20. 徐波. 化学治疗所致恶心呕吐的护理指导. 北京：人民卫生出版社，2015.

21. 幺莉，冯志仙. 护理敏感质量指标实用手册. 北京：人民卫生出版社，2016.

22. 周彩存，吴一龙. 肺癌生物靶向治疗. 北京：人民卫生出版社，2014.

23. 陈万青，郑荣寿，张思维，等. 2013 年中国恶性肿瘤发病和死亡分析. 中国肿瘤，2017（01）：1-7.

24. 陈伟，于健春，李子建. 基于循证指南的肠外肠内营养学临床实践进展. 中华外科杂志，2017，55（1）：31-36.

25. 陈衍智，郑文献，蒋姗彤，等. 癌症相关性疲乏的研究进展. 癌症进展，2015，13（2）：

144–150.

26. NCCN. Clinical Practice Guidelines in Oncology: Adult Cancer Pain. 2017.

27. 董强, 罗德毅, 曾浩. 前列腺癌根治术后阴茎勃起功能障碍的治疗. 中华男科学杂志, 2015, 21（6）: 483–488.

28. 高健慧, 商丽艳, 徐燕. 认知行为疗法在癌症病人身心症状护理中的应用进展. 护理研究, 2015, 29（1）: 1–4.

29. 胡伟, 莫晓冬, 颜霞. 综合预防策略降低半相合造血干细胞移植口腔粘膜炎发生率及影响因素研究. 中国实用护理杂志, 2015,（26）: 1962–1966.

30. 李琳, 刘晓丹, 任静, 等. 经外周静脉置入中心静脉导管异位相关因素的 Meta 分析. 中国实用护理杂志, 2014, 30（30）: 14–19.

31. 李全磊, 颜美琼, 张晓菊, 等. PICC 超声引导下肘上置管的穿刺置管效果及并发症的系统评价. 中国循证医学杂志, 2013, 13（7）: 816–826.

32. 马蔚蔚. 研究护士在抗肿瘤药物临床试验中的地位和影响. 中国临床药理学与治疗学, 2016, 21（2）: 178–180.

33. 孙红, 王蕾, 关欣, 等. 全国部分三级甲等医院静脉治疗护理现状分析. 中华护理杂志, 2014, 49（10）: 1232–1237.

34. 唐玲, 皮远萍, 邓本敏, 等. 癌症患者心理痛苦分层管理模式的构建. 检验医学与临床, 2015, 12（24）: 3626–3628.

35. 田利, 李惠玲, 张晓菊, 等. 运动疗法干预癌因性疲乏的系统评价再评价. 中国实用护理杂志, 2015, 31（28）: 2178–2182.

36. 王宝明, 潘鑫. 恶性肿瘤所致的上腔静脉综合征的介入治疗. 现代肿瘤医学, 2014, 22（1）: 173–175.

37. 王芳, 唐旭华, 周晖. 分子靶向抗肿瘤药物的皮肤不良反应及处理. 中华皮肤科杂志, 2016, 49（7）: 519–523.

38. 王丽英, 薛嵋, 戴宏琴. PICC 非单纯滑脱性导管异位回顾性分析与探讨. 中国实用护理杂志, 2016, 32（28）: 2178–2181.

39. 魏淑霞, 许艳春, 薛晓英, 等. 化疗药物外渗相关危险因素分析. 现代肿瘤医学, 2016, 24（12）: 2008–2010.

40. 吴梅利洋, 曾铁英. 预立医疗自主计划的意义及实施策略. 护理研究, 2014, 28（12）: 4355–4357.

41. 吴文源, 魏镜, 陶明. 综合医院焦虑抑郁诊断和治疗的专家共识. 中华医学杂志, 2012, 92（31）: 206–208.

42. 徐灵莉, 石洋, 丁蓉, 等. 静脉化疗对肿瘤病人跌倒影响的研究. 护理研究, 2017, 31（2）: 433–437.

43. 杨思雨, 陆箴琦. 肿瘤患者口服化疗药服药依从性的研究进展. 上海护理, 2016, 16（5）: 59–64.

44. 袁晓玲. 乳腺癌患者性生活状况评估工具的研究进展. 护理学杂志, 2016, 31（2）: 15–18.

45. 张斌, 陈燕, 王叶飞, 等. 护士职业认同对人格特质与工作相关的抑郁、焦虑、愤怒关系的中介作用. 中华护理杂志, 2015, 50（7）: 864–868.

46. 张锋良, 陶连元, 高飞, 等. 乳腺癌术后的上肢功能障碍. 中国康复理论与实践, 2017, 17（12）: 1136–1138.

47. 赵慧函, 黄惠桥, 应燕萍. PICC 局部皮肤损伤管理研究进展. 中国实用护理杂志, 2016, 32（33）: 2636–2640.

48. 赵秋利, 张荣. 癌症患者病情直接告知阻碍的原因分析及对策. 护理学杂志, 2013, 28（23）: 53–55.

49. 原中华人民共和国国家卫生和计划生育委员会. 中华人民共和国卫生行业标准 – 静脉治疗护理技术操作规范. 2013.

50. 原中华人民共和国国家卫生和计划生育委员会. 2013 中国卫生统计年鉴.

51. 原中华人民共和国卫生部. 癌症疼痛诊疗规范（2011 版）.

52. 原中华人民共和国卫生部. 导管相关血流感染预防与控制技术指南（试行）. 2010.

53. 中华医学会肠外肠内营养分会. 成人围手术期营养支持指南, 中华外科杂志, 2016, 54（9）: 641–657.

54. 中华医学会泌尿外科学分会肾癌指南编写组. 2015 中国肾癌靶向治疗药物不良反应管理专家共识. 中华泌尿外科杂志, 2016, 37（1）: 2–6.

55. 中心静脉通路上海协作组. 完全植入式输液港上海专家共识. 介入放射学杂志, 2015, 24（12）: 1029–1033.

56. 肿瘤治疗相关呕吐防治指南（2014 版）. 临床肿瘤学杂志, 2014, 19（3）: 263–273.

57. 周文华, 李峥, 史冬雷. 2004–2014 年预防中心静脉导管相关血行感染的指南评价. 护理学杂志, 2017, 32（2）: 98–103.

58. 卒中患者吞咽障碍和营养管理中国专家组. 卒中患者吞咽障碍和营养管理的中国专家共识（2013 版）. 中国卒中杂志, 2013, 8（12）: 973–983.

59. Ferrell B R, Coyle N, Paice J A. Palliative Nursing（Fourth Edition）. New York: Oxford University Press, 2015.

60. Hemant G, Angela H, Michael N, et al. The Washington Mannual of Medical Therapeutics（34th Edition）. New York: Wolters Kluwer, 2014.

61. Corman M L, Nicholls R J, Fazio V W, et al. Colonand Rectal Surgery［M］. Philadelphia: Lippincott Williams & Wilkins. 2016（6）: 365–369.

62. Wittenberg-Lyles E, Goldsmith J, Ferrell B, et al. Communication in Palliative Nursing［M］. New York: Oxford University Press, 2013.

63. American Association of Critical-Care Nurses. ACCN Standards for Establishing and sustaining Healthy Work Environments: A Journey to Excellence. 2016.

64. Alcorso J, Sherman K A. Factors associated with psychological distress in women with breast cancer-related lymphoedema［J］. Psychooncology, 2015, 25（7）: 865–872.

65. Aldea M, Craciun L, Tomuleasa C, et al. The role of depression and neuroimmune axis in the prognosis of cancer patients［J］. J BUON, 2014, 19（1）: 5–14.

66. Ale I S, Hi M. Irritant contact dermatitis［J］. Rev Environ Health, 2014, 29（3）: 195–206.

67. Aleksandrova K, Pischon T, Buijsse B, et al. Adult weight change and risk of colorectal

cancer in the Eruopean Prospective Investigation into Cancer and Nutrition［J］. Eur J Cancer, 2013, 49: 3526–3536.

68. Amelink M, Hashimoto S, Spinhoven P, et al. Anxiety, depression and personailty traits in severe, prednisone–dependent asthma［J］. Respir Med, 2014, 108（3）: 438 –444.

69. American Association of Colleges of Nursing. Peaceful Death: Recommended Competencies and Curricular Guidelines for End–of–life Nursing Care. 2013.

70. Armes J, Wagland R, et al. Developement and testing of the patient–reported chemotherapy indicators of symptoms and experience: patient–reported outcome and process indicators sensitive to the quality of nursing care in ambulatory chemotherapy settings. Cancer Nursing［J］, 2014, 37（3）: E52–60.

71. Barrio A V, Eaton A, Frazier T G. A Prospective Validation Study of Bioimpedance with Volume Displacement in Early–Stage Breast Cancer Patients at Risk for Lymphedema［J］. Annals of Surgical Oncology, 2015, 22（S3）: 370–375.

72. Broadhurst D, Moureau N, Ullman A J. Central venous access devices site care practices: an international survey of 34 countries［J］. J Vasc Access, 2016, 17（1）: 78–86.

73. Brose M S, Nutting C M, Jarzap B, et al. Sorafenib in radioactive iodine–refractory, locally advanced or metastatic differentiated thyroid cancer: a randomised, double–blind, phase 3 trial［J］. Lancet, 2014, 384: 319–328.

74. Buragadda S, Alhusaini A A, Melam G R, et al. Effect of complete decongestive therapy and a home program for patients with post mastectomy lymphedema［J］. J Phys Ther Sci, 2015, 27（9）: 2743–2748.

75. Burhenn P S, Smudde J. Using tools and technology to promote education and adherence to oral agents for cancer［J］. Clinical Journal of Oncology Nursing, 2015, 19（3）: 53–58.

76. Campbell G B, Cater T, King D, et al. Nursing bedside dysphagia screen: Is it valid［J］. J Neurosci Nurs, 2016. 48（2）: 75–79.

77. American Association of Colleges of Nursing（AACN）. CARES: Competencies And Recommendations for Educating Undergraduate Nursing Students: Preparing Nurses to Care for the Seriously Ⅲ and their Families. 2016.

78. Cesta T. Community case management –– thinking beyond the hospital walls［J］. Hosp Case Manag, 2014, 22（6）: 79–82.

79. Chan W, Ng C, Lee C, et al. Effective Management of Breathlessness in Advanced Cancer Patients With a Program–Based, Multidisciplinary Approach: The "SOB Program" in Hong Kong ［J］. J Pain Symptom Manage, 2016, 51（3）: 623–627.

80. Chen R, Mu L, Zhang H, et al. Simultaneous breast reconstructionand treatment of breast cancer –related upper arm lymphedemawith lymphatic lower abdominal flap［J］. Ann Plast Surg, 2014, 73（1）: S12–S17.

81. De Oliveira M M, De Rezende L F, Do Amaral M T, et al. Manuallymphatic drainage versus exercise in the early postoperative period for breast cancer［J］. Physiother Theory Pract, 2014, 30（6）: 384–389.

82. Gilbert S M. Revisiting structure, process, and outcome [J]. Cancer, 2015, 121 (3): 328.

83. Giraldo-Cadavid L F, Gutierrez-Achury A M, Ruales-Suarez K, et al. Validation of tje Spanish version of the eating assessment tool-10 (EAT-10spa) in Colombia. Ablinded prospective cohort study [J]. Dysphagia, 2016, 31 (3): 398 – 406.

84. Goede M, Wheeler M. Advanced directives, living wills, and futility in perioperative care [J]. Surg Clin North Am, 2014, 95 (2): 443-451.

85. Infusion Nurses Society. Infusion Therapy Standards of Practice [J]. Journal of Infusion Nursing, 2016, 39 (1S): S1-S139.

86. Tan J Y, Lorna K, Suen P, Molassiotis A. Psychometric assessment of the Chinese version of the MASCC Antiemesis Tool (MAT) for measuring chemotherapy-induced nausea and vomiting [J]. Support Care Cancer. 2016, 24: 3729-3737.

87. Joanna Briggs Institute. Cytotoxics: Oral Administration: Recommended Practices. [EB/OL]. (2016-03-29)[2017-03-28].

88. Miller K D, Siegel R L, Lin C C, et al. Cancer treatment and survivorship statistics, 2016 [J]. Ca A Cancer Journal for Clinicians. 2016, 66: 271.

89. Kloke M, Cherny N. Treatment of dyspnoea in advanced cancer patients: ESMO Clinical Practice Guidelines [J]. Ann Oncol, 2015, 26 (Suppl 5): 169-173.

90. Porritt K . Evidence Summary: Intravascular Therapy: Maintaining Catheter Lumen Patency [J]. Joanna Briggs Institute, 2016.

91. Simeon L , Yanni A E, Spyretta G, et al. Ultrasound and biochemical diagnostic tools for the characerization of vulnerable carotid Atherosclerotic plaque [J]. Ultrasound Med Biol, 2016, 42 (1): 31-43.

92. Lim RS, Yang TX, Chua TC. Postoperative bladder and sexual function in patients undergoing surgery for rectal cancer: a systematic review and meta-analysis of laparoscopic versus open resection of rectal cancer [J]. Tech Coloproctol, 2014, 18 (11): 993-1002.

93. Heslop L, Lu S. Nursing-sensitive indicators: a concept analysis. Journal of Advanced Nursing [J], 2014, 70 (11): 2469-2482.

94. Lok CW. Management of Breathlessness in Patients With Advanced Cancer: A Narrative Review [J]. Am J HospPalliat Care, 2016, 33 (3): 286-290.

95. Lum H D, Sudore R L, Bekelman D B. Advanced care planning in the elderly [J]. Med Clin North Am, 2015, 99 (2): 391-403.

96. McNichol L, Lund C, Rosen T, et al. Medical adhesives and patient safety: state of the science: consensus statements for the assessment prevention, and treatment of adhesive-related skin injuries [J]. Orthop Nurs, 2013, 32 (5): 267-281.

97. Moore K A, Rubin E B, Halpern S D. The Problems with Physician Orders for Life-Sustaining Treatment [J]. JAMA, 2016, 315 (3): 259-260.

98. Nagpal K, Bennett N. Colorectal surgery and its impact on male sexual function [J]. Curr Urol Rep, 2013, 14 (4): 279-284.

99. National Cancer Institute: Common Terminology Criteria for Adverse Events (CTCAE),

Version 4.0. Bethesda, Md: U. S. Department of Health and Human Services, National Institutes of Health, 2010. Available online. Last accessed December 30, 2015.

100. National Comprehensive Cancer Network. 2016. NCCN Clinical Practice Guidelines in Oncology. Cancer Related Fatigue, 2016, version 1.

101. National Cancer Institute. Nausea and Vomiting. 2016.

102. Pekyavaş NÖ, Tunay V B, Akbayrak T, et al. Complex decongestive therapy and taping for patients with postmastectomy lymphedema: A randomized controlled study [J]. European Journal of Oncology Nursing, 2014, 18 (6): 585–590.

103. Piccart M, Hortobagyi G N, Campone M, et al. Everolimus plus exemestane for hormone-receptor-positive, human epidermal growth factor receptor-2-negative advanced breast cancer: overall survival results from BOLERO-2 [J]. Ann Oncol, 2014, 25: 2357–2362.

104. Qi F, Zhao L, Zhou A, et al. The advantages of using traditional Chinese medicine as an adjunctive therapy in the whole course of cancer treatment instead of only terminal stage of cancer [J]. Biosci Trends, 2015, 9 (1): 16–34.

105. Roop J C, Wu H S. Current practice patterns for oral chemotherapy: results of a national survey. [J]. Oncology Nursing Forum, 2014, 41 (2): 185.

106. Rowat A. Dysphagia, nutrition and hydration post stroke [J]. Br J Nurse, 2014, 23 (12): 643.

107. Shaitelman S F, Cromwell K D, Rasmussen J C, et al. Recent progress in the treatment and prevention of cancer-related lymphedema [J]. CA Cancer J Clin, 2015, 65 (1): 55–81.

108. Shobeiri F, Masoumi S Z, Nikravesh A, et al. The Impact of Aerobic Exercise on Quality of Life in Women with Breast Cancer: A Randomized Controlled Trial [J]. J Res Health Sci, 2016, 16 (3): 127–132.

109. Spoelstra S L, Rittenberg C N. Assessment and measurement of medication adherence: oral agents for cancer [J]. Clinical Journal of Oncology Nursing, 2015, 19 (3): 47.

110. Stelton S, Zulkowski K, Ayello E A. Practice implications for peristomal skin assessment and care from the 2014 world council of enterostomal therapists international ostomy guideline [J]. Adv Skin Wound Care, 2015, 28 (6): 275–286.

111. Stiggelbout A M, Kunneman M, Baas-Thijssen M C, et al. The EORTC QLQ-CR29 quality of life questionnaire for colorectal cancer: validation of the Dutch version [J]. Qual Life Res, 2016, 25 (7): 1853–1858.

112. Straka C, Ying J, Kong F M, et al. Review of evolving etiologies, implications and treatment strategies for the superior [J]. vena cava syndrome. 2016, 5: 229

113. Tan C H, Rasool S, Ga J. Contact dermatitis: allergic and irritant [J]. Clin Dermatol, 2014, 32 (1): 116–124.

114. Teo I, Novy D M, Chang D W, et al. Examining pain, body image, and depressive symptoms in patients with lymphedema secondary to breast cancer [J]. Psycho- Oncology, 2015, 24 (11): 1377–1383.

115. Tong N, Zhang Z, Zhang W, et al. Diosmin alleviates retinal edema by protecting the

blood –retinal barrier and reducing retinal vascular permeability during ischemia/reperfusion injury [J]. PLoS One, 2013, 8 (4): e61794.

116. Wang X S, Woodruff J F. Cancer–related and treatment–related fatigue [J]. Gynecologic Oncology, 2015, 36 (3): 446–452.

117. Wang X S, Zhao F, Fisch M J, et al. Prevalence and characteristics of moderate to severe fatigue: a multicenter study in cancer patients and survivors [J]. Cancer, 2014, 120 (3): 425–432.

118. WHO, Medical need for opioid analgesics. In: Achieving balance in national opioids control policy: Guidelines for assessment. Geneva, Switzerland: World Health Organization, 2000.

119. Wysham N G, Miriovsky B J, Currow D C, et al. Practical Dyspnea Assessment: Relationship Between the 0–10 Numerical Rating Scale and the Four–Level Categorical Verbal Descriptor Scale of Dyspnea Intensity [J]. J Pain Symptom Manage, 2015, 50 (4): 480–487.

53检

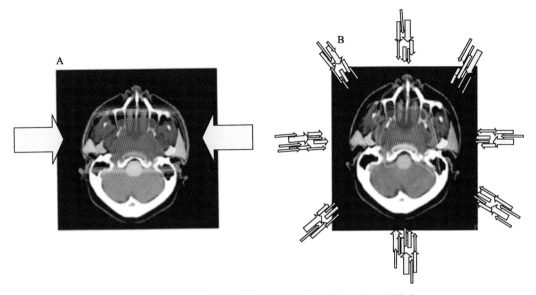

彩图 3-2-1　以鼻咽癌为例显示两维照射与三维照射技术

注:A. 常规两维照射技术显示鼻咽肿瘤得到根治剂量的同时周围正常组织器官如腮腺、颞颌关节也得到近似根治剂量的照射。B. 三维照射技术显示鼻咽肿瘤得到根治剂量的照射,而周围正常组织器官如腮腺、颞颌关节照射剂量明显下降。

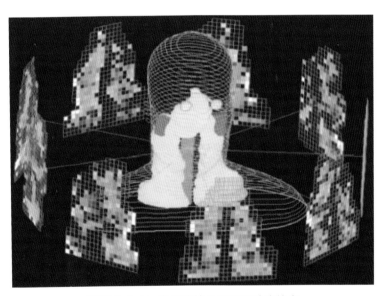

彩图 3-2-5　鼻咽癌的 7 野调强放疗技术

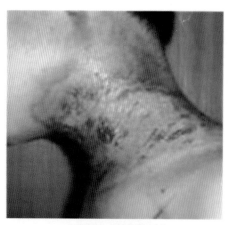 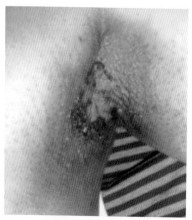

左侧颈部皮肤湿性反应　　　　　　左侧腋窝皮肤湿性反应

彩图 3-2-8　放射性皮肤湿性反应

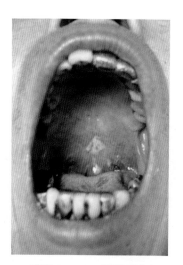

彩图 3-2-9　黏膜反应